U0177132

中国近现代中医药期刊续编

第一辑

# 卫生报（四）

王咪咪◎主编

2019年度北京市古籍整理出版资助项目

北京科学技术出版社

主編者　醫學家趙公尚

宗旨　鼓吹世界醫學　切實指導大同衛生方法　徹底說明醫學原理　解答一切疑難病症

# 衛生報

館址　上海浙江路清和坊對過（電話六二五五六）

每星期六出版一冊

全年五十期連郵費二元四角　國外加半　郵票代洋九五折扣

中華民國十九年五月三日出版

第二卷　第十二期

發行者　上海衛生報館

THE HYGIENIC WEEKLY 780 CHEKIANG ROAD, SHANGHAI, CHINA

## 本期要目



## 中風之原因及半身不遂所以偏左偏右之原理（續）

丁北堂

當中風已醒之後。常有半身不遂的現象。在靈素上說過。『虛邪偏客於身半。其入深者。內居榮衛。榮衛衰則眞氣去。邪氣獨留。發爲偏枯。半身不遂』。但我們常常看見半身不遂。多偏左或偏右。這也很奇怪。玆查王清任的醫林改錯上對於這一點有個說法。他說。『假設人身體中的元氣是十分。左右各佔其半。在虧損一二分的時候向無妨。若果損失至四五之多。則其餘的五六分必併歸一邊。或左或右。如是失其平衡。當有偏左或偏右』。在我看來。這種說法似乎很有理由。只可惜沒有根據。故不能當事實上的說話。不如從生理上想着。腦部是分左右兩半球。內裏所佈滿的各種神經也分左右。惟其左右是互相交义着的。故傷害左邊的神經。則右半身不遂。傷右半邊的。則左半身不遂。然而還有一層。左邊畧佔優勢。故有救濟右邊已傷神經的一小部分能力。從此可見半身不遂所以偏左偏右的原理了。

這篇東西。本是我二年前所作的。自覺簡陋的很。無發表的價值。可是。學術公衆的。應當絕對公開研究。不應守着『祕而藏之』的態度。因此。甯可我說一文不值。總該來請求海內外的醫家出而指正。才是。諸位看官們對我如有高見發表。不妨直接來信上海國醫學院。在下無不竭誠接受。

（完）

# 百合病的新釋義

宋道援

仲景書之所以有價値者。以其不言病理而惟及治療。然後之人。性喜虛浮。不尙事實。因仲景書之不言病理也。置而勿論。於是投機者起。文藻其詞。玄妙其說。各樹旗幟，以誘來者。嗚呼。初學無知。何能別其皂白。徒見其口似懸河。筆如傾注。卽以爲學無底止。而請爲之徒耳。故唐宋而後之醫者。無一不以五行運氣爲立足點。且復變本加厲。數典忘祖。竟有棄仲景不顧。而自創一說。謂仲景北方人。止能治北方之傷寒。若謂南方溫病。則非其所宜。殊不知仲景湼陽縣人。官長沙太守。考漢之湼陽縣故城。在今之河南鎭平縣南。長沙卽今之河南省城。以山河兩界言。則湼陽在北嶺之陽。而長沙在大江以南。所云北方。果何指而言。且仲景所云之傷寒。乃發熱惡寒無汗脈緊。試問此等症南方果無耶。若云有之。則與以麻黃湯。其效又如何。必因地不同而異其名。並其治法哉。假此病人不在南亦不在北。而居東海或西夷。吾更不知變其名爲何而易以何方矣。是以吾人不欲研究國醫則已。若欲研究之。則非掃除一切謬道。而以仲景爲圭臬不可。然仲景於治療法。固已言之靡詳。惟因其未言病理。致後人專以五行運氣爲釋。反使其義晦而意難曉。卽如百合病篇。後之註者。亦多未中肯。今先錄金匱原文。再畧引各家之解釋。而殿之以管見焉。倘能得海內宏達之校正。幸甚。

金匱要略曰。『百合病者。百脈一宗。悉致其病也。意欲食。復不能食。常默默然。欲臥不能臥。欲行不能行。飲食或有美時。或有不欲聞食臭時。如寒無寒。如熱無熱。口苦小便赤。諸藥不能治。得藥則劇吐利。如有神靈者。身形如和。其脈微數。每溺時頭痛者。六十日乃愈。若溺時頭不痛淅淅然者四十日愈。若溺快然但頭眩者。二十日愈。……』

千金曰。『百合病者。皆因傷寒虛勞大病已後。不平復變成斯疾。』

程雲來曰。『頭者。諸陽之會。溺則陽氣下施。頭必爲之搖動。小兒元陽未足。腦髓不滿。故溺時頭搖。老人血氣衰。肌肉澁。腦髓消。故溺時不能射遠。將完必濕衣。而頭亦爲之動者。由陽氣衰。不能施射故耳。是以百合病溺出頭痛者。言邪舍深。而陽氣衰也。內衰則入於藏府。上則牽腦髓。是以六十日乃愈。若溺出頭不痛。淅淅然者。外舍於皮膚肌肉。尙未入藏府之內。但陽氣微耳。是以四十日愈。若溺出快然。但頭眩者。言邪尤淺。快則陰陽榮衞通利。藏府不受邪。外不淅淅然。則陽氣尙是完固。但頭眩者。是邪在陽分。陽實則不爲邪所牽。故頭不痛而眩。是以二十日愈也。』

陳修圓曰。『此症多見於傷寒大病前後。或爲汗吐下失治而變。或平素多思不斷。情志不遂。或偶觸驚疑。猝臨異遇。以致行住坐臥飲食等。皆若不能自主之勢。此病最多。而醫者不識耳。』

唐容川曰。『肺藏魄。屬陰。肺金不清。則魄不靜。是以醒則如有神靈。魂爲陽。藏肝。肝血不和。則寐多夢擾。兩者可以合勘。又曰小便赤。曰溺時。淳淳論溺。蓋以肺主水道。水濁便是致病之由。水清卽是去病之路。至辨症之淺深。一則曰頭痛。再則曰頭淅淅然。三則曰頭眩。玩其原文。殆指腦髓而言。故痛者病深。不痛者病淺。又曰百合病。溺亦頭痛與頭搖有別。是陽有餘。髓受病。設西醫剖而視之。必見其腦衣發炎也。』

去歲吾師陸淵雷先生向阮其煜先生云。『百合病是否爲神經病？』阮答謂。『中醫之所謂百合病。卽西醫之所謂『希司利亞也。』而王師潤民先生否之。根據千金之意。謂係病後之遺熱所致。陸師之意亦同。

（未完）

【病原】風温伏邪夾滯交阻。

【診斷】風邪抑鬱以致咳甚脘痛。熱勢輕重無常。乃表邪不能外達。伏邪更無向外之機。所以便泄而溏。此乃達裏之現象。

【療法】治以葛根芩連湯加減。

【處方】粉葛根二錢　香連丸二錢　桔　梗一錢　象貝母二錢　酒黃芩一錢
陳豆豉三錢　炒銀花三錢　枳實炭錢半　炒赤芍錢半　赤　苓二錢
荷　葉三錢

【二診】藥後寒熱及便溏較減。惟脘痛咳嗽未減。仍以原法加易。

【二方】粉葛根錢半　桔　梗一錢　象貝母二錢　紫　菀二錢　炒銀花三錢
光杏仁三錢　赤　苓二錢　瓜蔞皮三錢　鮮荷葉三錢

【效果】連服二帖。諸恙已痊。咳嗽未已。仍以原方去葛根加海浮石三錢。馬兜鈴一錢。連服三劑。症即肅清。

## ■風温夾滯

陳明軒住濟南

【病者】胡左年三十六歲。住山東濟南。業農。

【病狀】壯熱口渴心煩。舌苔黃膩而厚。脈洪有力。見食則嘔吐頻頻。大便四日未解。溲短而赤。

【病原】農忙吃緊。勞力多汗。飽飯後樹陰乘涼。因而停滯。兼受風温。

【診斷】脈來強洪有力。舌苔黃厚而膩。嘔吐惡食。脉症合參。的係風温夾滯。

【療法】陽明腑熱已實。非大劑清胃及化滯之劑。難期有效。治以白虎湯加消導之藥治之。

【處方】生石羔二兩　粳　米三錢　六和曲三錢　肥知母六錢　甘　草一錢

炒麥芽三錢　小枳實三錢　全瓜蔞三錢　冬瓜子四錢

【二診】服藥一劑後。得大便二次。壯熱煩渴俱減。嘔吐亦止。小便較長。

【二方】原方去六和曲麥芽枳實。減去石羔一兩。加元參三錢。石斛三錢。

【效果】連進二劑。脈靜身涼。無須再藥。以清淡飲食。緩爲調養。

## ■風溫夾濕

黃陂蕭住漢口大郭家巷至德堂藥局內

【病者】楊正興。年四十五歲。住漢口半邊街藍義隆行內。

【病狀】惡寒發熱。頭痛如劈。週身疼痛。腰脹。口乾不渴。蒙頭而臥。間微譫語。飲食不進已三日矣。六脈浮數。右盛於左。舌苔滿佈白苔。

【病原】經營商業。損耗正氣。先伏時令之熱。夾蘊卑窪之濕。一觸風邪。便發上述各狀。熱頗沉重。

【診斷】此乃風夾濕熱者。

【療法】壯熱一候。非輕劑能療。再用祛風清熱。芳香逐濕之劑。

【處方】白殭蠶三錢　淨蟬蛻三錢　蘇薄荷一錢　撫川芎一錢　香白芷一錢

五味子五分　石菖蒲八分　粉葛根一錢　焦山梔二錢　細生地三錢

廣藿香錢半　佩蘭葉錢半　炒苡仁四錢　雲茯苓三錢　鮮蘆根五錢

【效果】服藥後。微汗出。熱退思食。調理數日全愈。

## ■風溫唾沫

羅燮元住沙市同善堂施診所

【病者】鄧蘭亭。沙市人。年三十餘。住大賽巷。亞細亞洋油公司經理。

【病狀】[illegible]

每嚥半鐘溲赤便結苔白少津。遷延一旬。乃延余治。

【病原】仲春乍熱。減衣受寒。初起不過太陽表症。一汗卽愈。乃前方藥太輕。淸汗腺未啓。轉從熱化。兼以體本淸癯。肺癆其質。以致氣管生炎。釀成長熱不退。

【診斷】此時惡寒已罷。由表及肌。濕熱內蒸。釀痰干肺。脈洪而芤。固由正弱。便燥而結。熱邪猶強。此正陽明經腑俱病。由是知其肌膚壯熱。由於內之不通。氣急上喘。由於肺之過燥。然獨用承氣。則舌又未至於乾黃。而單用白虎。則便結已至數朝。是二者俱難偏任。乃沓吳鞠通宣白承氣湯。正與此合。不妨借用。蓋吳氏雖過用淸滋。而中焦篇亦有可師之處也。

【療法】重用生石膏旣解肌熱。又除胃燥。臣以生大黃旣可去火。又能潤腸。佐以杏仁之平氣。使以蔞仁之括痰。蘆根肅肺。甘草緩中。黃連瀉痞。則淸上通下。和中解肌。無偏激之虞矣。

【處方】生石膏一兩　全瓜蔞一兩　杏仁泥三錢　生大黃三錢　粉甘草一錢
川黃連一錢　鮮蘆根八寸

【二診】據述昨藥剛飲一次。距五時大便溏泄兩次。氣喘略平。燒減十之三。因恐過涼。未敢多服。脈仍如昨。苔略生津。覺有轉機之兆。乃藥未盡量。殊爲可惜耳。於是略變方針。專淸其燥。

【二方】生石膏八錢　杭寸冬四錢　天花粉四錢　水竹葉三錢　生沙參四錢
瓜蔞仁五錢　連翹殼三錢　粉甘草二錢　鮮蘆根八寸

【三診】三方如前。加生蛤粉四錢。

【四診】熱退身涼。飲食亦進。脈轉濡數。溲亦漸淸。惟苔仍薄白。口燥少津。白沫粘涎。每咳猶甚。是火雖大退。而肺胃陰液未復。若不及時淸肅。誠恐肺癆由此釀成。起初蒙芽。早爲撲滅。

【四方】桃仁泥三錢　生苡仁五錢　冬瓜仁六錢　天花粉四錢　杭寸冬三錢
川貝母二錢　冬桑葉三錢　粉甘草一錢　鮮蘆根八寸

【效果】二劑痰少氣平。以此方去桃仁。加生沙參、枇杷葉、生蛤粉、天門冬、各三錢。連服數劑。因畏藥難吃。乃調其飲食。兼旬而康。

【附識】當余初開首方時。其父與伊室人。見生石膏過重。意求改方。余謂藥貴對症。對則雖巴豆砒硫。皆是救人之具。否則人參亦是戕生之藥。况石膏微寒。載在本經。非重用不可。筆花醫鏡用十四斤而透痧疹。吳鞠通用數十斤而治中風。近賢張錫純謂其中含有硫養成分。既可清胃。又能解肌。非若芩連苦寒專清裏熱。不當反致留邪。余曾屢用屢效。非但方不可改。分量亦不可少。移試看機器軋米。全用石膏造出。若是大寒。日日食之。豈不人人中毒。此猶顯見。余力破其惑。奈終畏過寒。言方不改。而暫飲小半。謂可得否。余見彼畏此如虎。若不從權。此藥斷難服下。再一遷延。病必難為也。乃姑從所請。以冀一中。果一次而症減。然猶恐過度。終未盡量。必待再診而心始决矣。足見時醫之迎合病家者。不盡本心。實緣有以促成。吾謂姑息養奸。病家分任其咎可也。

白光淇 任常州福泰行轉盧家巷鄭雪記藥號

## □風温吐血

【病者】蔣左。年三十二歲。

【病狀】盈口吐紅。咳嗽喉癢。身熱不清。脈浮弦。

【病原】風温犯肺。氣火上升。迫動絡血。

【診斷】外感引動伏温。由營及氣。慮防增劇。

【療法】清降肅肺。宣解伏温。

【處方】炒荊芥二錢　茜草根二錢　旱蓮草二錢　廣玉金二錢　蔞皮根各三錢
炙橘紅八分　地骨皮二錢　白杏仁三錢打　連翹三錢　知貝母各二錢
粉丹皮二錢　桑白皮三錢　桔梗一兩　白茅根五錢　前胡一兩

【效果】兩劑而血止。

## ■陰津內傷之風温

白光淇住常州福泰行轉盧家巷鄭雪記藥號

【病者】張左年三十五歲。

【病狀】温邪近旬不解。神糊熱熾。便結難解。間有咳嗽痰稠。脇肋牽痛。脉細數。舌紅苔少。

【病原】風温伏邪。皆太陰傳入少陰厥陰。

【診斷】陰津內傷。肺葉炎舉。化源有欲絕之虞。

【療法】急宜生津達邪。清解伏温。能得邪從外泄則吉。

【處方】滯心連翹三錢　銀菊花各二錢　赤茯神三錢　霍石斛三錢　丹皮二錢
白杏仁三錢打　川雅連三分　天花粉三錢　白夕利三錢炒　廣玉金二錢
蘇薄荷錢半　生甘草五分　牛黃丸一粒藥吞　燈草五尺　捲心淡竹葉卅張

【二診】二劑而諸恙漸減

【二方】前方去牛黃丸。

【效果】又服二劑諸恙若失。

## ■風温誤治陰虛陽浮證

顧香齋住南通餘西市杜義茂號轉

【病者】季駢鑾年二十。住南通餘西北潭。

【病狀】初起微惡風寒。翌日即但熱。醫以温散藥。反無汗。熱甚神昏。繼用苦寒藥兩三劑。遂致躁妄。舌黑脣焦。口乾。無津顴赤下肢冷。脈象浮大數而無力。

【病原】春初下元不固。感冒風温。醫不先用辛涼解肌之法。以清解之。而誤爲風寒。妄行温表。以温從温。陽邪熾甚。熱陷於內。又用苦寒化燥傷津。致成危候。

【診斷】陰液內竭。虛陽浮越。非大劑救液潛陽。立見危殆。

【療法】擬投增液輩以育陰潛陽使水液得滋。陽不妄動。熱不內焚。即內經熱淫於內。治以鹹寒法也。

【處方】鮮生地八錢　鱉甲三錢　大麥冬四錢　京元參三錢　元武版四錢
牡蠣三錢　杭白芍二錢　肥知母二錢　粉甘草八分　淮牛膝一錢
活水蘆根兩支去節

【二診】服後得睡。周身微汗。赤斑爛然。熱退足温。神智頓清。舌黑盡退。而現紅潤。中爛成坑。險象已過。漸就坦途。不過津液大傷。未得原復。再擬滋液生津之法爲治舌上以眞珠粉摻之。

【二方】大生地四錢　京元參二錢　杭白芍錢半　括蔞根二錢　大麥冬三錢
霍石斛四錢　肥知母錢半　阿膠珠三錢　西洋參一錢　炙鱉甲三錢
粉甘草八分　香粳米一撮包

【效果】二劑後。舌潤而平。熱清知飢。病已霍然。改方調理。並囑以清淡節食。半月餘而康復。

## ■風温誤於滋膩

羅燮元住沙市同善堂施診所

【病者】吳孟琴之叔。年二十餘。住沙市孝子巷口。謙益花莊內。黃州人。

【病狀】據述初起惡寒發熱。頭痛口渴。繼則壯熱不退。煩躁不安。便結溲赤。遷延兩旬。閱前方始用銀翹桑菊。

其後一派甘寒。因見轉甚。伊帮吳伯華。始力薦余治。謂常過從彼堂。見羅君診暇手不釋卷。想閱歷甚多。必有鑒別不負所望。

【病原】因仲春氣候乍寒。失於調節。乃爲寒邪所傷。閉塞汗腺。兼以體豐氣壯。衛氣不得疏泄。鬱而爲熱。醫不用麻杏石甘內清外泄。急逐其邪。俾從汗解。乃過信葉吳學說。始用輕清。繼用甘寒滋膩。留邪釀成長熱不退。

【診斷】此時壯熱不退。良由裏熱亢進。觀其渴冷便結溲赤。可知。然苔白中黃。脉浮而洪。表邪尚有未盡。若專用苦泄。誠恐引邪內陷。仍疏其表。又恐愈助其熱。乃權其表裏輕重。莫若表裏雙解。尤以推蕩爲急。涼膈散加味。斯爲合宜。孟琴見方有硝黃。謂前經便血。若再用下。豈不又累血出。且病已兼旬。恐難勝任。意請更方。余謂前雖便血。亦由熱刺微絲血管。腸臟亢進。已在可下之例。况今又便結經旬。更宜急下。使熱從腸臟排出。陰庶可存。且涼膈非承氣之峻烈可懼。何爲他非所如。惟此無二

【療法】大黃芒硝。鹹寒軟堅。竹葉薄荷。辛涼泄表。梔芩滌其肺胃。銀翹清其頭目。佐以蘆根之甘涼。使以黃連之苦泄。以助上藥之不及。再以甘蜜之緩留連膈上下。不劇烈則邪去而正亦無傷

【處方】水竹葉三錢　連翹殼三錢　炒梔子三錢　川黃連一錢　金銀花四錢
酒子芩三錢　生大黃三錢冲　玄明粉三錢冲　粉甘草二錢　蘇薄荷錢半
鮮蘆根八錢　白蜂蜜一兩分冲

【二診】藥服二次。連泄數次。果雜微血。膚表漐漐有汗。苔色轉赤。熱度略減。脈仍如前。心煩不寧。尚見渴冷。據此現象。勢已轉機。惟燎原之火。未卽剷除。泄衛清營。此時方當

【二方】生石膏一兩　炒知母三錢　杭寸冬四錢　大生地六錢　犀角尖一錢

連翹壳三錢　水竹葉三錢　鮮蘆根八錢　黑玄參四錢

【附識】次日因余應診赴城。來延未遇。由是五日。其疾進退不知。正惑間。適伯華命价延診伊內。余當詢价。前病愈乎。抑有他變乎。何數日無音。价言因延先生適出。停藥一日。次日其症頓變。譫語昏沉。摸床尋衣。舉室惶恐。不得已乃延西醫打針。兩日愈甚。昨又經西醫聽筒審察。言腸已腐。勢不可生。業已辭退。現備棺衾以待。余竊思此疾經余藥兩劑。日見起色。何以數日劇變如此。終不釋然。乃謂价曰。俗謂醫不叩門。然醫以活人爲天職。故古之良醫。每不請自去。是否可治。我願一觀。汝歸告之。當緊速來。

【三診】竊查病至神昏。經中西醫認識。均視爲莫大之重症。故一經見此。便多委爲不治。然以余之經驗所得。苟其人之生元未盡。津液尚存。而治得其法。亦每有獲效者。卽以此症觀之。症雖危險。尚有可治者六。(一)齒雖燥而舌液未乾。(二)身雖熱而溫度已平。(三)呼吸和。(四)脈搏緩。(五)無痰聲漉漉。無大汗溱溱。(六)肌肉未脫。兩目有神。綜此數點。其治可必。至問神也何昏。然此理在吾國學說上。亦頗有爭執之點。因吳鞠通輩。祖述葉氏。謂心不受邪。胞絡代之。一時風靡全國。至今不衰。惟陸九芝力攻其妄。言溫熱以陽明爲淵藪。胃熱波及於心。是爲主動。考之西說。則又謂腦之迷走神經。爲熱熾所致。查迷走神經生理。乃屬於腦神經第十對。起於延髓。而終於胃部。是與陸氏所論相合。西人又謂心臟衰弱。亦常有此。則又與葉吳之說不差。然則歧說紛紜。莫衷一是。米腦病歟。抑由心胃病歟。但以余臨床實驗。胃熱則用白虎。腸結則用承氣。譫語無不立愈。是陸說較長。惟舌赤液少。用牛黃至寶。亦有獲效者。乃葉吳之說。亦未可厚非。是此症不全屬腦。亦不全屬心胃。治心治胃。尤在鑒其症候。斯爲有得也。今據此症。正是水不濟火。心臟亢進。承氣之峻烈。既非所宜。牛黃之辛泄。又不可用。惟查少陰篇中雞子黃湯。乃爲此症不移之特效藥。蓋雞子黃。時賢張錫純謂含有副腎髓質之分泌素。有交水火之機能佐膠芍育陰。芩連瀉火。再加紫雪甯神。菖遠開竅。面面俱到。至謂腸已腐爛。乃彼曾聞前日腸經下血。繼見神昏無法可治。聊作謝責之辭。如果腸腐。必有膿垢可見。今大便又兩日未通。腐爛從何說起。不料堂堂之西醫。而有如此之診斷。寧非可笑。至若與其坐而待斃。曷若飲藥猶可得生。君能俾我重任。盡我所長。其效必跂足而待矣。

【三方】川黃連三錢　酒子芩二錢　東阿膠四錢　生白芍三錢　石菖蒲二錢

遠志肉三錢　紫雪丹一錢冲　鷄子黃每次一枚生冲

【效果】午後服藥一次。入暮便得安枕。次晨神識亦清。惟口燥不時思飲。改用竹葉石膏湯去半夏加花粉西洋參兩劑後。繼以硃砂安神丸參湯送服。終以天王補心丹而痊。但此病雖愈。尚有一故事可述。當其神清後。數日未便。病者屢求攻下。余謂食入胃實則腸虛。食下腸實則胃虛。新陳代謝。原有自然。今纔旬未食。且又攻下數次。腸中宿食已無。現病稍愈。飲食少進。便安從來。若圖逞快一時。豈不慮反傷元氣。後患何堪。余力堅持。聽其自便。果又一日而便始下。但猶是先硬後溏。若無主見。專徇病家之請。有不功敗垂成。此等雖是小節。醫者不可不知也。其後孟琴果服余見而讚歎不置云。

按。年來每見西醫一聞病者唾吐稠痰。即謂肺爛。一聞發熱便血。即謂腸腐。委為不治。而病家一聽此言。不啻視若司法官。下一宣告死刑書。為鐵案不移。遂惶恐莫名。束手待斃。豈知彼委不治而由國醫治愈者。已數見不鮮。足見我國人之不諳醫學常識。任人宰割。良可悲也。曾記今年春。吾川鄉長白君少玉之次公子甫四齡。因看電影受驚。回家即作熱腹疼。初延國醫治之未效。甫半日。又改他醫仍故。次日乃延西醫。一連數針轉甚。再延審察。言腸已斷。不可治療。於是中西束手。果不一日而殤。惜此余未臨視。未悉其狀。彼謂腸斷。是否眞確。且由何而得知。尚亦不可解決之疑案也。附於編末。以質高明。

## □風温變症

陳繼春 住江蘇太倉

【病者】曹左年五十八歲。

【病狀】身熱有汗不解。咳嗽痰多。夾有紅點。氣急胸悶。渴喜熱飲。大便溏泄。

【病原】風温內陷。

【診斷】汗多傷陽。泄多傷脾。其邪不得從陽明而解。而反陷入少陰。神不守舍。痰濁用事。蒙蔽清陽。氣機堵塞。今見神識糢糊。詀語鄭聲。汗多肢冷。脈已沉細。喉有痰聲。嗜寐神迷。當此危急存亡之秋。陰陽脫離。卽在目前矣。

【療法】急擬回陽斂陽。肅肺滌痰。冀其眞陽內返。痰濁下降。始有出險入夷之幸。

【處方】吉林參八錢　左牡蠣三錢　硃茯神三錢　仙半夏錢半　水炙桑葉皮各錢半

熟附片八分　花龍骨三錢　炙遠志一錢　川象貝各二錢　炒扁豆衣三錢

生苡仁三錢　冬瓜子三錢　淡竹瀝一兩姜汁三滴　另服眞猴棗粉二分

【二診】服藥後肢温汗收。脈亦漸起。陽氣已得內返。神識漸清。詀語鄭聲亦止。惟咳嗽痰多。夾有血點。茲擬清徹餘溫。宣肺化痰。

【二方】冬桑葉二錢　川貝母二錢　炙遠志一錢　生苡仁三錢　桑白皮三錢

硃茯神二錢　炙兜鈴錢半　冬瓜子三錢　光杏仁三錢　淡竹瀝一兩姜汁三滴

鮮枇杷葉三片去毛　另服猴棗粉二分

【效果】藥後諸恙漸退。理調旬餘始痊。

## □温病

張蘊石 住常熟閘老坊

【病者】馬左。年四十七歲。紙業。住三里橋。

【病狀】神昏譫語。壯熱煩躁。渴飲不休。腹痛拒按。矢氣頻作極臭。大便八日未解。小溲赤利。苔聚焦糙。脈滑數有力。

【病原】初起身熱口渴。微有惡寒。自服仙方。惡寒止。而熱渴依然。至第四日。入夜間作糊語。遂請巫看香。囑延某醫治之。予牛蒡、豆豉、葛根、蘇藿。服後齒鼻流血。熱盛神昏。謂爲熱傳心胞。不可救藥。投犀角、羚羊、鮮生地、石斛、至寶丹等。病勢益加。夜竟見鬼。時欲妄行。

【診斷】此温邪挾滯化火。蘊結腸胃。濁氣上薰。迷亂心胞。神明失其自主。卽仲景所謂正陽陽明症。

【療法】裡實已具。法當急下陽明之熱。一清心胞之圍自解。宜大承氣湯。

【處方】生大黃四錢磨冲一半　川厚朴一錢　淨芒硝錢半　炒枳實錢半　焦山梔三錢
香連麴三錢　黄芩炭錢半　赤猪苓各三錢　福澤瀉三錢　淡竹葉錢半

【效果】午後三時服下。至暮更衣。先稀水。繼黑垢。神識旋清。壯熱亦淡。是夜卽得熟寐。翌日復邀余診。已脈靜苔化。知飢思食矣。尋投清化餘邪。不日而康。

■温病　張蘊石住常熟閘老坊

【病者】孫左。年十四歲。住翁家庄。

【症狀】渾身灼熱。入夜更熾。頭昏口渴。寤不得寐。唇牽手振。間有微咳。動則自汗。大便不行。胸頸白痦密佈。枯澤不一。苔花剝。舌紅。脈左弦。右細數。

【病原】始起形寒形熱如瘧。服銀翹散四帖。汗出極多。旋發紅疹。疹回。熱仍不除。又進梔豉湯。病遂加重。昨夜曾痙厥兩次。

【診斷】過汗陰液被刼。肝胆風火內煽。心陽上亢。樞紐欲脫。此時再執治病迂見。速其危矣。當從根本上着想。

【療法】宜用大劑厚味填陰。介屬潛陽。而以雞子黃一味。奠安中宮。鎮定強木。通徹心腎之氣。候上下交合。陰陽環抱。厥脫庶幾可免。

【處方】陳阿膠五錢　龜甲心五錢　生熟龍骨齒各二兩　生熟牡蠣各二兩　霍金斛各三錢

囫圇白芍三錢生打　元參心錢半　囫圇麥冬二錢辰拌　原生地三錢同磁石打　洋參一錢

京川貝三錢　生鱉甲三錢　辰茯神五錢　雞子黃三個絹袋懸煎　淮小麥一兩煎湯代水

【效果】一劑熱止。夜卽酣睡。次晨便解栗垢四枚。惡象俱退。仍立原方再服。至五劑後。痦回思食。調養半月全愈。髮脫膚屑盈升。可云險矣。

## □温病

張蘊石（住常熟闗老坊）

【病者】黃幼年三歲。住大義橋。

【病狀】乾熱無汗。煩躁渴飲。神識時糊。四肢驚惕。目張睛珠上揷。時作乾嘔。徹夜不寐。小溲勤解。舌光乾絳。脈虛弦數大。左部尤甚。風氣命三關皆現紅色。

【病原】據述起時身熱如瘧。入夜而作。但無寒象。至黎明汗出漸淡。越日卽延醫服牛蒡豆豉。熱不稍減。連服五劑。熱勢益加。晝夜俱盛。汗反不出。且增咳嗽。仍服牛蒡沙參桑菊杏貝等。不效。乃去牛蒡復服。病日加重。

【診斷】此熱邪由肺胃陷入肝腎。陰液消爍。風火上亢。逼陽外越。厥脫在卽矣。

【療法】急宜滋陰養液。熄風鎮火。冀陰得其位。斯陽可立根。

【處方】生洋參一錢　陳阿膠三錢　青龍齒五錢　石决明一兩　楓石斛四錢

# 傷寒今釋

陸淵雷

故小柴胡湯以淸其熱。則結自散也。醫學讀書記曰。血結亦能作寒熱。柴胡亦能去血熱。不獨和解之謂也。案。諸家多以適來爲血室空虛。適斷爲血結。程氏方氏馬印麟丹波氏皆如此。惟吳又可反之。以適來爲實。適斷爲虛。湯本氏從吳氏說。故於前條。移經水適來於七八日下。要之。適來適斷。俱爲熱入血室。而血之結否。仍當視其證候。若但從適來適斷上懸揣。猶執一而無權也。

湯本氏云。治熱入血室。如師論。當用小柴胡湯。然瘟疫論云。經水適斷。血室空虛。其邪乘虛傳入。邪勝正虧。經氣不振。不能鼓散其邪。爲難治。且不從血泄。邪氣何由卽解。與適來者。則有血虛血實之分。據此。則此病有血虛（貧血）血實（多血）之別。若但用本方。不與治貧血的驅瘀血藥或治多血的驅瘀血藥合用。則難收全效。余之經驗。前者當本方加地黃。或本方合用當歸芍藥散。或本方合用當歸芍藥散加地黃。後者當本方合用桂枝茯苓丸。酌加石膏大黃。

婦人傷寒。發熱。經水適來。晝日明了。暮則讝語如見鬼狀者。此爲熱入血室。無犯胃氣及上二焦。必自愈。

此條之證。與百五十一條畧同。惟彼云熱除而脈遲身凉。則熱入最深。此條暮則讝語如見鬼狀。已重於前條之但如瘧狀者。然亦小柴胡所主治也。陳氏婦人良方云。無犯胃氣者。言不可下也。小柴胡湯主之。若行湯遲。則熱入胃。令津燥。中焦上焦不榮。成血結胸狀。須當鍼期門也。汪氏云。此言汗吐下三法皆不可用也。必也與小柴胡湯。以和解邪熱。斯不諷其經而經血調。讝語等證可不治而愈。方氏云。無。禁止之辭。犯胃氣言下也。必自愈者。言伺其經行血下。則邪熱得以隨血而俱出。猶之鼻衄紅汗。故自愈也。蓋警人勿妄攻以致變亂之意。丹波元堅云。病至讝語如見鬼狀。未有勿藥自愈者。必自愈一句。爲無犯胃氣及上二焦而發也。方氏以爲紅汗之類。恐不然。又或曰。二焦之二。衍文也。（案脈經注云二字疑）犯胃氣言下。犯上焦言吐。湯本氏云。師論以月經通順爲前提。若不然。準前條而施治法可也。

以上三條。論熱入血室。

**傷寒六七日。發熱。微惡寒。支節煩疼。微嘔。心下支結。外證未去者。柴胡桂枝湯主之。**

王氏云。支節猶云枝節。古字通也。支結猶云支撐而結。南陽云。（案見傷寒百問經絡圖）外證未解。心下妨悶者。非痞也。謂之支結。柯氏云。傷寒至六七日。正寒熱當退之時。反見發熱惡寒證。此表證。而兼心下支結之裏證。表裏未解也。然惡寒微則發熱亦微。但肢節煩疼則一身骨節不煩疼。可知表證微。故取桂枝之半。內證微。故取柴胡之半。此因內外俱虛。故以此輕劑和解之也。案。發熱。微惡寒。支節煩疼。皆太陽桂枝證。微嘔卽桂枝湯之乾嘔。亦卽柴胡湯之心煩喜嘔。乃太少共有之證。心下支結。卽胸脇苦滿。而其勢偏重於心下者。少陽柴胡證也。有桂枝證。又有柴胡證。故主柴胡桂枝湯。

# 動植礦藥物本質之差別

葉勁秋

所謂平藥者。初不問其屬動屬植與屬礦。祇利用其本質之物性。以矯正人體病理之偏傾是也。我國藥物。習用植物爲多。飛潛與金石次之。三者各有作用。惟其本質有具體之不同。東人和田氏之說。堪資參攷。其言曰：

動物性藥物。性溫而濃。有粘性。富與奮陽浮之作用。且有直接補給身體上動物質不足之效。故能使病毒之沉伏未發者。發散而昇騰之。兼有補養之功。

礦物性藥物。性冷而淡。無粘性。富鎮靜沉降之作用。有直接補給身體上礦物質不足之效。故能使病毒之發揚過盛者。沉降而收歛之。

植物性藥物。在兩者之中間。其作用亦溫和而中性。不偏於發揚。亦不過於沉伏。最宜攻伐中性經過之疾病。亦有補給植物性不足成分之效。——病毒之過分沉伏與發揚者。十中無一二。沉伏者爲陰症。發揚者爲陽症。其原因不外食物生活狀態氣候習慣等。大抵爲中性經過。

# 天痘之鑑別法（續）

單大年

（二）融合性痘瘡　此與假痘適大相反。乃極重之變症也。膿泡叢簇而生。稠密無比。以致互相融合。成爲一片。面部兩手發生之膿泡。當其收乾變硬之時。痂皮亦連合爲一。故在面部。則儼如戴假面具。狀至可怖。在手指。則稍曲、或微動。亦痛楚不堪。試就痂皮下穿刺之。使洩出綠色似塊之膿液。則臭不可當。人難近之。卽其全身狀態。亦從而異常障害。當膿泡將成之期。體溫往往升至極高。且稽留不下。病人呈可危之衰弱症狀。有因之虛脫而死者。假此重症。必未經種痘者或亦有之。

（三）出血性痘瘡　亦異常症之一。就中尚有區別。其一、前驅期之症狀。經過殊爲烈。後此發疹。多而且速。又見出血。其特徵也。所謂出血者。如衄血、咯血、吐血、血尿、血便等。病人迅即昏憒。頻發譫語。無何卽發現衰弱症狀。虛脫而死。是謂之膿泡性出血性痘瘡。其二、尚未發現疹子。已見急性出血性病習。其致死亦最速。多發於強壯之人。是謂之痘瘡性紫斑病。

（未完）

館址 上海浙江路清和坊對過（電話 六二五五六）

每星期六出版一册

全年五十期連郵費二元四角 國外加半 郵票代洋九五折扣

# 衛生報

主編者 醫學家趙公尚

宗旨 鼓吹世界醫學 切實指導衛生方法 大同 徹底說明醫學原理 解答一切疑難病症

發行者 上海衛生報館

中華民國十九年五月十日出版

第二卷 第十三期

THE HYGIENIC WEEKLY 780 CHEKIANG ROAD, SHANGHAI, CHINA

本期要目



## 嗚呼劉泗橋

其誰

同志劉泗橋。醫學深湛。詩文卓絕。今竟不幸爲校讐皇漢醫學事而慘死於車輪之下。不亦痛乎。此眞中醫前途之大損失也。劉君之爲學既精。識見亦超。如對於內經則曰「理論偏於玄學彩色。雖有偉大發見。因其滿紙陰陽五行。終被今日科學所不容」。對於傷寒論則曰「理論的質樸簡要。和診察的精細肯定。純屬體驗方面。認識病變的起倒。所立的特效劑。經過了長時間的取法。早證實了顯著的功效」。對於中醫的批評則曰。「中醫之敗。在看過幾册惡劣的醫學心悟溫熱經緯等書。就老著面皮稱儒醫了。有的還向狗屁不通的師傳處混了幾年。當然以有所師承自居。急快懸壺獵食。還那有研幾探深的精力。」其對於今後之中醫。應取之方針則曰「中醫界欲求學術之適合現世的正軌。非做正當之仲景運動的工夫不可。假使再將現實的仲景。加了神祕化。未能忘情於作祟的玄學。那要求列入科學的學校統系的中醫學。簡直將來有歸納到神學院的可能」。這些切中肯綮的識見。能放言高論者有幾人。嗚呼痛哉。我們痛悼之餘。欲慰劉君於地下。祇有急促不久的將來。一一實現劉君的企望。納中醫於適合現世的正軌而已。嗚呼。

## 百合病的新釋義（續）

宋道援

道援按。百合病之解釋衆矣。然欲求其一無疵瑕者。實絕無僅有。如程雲來謂其腦髓爲病。陽氣不足。取譬小兒老人之小便不能射遠及頭搖爲言。然陽氣不足。何以致頭痛。而頭之痛與不痛。又何以可測病之淺深哉。含含渾渾。使人寀寀。陳修園謂大病失治後。及情志爲病。庶幾近之。然語焉不詳。義多含糊。至唐容川斷其爲腦衣發炎。更屬荒謬。唐氏所謂腦衣發炎。當卽今之腦膜炎。試問腦膜炎與本病之相似果何在。且未聞以百合而可以治腦膜炎者。可見其說之爲非是矣。若阮君謂「中醫之百合病卽西醫所謂希司利亞。」吾師潤民先生已辨之甚詳。第對於本病之病理。未暢言耳。以余個人觀察所得。百合病之病理。良由熱病後。水分消耗過多。神經不得濡涵。而呈虛性興奮之現象也。觀其「意欲食。復不得食。常默然。……如寒無寒。如熱無熱」云云。皆係形容懊憹不爽之象。夫熱病體溫亢進。水分消耗必多。神經先受高溫之薰蒸。既又不得水分之濡養。神經不能循其正當工作而易興奮。故遇事不能決斷其欲惡。在兩可之間。是以欲食不能食。欲臥不能臥也。惟其興奮係虛性。故不若實性之躁狂不寧。而常默然。然何從而知其爲水分少。曰以其言溺時頭痛者。六十日愈。……溺時快然而但頭眩者。二十日愈也。夫尿液雖爲排泄物。然亦係人體水分也。熱病後水分少。神經無以滋養。而更欲排泄尿液。則水分更覺少。而神經愈涸。神經涸則頭痛。故溺時頭痛者。病最甚。而愈期亦最遲。是以云六十日乃愈也。若水分較足。則溺時頭不痛。而但淅淅然。淅淅猝然凜冽之貌。更輕者則溺時快然而但眩矣。故四十日二十日可愈。所言之六十日二十日之愈期。不過言其大略耳。傷六十七條云。「大下之後。復發汗。小便不利者。亡津液故也。」彼此互證。可知其爲水分少矣。且治本病之主藥爲百合。嘗考百合味苦性涼。富有澱粉。澱粉富有滋養神經及弛緩神經之效。其餘如知母括蔞清熱生津之品。仲景每施於熱盛津傷之口渴。如白虎湯柴胡去半夏加括蔞根湯是。雞子黃及地黃皆富於滋養料。更喜性皆清涼。能清熱滋養。兩者兼施。尤臻上乘。牡利含有炭酸石灰燐酸石灰珪酸動物質等。爲鎭靜神經之特效藥。日人湯本氏曰。牡利可治驚狂煩躁幻覺不眠等或神經症狀。仲景治火逆煩躁。有桂枝甘草龍骨牡利湯。今百合病因餘熱水少。而神經虛性興奮。故牡利可收其功。總看其見證。不外乎津液傷。而神經虛性興奮之現象。再詳察其用藥。亦不離乎清熱滋養兼以鎭靜耳。或謂百合病症。於西醫籍不見。恐無此病。殊不知西醫之器質病理。固已達於苟完時期。若云其至精至善。余實未之敢信。至於官能病理。則萌芽時期倘恐不逮焉。何一百合病之爲然哉。吾人研究學問。所謂「不可從後跟上去。正欲當距超上。」國醫之治官能病。實勝西醫多多。是以研究國醫者。不妨以中說爲本。而以新的科學方法證明之。庶幾國醫前途有光輝焉。愚見如此。不知明達者以爲何如。

（完）

穭豆衣錢半　左牡蠣一兩　蛤　殼五錢青代五錢打　帶心麥冬錢半辰拌　圝　白芍三錢生草四分打
辰茯神四錢　雞子黃二枚絹袋懸煎

【效果】午後三句鐘服下。至夜半惡候頓平。即得酣寐。天明大便通解。色黑而乾。遍體微汗漐漐。白痦隨之外現。仍以原方再服。又兩劑。霍然告愈。病者父母。非常感激。贈着手成春碌匾一方。以誌紀念。且再登報聲謝云。

按病者之父黃君維先生。曾在上海同濟醫科大學畢業。寶隆醫院實習有年。學識經驗。固皆佳妙。旋里後。卻不以醫問世。人弟知先生豐衣足食。不屑爲此。而不知先生有一大原因在也。據述當民十六秋。長子某寶(其名余忘)甫三歲。受寒患瀉。因自不敢下藥。延同學周某診治數次。洩瀉加密。且增寒熱。內子力主中醫。投藥一劑。熱止。瀉亦稀減。誤謂病象應爾。草根樹皮。何以愈病。於是仍服西藥。瀉又加密。而精神大憊矣。遂急電上海龐京周先生。汽艇蒞常。施治無效。後竟完穀不化。知病益深。乃扶之赴滬。住某醫院。經過許多著名西醫。各種科學療法。洩瀉依然。日飲牛乳雞汁若干。究亦瀉去。馴至嘔吐腫脹。卒死於院內。當時肝腸寸裂。神經爲之錯亂。旋生此子。始復原狀。後與中醫譚及。謂宜早投附子理中湯。或可挽救。並非絕症。聞悉之下。不勝追悔。何敢再以醫師頭銜。明目張膽。誤人生命。即就此症而論。西醫只有對症療法。頭痛治頭。枉死良多。今而後吾知中醫之價值。中藥之力量矣。嗚呼。彼世之崇仰西醫。而敢以身嘗試者。覩此現身說法。儻亦悚然懔悟歟。

## ◘溫病

張蘊石住常熟閘老坊

【病者】朱左。年十一歲。住小東門。

【病狀】神昏。頭項向左強直。手足拘攣。齘齒如嚼炒豆。狂語不清。頻作乾嘔。瞳神略大。小溲自遺。膚燥灼熱。上下牙乾枯血汚。舌光紅刳裂。脈右細數。左弦勁。

【病原】昨日下晚。忽覺骨節痠楚。四肢麻木。夜半後陡然狂呼頭痛。嘔噁交作。急延西醫診治。行腰椎穿刺法。抽去黃濁髓液頗多。而頭痛益不可耐。至今晨突又神識不清。惡狀紛呈。

【診斷】温邪深伏肝腎。陰精血液消爍殆盡。風火僨張。循督脈而上衝犯腦。刺激神經。此是病中之急性者。極難挽救。

【療法】勉擬大劑滋陰熄風。舒筋和絡。希冀萬一。

【處方】龜甲心六錢　乾首烏三錢磁石四錢打　大生地五錢　生龍齒骨各六錢　羚羊角一錢東金汁磨冲

乾楓斛四錢　烏元參三錢　左牡蠣兩半　大白芍三錢　大麥冬三錢

晚蠶砂四錢　寒水石五錢

另加老港濂珠粉五分。陳金汁調送。宣木瓜五錢。絲瓜絡一兩。二味煎湯代水。

【二診】四肢拘攣。微覺柔和。灼熱退淡。齡齒少勤。夜似得寐。目瞳稍收。固皆佳兆。惟神清轉呆。耳聾無聞。骨節楚痠。動則頭痛。乾嘔仍頻。項尙強直。小溲依然自遺。苔脈如昨。陰精血液大耗。神經失其灌溉。筋絡失其營養。風火由是猖獗。上炎犯腦。腦髓來源缺乏。不能抵禦。任其衝激。勢必將極脆薄之腦膜。不至爆裂不止。勉再立方。以盡人工。

【二方】龜甲心一兩　首烏三錢穭豆衣錢半打　生龍齒骨各一兩　滁菊花錢半　陳阿膠五錢

京元參心三錢　左牡蠣二兩　晚蠶砂三錢　生地七錢磁石四錢打　大麥冬三錢

東白芍三錢生草六分打　荷葉邊一圈　乾楓斛五錢　羚羊角一錢東金汁磨冲

另用絲瓜絡二兩。煎湯代水。

【三診】神識全清。耳聾稍聰。頭痛漸緩。骨節痠楚亦減。已可轉側。手足拘攣放鬆。略能伸屈。乾嘔大稀。目矓如常。肌膚潤澤。齒汚化淨。但寐中仍聞齘齒囈語。大便解下栗垢。小如羊矢。溺不自遺。而色渾濁。脈細弦。苔薄。津液尙敷。陰精有充復之機。風火有靜戢之象。故神經得以甯謐。急再加鞭猛進。

【三方】龜甲心五錢　乾楓斛三錢　生龍骨齒各五錢　東白芍錢半　阿膠珠四錢

大麥冬二錢　左牡蠣一兩　穞豆衣錢半　原生地四錢　元參心二錢

石決明二兩　晚蠶砂三錢　乾首烏三錢

另用大地栗八個。陳海蟄二兩。二味煎湯代水

【效果】右方連服八帖而愈。至一月外。項直乃平。亦云倖矣。

## 溫病

張蘊石（住常熟閣老坊）

【病者】周左。年十六歲。住花園浜。

【病狀】昏迷嗜臥。喚之則醒。頭痛在後半爿。項脊強直。偶一轉側。則牽掣劇痛。有如針刺。手振指攣。兩足屈而不伸。苔中剝。尖邊紅甚。脈浮弦數。

【病原】前一日入晚。微覺形寒。至夜半發熱。頭痛嘔吐。旋卽脊項強直。因見同居陳姓八歲男孩患此。自用陳金汁磨服紫金錠而效。遂如法進之。翌日病勢賴以立定。至今晨突然神識昏迷。兩手痙攣。急灌前藥無效。

【診斷】熱蘊於裡。眞陰被爍。感染時氣。由肺胃直入下焦。誘動風火。上衝激腦。神經於是不用。最慮火勢過威。腦膜灼腐。

【療法】急急清洩時邪。潛降風火。以緩其上衝之勢。

【處方】大連翹三錢　霜桑葉錢半　南沙參三錢　羚羊角八分煉金汁磨冲　焦山梔三錢

原金斛四錢　白蒺藜二錢　石决明一兩　滁菊花錢半　嫩勾勾三錢

首烏籐三錢　晚蠶砂三錢

另用陳海蟄二兩。大地栗八個。絲瓜絡一兩。三味煎湯代水。

【二診】頭痛漸緩。昏睡略淸。

【二方】原方去羚羊勾勾桑葉夕利。加龍齒一兩。牡蠣一兩。白芍四錢。穭豆衣三錢。

【三診】頭痛已止。惟眩暈目花。項仍強直。手尙瘈攣。足不能伸。脊骨恆覺牽掣。麻中齘齒糊語。醒則口乾。脈細數微滑。左弦。舌紅稍淡。風火猖獗之下。陰精血液大傷。痰熱留着未化。宜標本兼治。

【三方】龜甲心五錢　乾首烏三錢　石决明一兩　甘枸杞錢半　東白芍三錢

大麥冬三錢　靑龍齒五錢　滁菊花錢半　大生地三錢　楓石斛三錢

左牡蠣一兩　晚蠶砂三錢

另用陳海蟄二兩。大地栗十個。桑枝一兩。絲瓜絡一兩。上四味煎湯代水。

【效果】連服三帖。各症皆平。項強至半月而復。

## □温病

張蘊石住常熟閘老坊

【病者】張右。年六歲。住東市河。

【病狀】神倦嗜臥。脊項強直。動則眩暈劇痛。手微攣。足微屈。頻作乾嘔。呻吟不已。苔少舌紅。脉浮弦左大。

【病原】體格本健。全無恙。自去冬發丹痧後。調理未善。由是孱弱不堪。動輒傷風。日前晨起。忽呼頭昏骨痛。入晚身有微熱。旋現昏睡狀態。昨午灌以犀角羚羊紫金錠等。病勢似覺立定

【診斷】肺胃之陰素虛。吸受時邪。津液重傷。風火陡升。衝激於腦神經。失其常度。甚則腦管破裂。

【療法】於去邪中參入養陰潛降。定其風火上衝。最爲要着。

【處方】霜桑葉錢半　大麥冬錢半　石决明一兩　羚羊尖八分陳金汁磨冲　滁菊花錢半

原金斛三錢　嫩勾勾三錢　絲瓜絡三錢　生洋參一錢　紫貝齒一兩

晚蠶砂四錢　東白芍三錢

【二診】嗜臥已淸。頭痛眩暈已減。乾嘔亦止。惟脊項之強直。手足之攣屈如故。昨夜身熱頗盛。至黎明得微汗而衰。且未交寐。脈右小數。左弦。苔花剝。舌紅。甚風火雖戢。精液尙難遽復。仍在險途

【二方】大鱉甲三錢　生洋參錢半　夜交籐三錢辰拌　陳阿膠三錢　細生地三錢

大麥冬三錢　雲茯神三錢辰拌　雞子黃二個絹袋懸煎　羚羊角六分陳金汁磨冲　霍石斛三錢

東白芍三錢　絲瓜絡五錢

【效果】四劑全愈。

■温病　張蘊石住常熟閻老坊

【病者】周左。年四十歲。農業。住小東門湖涇裡。

【病狀】神昏糊語。妄見妄笑。類欲起行。渴飲冷水。目張不合。溲赤便秘。苔厚聚焦糙起刺。兩脈滑大無倫。

【病原】平日酷愛黃湯油膩。晨必吐痰。病起祗微寒微熱。痰忽不吐。猶未注意。依然工作農務。啖飲如常。至第六日熱加病倒。尙勉強進食。屢服仙方無效。今正兩候。上午曾引吭高歌。狂奔莫制。

【診斷】此温邪痰滯膠固陽明。化燥化火。充斥一身。卽經所謂陽盛則狂。最慮狂盛則厥。厥而不返則殆矣。

【療法】擬用菖蒲南星竹瀝姜汁。開發豁痰。主以大承氣湯。急下抽薪。蓋邪既聚於陽明。當以陽明爲出路也。

【處方】生大黃五錢　淨芒硝錢半　川厚朴一錢　炒枳實二錢　九節菖蒲錢半
製南星一錢　鮮竹瀝一兩搗入生姜汁三錢

【二診】入暮大便連通兩次。神志旋清。病如氷釋。未滿三時。忽又昏糊話妄。黎明陡然痙厥。刻診撮空辱牽。尋衣摸床。種種惡候疊加。兩脈依然滑大。苔愈焦厚。宿滯甫去。新滯又歸併於陽明。化燥化火。循系上逼心胞。神明不能自主。加以肝胆風火相煽。故多擾亂之象。讀仲景書。知六氣爲病。首當瞻顧陽明津液。蓋陽明爲爭戰之地。津液爲應敵之需。今症現若是。邪強正弱。津液不足以應敵也。轉輾踟躕。惟有再假手於承氣。細玩承氣二字。明明承接津液。以保元氣之謂。一下再下。古人原有成法。爰復參入芳香宣竅。以展靈機。破釜沉舟。在此一舉。

【二方】生大黃五錢　淨芒硝錢半　製川朴一錢　炒枳實二錢　黑山梔三錢
帶心翹三錢　酒炒芩錢半　酒炒連四分　至寶丹一粒去殼研細先用竹瀝調送

【三診】昨診邪勢進逼。已陷絕境。不得已背水立陣。下第二次攻擊。大便又得續通。夜半神識卽清。惡候都蠲。獨渴飲不解。汗多淋濁。脈轉洪大。苔右半依然。陽明府滯未盡。經熱又猖。還非裡通表達之象。對病發藥。宜投白虎。

【三方】生石羔八錢　肥知母三錢　生甘草五分　黑山梔三錢　帶心連翹三錢
竹捲心卅片　左牡蠣一兩　蛤殼八錢青黛一錢打　鮮萊菔一個煎湯代水

【四診】汗收渴減。脈又轉弦滑。右半焦苔化薄。惟咳嗽加劇。夜半痰氣上升。又呈神昏狀態。移時旋平。昨今大便連更。並不稀瀉。邪滯續續化去矣。能保無虞。須過三日。

【四方】甜葶藶一錢　代赭石四錢　旋覆花錢半　海蛤散一兩　竹半夏三錢

化橘紅錢半　大杏仁三錢　水竹茹錢半　象貝母三錢　括蔞仁錢半
白茯苓四錢　廣玉金錢半
另用陳海蟄四兩。大地栗十個。煎湯代水。

【五診】昨夜安寐極酣。今晨吐去膩痰盈碗。神志由是清慧。刻診脈靜矣。苔化矣。出險履夷。誠徼天幸。

【五方】南沙參三錢　代赭石三錢　海浮石四錢　製半夏錢半　杜蘇子三錢
施覆花錢半　黛蛤散一兩　化橘紅錢半　茯神苓各三錢　大杏仁三錢
象貝母三錢　麥穀芽各三錢

【效果】右方連服四劑全愈

## ■温病

吳仲俊住平潭北黨村乾元藥店

【病者】楊木朋妻。年四十歲。住平潭酒店。

【病狀】懷孕七月。感冒温邪。發熱口渴。頭身俱痛。斑點沉沉于肌肉間。脈浮大而數。進以銀翹合化斑湯加杭菊五劑。至七日汗出無多。熱勢稍退。然陰虧之人。邪不易解。致汗後沉睡。舌絳且乾。脈微細。重按不起。

【診斷】腎水虧損。熱邪易於內陷。神昏讝語。温已化火。傳入心包。舌絳而乾。爲火灼津液。非一面搜邪。一面生津。斷難收效于萬一。

【療法】擬清宮加羚羊蘇洛紫雪。一以芳香搜邪。冀逆傳之匪得以退。一以清心生津。望燔灼之威。從茲殺。

【處方】元參心一兩　連翹三錢　寸冬七錢　竹葉尖卅片　蓮子心兩半
羚尖一錢　蘇洛一錢　紫雪丹錢半

【效果】連服二劑。神識始清。脈息和緩而起。後以復脈湯加玉竹、寸冬、金釵、扁豆。三劑。舌生白苔。囑以赤肉汁代茶三星期全復。

吳仲俊住平潭北黨村乾元藥店

## ■温病

【病者】林一拂。年六十六歲。住平潭玉瑤埔。

【病狀】熱邪深入心包。神明被其擾亂。舌縮且絳。脈沉伏。讝語不休。前醫進以清宮紫雪二劑無效。斷爲陽症陰脈不治。延拙診視。脉沉微有神

【病原】年近古稀。病得伏暑化溫。祗進銀翹散加杭菊數劑不解。致邪漸入裏。緣于不敢重用藥石之故。

【診斷】年雖高而津液尚堪燔灼。脈雖伏而指下幸見有神。神昏讝語。乃邪入心包。脈伏牙緊。是火熱深蔽。非芳香開竅之品。則火邪終無出路。

【療法】急擬安宮合紫雪。先以芳香搜邪。後以養液生津。庶平漸入坦途。

【處方】川雅連三錢 枯黃芩三錢 山枝子三錢 貢鬱金二錢 大泥丹二分冲

雄黃精錢半 原硃砂錢半 原麝香二分 犀角尖一錢 犀牛黃二分

蘇洛珠錢半 紫雪丹二錢

【效果】服後二句鐘。牙開舌長。神識漸清。再服加減復脈湯二劑全痊。

## ■温病

吳仲俊住平潭北黨村乾元堂藥店

【病者】林祖香室年二十三歲。住平潭五鳳樓。

【病狀】頭痛熱渴。神識昏昧。林醫進以清宮加花粉連服數劑。諸症仍然。反加胸滿不舒。噦聲頻頻。每噦必十餘聲方止。症呈危險。羣醫欲進承氣未決。延拙診視。脈沉伏不起力。主承氣不可進。

【病原】未育男女。素懷抑鬱。感受溫熱。誤以辛散疏表二劑。致壯熱大渴

【診斷】土德日衰則運化之權失矣。肺葉日焦則淸肅之令無矣。目前非淸金降逆。養液開鬱。恐難挽回。

【療法】擬用旋覆代赭湯降逆止噦加枇杷葉竹茹淸金通絡金釵養液開胸庶可出險入夷

【處方】代赭石一兩 旋覆花二錢布包 半夏片一錢 枇杷葉二錢布包 鮮竹茹三錢
廣玉金二錢 金釵斛二錢

【效果】一劑知。二劑瘥。三劑去半夏加玉竹、寸冬、北沙參。五劑全愈。

□温病　陳汝霖住浙江奉化

【病者】席左年三十餘歲。

【病狀】炕熱炙手。神昏不語。目赤面垢。鼻孔色如煙煤。汗出熱仍不解。手臂搐搦。小溲色赤。

【病原】吸受温邪病勢漸劇

【診斷】脈來數疾。舌苔黑燥。口不能言。然大聲喚之。猶知視人。始由泄瀉。近已三日不大便矣。此乃熱病未用淸藥。陽明熱極胃實之病也。

【療法】調胃承氣合三黃石膏湯加味。

【處方】生川軍三錢 炙甘草八分 小川連五分 川黃柏二錢 元明粉二錢
瓜蔞仁四錢 黑山梔二錢 淡黃芩一錢 黑犀角八分 生石膏一兩

【二診】藥後得大解二次。酣睡一時。熱勢較減。

【二方】生石羔一兩 黑山梔二錢 川黃柏一錢 金銀花三錢 瓜蔞仁三錢
鮮生地三錢 淡黃芩一錢 淡竹茹二錢 黑犀角八分 小川連六分
炙甘草八分

【效果】連進二劑。鼻如煙煤及舌黑已退。病勢已大轉機。原方去犀角川連。減石膏五錢。加麥冬二錢。鮮石斛三錢。連服三劑即愈。

## ▣温病

郭紹仁 住鎮江九如巷

【病者】張左。年四十三歲。

【病狀】熱勢甚壯。神糊譫語。見人總是一笑。口甚渴。小溲赤。體胖多濕。每日惟能進薄粥湯而已。

【病原】吸受濕邪。致成斯病。

【診斷】脉象滑數。右手尤甚。舌苔色黃而薄。乾燥無津。此乃温病也。熱邪蘊伏日久。發之自暴。以致病勢沉重。

【療法】治以解熱而兼豁痰潤燥法。以三黃石羔湯增損。

【處方】小川連八分　生石羔一兩　川貝母三錢　黃芩二錢　川黃柏一錢
瓜蔞仁四錢　黑山梔三錢　青連翹三錢　香青蒿二錢　梨汁一兩兌服

【二診】連服二劑。熱雖減而未淨。服至三劑。神志較清。

【二方】香青蒿二錢　青連翹三錢　川黃柏一錢　生苡仁四錢　黑山梔二錢
川貝母三錢　天花粉三錢　飛滑石三錢　北沙參二錢　活水蘆根二兩

【效果】連服三劑。調理一週始愈。

## ▣温病

陶懋軒 住浙江蘭溪

【病者】童左。年四十二歲。

【病狀】十日身熱不解。口渴煩躁。妄言詀語。舌苔黃糙而厚。七日未更衣。象脈滑數有力。

【病原】温邪夾滯。

【診斷】伏邪夾滯互結陽明。以致煩渴譫語。舌苔黃厚。脈來有力。顯係濁垢未能下達之象。

【療法】治宜生津清温。兼瓜蔞大黃之品。以符急下存陰之意。

【處方】粉葛根二錢　金銀花三錢　生石羔五錢　全瓜蔞三錢　天花粉三錢

肥知母二錢　生甘草八分　生川軍二錢　鮮竹葉廿片　蘆　根一兩

【二診】進生津導滯之劑。得大解甚暢。熱勢亦減。

【二方】原方去瓜蔞大黃。加黑山梔二錢。冬桑葉二錢。連翹二錢。

【效果】連進二劑。諸症已退。調理三日即痊。

## ■温病

許莘耕住宜興徐舍慶豐號

【病者】王右。年十五歲。

【病狀】心下脹滿甚劇。喘不能臥。自覺心中甚乾。似難支持。其舌苔白而微黃。小溲短赤。大便早日泄瀉。近來每日一行。

【病原】感受春温。治失其法。遷延日久。病益增劇。

【診斷】脈來五至。兩手均有力。惟不任重按。知其温病之熱。本不甚劇。病久陰虧。小便不利。所飲之水。停於腸胃。則脹滿迫於心下。則作喘。

【療法】治以滋陰利小便。陰足則心不乾。便利則脹自除。而喘亦可定。温病不治。亦可愈也。

【處方】天花粉三錢　金銀花二錢　連皮苓錢半　麥　冬二錢　象貝母二錢

冬瓜皮三錢　車前子錢半　桑白皮二錢　白茆根一兩

【效果】一方連服三劑。諸恙漸退。調理一週而痊。

## □温病

曹仁伯 住南昌城内

【病者】何左。年五十七歲。

【病狀】身熱一週。有汗不解。口渴。神煩。時時懊憹。脘次不舒。

【病原】體質素虧。年將花甲。加以生意不順。氣鬱不舒。肝失條達。更染温邪。遂成斯疾。

【診斷】左脈小數。右洪搏數。舌質紅而絳。遂斷爲温邪鬱火交蒸。防有動風痙厥之變。

【療法】急宜清解。兼顧胃津。

【處方】鮮石斛三錢　黑山梔三錢　靑連翹三錢　桔梗一錢　肥知母三錢
淡竹茹三錢　天花粉三錢　廣鬱金二錢　活水蘆根二兩煎湯代水

【二診】藥後病勢不衰。遍體發有紫黑色之斑。大顯温熱明證。陰液已傷。舌色絳紫而乾。非大劑化斑。難期挽救也。

【二方】生石羔一兩研細　肥知母錢半　生甘草八分　粳米三錢荷葉包　元參錢半
犀角粉一錢藥湯調下

【三診】前方連服二劑。熱勢較減。神識亦清。紫黑之斑。色亦轉潤而鮮。惟口渴懊憹未減。治以甘涼生津清熱。

【三方】鮮石斛三錢　肥知母二錢　金銀花三錢　天花粉三錢　生石羔錢半
元參三錢　黑山梔二錢　鮮竹茹二錢　活水蘆根一兩煎湯代水　雪梨汁一兩兌服

【四診】昨方連服三劑。諸恙俱退。熱勢亦淸。惟脘次未舒。懊憹未已。症兼七情。非草木所能全功。調治以外。尚宜適性怡情。

【四方】金銀花三錢　天花粉三錢　北沙參二錢　光杏仁三錢　黑山梔二錢

# 傷寒今釋

陸淵雷

柴胡桂枝湯方

桂枝一兩半去皮　黃芩一兩半　人參一兩半　甘草一兩炙　半夏二合半洗　芍藥一兩半

大棗六枚擘　生薑一兩半切　柴胡四兩

右九味。以水七升。煑取三升。去滓。溫服一升。本云。人參湯。作如桂枝法。加半夏柴胡黃芩。復如柴胡法。今用人參。作半劑。

趙原本脫桂枝兩數。今從成本增。本云以下二十九字。成本玉函並無。

吉益氏云。柴胡桂枝湯。治小柴胡湯桂枝湯二方證相合者。

類聚方廣義云。柴胡桂枝湯。治發汗失期。胸脇滿而嘔。頭疼身痛。往來寒熱。累日不愈。心下支撑。飲食不進者。或汗下後病猶不解。又不致加重。但熱氣纏繞不去。胸滿。微惡寒。嘔而不欲食。過數日。如愈如不愈者。間亦有之。當先其發熱之期。用此方重覆取汗。

又云。婦人無故憎寒壯熱。頭痛眩運。心下支結。嘔吐惡心。支體酸軟或痲痺。鬱鬱惡對人。或頻頻欠伸者。俗謂之血道。（案東國俗名也）宜此方。或兼服瀉心湯。

湯本氏云。尾臺氏前條所言。禀賦薄弱之人罹感冒。往往發此證。不必錯治後爲然。後條所言。宜小柴胡湯桂枝茯苓丸合方。或兼用瀉心湯黃連解毒湯（黃連黃芩梔子大黃（方無大黃有黃蘗皆出外臺）爲正。何者。婦人之病。雖多原因不明。殆未有不因瘀血者。此合方。卽柴胡桂枝湯加茯苓丹皮桃仁也。

傷寒五六日。已發汗。而復下之。胸脇滿。微結。小便不利。渴而不嘔。但頭汗出。往來寒熱。心煩者。此爲未解也。柴胡桂枝乾薑湯主之。

丹波元堅云。此條病涉太少。而兼飲結。亦冷熱幷有者也。諸注爲津乏之解。然今驗治飲甚效。因攷曰微結。曰小便不利。曰渴。俱似水氣之徵。不嘔者。以水在胸脇而不犯胃之故。但頭汗出。亦邪氣上蒸之候。蓋乾薑溫散寒飲。牡蠣栝樓根並逐水飲。牡蠣澤瀉散亦有此二味。其理一也。或曰。微結字無着落。蓋心下微結之省文也。湯本氏云。胸脇滿微結。乃胸脇苦滿之輕微者。蓋謂左右直腹筋上端及前胸壁裏面間。存有微小硬結物。然非精診。不易覺知。渴而不嘔者。由胃內有虛熱。非水毒上攻於口腔。故方中有括蔞根。無半夏生薑也。但頭汗出者。水毒上衝於頭部。令作脫汗。故方中有沉降上衝之桂枝甘草湯。軟濇脫汗之牡蠣也。（案脫汗當云魄汗）往來寒熱爲少陽本證。柴胡所主。心煩爲病毒侵及頭腦。牡蠣所主。

柴胡桂枝乾薑湯方

柴胡半斤　桂枝三兩去皮　乾薑二兩　括樓根四兩　黃芩三兩　牡蠣二兩熬　甘草二兩炙

# 天痘之鑑別法（續）

單大年

（四）頓挫性痘瘡　此爲痘瘡最輕之症。前驅期症候發現以後。立卽中止。卽或不然亦不過終局於發疹期、或蕾疹期而已。併發症。惟重篤之痘瘡有之。就中最多者。已如上述。他如眼、耳、咽頭之重症亦屬之。要之痘瘡如是劇甚。其尤足注目者。無如格魯布性肺炎。每與痘瘡同時並發。更有於發疹中、或治愈後。來精神病、神經炎、脊髓炎、腦炎諸症狀者。後發症中。則以痘痕爲多。此外如眼病、耳病。均如上述。不贅。

□診斷　一『痲疹』　痘瘡在發疹期內。與痲疹甚難區別。然過二十四時後。處處擡起尖銳之蕾疹。自能辨爲痘瘡。又未幾。蕾疹又變爲水泡、及膿泡。尤顯然可見。此外更探問前驅期有無腰痛。亦足爲痘瘡之特徵。又詢問病人曾否接觸患痲疹者。或患痘瘡者。留意近處有無流行痲疹或痘瘡。亦得從而決定之。　二『發疹室扶斯』與痘瘡亦極相似。然二日以後。卽明白瞭然。如體溫昇騰。及重篤之全身症狀。雖亦依然稽留。然如在痘瘡。皮疹發生之初。體溫卽便下降。全身症狀亦俱輕減。　三『結節性紅斑』　皮膚間亦發生膿泡。宛如痘瘡。然二三日後。亦卽可以確診之。　四『梅毒性發疹』　亦頗類似痘瘡。然試就生殖器。檢查有無梅毒性之變化。自不難立斷也。　五『觸染性膿泡疹』　該疹多專在面部。不及其他。又全身狀態亦無甚變化。痘瘡不然。亦易辨之。　六『結痂性疥癬』　經過之中。每兼發熱。故亦頗似痘瘡。然往往得發見蟲卵。及疥癬蟲。痘瘡無之。　七『水痘』　全身症狀。極爲輕微。痘瘡反之。　八『痘瘡』　當前驅期時。極似回歸熱、肺炎、急性化膿性腦膜炎、流行性感冒等病。然一察後此之症候。遂不難立下斷語。

□豫後　痘瘡之豫後視發疹、及全身症狀之輕重。與併發症之若何而異。質言之。須視病人曾否種痘而異。

□治法　痘瘡豫防之最確實者。莫如接種牛痘。故小兒以早種牛痘爲是。倘已發生。家中不論上下人等。在十四日內。概禁止交通。以防傳染。其房室傢具。則嚴行消毒。病人發熱之時。祇可用流動食物。食後須以百分三之鹽剝水。或千分五之醋酸亞爾密紐謨水。頻頻含漱。口腔、咽頭、喉頭如生膿泡。可令嚥下冰塊。且以冰囊貼頸項周圍。內外用藥。於痘瘡之發生毫無效力。惟紅色有拒絕日光之力。能防止膿泡之成。故病室之窗。宜用紅色玻璃。或懸紅幔以蔽之。如係融合性痘瘡。須用小刀。將痂皮處處割開。排去膿漿。若欲使痂皮柔軟。易於剝落。則以塗脂肪爲宜。（完）

# 人胎之變化

李健頤

觀醫書所論人胎之原理。各執異論。紛紜不一。自相矛盾。吾以是憂。且曰爲醫者。其胎兒發育之理不明。而欲治胎前之病。其可得乎。然欲治胎前之病。宜先研究胎兒變化之歷史。及其構造。庶可矣。胎產學云。女子卵巢之卵子。由月經而產出於子宮口。受精蟲。精蟲遊走活動。觸着卵子。卽直入卵體內。其卵體之卵黃及卵核。遂起種種之變化。卽爲外胚葉。內胚葉。中胚葉。形如葉。再起變化。其外胚葉。發生腦脊髓系。五官器中之上皮。及皮膚附屬機關。中胚葉。發生胸腹膜筋肉骨骼。結締組織。血液血管。並泌尿生殖器。內胚葉發生消化器系上皮。及附屬線並脊索。夫三葉發生各器關。日長日大。必達到人胎完全之發育。而後由陰門產出。乃知人胎是由卵細胞。及精蟲組織而成。然胎兒發育之原因既明。再進研究胎中致病之原因。求適當之藥治之。則產母無難產之患。胎兒無危險之慮。豈不善哉。然治胎之藥。宜照內中變化之日月。應用何藥。以固其胎。卽立竿見影。效如桴鼓矣。

主編者 醫學家趙公尙

宗旨 鼓吹世界醫學大同 切實指導衛生方法 說明醫學原理 澈底解答一切疑難病症

# 衛生報

館址 上海浙江路清和坊對過（電話 六二五五六）

每星期六出版一册

全年五十期連郵費二元四角 國外加半 郵票代洋九五折扣

發行者 上海衛生報館

第二卷 第十四期

中華民國十九年五月十七日出版

THE HYCIENIG WEEKLY 780 CHEKIANG ROAD, SHANGHAI, CHINA

## 本期要目



## 天花與種痘

笪世忠

### （一）天花的普徧

俗語說。生子只算生一半。必經天花方完全。可見天花眞是一種險症。十八世紀歐洲人死於天花的。有六萬萬之多。後有西班牙商人。把天花帶入美洲。土人得病而死的。又有六百萬。土人總數祇一千二百萬。今死去六百萬。是兩人中。死了一人。你說可慘不可慘。卽英國也是如此。當時城裏的人。幾乎無一家不患天花的。所以有戲語說。英國無美人。村間牧牛女。不麻臉。便是好的了。大概鄉間女子。嘗擠牛奶。無有患痘的。村女皮膚偶傷。痘漿染入。就漸漸腫爛起來。數日後。結了瘡痂。便不再染天花。因此就不致麻面了。

### （二）天花的病狀

患天花的。初怕冷。後怕熱。一時呼吸短促。頭背痛楚。大嘔大吐，幾乎忍不住。過了三四天。頭額之上。頸項之下。都現紅點。漸漸遍滿全身。覺得奇癢。再過一兩天。紅點隆起如球。又圓又硬。到第七天。球中生水。變成水泡。到第九天。水變混濁。作淡色。如膿一般。味氣臭惡。癢更甚。到第十二天。瘡枯結痂。就好了。但因天花而死的也是不少。

### （三）天花的傳染

天花不是先天的伏毒。是一種後天的傳染病。天花瘡中有一種毒物。染着就得天花症。紅點初發。就能傳染。所以小孩一病。就當隔室而居。免得傳染別的小孩。蒼蠅停在天花瘡上。後來飛到別兒身上。也能傳帶天花。所以病兒的床。當掛帳子。免蒼蠅蚊蟲帶病於他兒。就是衣帽手巾盃盤等物。凡是病兒所用的。或燒或煮或消毒。然後纔可用呢。

(四)種痘的歷史

中國舊法。取患天花的小孩瘡中痘漿。使乾。塞入別的小孩鼻孔。就能保不再天花了。此法實有三害。(一)能使種效痘小孩。傳天花於別人。(二)鼻孔生瘡。鼻臉能因而杜塞。(三)或得重病而死。所以這個種痘法。實在不妥。這個法子。土耳其在中古時代。已經實行。一七二年。有駐土國的英國公使。名叫孟德氏。他的夫人。先在英國提倡此法。初不甚行。後漸傳漸廣。人民都相習成風。後有冉納氏。也是英國人。在鄉間行醫。看見村中女子。多美貌。不像城中兒女。大半是麻臉。心中甚以爲奇。後有一病女來求醫。冉氏疑爲天花。女子道。我已患過天痘。不致再患天花了。問是何故。女子答道。前天手被荊棘刺破。此時有人患痘。我去擠漿。漿染手指。因而就患了天痘。冉心中揣想。難道村中女子不患痘。就是染了漿痘的緣故麼。漿痘本是小毛病。不妨試他一試。因此就多方研究。頗有心得。後來取村中女子臂上痘漿。種入一個牧兒左臂上。數日後。痘發出如圓珠。幾个日他就好了。再取苗漿種在兩臂。竟然無恙。又試驗他雖與患天花人同住。也不要緊。又試驗他人。也是如此。從此就用種痘法。遠近傳染。種痘之風。就通行了。

(五)種痘的手續

(1)取漿法　此法甚巧。西人有特製的桌。將桌面豎起。靠近小兒之身。將兒腿紮在桌面上。然後將桌一翻。小兒就仰睡桌面之上。於是將他腹下以及兩腿間毛。輕輕剃去。更取肥皂洗淨。又用冷開水冲洗。然後取刀輕劃數痕。便將痘苗抹入胸部用帶纏繞。上端挂於高處。使他不能睡倒在地。致將刀痕損破。約五日。再將腿紮於桌上。一如前法。此時痘出漿生。凡有刀痕處。漿飽滿如貫珠。即用茶匙將漿收取。放在淨器裏。加甘油四分之一。數日之後。漿既成熟。或放小瓶內。或藏於玻璃管。以備臨時之用。如藏玻璃管中。一端套橡皮囊。又一端封好。用時上端開封。下端捏囊。倒口向下。漿自然滴出來了。

(2)種痘法　(甲)種痘期。第一期在嬰兒一月之內。第二期在二三歲內。此後倘須復種。兒童入學之時。如鄉里中有患天花的。雖年長人。也當趕快去種痘。(乙)種痘法。將左臂露出。用清水洋皂洗淨。復用棉花浸火酒擦之。待乾。取針在左臂上劃兩痕。約五分至一寸。不必太深。見有液質滲出。即取漿輕輕抹擦。候乾。倘穿潔衣。就不必包裹了。等到已經釀漿。就用紙。製個小盒。盒底成孔。蓋在瘡的四圍。兩旁用橡皮膏。粘緊在臂上。免受摩擦。舊法劃臂時。縱橫數道。極不妥。因液質出來多了。被風吹乾。成了薄痂。能阻痘漿的入路。

(3)發痘的樣子　種後三天。無甚跡象。第四天傷痕中有紅粒發出。覺微腫。五天到八天。成了水泡。九天到十二天。昇釀膿期。十二天到十八天。就結了痂。再後痂脫疤現。就完全好了。初發痘。有點發熱。不要緊。(未完)

# 老少用藥不同之標準

葉勁秋

人體有強弱大小之不同。藥效每因年齡性情而差異。我國藥物。從未有用量之規定。因施治長幼不同之體。漫無標準。此亦隨爲重要。不得不借鑑西法。西法以壯年男子爲標準。老年男女當用其五分之四。乃至三分之二。廿五歲～十四歲。用三分之二。十四歲～七歲。用二分之一。七歲～四歲。用三分之一。四歲～三歲。用四分之一。三歲～二歲。用六分之一。二歲～一歲。用八分之一。十二月～六月。用十二分之一。六月～三月。用廿四分之一。三月以下。用四十八分之一。

元　參二錢　生白朮錢半　益智仁二錢　活水蘆根一兩

【效果】連服二劑。飲食漸進。調理旬餘。始能健全。

## ■腎虛温病

高　崙住吉林糧米行

【病者】王左年二十七歲。

【病狀】詀語無倫。人事不知。兩目淸白。竟無所見。循衣摸床。亂動不休。

【病原】時當仲夏。農事漸忙。因有要事。遠出行於烈日之中。辛苦非常。因得温病。

【診斷】脉象兩寸俱浮。兩尺重按。卽無。舌苔黃薄。中心乾而微黑。細思此症。腎陰將竭也。兩手亂動不休者。肝風已動也。病勢危險。至於極點。幸喜脉浮。症有將汗之勢。所以不汗者。無作汗之材料也。

【療法】眞陰將竭。速宜大潤峻補。以應其陽而助作汗之資。

【處方】大熟地一兩　淨元參一兩　眞阿膠四錢烊冲　淮山藥三錢　甘枸杞一兩

生甘草三錢

【二診】上藥分數次服下。六小時後。微汗出。詀語循衣等症較平。

【二方】原方連服一劑。

【三診】得汗後目能視。手動亦止。大有轉機之象。

【三方】西洋參六分　野於朮錢半　金銀花三錢　元　參三錢　淮山藥二錢

甘枸杞二錢　連　翹錢半　生甘草一錢

【效果】兩劑後。調理一週。身體漸痊。

## ■產後温病

趙公尙住上海浙江路七八〇號

【病者】楊右年三十三歲。

【病狀】身灼熱不悪寒。津津汗出。咳嗽氣逆。渴喜涼飲。

【病原】產後二日腹痛。服生化湯。悪露暢行痛減伏溫乘勢而發。

【診斷】脈象浮滑而數舌質紅苔薄而黃察其脈症乃產後伏溫勢有外達之象。

【療法】雖在產後亦當隨機應變法以輕清透達爲要

【處方】白　薇三錢　冬桑葉二錢　光杏仁三錢　生　地三錢　桔　梗一錢
青箬葉三錢　赤　芍一錢　丹　參二錢　生炙甘草各四分　鮮茅根四錢

【二診】連服二劑身熱。咳嗽均減

【二方】原方去生地桔梗。加銀花二錢。天花粉二錢。歸身二錢。

【效果】連服二劑諸恙俱痊飲食亦漸進

趙公尙住上海浙江路七八〇號

■春溫

【病者】范右年十七多。

【病狀】始因頭疼。繼而身痛。脘次脹悶。少食口渴。引飲入晚熱勢甚重。甚則譫語。在一星期前。經來忽停。因而小腹脹痛詁語咳嗽痰稠不易吐出齒焦舌有芒刺症延日久將近匝月

【病原】症由冬令傷寒。鬱而化熱。春後復感。經前醫進解表之劑數帖。汗出而熱不解。

【診斷】脈象弦數細候則促症乃春溫邪已入陰胞宮蓄血幸喜青年眞陰未損治如得法尙可轉危爲安。

【療法】治以滋陰清熱。豁痰逐瘀

【處方】金銀花三錢　肥知母三錢　黑元參三錢　箱　黃三錢　牛蒡子二錢

生甘草八分　鮮生地三錢　桃仁泥三錢　粉丹皮二錢　陳　皮一錢
鮮茆根一兩

【二診】服藥後得大解甚暢。亦有微汗。身熱卽退。夜不詀語。神色略清。

【二方】原方連服一劑。

【效果】二劑後。天癸復行。諸恙俱退。惟咳嗽未已。稠痰更倍於前。原方去大黃桃仁牛蒡。加川貝母二錢杏仁三錢瓜蔞三錢。服三劑卽愈。

## □春温

徐人龍住嘉定西門

【病者】朱左。年三十六歲。

【病狀】熱多寒少有汗。熱勢不減。口渴引飲。咳嗽。脘次不舒。不飢不食。延已五日。

【病原】客冬續絃。操勞過度。兼以眞陰虧損。春來因感而發。

【診斷】診得兩脈浮數無力。舌紅苔薄微黃。知其陰液不足。熱勢沸騰。此卽經云冬不藏精。春必病温是也。

【療法】微有表邪。於清熱方中兼加解表之品。

【處方】蘇薄荷錢半　二寶花三錢　杏仁泥三錢　生甘草六分　淡豆豉三錢
連　翹二錢　生石羔六錢杵　川貝母二錢

【二診】前方連進二劑。各症均減。惟咳嗽未愈。口渴未解。

【二方】原方去薄荷豆豉石羔。加桑葉二錢。天花粉三錢。桔梗一錢。蘆根五錢。

【效果】次方接服三劑。諸恙俱痊。飲食漸進。

## □春温發斑

王孟圓住松江東門外六十九號

【病者】徐左年三十一歲。

【病狀】不寒而熱已逾一候身之前後及頭面四肢已現斑紋如錦所幸色尚紅活口大渴喜冷飲頭部多汗。煩躁氣悶甚則譫語神昏溺赤便閉舌乾絳根苔黑唇焦齒燥

【病原】邪鬱化火傷及胃津以致熱甚發斑

【診斷】脈象洪弦而數顯係陽明熱甚包絡受薰以致譫語時有肌表熱甚斑紋自現津液已傷誠恐驟變痙厥爲要。

【療法】清理氣血生津救液解毒化斑

【處方】生石羔一兩　潤元參三錢　金銀花四錢　鮮石斛六錢　鮮生地二兩
肥知母三錢　連翹三錢　大青葉三錢　生甘草一錢　鮮竹葉二錢
白茆根六錢

【二診】斑較昨多熱勢稍和譫語亦少惟煩悶口渴舌乾無津脈來仍數內熱甚重仍防生變。

【二方】原方加瓜蔞仁三錢冬瓜子四錢天花粉三錢

【效果】前方連服二劑諸恙均減石羔生地各減一兩再服三劑熱淨神淸調理一週飲食漸進卽愈

(己)春温誤治　　郭紹仁 住鎮江九如巷

【病者】倪左年四十九歲。

【病狀】壯熱有汗不退口渴大便兩週未行舌赤苔黑上生芒刺病勢甚爲危險。

【病原】去冬新納一妾勞於房事在所不免現屆春令又染温邪加以誤服辛温之品病勢加重延今及旬。

【診斷】脉象洪數有力閱前方知爲所誤房勞後復染春温病勢已重再誤於藥未有不入險途。

【療法】治以大承氣湯急下存陰。兼以滋水養陰之品。

【處方】生　軍三錢　炒枳實二錢　麥　冬三錢去心　元明粉錢半冲

川厚朴二錢　鮮生地六錢　潤元參六錢

【二診】服藥後大便卽行。熱渴俱減。病有轉和之象。

【二方】細生地六錢　杭白芍三錢　生甘草二錢　大麥冬四錢　阿膠珠三錢

大麻仁三錢

【效果】藥服二劑後。諸症均愈。惟正氣不足。進益胃湯連服三劑。病勢漸痊。

## □春温誤治

陳慕李住江蘇泰興城外

【病者】高左年三十九歲。

【病狀】伏温因感而發。醫以表劑疏解。汗泄不止。頭暈舌乾。新感寒邪雖解。熱勢蒸騰甚劇。神疲顴紅。齒板目合。囈語鄭聲。循衣摸床。咳嗽痰紅。左脇疼痛。陰液將止。正氣欲脫。

【病原】春温誤治

【診斷】據述初病寒熱無汗頭痛。法用清解得微汗卽可。而醫用麻黄解表。分量雖輕。究與温邪未合。以致變症蜂起。壞象叢生。危機顯露。旦夕不保。速先存陰。再言治病。

【療法】治宜灌本滋苗。能於存得一分眞陰。便可退得一分邪熱。

【處方】別直參一錢　鮮石斛三錢　大麥冬三錢　左牡蠣六錢　生熟地各四錢

旱蓮草三錢　女貞子二錢　東河膠三錢同煎　新鮮人乳一杯冲服

【二診】藥後囈語鄭聲。循衣摸床較減。惟汗仍未止。津液未復。痰紅減半。症勢雖然漸減。尚未竟入坦途。

【二方】原方加梨汁一茶杯兌服。

【三診】服藥後各種險象悉平。汗亦減少。惟體質素虛。一時驟難復元。

【三方】原方別直參加至二錢。再加五味子六分。龜板五錢。

【四診】前方服二劑。一切險象俱退。泄汗亦止。

【四方】別直參三錢 天門冬三錢 旱蓮草二錢 元武板八錢生煎 生熟地各三錢

女貞子二錢 生鱉甲六錢先煎 野於朮錢半 淮山藥三錢 甘枸杞二錢，

【效果】前方服三劑。諸恙霍清。惟精神一時難復。調理月餘。始能飲食如常。恢復原狀。

## ▣春溫夾食

高 崙 住吉林粮米行

【病者】邱左。年十五歲。

【病狀】頭部非常之痛。旒次煩躁。甚則譫語。口大渴引飲。潮熱自汗。小溲短而數。大解不通。胃部脹而拒按。

【病原】春溫初愈。未能戒口。前症復發。他醫誤以傷寒治。以致病勢轉劇。

【診斷】脈來沉滑有力。舌紅苔膩而燥。參之脈証。乃胃實也。溫病初愈。既不戒於口。復以辛燥治之。陰液大傷。引飲自救。若不急下以救將止之陰。病必有變。

【療法】速宜釜底抽薪。大承氣湯主之。

【處方】厚 朴四錢 枳 實三錢 大 黃三錢 芒 硝二錢

【二診】一劑後得大解甚多。煩躁諸恙均退。惟仍引飲。

【二方】天花粉三錢 鮮石斛三錢 潤元參三錢 飛滑名三錢 金銀花三錢

連 翹二錢 肥知母二錢 連皮苓二錢

【效果】連服二劑諸恙霍然。飲食亦漸進。

## ▣春温夾痰

徐人龍 住嘉定西門

【病者】方左年三十八歲。

【病狀】壯熱惡寒有汗不解。咳嗽痰稠氣逆。風邪雖從表解。痰熱正由裏灼。脘悶渴飲氣急不平便閉溲赤。煩躁少寐。

【病原】素有痰熱。兼感春温。

【診斷】右寸關浮滑而數左弦數。舌尖邊紅苔黃而燥。津液已傷。防有痰厥神迷之變。

【療法】法以生津利肺降氣化痰之品主治。

【處方】鮮石斛四錢　瓜蔞仁四錢　甜葶藶一錢　連翹二錢　象貝母二錢
杏仁泥三錢　炙桑皮三錢　冬瓜子四錢　炙蘇子二錢　鮮枇杷葉三片去毛包
活水蘆根一兩

【二診】藥後得大解三次。俱是溏而且黏之糞。乃痰濁下行。氣逆較平。熱勢亦減。惟咳嗽未已。咯痰不易。煩悶渴飲。小溲短赤且渾。

【二方】前方加廣玉金二錢。杏仁三錢。

【效果】連服三劑。諸恙俱退。飲食亦進。

## ▣春温兼寒

謝兼善 住江西廣昌縣

【病者】朱左。年十八歲。

【病狀】先寒後熱。頭身俱痛。甚則詀語。有時不能識人。口渴小溲色赤。

【病原】本有內熱因感外寒而有斯疾。

【診斷】脈象滑數舌苔白膩外寒搏束固有之內熱。

【療法】法以辛涼輕透梔豉銀翹之類。

【處方】黑山梔三錢　銀花三錢　蘇薄荷一錢　蘇梗葉各一錢　淡豆豉三錢

連翹二錢。桔梗一錢。牛蒡子二錢

【二診】神昏詀語身熱自汗面赤口渴。依然如故。傷寒論有云。陽明病發熱汗多者急下之。因用小承氣加減治之。

【二方】製川朴六分　白知母二錢　生枳壳二錢　生石羔四錢　生川軍三錢

連翹二錢　淡黃芩一錢　生甘草五分　活水蘆根二兩

【效果】服藥後得大解二次神清汗止。安睡二小時。熱已退清知飢欲食以白虎湯加蔞仁山梔。以清未盡之內熱。二劑即全愈。

## (四)伏溫抑鬱

劉壽康住上海高昌廟新廣街

【病者】秦左年二十七歲。

【病狀】溫邪四日身熱有汗不解。口渴欲飲。煩躁不安。胸悶入夜神糊譫語。苔黃脈數。

【病原】伏溫痰濁。

【診斷】無形之伏溫與有形之痰濁互阻。清陽被灼。心胞受邪。以致神昏。症勢危險。以期伏邪外達乃吉。

【療法】治以清溫滌痰而安神明。

【處方】粉葛根二錢　鮮竹茹二錢　九蒲節菖八分　枳實炭錢半　金銀花三錢

黑山梔二錢　帶心連翹二錢　天花粉三錢　荸薺汁一酒杯　炙遠志肉二錢

活水蘆根一兩

【二診】藥後神糊漸清。煩躁較安。惟表熱甚壯。勢有外達之象。仍以原方連服一帖。

【三診】口渴煩躁神糊譫語較清。表熱亦減。惟餘氣未淨。仍以原法增損。

【三方】金銀花三錢　冬桑葉三錢　鮮竹茹二錢　瓜蔞皮三錢　黑山梔二錢

天花粉三錢　連翹二錢　象貝母二錢　冬瓜子三錢　荸薺汁一酒杯

活水蘆根一兩

【效果】三劑後諸恙肅清。飲食漸進。

## ■風温化熱

劉壽康 住上海高昌廟新康街

【病者】雷右。年三十七歲。

【病狀】身熱七日。有汗不解。口渴煩躁。夜則譫語。脉來洪數。舌邊紅中黃。

【病原】伏温化熱。

【診斷】温邪化熱。蘊蒸陽明。氣分陽明熱盛。則口渴煩躁。上薰心包。則譫語妄言。熱勢炎炎。慮其入營刦津。

【療法】急擬白虎湯加味。甘寒生津。專清陽明。

【處方】生石羔一兩　生甘草一錢　黑山梔二錢　天花粉三錢　硃茯神二錢

肥知母三錢　冬桑葉三錢　連翹殼二錢　粉丹皮二錢　淡黃芩二錢

活蘆根二兩

【二診】昨進白虎。熱勢較減。煩躁亦安。惟口渴譫語未止。仍以原方加易治之。

【三方】原方加瓜蔞仁三錢　象貝母三錢

【效果】連服二劑。譫語口渴亦愈。改用銀翹散數帖而安。

■風溫氣粗　陳佑之住天津城內

【病者】張幼。年七歲。住天津柴市旁。

【病狀】身熱面紅。氣粗痰聲漉漉。睛停不瞬。危險已達極點。

【診斷】脉來浮滑有力。舌苔色白而潤。大便兩日未行。小溲微黃。身體肥胖。陰分猶足。尚可施法。

【療法】治以小青龍湯加減

【處方】麻黃一錢　光杏仁二錢　法半夏二錢　桂枝一錢　生白芍三錢

生石羔五分　細辛六分　川貝母二錢　生甘草五分　枇杷葉二錢布包

【二診】將藥服盡一劑。氣粗較平。肌膚尤灼熱。大便未通。

【二方】生石羔二兩　瓜蔞仁二兩　代赭石一兩

【效果】右藥煎兩碗。分五次溫服。痰少便通而愈。

■風溫暴泄　熊式如住南昌東門外

【病者】雷右。年三十四歲。住南昌楓樹。

【病狀】一晝夜泄瀉十餘次。氣急痰鳴。舌焦苔黃。身灼熱。大渴引飲。津液將竭。神昏。

【病原】感受風溫發熱咳嗽。經前醫投桂枝湯。乃作暴泄。

【診斷】脈弦苔黃。本係風溫犯肺。理宜辛涼清解。反投辛溫。肺熱移於大腸而作暴瀉。一身津液告竭。引飲自救。頗慮熱厥亡陰之險。

【療法】症勢極險。不容稍懈。非大劑甘寒。不能救將涸之陰。

【處方】鮮石斛一兩　鮮生地一兩　川貝母三錢　生石羔二兩　北沙參三錢

生甘草八分　肥知母三錢　大麥冬三錢　元　參三錢　鮮蘆根二兩

【二診】進甘寒大劑。熱勢漸輕。泄瀉已減十分之六。引飲亦少。

【二方】原方改石斛四錢。石羔一兩生地三錢。

【效果】服藥後瀉止津回熱解身涼後用西洋參三錢。北沙參三錢。肥知母二錢。活水蘆根一兩。連服二日。即全愈。

## □冬温

王瑞如住蘇州齊門

【病者】尹左年二十五歲。

【病狀】入夜身熱且有盜汗。口乾咳嗆。兩耳失聽。舌質紅。苔根膩灰。脈象濡數。

【病原】感受非時之氣。以致肺胃受病。

【診斷】冬温一候有餘。氣陰兩傷。津少上潤。以致口乾嗆咳。症勢非輕。能無變端方妥。

【療法】急宜生津清解之劑。

【處方】嫩白薇錢半　天花粉三錢　冬瓜子三錢　鮮竹茹二錢　光杏仁三錢

沙　參三錢　金銀花二錢　連　翹二錢　川貝母二錢　霜桑葉三錢

活水蘆根一兩

【二診】連服二劑。身熱較減。盜汗嗆咳稍愈。仍以原法加易。

【二方】原方去冬瓜子。加丹皮二錢。

【效果】連服三劑熱退身涼。盜汗亦止。減桑葉連翹。加雲苓三錢。蔞皮三錢。調理一週而愈。

## ■冬溫戰汗

張慕韓住宿遷城內

【病者】吳左年四十三歲。

【病狀】身熱兩候不解頭眩入夜煩躁。大便實。小溲黃。咳嗽汗來淋漓。幾有將脫之象。

【病原】入冬久旱溫和之氣。猶如暮春。感此非時之氣。遂染斯疾。

【診斷】脈來滑數。苔黃中絳乃感非時之氣傳於肺胃以致煩躁頭眩等病。淋漓之汗乃戰汗也。

【療法】治以清降以解肺胃之熱。

【處方】冬桑葉二錢　全瓜蔞二錢　青連翹錢半　生甘草五分　黑山梔錢半
象貝母二錢　生苡仁三錢　鮮枇杷葉三片去毛包　雲茯苓二錢

【二診】藥後得大解一次。身熱已減。汗亦漸收。入夜安臥。惟神疲氣弱。

【二方】參　葉一錢　雲茯苓三錢　生甘草六分　北沙參三錢　生苡仁四錢
粉丹皮二錢　川貝母二錢　光杏仁三錢

【效果】前方服二劑。汗止熱退。入夜安眠。能進薄粥少許。原方去杏仁丹皮。加於朮二錢。麥冬二錢。三劑而安。

## ■冬溫伏邪

郭紹仁住鎮江九如巷

【病者】謝左。年三十八歲。

【病狀】形寒身熱。頭痛骨楚。口乾且膩。略有泛噁。舌質紅。苔黃膩。脉來濡數。

【病原】冬溫伏邪。

【診斷】伏邪夾滯。交阻太陽陽明。以致形寒身熱。口乾泛噁等症。

# 傷寒今釋

陸淵雷

右七味。以水一斗二升。煮取六升。去滓再煎。取三升。溫服一升。日三服。初服微煩。復服汗出便愈。

乾薑牡蠣。全書及外臺俱作三兩。外臺出第一卷傷寒日數門。引仲景傷寒論。名小柴胡湯。其主療則太陽中篇百四條之文也。（傷寒四五日身熱惡風頸項強云云）金匱瘧病篇附方。引外臺。治瘧寒多微有熱。或但熱不寒者。名柴胡薑桂湯。而外臺瘧門不見。

吉益氏云。柴胡薑桂湯。治小柴胡湯證。而不嘔不痞。上衝而渴。胸腹有動者。湯本氏云。本方與小柴胡湯比勘。本方無生薑半夏。故無惡心嘔吐。無人參。故無心下痞鞕。有桂枝甘草。故有上衝急迫。有栝樓根。故有渴。有牡蠣。故胸腹有動。即心臟及腹部大動脈之搏動顯著也。方輿輗云。此方所主。亦在胸脇。而較之大小柴胡證。則不急不鞕。（案大柴胡證心下急小柴胡證心下鞕滿）腹中無力而微結。此爲有蓄飲。或帶動悸者也。類聚方廣義云。勞瘵肺痿肺癰癰疽瘰癧痔漏結毒黴毒等。經久不愈。漸就衰憊。胸滿乾嘔。寒熱交作。動悸煩悶。盜汗自汗。痰嗽乾欬。咽乾口燥。大便溏泄。小便不利。面無血色。精神困乏。不耐厚藥者。宜此方。

建珠錄云。某生徒讀書苦學。嘗有所發憤。遂倚几廢寢七晝夜。已而獨語妄笑。指摘前儒。罵不絕口。久之。人覺其有狂疾。東洞診之。胸肋妨脹。臍上有動。上氣不降。爲柴胡薑桂湯飲之。時以紫圓（巴豆赤石脂代赭石杏仁治胸腹結毒或腹滿不大便或有水氣者本千金方）攻之。數日而全復常。

又云。京師東洞街賈人。大和屋吉五郎。每歲至發生之時。頭面必熱。頭上生瘡。痒搔甚。搔之則爛。至凋落之候。則不藥自已。如是者數年。來求診治。東洞診之。心下微動。胸脇支滿。上氣殊甚。爲柴胡薑桂湯及芎黃散（大黃芎藭治轉變不可治者一云治瘡及頭上之毒）飲之。一月許。諸證全已。爾後不復發。

古方便覽云。一婦人平生月經不調。氣上衝。兩脇急縮。腰痛不可忍。經行時。臍腹疞痛。下如豆汁。或如米泔水。經水纔一日或半日而止。如此十二三年矣。余診之。胸脇苦滿。臍上動悸甚。乃作柴胡薑桂湯及硝石大圓（大黃芒消甘草人參治腹中結毒心中痞鞕者）雜進之。時時泄赤黑膿血。服之數月。前症竟得全愈。湯本氏云。此症宜本方與桂枝茯苓丸合用。或兼用下瘀血湯起廢丸。

成績錄云。尾崎侯臣猪瀨氏之女。素有癇證。一時患疫。諸醫醫療之不差。迎南涯乞診治。其腹有動。頭汗出。往來寒熱。大便燥結。時時上衝。昏不識人。日夜如此兩三次。乃與柴胡薑桂湯紫圓攻之。不一月。諸證盡除。

又云。長門一士人。居恆口吃。謁南涯曰。僕之吃久矣。自知醫治所不及。乃亦來叩先生。幸先生勿拏。南涯問曰。其吃日日同乎。士曰否。時有劇易。心氣不了了。則必甚。南涯曰可。乃診之。心胸下無力。（參看上文方輿輗之證績）胸腹動甚。因與柴胡薑桂湯。諭之曰。服之勿惰。士受劑而云。後貽書謝曰。積年之病。追日復故。

# 消化不良之自然療法

沈仲圭

消化不良者。胃腸之運動遲緩。分泌不足。所啖飲食。不克迅速消化之謂也。其症食慾減少。大便艱難。舌苔白膩。噯氣頻頻。全身倦怠。多愁善怒。晨起口中覺苦。食後胃脘飽脹。其因多由運動不足。飲食無度。與精神過勞而來。故罹本病者。都屬勤苦之學生。工心計之商家律師。及日撰萬言之著作家。若僕僕街頭之小販。手足胼胝之農夫。從不知消化不良爲何病焉。余以飲食不調。嘗得是病。乃定攝生法十條。用資遵守。今復重加注釋。錄投本報。聊備同病者之參考云爾。

(甲)自然療法　本病重在調養。不宜濫用消化藥品。以致釀成習慣。爰將簡單易行之自然療法。臚列如次。

(一)廢止早餐　廢止早食之適合衛生。蔣氏竹莊。曾逐專書。詳晰言之。惟於本病。尤有卓效。蓋消化之所以不良。實緣胃家平日負担消化之責。過於繁重。馴致機能衰弱。納減運遲。自必與以充分之休息時間。方克逐漸恢復其健康。

(二)練習運動　運動能使攝成身體之物質。容易消耗。而彌補是項消耗者。厥惟飲食。故胃腸之於食物。常因運動而增進其消化力。試觀勞工與運動家。莫不健飯加餐。體魄雄偉。足爲是言之明證。患本病者。宜於清晨傍晚。散步曠野。練習拳術。休浴之日。約二三同志。或探幽山岡。或蕩槳湖心。不但運動軀體。亦可怡悅性情。

(三)戒除速食　食物消化。各有專司。口中之唾液。化小粉爲糖質。胃中之胃液。化蛋白質爲百布頓。輸入十二指腸之膽汁。化脂肪爲乳劑。(惟膵液能兼化以上三種物質)。倘咀嚼不細。囫圇吞下。則胃腸惟有勉力工作。以代齒牙職務。初雖不覺。久則致病。(凡有齒病者。多成胃病。)以故速食之習。最不衛生。消化不良。此其一因。務須極力改良也。

(四)熱罨胃脘　每次飯後。以熱面巾頻頻罨其胃脘。功能招集血液。輔助消化。事簡功宏。盍嘗試之。

(五)愉快精神　腦之第十對迷走神經。下達肺心胃。而司三臟之知覺與運動。精神愉快。則胃之運動活潑。消良因以迅速。精神抑鬱。則胃之運動遲緩。消化乃生障礙。丁福保曰。歡笑能消食滯。莎士比亞曰。飯時吵鬧。胃口必倒。故患者平時固宜姿爲笑樂。進餐尤戒憂怒思慮也。

(六)注意食料　消化不良之病人。其消化吸收機能。迥不如常人之健全。凡生硬、炙煿、辛辣、變味諸物。均不宜食。燒酒最損胃臟。尤忌沾唇。

(七)食時前後不得用腦　飲食之時。血液集於胃。思考之際。血液聚於腦。故每次進膳之前後。宜與辦事或讀書時間。有一小時之間隔。方不致阻碍消化。

(八)飯後之徐行與按摩　孫思邈曰。食了行百步。數以手摩肚。曾國藩曰。飯後數千步。是養生家第一秘訣。民間小兒停食。以手徐摩其腹。蓋徐行與按摩。能增加胃之活動。俾食物易於消化焉。

(乙)飲食療法　查動植物中。儘多治病補虛之食品。如大蒜、米仁之治肺癆。鱧魚赤小豆之消水腫。猪腦之補腦弱。桂圓之療貧血。諸如此類。不勝枚舉。茲錄適應本病之食物如下。

(一)山藥粥　生山藥。去皮切片。和粳米煮粥。將成時。調入打勻之雞卵二枚。每晚食之。有滋補健脾之效。

(二)蓮心肚　猪肚一枚。洗淨。內裝已去心衣之蓮子。慢火煮爛。酌加醬油。用以佐膳。大能補胃健脾。

主編者 醫學家趙公尚

宗旨 鼓吹世界醫學 切實指導大同衛生方法 徹底說明醫學原理 解答一切疑難病症

# 衛生報

館址 上海浙江路清和坊對過（電話 六二五五六）

每星期六出版一冊

全年五十期連郵費二元四角 國外加半 郵票代洋九五折扣

發行者 上海衛生報館

第二卷 第十五期

中華民國十九年五月念四日出版

THE HYCIENIG WEEKLY 780 CHEKIANG ROAD, SHANGHAI, CHINA

## 本期要目



## 中醫實有取締之理由

趙友如

世界萬物。莫不仰生活以圖存。人爲萬物之靈。何獨不然。夫二十世紀之生活程度。日高一日。人民之生存。無怪乎漠視。所以致生活之高者。追本窮源。不得不歸咎於中醫。理想之爲害深矣。人民之患風寒癬疥。醫易愈。不醫亦可愈。無關於醫也。獨於病入膏肓。實無救藥之時。偏由理想。產出隔一隔二治法。挽回已往靈魂。於無何有之鄉。陰陽脫離。本無生理。生脈散。四逆湯。亦由中醫之設想。熱極似寒。寒極似熱。他人爲能洞察。中醫偏有救藥。虛症似實。實症似虛。粗工無此明見。理想竟能治愈。以上諸病。實有可死之道。不應再履塵寰。多事之中醫。又將彼等挽回。以致全國於應死之中。獲免於死厄者。不知凡幾。所以生之者衆。食之者多。生活之高。中醫不得辭其咎。若不取締。將來全球恐成黃種之世界。不得不另換手腕。以輕人民之生活。未始非衛生之道也。然於民生。煞費苦心矣。

## 濕病之分類與治法

張懋森

濕病有在表在裏在半表裏。與表裏並病之分。其治法亦有發汗溫經通小便之各異。而其唯一之見症。則以關節疼煩。身體作痛爲斷。茲將其表裏各症之原因見症與治法。畧述於下。以資參考焉。

（一）『表症』

原因 乃濕在皮膚。濕流關節。

見症 身痛身重。關節疼痛。

治法 分表實表虛二種。

（甲）表實 輕則麻黃杏仁薏苡甘草湯。重則麻黃加朮湯。（麻黃、杏仁、甘草、桂枝、蒼朮、）

（乙）表虛　防己黃芪湯。若其人身疼痛而自汗出者。則發汗之法。不適於用。宜改(一)以風勝濕法。如羌活、防風、桂枝、之類。(二)以皮行皮法。如蒼朮皮、茯苓皮、陳皮、五加皮、之類。

(二)『半表裏症』

原因　濕在三焦。氣爲濕阻。三焦不通。氣化不利。

見症　胸悶痞滿。舌白不渴。小便不利。

治法　宜行氣。利小便。通三焦。用藥如厚朴杏子湯。或橘枳生姜湯之類。

(三)『裏症』

原因　脾虛濕濁停留。中陽不健。

見症　腹脹足腫。食少不化。便溏肢冷。脈沉而細。

治法　裏症之治法。分虛實二症。虛者乃脾虛不能化濕。宜用四君子湯或異功散以補不足。實者乃脾濕太過所致。宜平胃四苓之屬。以削其有餘。至於陽虛濕甚者。則又必以桂枝附子等健陽化濕之藥矣。　(未完)

## 腰痛治驗

沈仲圭

同居張志純先生。年逾知命。體猶矍鑠。性嗜飲酒。每餐不輟。而酒後必進濃茶。孜茶酒二物。助濕生熱。遂成腰痛之疾。方書論腰痛病理。原有腰冷而重爲寒濕之言。張翁之病。雖覺腰部下陷而不畏寒。且兩腿亦重墜難行。少腹作脹。夢回轉側。腰痛如錐刺。其餘二便胃納。均無變化。細核諸症。斷爲濕熱。乃擬猪腰杜仲川斷等專治腰痛之藥。而以三妙散加陳皮茯苓蘇梗爲方。初服一劑。諸恙大減。繼投二劑。行動自如矣。按三妙散任黃柏之苦寒以清熱。蒼朮之苦辛以散濕。牛膝既利腰膝。又引諸藥下達病所。允爲濕熱腰痛之靈方妙藥。至另加蘇梗陳皮。所以運氣。茯苓所以利濕。氣運濕利。則痛自止。愚思吾人診病。最好根據先哲診斷精語。採用應驗成方。則用力省而收效大。况國醫專長。端在方藥。正可藉此確定其療效。而垂爲後世法也。

## 天花與種痘(續)

曾世忠

（六）種痘的成效

種痘最大的效果。在能免天花的痛苦。但也須要得法。平均算來。凡種一次。能保七年。再種數次。足保終身。倘若全國人人種痘。那天花就永遠消除了。若國人或種或不種。雖二者各半。仍有危險。因種的人。雖不能由本身傳病於人。但仍能受別人的傳染。不過輕點就是了。至於輕重相差之度。看離種痘時之長短。時長就重。時短就輕。而且所出的痘。越飽滿。效果越好。

（七）德國種痘的成績

一八七〇年四月八日。德政府下命令於人民。全須種痘。分爲兩期。第一期在嬰兒一歲之內。第二期在十二歲嬰兒入學的時候。人民遵此而行。天花從此就滅了。有時由外國人帶來。也居最多數。在一八九七年間。德國人共計五千四百萬。死於天花的。只八個人。

（八）願愛國的人士提倡種痘

種痘不過十幾天就全愈了。能保七年之久不染天花。沒有比這事還便宜的了。况且各處都有施種的。即不然所費也無多。比患天花所用去醫藥的費。可就大不相同了。人又何必不去種痘呢。然內地患天花的。仍然甚多。所以盼望仁人君子都要自己極力提倡。不必專靠着醫士的勸勉纔好。提倡的法子。有三種。(一)是用演說。或刊小書。散給人民。教他們都知天花的危險。種痘的好處。(二)是小孩不種痘。不許他入幼稚園或小學校。(三)是各處醫院。全行施種。務必着全國兒童都種痘。那德國的成績。亦不難實現於中國了。(完)

【療法】姑以疎邪宣化之劑。

【處方】淡豆豉三錢　光杏仁三錢　炒枳壳二錢　佩蘭葉二錢　荊芥穗一錢

象貝母二錢　薄荷葉一錢　六神曲二錢　嫩前胡錢半　苦桔梗錢半

赤　苓三錢　蘆　根一兩

【二診】藥後得汗。寒熱已減。頭痛骨楚較輕。惟口仍乾。泛嘔已止。

【二方】原方去荊芥豆豉。加天花粉三錢。銀花二錢。

【效果】前方連服三劑。諸症均愈。

## ■冬温夾痰

榮頌賢住吳縣南北橋鄉北甲村

【病者】駱右。年四十三歲。業農。

【病狀】陡然神識昏蒙。不省人事。四肢温和如常。牙關緊閉。舌不能視。兩脈全伏。

【病原】素體不足。冬温外襲。薫蒸爲痰。蒙閉清竅。以致熱不外揚。而反內陷。

【診斷】誠恐厥陰風動。有厥脫之險。

【療法】急擬宣竅化痰清泄。佐以平肝之品。以圖應桴爲幸。

【處方】至寶丹一粒　天竺黃錢半　陳胆星一錢　鮮石菖蒲錢半　青礞石三錢

白芥子七分　川象貝各錢半　光杏仁三錢　六神曲三錢　江枳壳二錢

冬桑葉錢半　蘇子梗各三錢　黑山梔三錢

【二診】一劑。神識已清。身熱轉揚。咳痰甚多。口渴引飲。診得脈轉弦數。右部帶滑。舌苔白膩。據述頭脹且暈。背部形寒。非常症。屬冬温夾痰無疑。得開泄。邪有外達之機。立方轉從清解法。佐以化痰。

【二方】淡豆豉三錢　黑山梔三錢　薄荷頭錢半　大防風三錢　羌獨活各錢半

蘇子梗各三錢　姜半夏三錢　青陳皮三錢　川象貝三錢　光杏仁三錢

石决明一兩　滁甘菊二錢

【三診】二劑後熱退身涼。諸恙皆平。惟覺目眩畏光。穀納不香。邪去而風陽上僭胃氣不和也。

【三方】滁甘菊二錢　石决明一兩　生首烏三錢　炒穀芽三錢　新會皮錢半

春砂仁五分　炒枳殼錢半

【效果】三劑全愈。并囑其少進粘膩之品。以防化痰。現已恢服如常。

## 冬温變症

朱仰山住江西南昌東門

【病者】錢右。年四十三歲。

【病狀】身熱十七日。有汗不解。咳嗽脇痛。甚則痰內帶紅。渴喜熱飲。大便溏泄。服荆防敗毒及葛根芩連等湯。均無一效。忽而汗多神糊。譫語鄭聲。甚則如見鬼狀。

【病原】冬温伏邪。

【診斷】診得脈來濡細。舌苔乾膩。是伏邪不得從陽分而解。而反陷入少陰。眞陽外越。神不守舍。陰陽脫離。不能相抱。脈証合參。危在旦夕。

【療法】急擬回陽飲陽。安定神志。以期什一之幸。

【處方】吉林參鬚一錢　煅牡蠣四錢　硃茯神三錢　仙半夏二錢　熟附片一錢

花龍骨三錢　炙遠志二錢　生白朮錢半　浮小麥四錢　焦查炭二錢

乾荷葉一角

【二診】連服二劑。汗歛神清。

【二方】原方去參附龍牡。加淮山藥川貝母各二錢。

【效果】先後共服四劑。熱解神清。溏泄亦止。去査炭加扁豆衣三錢。藕節三枚。連服三劑。漸漸而痊。

## ▣冬温發痧夾喉

邵家驪 住上海閘北梅園路同德里十五號

【病者】程左。年逾弱冠。行伍。

【病狀】惡寒發熱。頭痛咳嗽。身痛有汗而熱不解。心煩口渴。病經二日。身發紅痧。咽喉疼痛。左右扁桃腺紅腫。礙於嚥飲。

【病原】冬令嚴寒。每日在外上操。感受外寒。在屋內圍爐烤火。內有蘊熱。故身發紅痧而咽喉疼痛也。

【診斷】脈弦滑數。舌赤微有白苔。

【療法】擬先以宣達外邪。清其內熱。外邪解則紅痧自化。內熱清則喉痛自除。

【處方】桑葉二錢　佩蘭葉錢半　前胡錢半　生草八分　杭菊花二錢

桔梗錢半　赤芍三錢　牛蒡子錢半　薄荷錢半　丹皮錢半

象貝三錢　知母二錢

外吹人中白散。並吞服上清丸三錢。

【效果】右方服二劑。表邪已退。紅痧已透。喉痛見鬆。減去佩蘭桑葉薄荷牛蒡。加入山梔錢半。銀花三錢。因大便未通。加入枳實錢半。又服二劑。遂安然無恙矣。

## ▣温病晚發

王潤之 住九江西門

【病者】杜右。年四十三歲。

【病狀】壯熱一週。煩躁無汗。神志糢糊。譫語。大便泄瀉。小溲色赤。舌乾。心境懊儂。

【病原】體質素虧。冬傷於寒。春末病温

【診斷】脉象浮數兼沉滑。乃伏温將有外達之機。時已暮春。故謂之晚發。

【療法】生津透表。以期汗出爲要。

【處方】蘇薄荷錢半　生石羔一兩　連翹二錢　前胡一錢　肥知母三錢
天門冬二錢　銀花三錢　元參三錢　赤芍錢半　白茆根二兩煎湯代水

【二診】連服二劑。得汗熱減。神志較清。

【二方】原方去薄荷前胡。加鮮生地五錢。天花粉三錢

【三診】藥後症勢大減。惟餘氛未淨。仍以原法加易。

【三方】原方去生地元參石羔。加北沙參三錢。川貝母二錢。石斛三錢。

【效果】連服三劑。諸恙已退。調理數日。飲食漸進。

## ■温熱痙厥證

顧香齊住南通餘西市

【病者】丁樹滋醫生之室。年三十餘。住餘西市北街。

【病狀】初起頭痛甚。漸見頭向後牽。筋強項直。不能轉掉。口噤目瞪。神昏面赤。水飲卽吐。舌強難伸。色灰而紅。
咳痰胸痞。脉象反關弦數。醫者不知。誤按爲沉。而以爲寒痰發痙。用姜附星夏之類。而益甚。昏厥數次。
目上視。耳聾。舉家驚惶。幾疑不救。

【病原】素體多勞。陰虛白帶。四月間暴煖單衣。腠理不密。温邪襲入。熱閉風生。筋絡拘束。醫以温藥助熱。病遂
加甚。

【診斷】温熱化燥。木火動風。上薰橫竄。鬱閉筋絡。邪不能達。遏阻胃氣。未免熱聚爲痰。擾動於中。過涼過膩之藥。竊恐遏邪爲患。擬先用針刺曲池委中等穴。泄邪以開其閉。使口不噤。而後藥可灌入。方有挽救。

【療法】用竹瀝蘿蔔汁灌之。再以熄風平木。清泄痰熱。以通絡法爲治。使邪不內閉方妙。

【處方】羚羊角五分磨冲 霜桑葉三錢 川楝肉錢半 抱木神三錢 杭菊花錢半
鮮菖蒲錢半 浙貝母二錢 川石斛三錢 白蒺藜錢半去刺 嫩鈎藤八分
化橘紅錢半 瓜蔞衣三錢 清水夏錢半 川鬱金一錢 左金丸三錢
鮮竹茹一握 絲瓜絡二段 枇杷葉兩片去毛

【二診】鍼刺後。口噤漸開。以藥灌入。五六小時。卽覺周身津津汗出。身發紅白疹點。神智較清。而筋尚牽疼。舌色灰紅乾燥。有時昏煩。温邪雖透。而風熱內擾未平。再擬鎮熄風熱。佐以通絡泄邪法爲治。不生枝節爲幸。

【二方】滁菊花錢半 霜桑葉三錢 硃拌茯神三錢 硃拌菖蒲一錢 浙貝母二錢
廣橘絡五錢 煑石决明二錢 鱉甲三錢 煅龍齒二錢 宣木瓜三錢
川石斛三錢 晚蠶砂一錢 天竺黃二錢 雙鈎藤八分 粉甘草五分
嫩桑枝五錢 絲瓜絡兩段 佩蘭葉錢半

【三診】熱勢漸解。筋絡不甚牽疼。入夜得寐。舌灰漸退。而尚黃燥。脘間脹悶。因食餅餌故也。擬再於清熱通絡中加疏中一法爲治。可以漸次退減矣。

【三方】冬桑葉三錢 川石斛三錢 炒查肉錢半 白蒺藜錢半去刺 雙鈎藤八分
杭菊花錢半 黑山梔二錢 明天麻八分 炒枳殼錢半 淡子芩一錢

煮石決明二錢　鱉甲四錢　鮮竹茹一握　嫩桑枝三尺　絲瓜絡兩段

炙雞內金一具

【四診】服後下乾黑燥矢甚多。筋絡漸次柔和。胸次亦寬。熱亦漸退。舌上黃苔漸去。而微咳有痰。略覺乾燥。津液未復。風熱未清。兼有痰濕阻滯未淨也。再擬生津通絡。以清痰濕爲治。自可漸平也。

【四方】金釵斛三錢　京元參二錢　冬桑葉二錢　生苡仁三錢　北沙參三錢

杭白芍二錢　雙鉤藤八分　杏仁泥二錢　化橘絡一錢　化橘紅一錢

炒枳殼錢半　白蒺藜錢半去刺　鮮薤白錢半　白通草八分　粉甘草六分

絲瓜絡兩段　嫩桑枝三尺

【效果】服兩劑後。諸恙俱平。調理數日而愈。

□營虛温病。　　錢雙呆住金山銀家圩

【病者】張姓婦。年近三十歲。住鄉。

【病狀】一起即身熱不揚。皮膚燥裂無汗。脉不顯揚。舌色如豬肝。光剝無液。口渴。精識微蒙。耳聾。咳嗆有痰不多。

【病原】素體血虛。重以事繁人少。妯娌不和。農事操勞過甚。不無耗損心營。至春適感温邪。而病作焉。

【診斷】症屬春温夾濕。以其血分素虛。津液早耗。長此以往。痙厥之變。旦暮間事。蓋此症與尋常温病不同。若僅投涼解。而不予大劑育陰。亦屬無補於事也。

【療法】擬投歸身、生地、沙參、甘草以補血生津。川連、滑石、杏仁、連翹、以清熱宣肺。半夏、蔻仁、以化濕。葛根、薄荷、以透解。

【處方】白歸身四錢　大生地四錢　北沙參四錢　生甘草六分　炒川連五分

杏　仁三錢　連　翹三錢　葛　根二錢　薄　荷一錢後入　滑　石四錢

姜半夏錢半　白蔻仁五分後入

【二診】進三劑。胸背得微似有汗。胸次及腰際。疹點隱約。精志漸清。兩耳仍聾。咳嗆咯痰不爽。舌根略轉薄白膩苔。可見藥與病合。津液漸回。邪有外達之機矣。

【二方】白歸身四錢　大生地四錢　北沙參四錢　雞蘇散四錢包　白杏仁三錢

橘　紅錢半　姜半夏錢半　生甘草五分

【三診】進三劑。咳嗆痰出漸爽。疹點仍不見多。

【三方】白歸身四錢　大生地四錢　甘杞子三錢　川　連四分　杏　仁三錢

茆　朮五分　滑　石四錢　姜半夏錢半　生甘草五分

【四診】汗出似有若無。疹點依然不見續佈。且見微惡寒象。自忖前投補血之劑。不爲不多。而汗疹之來。仍難暢達。謂爲藥病不符。何以竟得汗疹。謂爲藥與病合。又何以不見汗疹之續佈。思之重思之。是必養血之藥。盡屬陰柔。血既濡矣。尙有待於大氣之煦照而提托之也。因再大事擴充。進而爲氣血雙補之劑。但求得效。豈顧同道流言。

【四方】潞黨參四錢　生綿耆三錢　白歸身四錢　大生地四錢　姜半夏錢半

新會皮錢半　炙甘草五分　砂　仁一錢後入

【五診】進四劑。前昨兩日。連得大汗遍身。疹點因之密佈。脉已顯揚。舌亦濡潤。且有薄苔。詢悉於兩次大汗時。均有劇烈之嘔吐。此實瞑眩。非藥誤也。今日脘悶已鬆。咳嗆亦緩。惟大便未通。轉覺頭痛不已。此必經

兩次劇嘔之後。肝胆之氣。隨之上升。腑氣不得下行所致。病已出險。可望無礙

【五方】黨　參四錢　生綿芪三錢　於　朮三錢　歸　身四錢　大生地四錢

枸杞子三錢　炙甘草五分　杏　仁三錢　姜半夏錢半　肥知母三錢

瓜　蔞四錢　砂　仁一錢後入

【六診】進三劑。大便通潤。頭痛痛勢漸緩。稍能啜粥。

【六方】黨　參四錢　綿　耆三錢炙　於　朮三錢　生熟地各四錢　歸　身四錢

枸杞子三錢　茯　神四錢　秫　米四錢　仙半夏錢半　陳　皮錢半

焦穀芽四錢　炙　草五分　帶殼砂仁一錢後入

【效果】此方進五六劑。卽停藥。又隔半月。始得全愈。愈後一月。因小感冒而復病。以症既尋常。方亦無可紀。故不贅。

## □邪陷少陰壞症

黃雨巖住汕頭老媽宮前允安堂

【病者】李海茂。福建汀州籍。住育善後街德和里二百四十號

【病狀】耳聾口渴。舌潤唇焦。頭汗出。足踡臥。每至未時以後。則神昏譫語。發熱不壯。而欲嘔。入夜更甚。上午略輕。

【病原】溫病初誤辛溫。繼誤寒涼。過當。病延三候。

【診斷】溫症誤藥。邪陷少陰之壞症。

【療法】擬仿二加龍骨法。以固腎陽。而安心神。燮理已亂之陰陽。調和受傷之營衛。

【處方】酸棗仁三錢　生龍骨三錢研末　生牡蠣四錢研末　浮小麥三錢　熟附片一錢

東白薇錢半　炙甘草錢半　生白芍二錢　老生姜錢半　黑大棗三枚劈

【二診】一劑後。神昏譫語。已愈十之六七。嘔止。各症亦向安。

【二方】酸棗仁三錢　正川貝錢半　杏仁泥錢半　淡附片八分　生龍骨三錢研

生牡蠣四錢研　東白薇錢半　炙甘草錢半　生白芍二錢　老生姜錢半

黑大棗三枚

【效果】一劑後。諸恙悉除。將息半月。精神復而耳亦聰。

■太陽温病過經不解　羅燮元住沙市同善堂施診所

【病者】戈玉林君。武昌人。任沙市厘經關征收員。其子甫兩齡。疾患温熱。

【病狀】一起發熱畏風。繼則壯熱上喘。苔白少津。便溏溲赤。六日不退。將作痙攣。

【病原】時當六月。懷抱迎風納涼。失於防範。遂成斯疾。適玉林返漢。無人主持。其母見其壯燒昏沉。心甚惶恐。乃來堂商於彼戚陳少卿君。欲拍電速玉還沙。蓋陳君宦幕多年。因老休養。與余同堂服務。志切忘年。時已初更。又轉商於我。余謂病變迅速。焉能久待。設有傳變。伊回已就木也。待伊何益。且回亦無妙策。亦不過延醫調治。何不此時相症急醫。尚或有救。否則待至明日。再電不遲。少卿首肯。力薦余同往診治。

【診斷】索閱前方。無非消食辛散。詢其汗否。言六日毫無。只是乾燒。乃知便溏壯熱。爲誤用辛燥妄攻所致。幸表邪未陷。尚有可圖。若再遷延。熱遏經張。必釀成痙。縱有回天。已難及也。急宜撤表爲是。

【療法】方用麻黃之辛以宣表。杏仁之苦以降氣。生石膏清胃燥而解肌熱。粉甘草和諸藥而資汗源。

【處方】淨麻黃五分　生石膏三錢　杏仁泥錢半　粉甘草五分

【效果】藥將一次。表汗驟通。未至天明熱退神靜。繼以桑菊花粉、沙參、苓草、調理二日。乳食復常。待伊父歸已笑盈可掬也。

## □秋温大煩大躁

錢大某 住淮陰西壩楊家碼頭隄下恆德昌藥號

【病者】張左。年三十三歲。淮陰楊家庄人。船業。

【病狀】大煩大躁。夜難安臥。脈細舌白並不乾燥。

【病原】初病秋温。前醫頻進涼藥。而成煩躁難臥之症。

【診斷】温邪因服涼藥內陷。症入險途。

【療法】擬用温通法。以化涼藥之性。而解陽氣之困。俾內陷之邪。有外達之機。

【處方】藿香二錢　白蔻仁一錢　半夏三錢　陳皮一錢　茯苓三錢　甘草八分　乾姜一錢　黃連一錢　姜汁五滴

【二診】一劑煩躁微平。今夜稍睡。渴思熱飲。脾陽有漸醒之機。但脈象未平。病情仍在險途。

【二方】桂枝一錢　杭白芍二錢　雲茯苓三錢　法半夏三錢　炒白朮三錢　製附子錢半　草果仁二錢　川通草八分　粉甘草八分

【三診】三劑煩躁均愈。惟脈細未復。仍仿前意。合復脈散法。

【三方】上洋參三錢　麥冬三錢　五味子一錢　黃連一錢　附子一錢　茯苓三錢　菖蒲二錢　桂枝一錢　白朮二錢　甘草八分　童便一酒杯

【效果】五劑後愈。

## 發𤸷兼瀉內陷垂危

雷引之（住金山錢家圩鎮）

【病者】陸省愚先生令孫甫三歲。住本鎮。

【病狀】𤸷疹隱伏不見。身熱不甚。頻頻泄瀉。睡則露睛。獨臥則自言自語。反覆煩躁無定候。四肢厥逆。而兩手尤覺冰冷。黏滑異乎尋常。面帶青光。頻欲嘔吐。藥水不能進。惟心極清。能識人。種種危象。頗有一髮千鈞之勢。

【病原】五月十四日。隨母吃三朝酒回。日間即瀉數次。是晚寒熱大作。十五日即延予診。予見其暑濕頗盛。且又素不慎食。作暑濕夾食治。服兩劑。症不減。而皮膚間𤸷疹隱然。改用宣化法。參以淡滲分利之品。服一劑。至十八日。更見危篤。

【診斷】脈細而微數。舌苔粗黃。漸轉灰黑而乾。其時乃父欲用羚羊。乃祖欲用紫雪。予以症象如斯。不能决其可否。後以荷葉露試之。則受而不嘔。因思此病。酷似下多亡陽而轉陰症之候。但亡陽者。亡腎中之陽也。四肢厥逆。手足當平均。或兩足甚於兩手。今何以兩手之冷。反甚於兩足耶。陰症舌雖灰黑而常潤。今何以漸灰漸黑而竟致漸乾耶。陰症手足厥逆。脉當沉而伏。或細而微。今何以細而數耶。且又能受冷荷葉露而不嘔。此又曷故耶。或者以下多亡陰。脾氣虛陷。陽氣鬱伏不伸。勢不能順接於四肢。於是胸膈之間。愈鬱愈熱。四肢乃反見陰寒之象。却非眞正亡陽之候也。

【療法】以和元通陽。開痰降逆。爲背城借一之計。

【處方】吉林參鬚三分　炒川連三分　北細辛分半　炙枳實五分　杜膽星一錢

天竺黃三錢　嫩鈎尖三錢　旋覆花二錢包　半貝丸錢半包　鮮菖蒲錢半

白茯苓三錢　竹二青錢半　加生姜自然汁三茶匙沖服

處方畢。審視再四。終慮參鬚牽制細辛鼉通陽之力。姑除勿用。服一劑。附註

【二診】十九日晨。卽追覆診。云昨晚一點鐘進藥。至三點鐘手足漸溫。自思啜飲。遂進粥兩瓢。瀉亦銳減。瘢疹因之續佈。身上少。兩手臂通紅。神思頗慧。無如頃間一陣煩燥。陡然發厥。余急往則見戴眼殭臥。不知人事。診其脈仍細數。四肢溫和。此乃昨方不用參鬚之故也。蓋症由瀉起。而又四日粒米不進。中饋空虛已甚。譬之無糧之師。難以應敵。則此次之由煩而厥。與傷寒論所云脈暴出者死。微續者生。症不同而理則同也。

【二方】吉林參鬚五分　鮮金斛二錢　兩味急火煎灌。

【三診】是日午刻又診。詢悉自灌藥後。漸漸兩目轉動。神識清醒。醒後仍然煩躁。渠父母恐其復厥。俱帶泣容。予細察病機。見其黑燥舌苔也漸有剝落之象。因慰之曰。無慮。此兒已經脫險。苟能謹愼一切。吾能生之矣。

【三方】吉林參鬚三分　西洋參八分　原麥冬三錢　鮮金斛三錢　天竺黃二錢
京川貝錢半　竹二青錢半　嫩鉤籐三錢　新會絡一錢　硃滑石三錢
冬桑葉錢半　生白芍錢半

【四診】二十日又診。黑苔剝落將盡。舌色紅而微有津液。其紅瘢背上與臂尖及兩腿兩足亦次第透發。惟胸次不多。從此竟不泄瀉。轉欲頻頻小溲。口極渴。且想吃飯。此佳境也。

【四方】卽於原方去竺黃。加生綿芪八分。

【效果】服一劑。兩手瘢色漸化。下體通紅。後用北沙參、潞黨參、炙綿芪、細生地、川石斛、原麥冬、硃滑石、新會皮、竹二青、絲瓜絡、梗通草、炙甘草、等出入加減。漸以向愈。

# 傷寒今釋

陸淵雷

方與輗云。信州玄向律師。(謂佛家之律宗)上京寓華項山中。病症多端。其所最苦者。爲肩背强痛日令小沙彌按摩。甚至以鐵槌鐵尺打之。如此二三年。服藥刺絡灼艾。千百施治無不至。而無一效。余診之。其病全是柴胡薑桂湯所主也。余謂之曰。肩背之患。我無術智。又用薑桂湯治本症。肩背亦或可少安者耶。即作劑與服之。僅六七日。諸證十去六七。經久之肩背强痛。不制自愈。其效功實出意表。師大雀躍。贈以緡寶。懇謝備至。湯本氏云。此症非肩背强痛。乃頸項强也。所以本方有效。

傷寒五六日。頭汗出。微惡寒。手足冷。心下滿。口不欲食。大便鞕。脈細者。此爲陽微結。必有表復有裏也。脈沉亦在裏也。汗出爲陽微。假令純陰結。不得復有外證。悉入在裏。此爲半在裏半在外也。脈雖沉緊。不得爲少陰病。所以然者。陰不得有汗。今頭汗出。故知非少陰也。可與小柴胡湯。設不了了者。得屎而解。

此條。徐氏傷寒類方。以爲壞病之輕者。非藥誤即遷延所致。丹波元堅以爲亦是太少併病。今案頭汗出云云至脈細者。宛然少陰證。惟大便鞕稍涉疑似。仲景蓋屢遇此證。確知其非少陰。而小柴胡確可取效。故特出此條。昭示後人。曰可與小柴胡湯也。服湯已。設猶不了了者。以其大便本鞕。故須得屎而解。得屎而解。郭白雲以爲實者大柴胡。虛者蜜煎導。程氏以爲當斟酌於大柴胡與柴胡加芒硝湯。要當視其證候。不可懸擬耳。

本事方云。有人患傷寒。五六日。頭汗出。自頸以下無汗。手足冷·心下痞悶。大便秘結。或者見四肢冷。又汗出滿悶。以爲陰證。予診其脈。沈而緊。予曰。此證誠可疑。然大便結。非虛結也。安得爲陰脈。雖沈緊爲少陰。多是自利。未有秘結者。予謂此正半在裏半在表。投以小柴胡。得愈。仲景稱傷寒五六日。頭汗出云云。此疾證候同。故得屎而解也。據此。知傷寒病之經過中。往往有此證候。非偶然一見者。仲景特出此條。所以佑啓我後人者。周且至哉。雖然。頸汗出云云至脈細者。無一句是柴胡證。今用柴胡而竟愈。何也。曰。用藥有主證。小柴胡湯之主證爲胸脇苦滿。吉益東洞言之諄諄。確不可拔。仲景書有不舉主證者。省文耳。抑惟其主證。然後可省。省主證而詳他證。所以別嫌疑。定猶豫也。明乎此。然後可讀仲景書。不然。傷寒論號稱三百九十七條。設以熟讀强記爲事。安能汎應萬病而曲當哉。許叔微不知據胸脇苦滿之主證。而拘拘於便結之非陰。猶不免於牽中。嗟乎。仲景往矣。書闕有間。舍東洞。吾誰與歸。

此爲陽微結以下至非少陰也。理論牽强。文氣闒茸。必是後人傍注。傳寫誤入正文。少陰篇二百八十七條云。病人脈陰陽俱緊。反汗出者。亡陽也。三百四條云。汗出不煩。三百二十九條云。嘔而汗出。厥陰篇三百五十七條云。大汗出。三百五十八條云。大汗若大下利。三百六十五條云。有微熱汗出。三百七十五條云。汗出而厥者。霍亂篇用四逆湯者兩條。皆少陰之類證。而云吐利汗出。云大汗出。是皆陰證汗出之明文。且少陰之關鍵爲亡陽。亡陽由於汗出。此中上所習知。今謂陰不得有汗。頭汗非少陰。其爲謬誤。不辨自明。注家多曲爲之說。抑何不思之甚也。

館址 上海浙江路清和坊對過（電話 六二五五六）

每星期六出版一冊

全年五十期連郵費二元四角 國外加半 郵票代洋九五折扣

# 衛生報

主編者 醫學家趙公尚

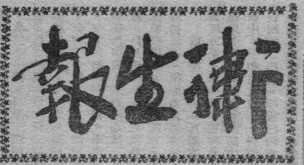

宗旨 鼓吹世界醫學大同 切實指導衛生方法 徹底說明醫學原理 解答一切疑難病症

中華民國十九年五月廿一日出版

第二卷 第十六期

發行者 上海衛生報館

THE HYCIENIG WEEKLY 780 CHEKIANG ROAD, SHANGHAI, CHINA

## 本期要目



## 中國醫學之系統

陸士諤

西醫於中醫書。素不研究。而偏好為武斷之言。斥吾中醫為絕無系統。其實吾中醫之系統。源源本本。脉絡分明。已歷數千載。醫書俱在。彼曾自未寓目耳。

醫學之系統。與醫學之歷史不同。歷史不過紀醫學之成跡。如神農之後有黃帝岐伯雷公。黃岐之後有扁鵲倉公仲景華陀。晉有王叔和。自是而後。巢筌孫思邈王燾劉河間李東垣張戴人朱丹溪葛可久葉天士薛一瓢徐大椿柯韻伯吳鞠通王孟英等。代有令名云云。此可謂之醫學之歷史。知之亦可。不知亦無不可。

醫學系統。則明百病之治法。數千年一系相承。有發明。無變更。確定不移者也。攷之班氏漢書藝文志。方技之別有四。一曰醫經。二曰經方。三曰房中。四曰神仙。太古之醫。有岐伯俞拊。中世有扁鵲。漢與有倉公。咸能盡通其旨。迨漢中葉。學重師承。遂判而為四。自是各執一端。鮮能相通。即天縱仲景。於醫幾聖。其所深慨。亦止在不求經旨。斯須處方。是明明融洽醫經經方為一貫。故於六淫之進退出入。陰陽之盛衰錯互。皆辨析黍銖。於房中神仙。則咸闕焉。

可知中醫之系統。東漢以前。醫經經方房中神仙合而為一。東漢以後。則分而為二。醫經經方為一系。房中神仙為一系。吾儕繼承仲景。所學祇醫經經方。而黃帝內經。神農本草經。皆仲景以前之書。字裏行間。房中神仙之話。難免有一二夾入。如本草經上品諸藥。皆有輕身益壽不老神仙之句。內經之司天在泉。有窮究天地造化之祕。彼粗淺之西醫。不知吾醫經經方。與房中神仙。業已分道揚鑣。偏撫拾此神仙話言。以攻擊吾中醫。以爲不合科學化。而吾醫經經方治病之長。則又一筆抹倒。以爲絕無系統。彼觀其意。必燒盡中醫書。滅盡中醫。然後始快於心。

吾今以中醫之系統。謹告國人。仲景而後。如皇甫氏之甲乙經。王叔和之脈經。巢墅之病源。以及王淸任之醫林改錯。張景岳之類經。薛生白之醫經原旨等。皆屬於醫經系。王燾之外臺祕要。孫思邈之千金方千金翼。宋之聖濟總錄。和濟局方。金元之劉河間三書。李東垣十書。張子和儒門事親。朱丹溪心法。葛可久十藥神書。以及淸代葉天士之溫熱論。王孟英之溫熱經緯等。皆屬於經方系。總之論病者爲醫經系。撰方者爲經方系。

或曰準此說也。凡屬方脈家。皆可稱爲經方系。第中醫學重師承。他不具論。卽以金元四家而言。河間主淸火。東垣主扶中。子和主攻實病。丹溪主顧陰虛。出自四家之門者。學說已相水火。政見何能一致。遇症溫涼補瀉。徒紛聚訟。何系統之可言。則告之曰。四大家各有發明。異途同歸。絕不相背。因病多火症。河間發明淸火之治。因多中虛。東垣發明脾胃之治。因多實症。子和發明汗吐下之治。因多陰虧。丹溪發明養陰之治。其著書獨標新見者。因前人之說備。不必疊床架屋。人云亦云。推之景岳立齋之補可扶弱。天士孟英之輕可去實。無不皆然。見症投藥。因病處方。能者所見皆同。何來矛盾。何致紛紜。

天壤間學問。不過主觀客觀兩派。閉門造車。出而合軌。此主觀派也。先測量門外之軌。然後閉門造車。此客觀派也。仲景以前之醫是主觀派。仲景以後之醫是客觀派。惟主觀派。故曰醫者意也。惟客觀派。故曰症者證也。惟吾有系統之中醫。事事求實。方方見效。不必高談科學。大言欺人。而自無不暗合乎科學。

## 濕病之分類與治法（續）

張慤森

(四)『表裏並病』

(甲)屬於表重裏輕者。

原因　陽虛寒重。

見症　外見身腫。骨節疼痛。內現虛濇之脈。

治法　宜桂枝附子法。以溫陽去寒化濕。

(乙)屬於裏重表輕者。

原因　脾陽已虛。內濕未化。

見症　大便溏泄。小便自利。

治法　宜用白朮附子法。以健脾陽。

其他屬於濕在局部者有二。

(甲)在頭：

見症　頭痛鼻塞。面目發黃。而身不黃。腹中自如。

治法　甜瓜蒂研末納鼻中。出黃水則愈。

(乙)在腹：

見症　面目雖黃。身亦不黃。但腹中痞滿作痛。飲食不能自如。

治法　宜木香、枳壳、砂仁、保和丸之類。以消宿滯。

（完）

## 夏日預防臭虫法

莊綺芳

平時可向騾馬行。將切下騾馬之碎蹄甲。收存備用。愈多愈妙。至夏日。用脚爐一只。下襯以粗糠等引火之物。燃著。卽以蹄甲一一插入爐中。覆之以蓋。俟有烟出。置於室中。惟須先將室中窗槅有隙處。以紙糊好。而門戶亦必緊閉。烟自充滿室中。無孔不入。約熏一晝夜。開戶視之。蟲皆墮地而斃。從此永不發生。惟人仍當離開二三日。始能入室。

◻伏温　吳致平 住上海同孚路

【病者】葛左年四十五歲。
【病狀】初時微覺惡寒近日發熱無汗已延一候脘次不舒心境懊憹泛嘔作渴。
【病原】伏温因感而發
【診斷】脈象浮滑而數舌紅苔薄微黃咽痛口渴乃温邪久伏因感表邪兼夾痰滯而發。
【療法】治以辛凉解表兼化痰滯之劑。
【處方】蘇薄荷錢半　光杏仁三錢　六和曲三錢　象貝母二錢　淡豆豉三錢
生枳殼錢半　炒竹茹二錢　瓜蔞皮三錢　黑山梔二錢　金銀花二錢
【二診】藥後遍體得汗熱減脘次較舒。
【二方】原方加天花粉三錢冬瓜子三錢。
【效果】前方服二劑後諸恙俱平飲食進漸。

◻温病發狂　胡鋤雲 住湖北西門外

【病者】吳左年十七歲。
【病狀】發熱不退舌苔黃厚口渴嗜食涼物脣焦鼻乾大便秘結發狂。
【病原】温邪夾痰蒙閉清竅。
【診斷】脈象滑數舌苔黃厚乃温邪夾痰互相阻滯以致心胞受邪狂妄無知症勢危險。
【療法】治以清解熱痰兼潤便之品。
【處方】羚羊角一錢磨冲服　金銀花五錢　桑枝六錢　鮮石斛三錢　川貝母三錢

連　翹四錢　瓜蔞根三錢　鮮蘆根一兩　火麻仁四錢

另用安宮牛黃丸一粒分二次冲服

【效果】二劑卽痊。

■温病昏憒　錢大某住淮陰西壩楊家碼頭隄下恆德昌藥號

【病者】洪左年三十八歲。淮陰北鄉人。業農。

【病狀】温病八九日。舌絳。乾燥。心煩口渴。詀語不寐。人事昏憒。

【病原】初感温邪。失治內傳。前醫不知熱邪逼入心胞。蒙蔽清竅。反誤認傷寒。以爲熱入陽明。所進寒涼消導。徒攻腸胃。展致病勢轉危。

【診斷】温熱之邪。逼入心胞絡中。加之平素心虛有痰。外之熱邪內陷。與內之痰熱混淆。蒙蔽清竅。清竅被蒙。裡絡卽閉。方書所謂內閉是也。然內閉須防外脫

【療法】大抵熱邪逼入心胞。不但其勢鴟張。且必蒙蔽經絡。內竅。故人事昏憒。詀語不寐。皆裡竅之將閉。欲宣內閉。須得芳香。此其一定治法。故急用蘇合香丸。通其神明之竅。以驅痰熱之結。然温邪最易傷陰耗津。必兼清化之品。以解內伏之邪。存其津液

【處方】蘇薄荷一錢　大連翹二錢　炒山梔子三錢　黃玉金三錢　宣川草二錢

粉甘草一錢　蘇合香丸一粒研碎卽以煎藥和服

【二診】昨晚用芳香開竅法。人事稍清。但徧身斑色紫滯。舌色純絳。此熱邪深入營分所致。擬以苦鹹泄熱。

【二方】烏犀角八分　大生地四錢　粉牡丹皮二錢　杭白芍二錢　升　麻八分

金銀花二錢　京菖蒲二錢　肥知母三錢　細木通二錢　原　醋一匙

中国近现代中医药期刊续编·第一辑

【三診】初用芳香。繼投鹹苦。人事頗爲靈醒。但脈息尙見強大。邪勢未衰。再行苦降。

【三方】大連翹二錢　炒梔子三錢　牡丹皮三錢　川黃連一錢　細木通三錢
金銀花三錢　生牛子一錢　粉甘草一錢　荷　葉三錢

【四診】諸症漸平。餘氛未淸。

【四方】仍用三方原方。去牛子木通。加元參知母之滋淸。以復津液。

【效果】五劑後全愈。

## ◻温病發瘢

王孟圓住松江東門外六九號

【病者】陳右。年三十一歲。

【病狀】壯熱煩躁。神昏面紅。口雖渴不喜飲。間有呃逆。

【病原】血虛之質。肝木素旺。偶染濕邪。遂易入營。

【診斷】脈象沉小而數。舌質鮮紅無苔。邪在血分。將有發瘢之象。

【療法】治以淸營透斑。宣絡達邪。

【處方】犀角片五分　鮮生地六錢　冬桑葉二錢　丹　皮三錢　羚角片五分先煎
鮮大靑四錢　鮮竹茹三錢　柿　蒂廿個　鮮蘆根一兩　鮮枇杷葉一張去毛
竹捲心三錢

【二診】連服二劑。瘢出神淸。呃止身涼。

【二方】鮮石斛三錢　雪　梨一兩　佛　手一錢　鮮生地五錢　甘　蔗一兩
金　橘二枚

【效果】連服三劑。諸恙皆痊。飲食漸進。

### ◻溫熱夾濕

姚華靑住浙江遂安東街

【病者】方左。年二十餘。住浙江遂安城中。
【病狀】身發大熱。脈象滑數。苔黃口渴。
【病原】感受溫熱兼濕。
【診斷】熱多濕少。
【療法】淸熱佐以利濕。
【處方】西洋參二錢　連翹二錢　竹葉二錢　浙貝母二錢　杏仁二錢
製朴花一錢　花粉二錢　豆卷二錢　赤豆皮二錢　陳廩米一撮
【二診】一劑濕去而熱未盡。小水不利。症已大減。
【二方】西洋參二錢　鮮生地三錢　連翹二錢　竹葉二錢　生石羔二錢
滑石一錢　白菊花一錢　陳皮一錢　生草五分　陳米一撮
荷梗一尺
【三診】一劑熱退。能食。仍以原方加減。
【三方】前方去石羔。加鮮石斛三錢。
【效果】一劑全愈。

### ◻溫熱夾痰滯

榮頌賢住吳縣南北橋鄉北甲村

【病者】徐浩然之女公子。年二歲。

【病狀】症經一候。熱象有汗不解。神機困倦如迷。哭聲不揚。便閉溲少。咳嗽欠暢。口渴唇燥。診得脉象右部弦滑而數。左則細滑。舌苔白垢根黃。

【病原】良由溫熱痰滯。留戀肺胃。不從外解。逆傳心胞絡中。

【診斷】此爲內陷重症。勢非輕渺。須慮內竄厥陰。有痙厥之險。

【療法】勉擬宣竅豁痰。泄熱以圖轉機。

【處方】石菖蒲五分　廣玉金錢半　生紫苑一錢　天竺黃錢半　大杏仁三錢

帶心翹三錢　陳胆星一錢　川象貝各二錢　·黑山梔三錢　辰燈芯三尺

江枳殼錢半　淡竹油一兩冲　至寶丹一粒　礞石滾痰丸四錢

【二診】昨投宣竅豁痰泄熱之後。大便已解頗暢。其痰熱遂得下行。是以神機轉佳。稍能哭聲。表熱亦得退舍。汗泄頗多。胸部白痦已見。邪勢從上下分消。誠屬轉機吉象。脈象右部弦滑較減。左脈漸揚。舌乾白尖紅。餘邪痰熱留戀肺胃者尚熾。未可以稍忽。冀其不致陷變爲幸。

【二方】天竹黃錢半　廣玉金錢半　霜桑葉錢半　陳胆星八分　牛蒡子三錢

粉丹皮錢半　石菖蒲四分　淨蟬衣七分　帶心翹三錢　黑山梔三錢

川象貝各二錢　苦杏仁三錢　江枳實錢半　鮮蘆根一兩　淡竹油一兩冲

【三診】熱象已得退舍。白痦滿佈胸膺之間。咳痰頗爽。口渴亦緩。大便頻解。多屬粘膩痰滯。脈象弦數。舌苔薄白。邪勢雖得外解。而餘熱挾痰醞釀於中。險關雖過。尚須愼之。

【三方】川象貝各一錢　粉丹皮錢半　竹二青二錢　苦杏仁三錢　冬瓜子三錢

赤苓三錢　桑葉皮各錢半　蛤殼五錢　辰燈芯三尺　大連翹三錢

江枳壳二錢

【效果】三劑全愈。

## ■温病兼痰火閉結

姚華青住浙江遂安城東街

【病者】黃左年四十八歲住遂安城中。

【病狀】壯熱口渴咳吐稠痰呃逆時作苔黑面晦兩脈動數。

【病原】感受温邪兼寒。致生痰火復誤辛温疏表病日加重。

【診斷】痰閉呃作勢極危險非辛涼芳香化痰順氣不能有濟。

【療法】擬宣肺氣清痰火兼止呃逆。

【處方】瓜蔞根皮各三錢　藿　香一錢　白茯苓二錢　川鬱金二錢　連　翹三錢
銀　花二錢　甜杏仁三錢　柿　蒂二錢　玳玳花五分　竹　瀝一匙
姜　汁七滴冲

【二診】一劑舌黑大退痰亦減少脈仍動數呃逆仍作就原方加減。

【二方】瓜蔞根皮各三錢　川鬱金二錢　杏　仁三錢　藿　香一錢　白茯苓二錢
姜半夏一錢　炒竹茹一錢　廣陳皮一錢　鮮石斛二錢　蓮子心三分
竹　瀝一匙　姜　汁七滴冲

【三診】一劑脈轉細數苔黑退盡而舌絳呃逆未止再用甘涼清熱。

【三方】瓜蔞根皮各三錢　鮮石斛三錢　連　翹三錢　帶心麥冬二錢　炒竹茹二錢
陳　皮一錢　苦杏仁三錢　旋覆花二錢　代赭石二錢　柿　蒂二錢

【四診】一劑後舌色轉淡。熱亦退盡。脈轉虛弱。呃逆仍作。溲黃便塞。再用甘涼辛苦通降。

【四方】西洋參二錢 帶心冬二錢吳萸拌炒 川貝母二錢 瓜蔞仁二錢 火麻仁三錢

炒白芍二錢 炒青皮一錢 苦杏仁二錢 炙桑葉一錢 柿蒂一錢

丁香五枚

【效果】一劑呃止。二劑全愈。

## □溫病兼衝氣上衝

劉壽康住上高昌廟新廣街

【病者】沈左。年四十八歲。

【病狀】表裏俱熱。口渴嗜飲。咳吐痰水。時時上泛。呃逆噦氣。終日不斷。脇部脹痛。數日未得大解。

【病原】向有痰飲宿恙。偶因所謀不遂。觸動肝火。致衝氣兼痰飲上湧。嘔吐不止。時當春令。復染溫邪。

【診斷】診得兩手脈洪滑而兼弦長。舌苔白膩中黃。此乃溫邪已入陽明之府。更兼肝火挾衝氣上衝

【療法】治以白虎湯兼鎮肝降衝之品。

【處方】生石羔二兩研細 生赭石一兩研細 生龍骨六錢 法半夏三錢 白知母六錢

杭白芍五錢 左牡蠣八錢 川厚朴一錢 生甘草二錢

上藥煎成分三次溫服

【二診】藥後熱減氣平。脈亦較和。

【二方】原方去龍骨。加瓜蔞仁三錢。

【效果】連服二劑。得大解甚暢。諸恙俱痊。胃納漸增。

## □疫癘

朱仰山住江西南昌東門

【病者】左左年三十八歲。

【病狀】頭面焮紅腫痛壯熱口乾溲赤便結。苔薄膩。脉象鬱滑而數。

【病原】風温化熱。如煙如霧。瀰漫清空之部。

【診斷】巔頂之上。惟風可到。風温疫癘之邪客於上焦。蒙蔽清竅。以致頭面腫大。此所謂大頭瘟者是也。

【療法】治以普濟消毒飲加減。清澈風邪。而通腑氣。

【處方】蘇薄荷二錢　牛蒡子二錢　黑山梔錢半　生甘草一錢　淡豆豉三錢

輕馬勃八分　連　翹二錢　板藍根二錢　桔　梗錢半　大貝母三錢

生　軍二錢　黃　芩一錢

【二診】服藥一帖。得大解二次。熱度較減。

【二方】原方加升麻四分殭蠶二錢。

【效果】前方連服二劑。腫勢大減。原方減升麻豆豉生軍。加金銀花三錢。黃甘菊錢半。冬桑葉三錢。連服三劑告痊。

■疫癘　許莘耕住宜興徐舍慶豐號

【病者】徐左年四十五歲

【病狀】頭面紅腫焮痛。發熱甚壯。口渴引飲。頭痛如劈。入夜譫語。舌苔灰糙。脉來洪數。

【病原】天時涼煖不一。時氣疫癘。體弱者易於感觸。

【診斷】感受疫癘。客於上焦。疫邪化火。傳入陽明之裏。津液已傷。厥陽獨亢。頭眩昏厥。

【療法】治以生津清温以制其焰

【處方】鮮石斛三錢　羚羊片四錢　天花粉三錢　連　翹二錢　黃　芩錢半
蘇薄荷錢半　生石羔五錢　輕馬勃八分　生甘草八分　鮮竹葉卅片
牛蒡子二錢　大青葉三錢　金銀花三錢

【二診】昨進生津淸温之劑。頭痛已減。話語亦蠲。熱勢不壯。

【二方】原方去羚羊。加大黃二錢。連服二劑。

【效果】連得大解三次。腫勢已消。餘氛未淨。減去大黃薄荷大靑。再服二劑全愈。

徐人龍住嘉定西門

## □瘟疫

【病者】孫左。年四十三歲。

【病狀】陡然神識昏糊。不能言語。身熱不壯。苔膩脈滑。

【病原】瘟疫由口鼻直入中焦。逆傳心包。

【診斷】瘟疫之傳染。深淺莫測。視人身體之強弱。而知輕重。此症一染卽糊。正氣之不足可知。

【療法】急則治標。速宜芳香開竅。以望轉機。

【處方】淡豆豉三錢　蟬　衣二錢　炒牛蒡二錢　枳　實二錢　廣玉金錢半
前　胡錢半　薄　荷錢半　石菖蒲一錢　殭　蠶二錢　竹　茹二錢
另用玉樞丹六分。清水磨先服。

【二診】藥後神識稍清。

【二方】原方再進一劑。

【效果】兩劑後神清能言。去玉樞丹前胡豆豉。加連翹三錢。黃芩一錢。連進三劑卽愈。

方友梅 住湖北江夏

□風溫疫癘

【病者】祁左年四十三歲。

【病狀】壯熱口渴頭面紅腫焮痛。溲赤便結。舌苔薄膩。脈象鬱滑而數。

【病原】口鼻襲受風溫疫癘之邪

【診斷】風屬陽溫化熱。始則蘊蒸陽明。繼乃上蒙清竅。蘊結上焦。直達巔頂。以致頭面焮腫。俗云大頭瘟是也。

【療法】急宜普濟消毒飲清其風溫而通腑氣

【處方】薄荷葉錢半 苦桔梗錢半 黑山梔錢半 金銀花三錢 淡豆豉三錢

熟牛蒡二錢 輕馬勃八分 京赤芍錢半 生甘草六分 連翹錢半

生川軍二錢 板籃根二錢

【二診】藥後得大解二次。腫勢及疼痛均減。惟熱勢未清。口渴引飲。仍以原方加易。

【二方】原方減生軍板藍根。加黃芩一錢天花粉三錢

【效果】連服二劑。諸症已痊。飲食漸進

榮頌賢 住吳縣南北橋鄉北甲村

□大頭瘟

【病者】華姨太太年二十一歲。住無錫懸蕩口鎮。

【病狀】大頭瘟身熱熾盛。頭面卒然腫脹蔓延不定。神識模糊。時欲譫語。口渴便閉。焦灼無汗。診得脉象弦數

左浮。舌糙黃。

【病原】由於風溫外襲。食積內留。肝胆之火上亢所致。

【診斷】勢頗重險。須防內陷致變。

【療法】擬以通腑淸解主之。

【處方】羚羊角三分摩冲　板藍板三錢　枳實片二錢　冬桑葉二錢　瓜蔞皮六錢
檳榔尖二錢　薄荷頭一錢　大麻仁五錢　大連翹三錢　焦山梔三錢
杭菊花錢半　粉前胡錢半

【二診】身熱較退。頭面腫脹亦得平靜。話語已止。夜寐頗安。口渴引飲。診得脉左弦右滑數。舌焦黃。風溫夾滯逗留三焦。肝胆之火有升無降。陽明熱滯薰灼。津液已傷。其勢殊屬險重。再擬通達陽明存陰透邪之法。以圖化險爲夷。

【二方】羚羊角三分摩冲　淡豆豉四錢　焦山梔三錢　生軍四錢　鮮石斛六錢
薄荷頭一錢　元明粉三錢　大連翹三錢　冬桑葉錢半　全瓜蔞六錢
夏枯草錢半　板藍根三錢　江枳實錢半　淨銀花三錢

【三診】前投仲聖通達陽明存陰化熱之法。大便暢行。熱度大退。汗泄濈濈。稍能納穀。頭面腫脹亦平。診得脉象弦緩。舌黃。熱滯得從下達。津液漸回。餘邪化而未澈。尚須愼之。

【三方】滁甘菊錢半　羚羊角三分　石決明八錢　冬桑葉錢半　川雅連四分
夏枯草錢半　粉丹皮錢半　大連翹三錢　江枳實錢半　板藍根三錢
淨銀花三錢

【效果】二劑全愈。

楊建章住開封原籍安慶

■風温頭面赤腫

【病者】鄭左。年三十四歲。住河南開封。

【病狀】口大渴。舌鮮紅。溲赤而短。譫語昏狂。壯熱便閉。頭面赤腫。

【病原】吸受風温。兼飲烈性之温。

【診斷】脈來浮洪有力。陽明熱盛顯然。

【療法】釜底抽薪。是爲正治之法。

【處方】生川軍四錢　枳實片二錢　元參四錢　元明粉二錢　天花粉三錢
生甘草八分。　金銀花四錢　連翹殼二錢　大青葉三錢　活水蘆根二兩

【二診】一劑服後。連下大便二次。色黑而堅。後下溏薄。頭面腫勢及壯熱均減。惟譫語未淨。

【二方】生川軍一錢　白池菊二錢　連翹殼錢半　元參三錢　天花粉二錢
大青葉三錢　冬桑葉三錢　黑山梔二錢　生甘草六分　鮮竹葉廿片
活水蘆根二兩

【三診】藥後又得大便一次。人事已清。譫語全無。

【三方】冬桑葉三錢　黑山梔錢半　生甘草五分　淡黃芩一錢
白地菊錢半　連翹二錢　大青葉二錢　鮮竹葉廿片
天花粉二錢　元參三錢　活水蘆根錢半

【效果】前藥連服二劑。諸恙均減。以原方減天花粉大青葉。加麥冬三錢。鮮生地五錢。鮮石斛三錢。連服三劑即愈。

# 傷寒今釋

陸淵雷

以上三條。亦論太少併病。蓋自百五十條至此。因有如結胸狀。心下支結。胸脇滿微結。心下滿等證。而連類及之也。

傷寒五六日。嘔而發熱者。柴胡湯證具。而以他藥下之。柴胡證仍在者。復與柴胡湯。此雖已下之。不爲逆。必蒸蒸而振。却發熱汗出而解。若心下滿而鞕痛者。此爲結胸也。大陷胸湯主之。但滿而不痛者。此爲痞。柴胡不中與之。宜半夏瀉心湯。

柯氏云。嘔而發熱者。小柴胡證也。嘔多。雖有陽明證。不可攻之。若有下證。亦宜大柴胡。而以他藥下之。誤矣。誤下後有二證者。少陽爲半表半裏之經。不全發陽。不全發陰。故誤下之變。亦因偏於半表者成結胸。偏於半裏者心下痞耳。此條本爲半夏瀉心而發。故只以痛不痛分結胸與痞。未及他證。湯本氏云。此條示柴胡劑（胸脇苦滿證）大陷胸湯（結胸）半夏瀉心湯（痞）三證之鑑別法。心下部膨滿而鞕。有自覺他覺的疼痛者。名結胸。大陷胸湯所主治也。但心下部膨滿。無疼痛者。稱痞。柴胡劑主治胸脇苦滿。不主治心下滿。非治痞適中之方。宜用半夏瀉心湯。以上鑑別法。臨床上甚爲緊要。更詳論之。柴胡劑主胸脇苦滿。不主心下。（大柴胡湯證雖有心下急必別有胸脇苦滿若結胸及痞則與肋骨弓下毫無關係可以區別）結胸證。心下部必膨滿而鞕。有自覺他覺的疼痛。痞證亦心下部膨滿。但不堅鞕。無自覺痛。且無壓痛。是三者之別也。案復與柴胡湯一段。亦見中篇百七條。半夏瀉心湯又有嘔而腸鳴之證。見金匱。俱當參看。

## 半夏瀉心湯方

半夏半升洗　黃芩　乾薑　人參　甘草炙各三兩　黃連一兩　大棗十二枚擘

右七味。以水一升。煮取六升。去滓再煎。取三升。溫服一升。日三服。須大陷胸湯者。方用前第二法。

和久田氏云。此方以黃芩解心下之痞。黃連去胸中之熱。故名瀉心。然其餘諸味。多以治水。故主半夏以去水。伍乾薑以散結。伍人參以開胃口。甘草大棗。和其攣急。相和以退胸中之熱。而逐其水氣。則嘔治而心下之痞亦去矣。金匱云嘔而腸鳴。其爲有水氣可知。故雖不下利。亦用此方。傷寒選錄云。凡言瀉心者。少陽邪將入太陰。邪在胸中之下。（案在胃中）非心經受邪也。傷寒蘊要曰。瀉心非瀉心火之熱。乃瀉心下之痞滿也。

吉益氏云。半夏瀉心湯。治嘔而心下痞鞕。腹中雷鳴者。又云治嘔而腸鳴。心下痞鞕。兼用人參大黃丸。（大黃黃芩人參治心下痞鞕大便難者）又治心中煩悸。或怒或悲傷。兼用紫圓。

永富獨嘯庵氏漫游雜記云。一賈豎。病大便躁結。十餘日一行以爲常。下後。肛門刺痛不堪。經數年不愈。請余診之。其脈沈勁。臍左右有積塊。結連心下。余曰。此病在腹。不在肛門。服藥不能持久則不愈。賈豎曰諾。迺作半夏瀉心湯加大黃三分與之。令每日二帖。數日之後。便利而肛門不痛。賈豎來曰。病已瘳。可休藥否。余按其腹。曰。連結者未解。殆未可休。姑休藥以試之。居數日。病又如舊。於是再服前方。凡經三月。腹候漸穩。灸背數百壯。遂全治。

# 嬰兒飲食的問題

戈波

兒童飲食的適宜。實爲一件至要的事情。凡人們一生的健康。大半却靠這幼時於未入校前在家庭中所受的保護。所以適當的滋養。充分的休息。以及日常習慣的訓練。都是將來一生事業的基礎。而况飲食之與身體的發育。其間乃有密切的關係。那麽適當的滋養。確然十分的重要了。

給嬰孩哺乳乃是母親的第一天職。母親的乳爲嬰孩的唯一完美食品。不但可以使嬰孩發育。而且可使嬰孩免於疾病。所以嬰孩的生命。經母親的哺乳而增加了機能。

哺乳比了其他的養育方法容易而又穩妥。罐頭的食品。如牛乳等物。不但花費。而且對於嬰孩也不很有益。就是要使用這種食品。也須時時留意其是否清潔而又更須知道何種食品的適宜於嬰孩。卽如牛乳一項。其成分也須視嬰孩的需要而隨時變更。倘若不明這種情形而昧然使用。那麽必致有害於兒童的健康。但是哺乳一事。差不多個個母親都能做的。她們但須有快樂的環境。充足而簡單的營養料。適中的休息與運動。而又除去煩腦。發怒。和飲食過度等事。那麽哺乳一事爲個個母親所可能的。何况給與小孩的乳。自有天然的東西來供給母親。而給小孩哺乳。不但於小孩有益。對於母親自己也有益處呢。倘若雇用乳母。則除非我們考驗了她的體格與血液。否則我們不能斷定她的乳汁是否有害於嬰孩。我們知道。乳母的乳汁往往不適於所乳的兒童。所以欲免此種危險與困難。母親應當自己給子女哺乳。倘若眞的自己不能哺乳。然後可以雇用乳母。然而適當的乳母。很不容易覓到。而且有許多人以爲雇用乳母。是一回不道德的事情。因爲乳母顧了他人的子女。則必忽畧了自己的子女。以人道而論。實屬不合。

產母於產兒後的三四日之內。乳汁却很缺乏。在這時期內。可時時把溫的開水喂給嬰孩。每次約喂數茶匙。其他食物。皆非需要。倘若產母身體强健。則產後十二小時。可把嬰孩喂乳一次。以後則隔三小時喂乳一次。產母乳內初次流出的液汁。則可用作洗嬰孩的腸胃之用。至於使嬰孩吃乳。則可滋生乳汁而可養成嬰孩吃乳的習慣。

母親的乳頭。須使之清潔。清潔之法。用硼酸粉一茶匙融化在一杯開水之內。於每次哺乳前後用此水以洗乳頭。如哺乳的時間太長。或不按一定的時間。而哺乳則乳頭容易碎裂。結果就往往發生乳癤了。

（未完）

館址 上海浙江路清和坊對過（電話 六二五五六）

每星期六出版一冊

全年五十期連郵費二元四角 國外加半 郵票代洋九五折扣


# 衛生報


主編者 醫學家趙公尚

宗旨 鼓吹世界醫學大同 切實指導衛生方法 澈底說明醫學原理 解答一切疑難病症

中華民國十九年六月七日出版

第二卷 第十七期

發行者 上海衛生報館

THE HYGIENIC WEEKLY 780 CHEKIANG ROAD, SHANGHAI, CHINA


## 本期要目



## 研究中國藥物之步驟

葉勁秋

中醫所用之藥。物而已矣。以前所有本草。不過博記各藥物天然之本能。對於人體發生不同樣之變化。認識其效驗。猶如通常常識。原不足以稱爲藥學。現在按明治學方法例。應以藥物功能之強弱。對於生理作用。因引起種種之變化。以治一病。或減輕某項痛苦者謂之藥力學。以一藥物之治療範圍。並求其所以治病之理者。謂之藥治學。我國醫藥學之幼稚。自己無可再爲之諱飾。今欲治中藥學者。求之以前各本草書。能合於以上兩條件者。殊不易覯。設或完全採用西醫方法。則又非語於中醫藥者矣。以中醫爲立場。整理中藥。其應取之步驟。祇不過四法。

1 攷正名物　2 確定質味　3 攷查產地　4 博識性能

中醫所用之藥。天然植物居多。天然植物。雖各有科別之不同。然疑似相像之間。植物學家間有難識。似是而非。在所皆有。自來本草學家。率皆從事文字工夫。每不注意實地攷察。因常有名實兩爽。妄生議論。無啻擬人夢囈。滿紙荒唐。如眞欲治中醫藥學者。應攷正名實。爲着手第一步工作。

名實既正。然後可以確定質味。各藥既各有不同之性能。自亦各有不同之質味。辛甘發散。酸苦涌泄。揆之實驗。自有良效。惟性能隱晦。非經躬親嘗試。每不能明顯其效用。而質味之甘苦。要非味覺之反常。自然易於辨認。然而本草上常有一作味甘。一作味苦之矛盾文字。中醫之受人議議詬病。有由來矣。

橘踰變枳。遷地勿良。原夫一植物之

生長。必藉土中之養分。而土有高卑燥隰之殊。則其所吸之原質。自然有盡。其因既不同。其果有不變者乎。中藥類皆生藥。故藥鋪必以道地兩字相標榜。然而惟利是視之商人。能語以道地者。能有幾人耶。是以產地之所以不能不急待攷查也。

必也名物不爽。質味正確。出品道地。於是乎可以語其性能。性能之學。先人不少記載。大都失於龐雜。未能扼要。或者故神其說。或者牽強附會。甚至久服延年。長生不老之說。觸目皆是。其失在無深切之研求。以一時之偶效而推崇。以一時之偶敗而抹煞。且中藥方皆混合劑。欲於混合劑中決定某一藥之性能。不能正確。自在意中。如有謂薄荷性涼。有謂性溫。有謂體溫而用涼。諸如此類之矛盾而又奇異之學說。不遑枚舉。故今後研究中藥者。必須詳細的加以久長與衆多之統計。然後將本草加以嚴密之糾正。循此以往。中國藥物。其有光明之日乎。

普通應用各藥物之性能既明。治我國藥物者。方可告一段落。亦中醫界應有之責。而不容放棄者也。以後一方研究各藥物之配合。卽所謂處方學者是。一方應研究泡製與提煉。追隨西法。以納入世界醫之一途。中西醫之界限。不泯自泯。而眞正完美醫學。將於以產生矣。

# 嬰兒飲食的問題（續）

艾　波

哺乳給嬰孩。應當起始就有一定的時間。日間哺乳時。倘若嬰孩正在熟睡。則應當把嬰孩喚醒。但在夜間。則應當任嬰孩去睡眠。每晚可哺乳給嬰孩一次。等得到了嬰孩在夜間可無須哺乳的期間。則夜間的哺乳。可以立卽停止。二個月的嬰孩。則改爲每四小時哺乳一次。就是早上六時及十時各哺乳一次。以後可於下午二時、六時、十時、再各哺乳一次。不必如以前的在早上六時九時十二時。下午三時六時九時及晚間一時各哺乳一次了。除非母親患有結核病而經醫生囑咐停止哺乳給小孩。否則爲母親的不可隨意停止。母親的乳。無論其如何微少。對於嬰孩却至有價值。卽使嬰孩已能吃附屬的食品。然而每次把微少的乳喂給嬰孩。終比了沒有乳的好得多。嬰孩的吸收乳汁。可使乳汁源源而來。如果能顧到母親的飲食及健康。則吸收乳汁。也可使缺少乳汁的變爲乳汁增加。月經的回復原狀。不可持以爲斷乳的理由。但是倘若懷了胎。那麼必須斷乳。否則腹內腹外的嬰孩。都需乳汁。實爲母親的體力所不勝。倘若不卽斷乳。則必致傷及母親的健康了。

嬰孩的母親與懷胎的母親所食的等品。却是一樣的。她們應吃簡單的滋補食品。如蔬菜、水菓、雞子、牛乳及飯等等不同的食品。不特於乳母有益。就是於兒童及一般的人。也是至有益處的。

嬰孩最好須哺乳九月。但是一年之後。母親的乳汁不夠嬰孩之用。所以到那時却可以斷乳。卽使不斷。母親的乳汁也已失其滋補的效用。於兒童也沒有多大的價值了。

四五個月的小孩。應當每日喂以橘子液或煮過的蕃茄汁一次。此種橘汁。應與等量的開水相冲而服。榨橘子的時候。切勿用手觸及橘子。庶幾橘汁不致不潔。

（未完）

## 醫界小言

杏林

民族民生。關係甚大。
此今日中醫界自壯之語也。
棄短存長。從科學化。
此今日中醫界自省之語也。

# 濕邪

許半龍住上海八仙橋嵩山路口三十二號

## □濕温

【病者】王廷英。住上海董家渡。

【病狀】身熱兩候。汗多不解。口渴欲飲。白痦滿佈。兩耳不聽。

【病原】暑濕交感而發。失治。遂致伏邪蘊蒸氣分。漫佈三焦。

【診斷】舌前半光紅。根膩。脉象弦滑。伏邪化熱。傳入陽明。迫津液而外泄也。

【療法】宜蒼朮白虎湯。清陽明之熱。化太陰之濕。

【處方】製蒼朮一錢　生甘草八分　生苡仁四錢　生石膏打四錢　肥知母二錢

粉葛根錢半　鮮荷葉一角

【二診】一劑。舌佈淡白。大便不實。胸悶泛噁。煩躁不寧。便溏爲濕未盡。煩躁爲熱有餘。擬三仁湯加減。

【二方】清水豆卷五錢　赤茯苓三錢　藿香梗錢半　光杏仁三錢　仙半夏二錢

淡竹茹錢半　炒苡仁四錢　酒炒黃芩錢半　通草八分　鮮荷葉一角

【三診】二劑。白痦滿佈。大便溏泄黃水。脘腹痛拒按。詁語時躁擾。大柴胡湯加減。表裏同治。

【三方】軟柴胡一錢　枳實炭一錢　生川軍錢半酒浸後下　仙半夏二錢　炙甘草八分

【四診】一劑。腑行甚暢。身熱較輕。白痦漸回。積滯雖去。伏邪非一時所能清澈。

【四方】清水豆卷五錢　甘菊花三錢　淡竹茹錢半　冬桑葉三錢　鷄蘇散三錢包
通　草八分　粉桔梗一錢　陳廣皮一錢　冬瓜子三錢　清炙枇杷葉二錢去毛包
乾蘆根一兩

【五診】二劑白痦隱而不盡。煩躁已減。咳嗆無痰。脈濡滑而數。舌淡紅。氣陰已傷。餘熱未楚。擬養正清温宣氣滲濕。

【五方】西洋參一錢　硃茯神三錢　生苡仁四錢　天花粉二錢　淨連翹錢半
冬瓜子四錢　生甘草五分　川象貝各二錢　通　草八分　淡竹茹錢半
清炙枇杷葉三錢去毛包

【效果】三劑諸恙均減。惟面目微浮。陽氣虛也。用歸芍六君湯加減而愈。

## ■濕温

曾壽民　住揚州舊城十卷

【病者】丁右。年二十四歲。住揚州東關街。

【病狀】恙經兩候。有餘温熱。有汗不退。精神疲困。脘次拒按不寬。唇乾口渴。嗜飲不多。目珠微黃。小溲短赤。面色板晦無華。煩躁譫語不休。舌邊鮮紅。苔色薄白。左脈弦滑。右脈濡細。大便溏稀。所服諸方。清熱導下。生津涼榮之劑。

【病原】飲食不節。吸受外邪。導下太早。失其宣化。

【診斷】有形痰滯蘊遏未化。無形氤氳磅礴不伸。外感之邪未罷。蘊濕留戀膜原。

【療法】芳香達邪。宣化消滯。去其有形。無形自解。

【處方】香豆豉二錢炒　廣藿香二錢　川厚朴六分炒　法半夏二錢杵　方通草八分

炒山梔二錢　炒山查三錢　赤茯苓四錢　黃鬱金錢半　原蠶沙四錢包扎

香佩蘭三錢　六和粬三錢　生薑皮七分　鮮枇杷葉二片去毛包紮

【二診】昨日藥後。羣症未減而反煩躁尤甚。渴喜熱飲增加。推其病情。其邪始在陽明。未經宣化。遂傳入厥陰。若仍進涼藥。則宿滯窒塞。邪愈陷愈深矣。當仍守原法。佐以苦降。覘其如何。

【二方】香豆豉二錢炒　炒子芩錢半　淡乾薑四分　黃鬱金錢半　福橘皮錢半

炒山梔二錢　川厚朴八分炒　雅連頭四分　赤茯苓三錢　方通草八分

廣藿香二錢　法半夏二錢杵　生薑汁一滴冲服　鍼銹水泡煎藥

【三診】昨進芳香達邪。苦降辛通。症情脈息如前。脘次痞悶不舒。詁語漸少。渴飲亦稀。此症尚未加甚。是乃生機之兆。

【三方】煨葛根三錢　雲茯苓三錢　雅連頭四分　六和粬三錢　光杏仁二錢

廣陳皮錢半　方通草八分　炒山查三錢　法半夏三錢杵　川厚朴八分炒

乾枇杷葉一片去毛包紮

【四診】疊進宣化。佐以辛通苦降之品。溫熱得汗已解。胸次結痞亦鬆。思飲思食。小溲漸多。舌苔反加厚膩。左右脈來均細。大便未解。面晦亦褪。據此已入坦途。仍望愼風節食要緊。

【四方】省頭草二錢　光杏仁二錢　六和粬三錢　雲茯苓二錢　廣藿梗二錢

白蔻仁五分研後下　新會皮錢半　方通草八分　生熟麥芽各二錢　厚朴花一錢

粉甘草三分　荷葉梗一尺去刺

【效果】又進四五劑。停藥而愈。

## □濕溫

榮頌賢住吳縣南北橋鄉北甲村

【病者】華小姐。年二十歲。業商。住無錫縣蕩口鎮。

【病狀】濕溫化燥傷津。已經半月。身熱暮甚。口渴喜飲。白痦滿佈。兼發紅疹。汗泄頗多。便閉不行。脈象弦細帶數。舌乾絳。根灰垢。咳嗽痰粘。咯吐不爽。

【病原】陰分大耗。宿垢與邪熱交蒸肺胃三焦。

【診斷】症實險重。須防液涸風動之變。

【療法】擬以存陰泄熱。消痰化滯爲治。

【處方】鮮霍斛五錢　川象貝各三錢　粉丹皮二錢　元參心三錢　光杏仁三錢

辰燈芯三尺　鮮沙參六錢　大連翹三錢　竹二青二錢　黑山梔三錢

黛蛤散五錢　大腹皮三錢

【二診】熱勢盛衰不定。白痦漸回。咳嗽痰咯不爽。大便溏泄。口渴依然引飲。胸部悶懑。診得脈象左部弦數。右則軟濡。舌苔糙白。根灰無津。此係肺胃餘邪灼爍不化。陰液因之受耗。及陽明宿滯尚未廓清。症已三候。勢恐延久生波。再擬存陰泄熱消痰化滯法。冀其應桴乃吉。

【二方】元參心三錢　黑山梔三錢　杏仁霜三錢　香青蒿三錢　枳實片錢半

川象貝各三錢　粉丹皮二錢　廣玉金錢半　黛蛤散五錢　竹二青二錢

赤苓三錢　通草五分　原支金石斛四錢先煎

【三診】迭進養陰泄熱。滌痰宣肺。佐以化滯之法。身熱大退。腑暢氣行。口渴緩。咳嗽稀。病情已屬轉機。但陰液回而未足。邪熱化而未澈。大波之後。尚須加意慎調。再以昨方小其制進之。

【三方】乾霍斛四錢　焦山梔三錢　赤苓三錢　香青蒿三錢　川象貝各二錢

黛蛤散五錢　粉丹皮錢半　光杏仁三錢　炙鱉甲五錢　竹二青二錢

【四診】熱勢既退。但暮夜潮熱尚作。口渴欲飲。餘邪皆平。略有咳嗽。脈象虛細帶數。舌苔薄白。正氣已虛。餘熱留戀肺胃。尚須謹慎。不致為山九仞。功虧一簣耳。

【四方】香青蒿三錢　川象貝各錢半　橘絡一錢　炙鱉甲五錢　杏仁霜三錢

生枳殼錢半　粉丹皮二錢　竹二青錢半　香穀芽三錢

【效果】三劑全愈。後因胃納不香。囑其服香砂枳朮丸半月。現已復原如常。

■濕温　黃竹樓住金華

【病者】張左。

【病狀】濕温十四天。灼熱已退。游溢之熱未能退清。時汗出。兩耳鳴响。或時欠聽。便秘溲赤。脈來細緩。舌中乾邊赤。

【診斷】濕為陰邪。脾為陰土。濕邪覆蘊于中。鬱而化熱。而成濕温。蓋濕為黏著之邪。非表可去。非清可愈。故邪瀰漫不清。復擾清空之所。清陽為之壅蔽。所以兩耳欠聽。裏熱未盡化。胃液被劫。故舌中乾。熱必傷陰。故邊赤。

【療法】治宜撤熱毓陰。佐以化濕。

【處方】佩蘭梗錢半　連翹衣三錢　大豆卷三錢細生地二錢同杵　白蔻仁三粒　生苡仁三錢

藿香梗錢半　光杏仁三錢　淡竹葉一錢　蘆根三錢切　荷錢一枚

【二診】大便暢行。熱已退。輕耳聾略聰舌中乾轉滑。邪濕之熏蒸雖得漸鬆。小水仍赤。蓋濕性粘膩。恐未盡化也勢非一蹴可幾。

【二方】光杏仁三錢杵　佩蘭一錢　生苡仁三錢　炒只殼一錢　滑石塊三錢

川通草八分　青蒿梗錢半　製半夏一錢　赤白茯苓各二錢　荷錢一枚

【效果】後服清理餘蘊而痊。

## □濕温重候

江士先　住遂昌城區南里

【病者】徐左年四十三歲。業農住松陽古市鎮隔溪張村。

【病狀】臨床見其面色萎黃帶垢。身熱神昏。呼之不應。搖之不醒。用箸撬口。唇焦齒燥。舌尖灰白而糙。內帶黃色。仰面而睡。殭直已如屍矣。家人惶惶。已備香紙燭焚之。診其脈兩手均弦細帶數。予曰毋庸亟亟。天下豈有病人身熱脈見而遽死乎。此症猶有一線生機耳。急用薄荷竹葉湯化至寶丹一顆灌下。喉中漉漉有聲。約一時頃。嗡然一聲。目微啓。身微動。大有轉機之象。

【病原】檢閱前醫各方。類皆辛燥濕苦寒清熱之品。以致釀此重症。

【診斷】濕温化熱。熱蒸上騰。心包被蒙。現此種種危候。所幸者脉猶未壞耳。

【療法】先以至寶丹開其心竅。復其神明。隨以三仁湯加減。解其温而化其濕。

【處方】杏仁泥三錢　生苡仁三錢　老蔻仁八分　飛滑石三錢　姜半夏錢半

竹葉心錢半　白通草一錢　鮮菖蒲一錢　鮮蘆根五錢

【效果】一劑病減。二劑病退。嗣於原方去竹葉、半夏、菖蒲。加元參、麥冬、金銀花、甘草、調理而痊。

【說明】攷濕温一症。最爲纏綿難治。昔人譬之如油入麵。誠以用藥難中肯耳。蓋過清則助濕。過燥則化火。過表則傷陽。滋膩則戀邪。治宜三仁湯。開肺醒脾。化濕而兼清温。用法清靈。誠爲無弊。　遂昌鵜亭吳　誠謹註

▣濕温誤治　　黃雨巖 住汕頭老媽宮前允安堂

【病者】杜道合年四十四歲。廣東普寧籍。商界。住永和橫街杜若蘭。

【病狀】壯熱漏汗。口渴胸痞。頭重而痛。身腰手足俱痠痛。舌白帶黃。兩脈沉濡而弱。

【病原】因發熱頭痛。誤服發汗藥及瀉藥。又被他醫誤投柴桂等藥。

【診斷】濕温誤治症。查汕頭地窪濕重。外感之邪。恒多挾濕。故夏秋之間。頗多濕温之證。而濕温一症。最忌汗下滋膩。已經前賢闡發無遺。毋庸贅說。今被汗下。正氣受傷。而邪氣未去。故脉反沉弱。而漏汗。病進。但病由藥誤。恐稍纏延。

【療法】法主三仁湯清熱透濕。佐阿膠龍牡等品。以育陰歛正。

【處方】生苡仁八錢　杏仁坭四錢　佩蘭葉六分　石菖蒲六分　白豆蔻四分
清半夏錢半　正貢朴錢半　川滑石六錢　童阿膠三錢　生龍牡各五錢研末
白通草六分　淡竹葉三把　鮮蓮葉七塊

【二診】一劑後。熱退汗止。各症全愈。但有微咳。小便赤澁。

【二方】桑白皮二錢　白雲苓二錢　生苡仁六錢　化橘紅一錢　苦桔梗六分
炙甘草六分　杏仁坭五分　正川貝錢半

【效果】一劑而安。

▣濕温誤汗壞症　　黃雨巖 住汕頭老媽宮前允安堂

【病者】賴漢良。廣東梅縣籍。住叨龍僑。住順昌街長發祥。

【病狀】壯熱惡寒。頭痛甚劇。漏汗不止。自覺神散暈冒。如坐風浪輪船中。腰痠而痛。手足痠痺。舌苔黃白而厚兩脈洪數。

【病原】因由松口至汕時頭痛壯熱。自購外感散一包服之。覺頭痛略定。乃不知利害。再購外感散三包。竟作一次服下。又因便秘。再服印度草根丸數粒。不及三鐘。遽變此症。

【診斷】濕溫誤汗。勢將亡陽壞症。蓋濕一症最爲纏綿。祇宜分撤濕熱。使其邪氣分消。則其勢孤而易愈。最忌峻汗。峻下。苟誤犯之。則濕熱未除。而正氣先傷。危象立見矣。今市售外感散頭痛粉等藥。多以阿斯匹林爲主要成分。每服一包。爲大量。今一次服至二包之多。宜其脫汗遽變也。一班喜用市售便藥者。其鑑之愼之。

【療法】擬投三仁湯。以撤濕熱之邪。佐龍牡朮芍。以斂汗安神。

【處方】生龍牡各六錢研末　生苡米八錢　杏仁坭四錢　白豆蔻八分搗　淸半夏錢半
正貢朴五分　川滑石六錢　白通草八分　生於朮二錢　生白芍錢半
淡竹葉三把

【二診】一劑後。汗止熱退。神復。各症亦愈十之七八。舌苔仍白而欲嘔。

【二方】生龍牡各五錢研末　生苡米六錢　杏仁坭三錢　廣藿香八分　姜半夏八分
正潞黨三錢　木茯神二錢　川滑石六錢　白通草八分　正貢朴八分
生於朮二錢　生白芍錢半　淡竹葉三把

【效果】一劑後全愈。

## 口濕溫內閉

顧香齋住南通餘西市

【病者】江源粮書。年二十四歲。住餘西東街。

【病狀】初微寒。後但熱。胸痞惡心。口乾舌膩。咳而痰黏。醫用温表無汗。內熱有時。昏煩躁擾不安。耳聾溺澀。舌中灰黃厚膩。語言不清。脈象滑數糢糊。尺中無力。

【病原】新婚數月。房幃不謹。腎氣內虛。至初夏濕邪易襲。醫不清透其邪。而反用辛温助熱。熱甚濕遏。險象遂呈矣。

【診斷】濕熱內閉。肺胃之氣。不能肅降。若再誤治。漸擾入營。風火內動。變爲痙厥。恐不可救。

【療法】先擬苦辛泄熱法。爲治使內蘊之濕熱透解方妙。

【處方】雞蘇散三錢包　杏仁泥三錢　鮮菖蒲錢半　姜川連八分　江枳壳錢半
大豆卷三錢　川玉金一錢　薄橘紅錢半　絲通草八分　浙貝母二錢
省頭草錢半　鮮竹茹一握　枇杷葉兩片去毛

【二診】服藥後汗出熱透。白疹盡現。光亮如晶。神清得寐。舌苔漸薄。胸寬嘔平。而耳聾未已。腎虛濕邪未清。雖宜顧腎。猶恐過膩礙濕。擬於清化氣分濕熱中。略加養液一法。爲治可望漸就坦途也。

【二方】杏仁泥三錢　瓜蔞衣三錢　浙貝母二錢　滁菊花錢半　生薏仁三錢
甘杞子三錢　女貞子三錢　雲茯神三錢　南沙參三錢　化橘紅錢半
佩蘭葉錢半　絲瓜絡兩段　鮮竹茹一握　枇杷葉兩片去毛

【效果】服兩劑後。耳聾漸愈。舌色漸清。下黑燥矢甚多。知飢索粥。囑以清淡調理。再用清滋善後方三四劑全愈。

## ◻濕温發黃

吳仲俊住平潭北黨村乾元藥店

【病者】林永昌孫婦。年三十六歲。住平潭桔模菴。

【病狀】七月感疫。醫誤以小柴及桑菊四五劑。致熱勢漸重。身痛發班。口渴胸滿。身目遍黃。溲赤不飢不食。延拙診視。脈沉而有力。

【診斷】濕溫黃疸互相爲患。加以小柴之誤表。則胃液愈耗矣。

【療法】擬用猪苓湯育陰利水。加金釵玉竹茵陳苡仁淮山藥等。生津而不滋。固土而不燥。庶募原之濕從下解。伏溫之邪亦由溲去。是爲要候。

【處方】建澤瀉二錢　猪　苓錢半　赤茯苓三錢　原滑石七錢　阿　膠六錢

蘇茵陳二兩　苡　仁四錢　玉　竹三錢　蘇淮山二錢　金石斛二錢

【效果】二劑身目黃色盡退。後服加味復脈湯數劑全愈。

## ■濕溫瘧轉眞熱假寒

沈德修住漢口百子巷九十八號

【病者】魏宅長媳。年二十六歲。住鐵路外菜園。

【病狀】新秋患瘧。間日一發。先寒後熱。當寒時重覆不溫。手足痠痳。及熱時。身如火灼。渴不喜飲。久之汗出。略輕。初延某醫處清脾飲原方不效。次診於前方更加草菓桂枝等味。服後則語言難出。周身如冰。不能轉側。間出冷汗。不食不飲。幾瀕于危。某醫辭不治。始延余診。

【病原】據家人代述。炎夏助夫野田種菜。每歸輒浴冷水。或以濕巾圍頸。入夜猶甚。畏暑露宿達旦。致得斯疾。前師云。曾用極溫燥之藥。尚現如此之寒症。不然則憊甚矣。請先生別以妙法治之。余不禁嫣然而笑。

【診斷】六脉沉伏。舌晦而潤。皆濕象也。脈症合參。顯係熱爲濕閉。投以溫燥。不更助熱乎。經曰。先熱後厥者。爲熱厥。又曰。熱極似寒。吾得一言以斷之。此眞熱假寒症也。

【療法】熱由濕鬱。祛濕即所以淸熱。主五苓去桂合天水散加薄荷連翹。令薄覆取微汗。則溼去熱回。而厥自止矣。

【處方】雲茯苓四錢　野白朮錢半　結猪苓二錢　建澤瀉二錢　飛滑石三錢
薄荷葉錢半　連翹衣二錢　粉甘草錢半　服後薄覆取微汗俟厥退再商

【效果】服一帖。得微汗。脈起厥回。反舌苔黃厚。大渴引飲。仍於前方稍爲加減。服數帖而愈。

【說明】以弱質少婦。酷暑耘田。其中暍也可知。浴冷水。圍濕巾。草際露宿。其中濕也又可知。所患瘧疾。必是濕温無疑。方疏清利。未有不愈者。反予淸脾溫燥等味。其熱愈深。其濕愈歛。症現脈伏厥冷。不亦宜乎。用五苓去桂。取健脾去濕。不復犯燥也。用天水散。直接淸熱利濕也。猶恐邪難驟退。加薄荷連翹。令薄覆取汗。一以撤裏熱。一以散表邪也。

## ▣陽氣遏伏之濕温

楊贊民住廈門轉新安霞陽

【病者】楊左。年十七歲。住霞陽。

【病狀】温病已將十日。日服寒涼之藥。微熱總不退。盡口不甚渴。苔白厚。胸脹悶氣乏。心懸懸如無所主。坐立欲跌。脈濡滑。肌膚枯濇。

【病原】初爲外感温病。體熱而不甚。微惡寒。口渴微咳。醫以知母茅根寒水石梔芩白芍丹皮貝母銀翹薄荷等加減。施治久之未痊。其家人急求其速退熱。磨犀角汁三四分灌之。並日服水藥一大杯。數日以來。病者但覺心搖氣怯。胸悶飲食無味。頭腦不淸。虛乏欲死。惟哭促家人延余。曰斯病必某始能治。若請他醫必潑其藥。時余適往壺山。歸時乃爲診之。

【診斷】據初病現象察之。乃温邪始犯手太陰。其症尚淺。若以辛涼平劑輕解之。亦自可癒。今觀前方方劑過重。則藥過其地。徒令殃及無辜。甚非所宜也。現上焦氣分之疾。而以血分藥治之。尤爲不經。茲以寒劑過量。已成濕温之症。觀其口不甚渴。而苔白。是濕候之外現。胸脹悶。脈濡滑。是痰濕之內阻。氣血沉滯。不能外榮。故皮膚枯濇。其心搖體顫氣怯。乃心肺之陽爲濕所困遏而不伸。非陽之虛也。濕去自復。

【療法】治以苦溫佐以辛淡。輕宣上焦心肺之氣。一伸則濕自化。三仁湯加減治之。

【處方】石菖蒲錢半　苦杏仁三錢　結茯苓六錢　香附八分　半夏二錢

飛滑石三錢　川厚朴錢半　白蔻仁二錢　通草一錢

【效果】服一劑身體輕快大半。三劑全愈。向日虛怯之狀。一變爲矯捷矣。

## □勢將化熱之濕溫

曹介夫住臨淮關河北西渡口後邊

【病者】王左住臨淮關河北後街。

【病狀】脈象細數而濡。舌苔黃厚而膩。頭目昏痛。肢體痠疼。胸悶食懶。溲赤睛黃。渴喜熱飲。間有寒熱。

【病原】嗜濃茶而生溼。由濕蘊而化熱。

【診斷】氣化失宣。濕邪化熱。瀰漫三焦。賊及筋骨。

【療法】倣温熱經緯濕熱例治之。

【處方】薄荷梗錢半　清豆卷三錢　炒山梔二錢　海風藤錢半　炒杏仁三錢

絲瓜絡三錢　杭甘菊三錢　西茵陳二錢　清半夏二錢　赤茯苓三錢

瓜蔞皮三錢

## □化燥濕溫

曹介夫住臨淮關河北西渡口後邊

【病者】何左年二十七歲。農業。住鳳陽府北門外十里鋪。

【病狀】濕溫已經旬餘。脈象滑數而濡。舌質紅糙無津。鼻衄牙乾。煩躁譫語。口乾偏喜熱飲。咳嗽痰唾如膠。大

# 傷寒今釋

陸淵雷

山田廣業氏云。舊藩渡邊義之助之妻。腹滿經閉數月。心下痞鞕。氣宇甚鬱。診之。思經閉急不得通。姑先瀉心下之痞鞕。用半夏瀉心湯七八日。經水大利。氣力快然。全愈。

太陽少陽併病。而反下之。成結胸。心下鞕。下利不止。水漿不下。其人心煩。

前條之中段。言結胸有誤下少陽而致者。此條則由誤下太少併病而致也。汪氏云。太陽病在經者不可下。少陽病下之。亦所當禁。故以下之爲反也。下之則陽邪乘虛。上結於胸。則心下鞕。下入於腸。則利不止。中傷其胃。則水漿不入。其人心煩者。正氣已虛。邪熱躁極也。條辨云。心煩下疑有脫簡。大抵其候爲不治之證。仲景云。結胸證悉具。煩躁者亦死。况兼下利。水漿不下者邪。其爲不治之證宜矣。案此條似非大陷胸所主。然未必便是死證。

脈浮而緊。而復下之。緊反入裏。則作痞。按之自濡。但氣痞耳。

錢氏云。脈浮而緊。浮爲在表。緊則爲寒。乃頭痛發熱身疼腰痛惡風無汗。寒邪在表之脈。麻黄湯證也。而復下之者。言不以汗解。而反誤下之也。緊反入裏者。言前所見緊脈之寒邪。因誤下之虛。陷入於裏。而作以下痞滿之證也。此不過因表邪未解。誤下裏虛。無形之邪氣陷入於裏而成痞耳。其脈證不同。治法各異者。又於下條分出。以爲臨證施治之用。案濡、軟也。但氣痞。謂官能上自覺的痞滿。非實質上有病變。亦無水毒糟粕相結也。此條即大黄黄連瀉心湯證。腹證詳於百六十二條。又緊反入裏一句。不詞之甚。甚是後人傍注。傳寫誤入正文。

太陽中風。下利嘔逆。表解者乃可攻之。其人漐漐汗出。發作有時。頭痛。心下痞鞕滿。引脇下痛。乾嘔短氣。汗出不惡寒者。此表解裏未和也。十棗湯主之。

此條言素有水飲之人。因太陽中風引發宿疾者。當先解太陽。後乃攻其水飲也。水飲者。胸膜積液(或譯爲胸水)漿液血絲性胸膜炎(或譯爲滲出性胸膜炎)水腹(或譯爲腹水)及漿液纖維性腹膜炎也。說詳金匱今釋。

柯氏云。中風下利嘔逆。本葛根加半夏證。若表既解而水氣淫溢。不用十棗攻之。胃氣大虛。後難爲力矣。然下利嘔逆。固爲裏證。而本於中風。不可不細審其表也。若其人漐漐汗出。似乎表證。然發作有時。則病不在表矣。頭痛是表證。然既不惡寒。又不發熱。但心下痞鞕而滿。脇下牽引而痛。是心下水氣泛溢。上攻於腦而頭痛也。與傷寒不大便六七日而頭痛與承氣湯同。乾嘔汗出爲在表。然而汗出而有時。更不惡寒。乾嘔而短氣。爲裏證也明矣。此可見表之風邪已解。而裏之水氣不和也。然諸水氣爲患。或喘或渴。或噎或悸或煩。或利而不吐。或吐而不利。或吐利而無汗。此則外走皮毛而汗出。上走咽喉而嘔逆。下大腸胃而下利。浩浩莫禦。非得利水之峻劑以直折之。中氣不支矣。此十棗之劑。與五苓青龍瀉心等法懸殊矣。案柯氏釋汗出頭痛乾嘔之非表證。其說甚覈。惟時代所限。不知病理解剖。不能辨十棗與五苓青龍之所以異。以爲水氣有劇易。故方藥有峻緩。則未達一間。五苓之水在胃與腸。因泌尿障礙而起。屬卒病。小青龍之水亦在胃。惟病屬宿因。因卒病而引起。十棗之水。則在肋膜中其病或有宿因。或屬卒病也。

館址 上海浙江路清和坊對過（郵政箱一八三四號）

每星期六出版一册

全年五十期連郵費二元四角 國外加半 郵票代洋九五折扣

# 衛生報

主編者 醫學家趙公尚

宗旨 鼓吹世界醫學大同 切實指導衛生方法 徹底說明醫學原理 解答一切疑難病症

發行者 上海衛生報館

第二卷第十八期

中華民國十九年六月十四日出版

THE HYCIENIG WEEKLY 780 CHEKIANG ROAD, SHANGHAI, CHINA

## 趙公尚為上海中醫學會中醫雜誌徵稿啓事

披讀報端載 督促整理中醫團體並予以如國術館之補助云云聞命之下不勝歡躍凡我同志自當十分努力一以光四千餘年之絕學一以副 本屆中醫學會常務會推公尚主編中醫雜誌惟自顧菲才難勝厥責尚望諸同志時錫南針匡其不逮用特啓事徵集大稿勿吝珠璣或家藏珍稿或最新創著皆所歡迎（中醫雜誌內容分專著學說筆記藥物醫案驗方雜俎等類）惠件請寄上海浙江路七八〇號趙公尚收

## 本期要目



## 治療濕温之經驗談

蔣聽濤

肺為華蓋而居上。主一身之氣化。外合皮毛。下應膀胱。故凡治一切外來之邪。必當以宣通肺氣為主。而於濕温一症為尤要焉。良以濕熱痾瘟之氣。充斥三焦。清氣盡窒。一時不易宣泄。必得頻投清化之劑。以宣肺氣。俟其清肅漸行。氣機漸展。則熱由汗泄。而白痦可透。濕從溺走。而清氣得升。使其濕開熱透。漸從火化而清之。漸從燥化而滋之。較平喻氏之用温燥。以促其驟然化燥者。彼為險路。此屬坦途矣。鄙人歷年所治濕温。以此法而獲効者。十常八九。玆依其濕邪未化及已化火化燥之程序。錄其梗概如左。

濕温尚未化燥化火以前。其狀潮熱胸痞。耳聾咳嗽。口乾不飲。泄瀉溺短而黃。舌苔白膩微黃而膩者。此濁邪干清肺化無權也。宜一以清化法。宣通肺氣為主。如晚蠶砂、雞蘇散、木通草、萊菔、蘇子、冬瓜、杏苡仁、枳殼、薤白、銀花、黑山梔、大貝、蘆根、枇杷葉等。但濕為粘膩之邪。復與熱邪互結。斷非一二劑所能化者。宜連服弗懈。當以濕邪化盡為度。

濕猶未盡而已化火者。此肝木之火素旺。鬱極而怒升犯胃。則更見譫語狂亂。嘔吐不止。口渴自汗。脈來弦洪而數。舌迹尖赤而苔黃也。宜前方去枳殼雞蘇參入芩連白虎。以清肝胃之火。

若濕邪已去。盡從燥化。更見唇焦齒燥。白痦隱隱。舌絳苔脫。或無津者。宜大劑甘寒濡胃以助正托邪。如西洋參、元沙參、天麥冬、鮮生地、鮮石斛、知母、川貝母、瓜蔞、銀花、連翹、丹皮、枇杷葉等。甚者加犀羚。津液漸回之後。白痦已透。仍壯熱譫語。自汗口渴。咳嗽脈數者。此宜竹葉石膏法。甘涼以養既損之津。白虎以清復聚之熱。如西洋參。麥冬、沙參、鮮生地、石斛、川貝、銀花、石羔、知母、連翹、竹葉、蘆根之類。

若壯熱雖退。午後仍洒寒微熱。是轉瘧之機也。宜仍以甘涼益胃。參入輕清之品。使其正氣日旺。自能疏剔餘邪。從瘧汗遞減而愈。

## 嬰兒飲食的問題(續)

艾波

六七個月的小孩。於母親的乳之外應當也把食物給他們吃。這種食物。應當另為小孩預備而與年長者所食的不同。因為小孩不滿二歲。則所食的食物應當比了成人者的食物要簡單。而且小孩飲食的時間。也應當另外規定而不必與大人在一桌兒飲食。兒童的第一種食物為柔軟而好好烹調的蔬菜。這種蔬菜於小孩才滿六個月時。就可以用作補助的食品。烹調的方法。先把菜切碎。然後放在水內煮。並再放入一點兒鹽粒。煮熟之後。把菜搗爛。如有硬的菜梗。可以把來拿出。起始只須把這飯菜餵給小孩一二匙。然後漸漸增至二三匙。用作小孩食品的菜蔬。以蘿蔔及菠菜為最好。其次為蕃薯。捲心菜。青菜。及豆等物。

小孩每日食蔬菜一次。如是食了一二個月之後。可以每日加食五穀的食品一次。五穀的食物。以軟熟的米為最好。但是有時可把麵食餵給小孩。

牛乳果然為嬰孩及幼童的至佳食品。但是價錢很貴而又不能各地都有。如有牛乳。則最好每日吃一加倫之四分之一。至於新鮮牛乳。則應當注意其是否清潔及是否為強健的母牛所產。除非我們確知其如此。否則還是罐頭牛乳的清潔而可靠。牛乳粉比了鍊乳為佳。淡味的牛乳也比了甜味的牛乳所含的滋養料為多。羊乳也與牛乳同一的適用。而且牛常患結核病而羊則不患此病。所以羊乳又多此一種利益了。

倘若小孩沒有乳吃。則每日應多吃蔬菜及雞子。雞子於小孩至有價值。但是堅硬而煮過二十分鐘的雞子以及熟雞子則七個月以後的孩子才可吃得。倘若小孩每天沒有一加倫之四分之一的乳可吃。則每天吃一個雞子卻不能為多。

(完)

便稀溏。小溲短赤。

【病原】濕痰素盛。復着溫邪。悞用辛熱發表。而致陰津被刦。

【診斷】溫已化熱。濕已化燥。燥熱上擾心包胃陰。又將告竭。斯症恐難完璧。勉方聊盡人工。

【療法】姑以生脈湯加芳香開竅之品。

【處方】西洋參八分　五味子六分　淸豆卷三錢　炒梔仁五錢　白茅根五錢

至寶丹兩粒化服　杭寸冬三錢　鮮石斛四錢　冬瓜子三錢　浙貝母三錢

天竺黃二錢　竹葉心十片

【二診】甘潤芳開。連服兩帖。舌苔已轉滑膩。唾痰倍多於前。煩躁神糊口乾譫語均止。病勢有轉機之兆。津液有全復之象。治宜調肺氣而化濁痰。清濕熱以利小水。

【二方】光杏仁三錢　白茯苓二錢　浙貝母三錢　西茵陳二錢　方通草一錢

廣陳皮一錢　淸半夏二錢　冬瓜子三錢　西滑石三錢　生穀芽三錢

■濕溫夾滯　趙友如住鎮江張飯店巷

【病者】劉左。年二十五歲。

【病狀】據述初病微寒。近日但熱不寒。熱勢午後較甚。入夜神昏。甚則譫語。胸痞嘔噁。口渴不思飲。時咯稠痰。昧淡而甜。耳聾自汗。溺赤便溏。

【病原】濕滯內蘊。正値天氣時雨時晴。感受不正之氣而發。

【診斷】舌紅苔厚而黃。脈象濡滑兼數。延已一候。以致胸痞譫語。濕邪得熱則黏膩不解。仍防昏陷之虞。

【療法】汗下均所不能。惟有宣泄清化。

【處方】大豆卷三錢　瓜蔞皮三錢　淡黃芩一錢　滑　石三錢　生苡仁三錢
象貝母二錢　生竹茹二錢　通　草八分　生枳殼錢半　法半夏錢半
新會皮錢半　佩蘭葉錢半

【二診】藥後熱勢稍減。胸部現有白瘔。餘症未見稍減。

【二方】製川朴八分　光杏仁三錢　大豆卷三錢　淡竹葉二錢　白蔻仁五分
生苡仁四錢　晚蠶砂三錢　象貝母二錢　生枳殼二錢　通　草八分
滑　石三錢

【三診】胸部背心均佈白瘔。神識較清。詁語亦減。惟脘次尚未舒暢。耳聾自汗。溲赤便溏。

【三方】白蔻仁五分　生枳殼二錢　大豆卷三錢　象貝母二錢　光杏仁三錢
姜半夏二錢　晚蠶砂三錢　瓜蔞皮三錢　生苡仁四錢　通　草八分
廣陳皮錢半　滑　石三錢

【四診】前方連服二劑。詁語已無。神識亦清。惟耳聾自汗身熱未清。

【四方】大豆卷三錢　白蔻仁六分後下　淡竹葉二錢　滑　石三錢　晚蠶砂二錢
光杏仁三錢　象貝母三錢　通　草錢半　生枳殼錢半　生苡仁四錢
瓜蔞皮三錢

【五診】舌苔較化。熱度有減無增。但濕爲黏膩之邪。熱爲無形之氣。熱爲濕遏。濕爲熱蒸。醞成濕溫。纏綿不已。渴不多飲。苔色帶膩。熱勢甚不易解。仍以原意增損。

【五方】淡黃芩一錢　白蔻仁五分　大豆卷三錢　滑　石三錢　生竹茹二錢

生苡仁四錢 青蒿梗錢半 赤苓二錢 晚蠶砂三錢 通草八分

【六診】熱勢上午已解。入暮又有蒸蒸之象。舌苔灰黃。脉來滑數。渴喜熱飲。煩悶嘔噁。症勢纏綿。未易速效。

【六方】香青蒿二錢　生枳殼錢半　白蔻仁五分　晚蠶砂三錢　大豆卷三錢
製半夏二錢　生苡仁四錢　滑　石三錢　生竹茹二錢　廣陳皮一錢

【七診】前方連服二劑。熱勢全退。煩悶嘔噁亦愈。耳聾漸漸復聽。小溲亦清。惟飲食未思。

【七方】白蔻衣八分　淡黃芩錢半　生苡仁四錢　通　草八分　西砂仁五分
象貝母二錢　晚蠶砂三錢　滑　石三錢　生穀芽三錢　車前子錢半

【八診】口渴苔黃。脈來不靜。乃餘氛未清。

【八方】天花粉三錢　瓜蔞皮三錢　冬瓜子三錢　通　草八分　金銀花三錢
象貝母二錢　生苡仁四錢　滑　石三錢　生穀芽二錢　晚蠶砂二錢

【效果】症延三候。累欲化燥。頻進化濕清熱芳香之品。漸漸轉危爲安。

顧應龍 住上海滬軍營信賢里十七號

## ■濕溫夾痰

【病者】劉右 住上海高昌廟。

【病狀】身熱胸悶。渴喜冷飲。溲短而赤。

【病原】身熱有汗。口渴喜飲。醫以爲熱。投以石羔石斛生地芍藥。以致煩悶異常。甚則惡心嘔吐。

【診斷】脈來糢糊。細按則數。舌苔厚膩色白。乃濕溫夾痰。濁阻遏清陽。以致此也。

【療法】苦辛淡滲。化濕清熱。疏氣寬胸。

【處方】光杏仁三錢　薑半夏二錢　晚蠶砂三錢　川通草八分　生苡仁四錢

薄橘紅八分　飛滑石三錢　連皮苓三錢　白蔻仁五分　竹　茹二錢

【二診】藥後脘次較舒嘔噁亦減。

【二方】原方加製川朴八分象貝母二錢。

【三診】前方連服二劑症勢大減身熱已退口渴亦止仍以原法加易。

【三方】製川朴八分　薄橘紅八分　白蔻仁五分　益元散三錢　姜半夏二錢
象貝母二錢　杏苡仁各三錢　晚蠶砂三錢　連皮苓三錢　川通草八分

【四診】嘔噁已止胸悶亦舒便糖小溲亦暢惟飲食未思略有咳嗽治以和胃化痰。

【四方】乾薤白二錢　生穀芽三錢　川玉金錢半　滑　石三錢　象貝母二錢
薑半夏二錢　雞內金錢半　赤　苓二錢　杏苡仁三錢　薄橘紅八分

【效果】藥後病勢全減惟飲食未思咳嗽未已仍以原方去薤白加瓜蔞皮三錢枇杷葉二片連服五劑已告全可。

## ■濕温化瘧

吳致平往上海同孚路

【病者】蘇左年四十三歲。

【病狀】濕温一候身熱有汗口渴引飲煩躁熱甚則譫語脘悶嘔噁小便赤濁舌質紅苔中黃邊白脈弦滑而數濕蘊不化温邪其熾氣分受邪瀰漫三焦。

【病原】温邪兼濕勢將化燥。

【診斷】陽明之温甚熾太陰之濕不化蘊蒸氣分大渴引飲温漸化熱濕漸化燥症勢匪輕頗慮生變。

【療法】當以蒼朮白虎湯加易。

【處方】漂蒼朮錢半　炒竹茹二錢　金銀花三錢　飛滑石三錢　生石羔錢半
光杏仁三錢　大豆卷三錢　連皮苓二錢　肥知母二錢　通　草八分
荷　梗一尺　活蘆根一兩

【二診】診得脉數較緩。壯熱漸減。口渴引飲。胸悶泛噁。舌苔漸化。伏温漸解。惟蘊濕仍留中焦。宜加芳香淡滲之品。使濕與熱有路可出也。

【二方】漂蒼朮一錢　生石羔三錢　炒枳殼錢半　飛滑石三錢　生苡仁錢半
鮮竹茹二錢　天花粉三錢　連皮苓二錢　法半夏錢半　通　草八分
荷　梗一尺

【三診】連服二劑。壯熱已退。復轉似瘧。寒熱往來。脘悶不思納穀。嘔噁溲短而赤。苔黃口苦。脉來弦數。邪移少陽。胃失和降。治宜和解。兼芳香淡滲之品。

【三方】炒柴胡八分　廣藿香錢半　炒枳殼二錢　生苡仁四錢　法半夏二錢
佩蘭葉二錢　炒竹茹二錢　飛滑石三錢　酒黃芩一錢　赤　苓二錢
荷　梗一尺

【四診】前方連服三劑。瘧邪已解。寒熱亦蠲。茲以和胃理脾之劑治之。

【四方】西砂仁四分　炒苡仁四錢　炒白朮八分　飛滑石三錢　法半夏二錢
大豆卷三錢　廣陳皮一錢　赤　苓錢半　扁　豆三錢　鷄內金錢半

【效果】連進三劑。諸恙已痊。飲食漸進。

## ◻濕温兼寒

劉壽康住上海高昌廟新廣街

【病者】王左年三十四歲。

【病狀】惡寒無汗頭痛身重。脘次痞滿。肢體煩疼。渴不思飲。入暮寒熱。狀若陰虛。便溏不爽。溺短而黃。

【病原】初秋濕温盛行。適值新寒觸發斯疾。

【診斷】脈右沉細左弦緊。舌苔白膩而厚。乃濕邪傷表。醞釀成温。適爲寒邪搏束。伏邪不能遽達於表也。

【療法】疏中解表。加以芳香淡滲之品。

【處方】藿　香錢半　防　風錢半　製川朴八分　連皮苓三錢　蘇　葉一錢

廣　皮錢半　炒苡仁三錢　通　草八分　白　芷錢半　蒼　朮一錢

【二診】服藥後津津汗出。惡寒已蠲。連服一劑。濕開熱透。脈轉滑數。乃由濕熱鬱蒸過極。挾痰上蒙清竅。以致神識模糊。急宜導濕泄熱爲要。

【二方】藿　梗二錢　生苡仁四錢　廣陳皮錢半　連皮苓三錢　光杏仁三錢

姜半夏二錢　石菖蒲一錢　飛滑石三錢　活水蘆根一兩

【三診】藥後有吐稠痰。神識清醒。舌苔色黃。脈來滑數。大便轉閉。溲黃而熱。此乃濕阻氣滯。治以流行氣機。則大便自解。溺亦暢利。

【三方】全瓜蔞四錢　白蔻仁四錢　小枳實二錢　磨靑皮一錢冲服　乾薤白三錢

生苡仁三錢　郁李仁三錢　川玉金錢半　益元散三錢　通　草八分

【四診】前方連服二帖。大便通暢。小溲亦利。色亦轉清。惟口淡胃鈍。精神疲倦。治以調中健胃。以善其後。

【四方】生苡仁三錢　白扁豆三錢　鷄內金錢半　連皮苓二錢　炒白朮一錢

生穀芽三錢　廣陳皮一錢　益元散三錢　鮮荷葉三錢

【效果】連服四劑。胃氣漸和。能進薄粥。精神漸振。調理一週而愈。

### ▣濕熱頭痛

許莘耕住宜興徐舍豐號

【病者】黃左。年六十一歲。

【病狀】頭重痛不可耐。

【病原】温熱上蒸於腦。又爲暴風所襲。

【診斷】脈來浮緊而數。雖爲冷風所襲。亦係濕熱薰蒸之候。

【療法】發表透邪。

【處方】西羌活二錢　小川芎錢半　小川連六分　嫩桑芽三錢　北柴胡八分
淡枯芩一錢　生甘草六分　雨前茶三錢　北防風八分

【二診】藥後得汗。表邪已解。頭痛隨愈。再以清理濕熱之品。以善其後。

【二方】冬桑葉三錢　淡黃芩一錢　晚蠶砂三錢　滑石三錢　杭白菊錢半
生苡仁三錢　金銀花二錢　赤苓二錢

【效果】連服二劑。身體如常。

### ▣濕鬱發痦

朱仰山住江西南昌東門外

【病者】石左。年四十九歲。

【病狀】久熱不解。形銷骨立。脘次煩悶。遍體不舒。

【病原】濕鬱化熱。已歷三候。雖經調治。病勢轉劇。

【診斷】脉來細數。舌苔白膩。此乃濕鬱之象。在此蘊釀時期。能有白痦佈出。則鬱邪可望速解。

【療法】治以輕宣氣分濕邪。使氣暢邪由衛分而解。

【處方】薄荷葉一錢　牛蒡子二錢　廣玉金錢半　飛滑石三錢　淨蟬衣錢半
佩蘭葉二錢　藿梗二錢　猪苓二錢　鮮荷葉錢半

【二診】連進二劑。脘部及背佈出白痦。粒粒如水晶。脘次較舒。

【二方】原方去蟬衣佩蘭藿梗。加大豆卷三錢。晚蠶砂三錢。白茆根一錢。

【效果】前方服三劑。諸恙漸愈。後加理脾養胃調理一週而愈。

## □濕溫疑孕

趙公侗 住上海浙江路七八〇號

【病者】吳右。年三十七歲。

【病狀】寒熱往來。宛似瘧疾。天癸愆期。腹部脹痛。胸痞惡心。渴不多飲。便溏溲赤。

【病原】感受溫邪。加以內蘊濕濁。形同有孕。自己亦認爲有孕。一切飲食未能忌口。

【診斷】天癸愆期。胸痞嘔惡。自以爲孕。遂不以爲是病。以致遷延兩月。濕濁與溫邪固結。病勢日重。一日。胸痞不飢。渴不思飲。入暮熱勢尤重。始延余治。診其脉弦而濡。苔白而膩。乃濕鬱熱遏之候。自疑爲孕而貽誤匪淺也。

【療法】清熱滲濕。宣上疏中之劑。

【處方】白蔻仁五分後下　晚蠶砂三錢　大腹皮二錢　製半夏二錢　藿梗二錢
大豆卷三錢　猪茯苓各三錢　廣陳皮一錢　生枳殼錢半　飛滑石三錢

【二診】藥後全體得微汗。惡寒已無。惟身熱未清。胸痞呃噫依然。午後熱勢較甚。

【二方】藿梗二錢　廣陳皮一錢　大豆卷三錢　飛滑石三錢　青蒿梗錢半

炒枳壳錢半　晚蠶砂三錢　赤猪苓各二錢　製半夏二錢　厚朴花一朵

【三診】前方連服兩劑。熱勢已減。胸痞嘔噁亦較愈。略思飲食。惟腹部時有脹痛。

【三方】大腹皮二錢　製香附二錢　大豆卷三錢　粉丹皮二錢　青皮一錢

製半夏二錢　晚蠶砂三錢　赤猪苓各二錢　桃仁一錢　厚朴花一朵

【四診】前方連服二劑。天癸復至。腹痛亦減。胸痞泛噁全蠲。

【四方】白歸身二錢　生白朮錢半　大腹皮二錢　赤猪苓各二錢　東白芍二錢

生苡仁三錢　晚蠶砂三錢　滑石三錢　川芎一錢

【效果】日漸就痊。

【說明】初感溫邪而不自覺。認以爲孕。若以惡阻治之。繼之以養胎之劑。此症未有不纏綿而僨事者。

## □中濕夾痰

徐人龍住嘉定西門

【病者】何左。年四十八歲。

【病狀】始則頭眩。神倦繼而忽然昏倒。人事糢糊。失其知覺。喉中痰鳴。症似類中。

【病原】痰飲素重。又值時雨時晴之際。人在氣交之中。感其氣而有斯症

【診斷】右脉沉小而滑。左細濇。舌苔白滑。乃濕濁痰飲蒙蔽清竅。此即類中之濕中及痰中也。

【療法】治以開竅降痰爲要。

【處方】鮮石菖蒲一錢　括蔞仁四錢　薄橘紅八分　法半夏一錢　遠志肉錢半

炒枳壳錢半　光杏仁三錢　蘇合香丸一粒研細藥湯調服

【二診】一劑後吐痰甚多。再劑竅開能語。惟頭暈神疲。此乃脾陽爲濕邪所困。頭部眩暈乃痰爲患也。

【二方】明天麻錢半　遠志肉一錢　抱木茯神三錢　竹瀝半夏三錢　薄橘紅八分

白芥子五分　炒枳壳一錢　生於朮錢半　瓜蔞仁四錢

【效果】前方服兩劑後。眩暈已止。惟神疲咳痰而已。改用六君子加竹瀝五錢。姜汁五六滴。四劑後飲食起居。漸有進步。

## ▣秋温夾濕

王潤之住九江西門

【病者】林左年三十四歲。

【病狀】壯熱神昏。時而譫語。脘悶煩躁。便糖小溲色黃。舌紅苔黃厚而膩。口渴所飲無多。

【病原】向有濕痰。因感秋涼。鬱而化熱。

【診斷】濕遏熱鬱。譫語神昏。症因涼遏。以致纏綿不解。脉來不揚。渴不多飲。濕乃陰邪。得熱久鬱。變爲膠固不解之邪。

【療法】治以芳香苦泄之劑。

【處方】蘇薄荷錢半　廣玉金錢半　陳胆星錢半　前胡二錢　瓜蔞皮三錢

生枳壳一錢　石菖蒲一錢　象貝母三錢　枇杷葉三片去毛包　玉樞丹五分研沖

【二診】前方服一劑。熱勢譫語俱減。再服一劑。神清熱退。

【二方】原方去玉樞丹石菖蒲前胡薄荷。加生苡仁三錢。黑山梔二錢。滑石三錢。連皮苓二錢。連服二劑。病即肅清。

## ▣伏温夾濕夾滯

郭紹仁住鎮江九如

【病者】龔左年四十三歲。

【病狀】濕温五日。身熱入暮尤甚。有汗惡風。遍身痠痛。胸痞嘔噁。舌苔膩垢。脉來濡滯。

【病原】伏温夾濕夾滯。

【診斷】伏温夾濕夾滯。互阻中焦。太陽表邪鬱遏。太陰裏濕瀰漫。胃乏鼓舞之權。邪勢方盛。頗慮鴟張。

【療法】擬以五苓合平胃散加減。

【處方】川桂枝二錢　鮮藿梗錢半　大豆卷四錢　六和曲三錢　製川朴一錢
鮮佩蘭錢半　焦蒼朮一錢　法半夏一錢　枳實炭一錢　赤　苓三錢
澤　瀉三錢

【二診】藥後脘次較舒。惡風亦愈。惟遍體仍痛。熱勢未減。仍以原方出入。

【二方】製川朴一錢　製蒼朮一錢　六和曲三錢　枳實炭二錢　法半夏二錢
炒苡仁三錢　鮮藿梗錢半　赤　苓二錢　廣陳皮一錢　大豆卷三錢

【三診】前方連服二劑。脘次全舒。嘔噁亦止。入暮熱勢未清。良由濕邪未盡。

【三方】白蔻仁錢半　法半夏二錢　枳實炭一錢　晚蠶砂三錢　杏苡仁各三錢
廣陳皮錢半　大豆卷三錢　赤　苓二錢　飛滑石三錢　澤　瀉二錢
車前子錢半

【四診】連服三劑。諸恙已痊。惟精神疲倦。不思納穀。仍以原方加健脾理胃之品。

【四方】白蔻衣六分　法半夏二錢　陳　皮三錢　飛滑石三錢　杏苡仁各三錢
廣陳皮錢半　鷄內金錢半　赤　苓二錢　大豆卷三錢　炒穀芽三錢

【效果】連進三劑。飲食漸進。調理一週。恢復原狀。

## ■嗜飲溫濕

方友梅住湖北江夏

【病者】劉左。年三十二歲。

【病狀】體重午後發熱。天明微汗則退。熱時口渴心煩噯氣。合目則詁語。下利不爽。小便短赤。舌苔灰白而膩。耳聾。

【病原】嗜飲。新婚三月。入春無雨。偶感咳嗽。飲食不思。頭暈口乾。耳鳴無神。

【診斷】左脈浮滑重按無力。右寸獨洪。脉症合參。此溫症夾濕。已入陽明

【療法】清陽明浮熱透伏火化頑痰滲濕以期外達防其內陷延久津液大傷。釀成神昏種種險象。

【處方】生石羔錢半　粉葛根錢半　牛蒡子三錢　肥知母二錢　蒼朮一錢
苦杏仁三錢　枯芩一錢　浙貝母二錢　廣皮錢半　茯苓三錢
粉甘草三分

【二診】藥後得汗。熱已減少。入夜較安。詁語亦無。惟口膩面垢。苔黑而赤。

【二方】白蔻衣八分　粉葛根錢半　大豆卷三錢　冬瓜仁三錢　生苡仁三錢
炒芩一錢　浙貝母二錢　滑石二錢　牛蒡子二錢　連皮苓二錢

【三診】前方服二劑。熱勢較清。惟口淡。小溲不清。大便未爽。

【三方】白蔻衣六分　大豆卷三錢　瓜蔞皮三錢　飛滑石三錢　生苡仁三錢
晚蠶砂三錢　象貝母三錢　車前子錢半　光杏仁三錢　冬瓜仁四錢
連皮苓三錢。

【四診】連服二劑。大便溏而色黑。諸恙已減。惟飲食未思。精神疲倦。

# 傷寒今釋

陸淵雷

和久田氏云。心下痞鞕滿。引脇下痛者。以指頭輕按心下脇下。其人即驚痛。欬則腹脇痛。乃至動身舉手呼吸。無所不痛。此因胸間心下素有水飲。不得下所致。故金匱謂之懸飲。此條之證。乃水氣在裏。表證解而裏水不解。十棗湯非解裏熱之劑。乃下水氣而和諧表裏之方也。故心下痞鞕滿。引脇下痛。實此證之眼目。

## 十棗湯方

芫花熬　甘遂　大戟

右三味。等分。各別擣爲散。以水一升半。先煮大棗肥者十枚。取八合。去滓。內藥末。強人服一錢匕。羸人服半錢。溫服之。平旦服。若下少病不除者。明日更服。加半錢。得快下利後。糜粥自養。

芫花。本經云。辛溫有小毒。主欬逆上氣。喉鳴喘。咽腫。短氣。蠱毒。鬼瘧。疝瘕癰腫。殺蟲魚。別錄云。消胸中痰水。喜唾。水腫。五水在五藏皮膚及腰痛。下寒毒肉毒。藥徵云。芫花主逐水也。旁治欬掣痛。大戟。本經云。苦寒有小毒。主蠱毒。十二水。腹滿急痛。積聚。中風。皮膚疼痛。吐逆。別錄云。頸腋癰腫。頭痛。發汗。利大小便。甄權云。下惡血癖塊。腹內雷鳴。通月水。墮胎孕。藥徵云。大戟主利水也。旁治掣痛欬煩。千金云。錢匕者。以大錢上全抄之。若云半錢匕者。則是一錢抄取一邊爾。並用五銖錢也。案此說本於陶氏肘後方序。今用十棗湯藥末。約今稱五分左右。丹波元堅云。平旦服。諸家無解。蓋陰氣未動。飲食未進之時。藥力易以潰結也。本草經曰。病在四肢血脈者。宜空腹而在旦。陶隱居曰。毒利藥皆須空腹。孫眞人曰。凡服利湯。欲得清早。並宜參商。

吉益氏云。十棗湯。治病在胸腹。掣痛者。又云。治胸背掣痛不得息者。湯本氏云。用本方。以心下痞鞕滿之腹診。弦或沈弦之脈爲主證。頻發欬嗽或牽引痛爲副證。欬嗽之原因。不問其在枝氣管。抑在肋膜心臟。神經痛不問其在肋間。抑在四肢。本方悉主之。其治咳嗽及牽引痛。固由諸藥協力之功。亦因君藥爲大棗故也。案金匱云。病懸飲者。十棗湯主之。欬家其脈弦。爲有水。十棗湯主之。夫支飲家。欬煩胸中痛者。不卒死。至一百日或一歲。宜十棗湯。用法治驗互詳金匱今釋。

外臺第七卷癖飲門。深師朱雀湯。療久病癖飲。停痰不消。在胸膈上液。時頭眩痛。苦攣。眼睛身體手足十指甲盡黃。亦療脅下支滿。飲輒引脅下痛方。甘遂芫花各一分。大戟三分爲散。先煎大棗十二枚。內藥三方寸匕。更煎。分更服。汪氏云陳無擇三因方。以十棗湯藥爲末。用棗肉和丸。以治水氣。四肢浮腫。上氣喘急。大小便不通。蓋善變通者也。

嘉定縣志。唐杲。字德明。善醫。太倉武指揮妻。起立如常。臥則氣絕欲死。杲言是爲懸飲。飲在喉間。坐之則墜。故無害。臥則壅塞諸竅。不得出入而欲死也。投以十棗湯而平。

成蹟錄云。一婦人。心胸下鞕滿而痛不可忍。（案此句似大陷胸證）乾嘔短氣。（案此句是十棗湯證大陷胸所無）輾轉反側。手足微冷。其背強急。狀如入板。南涯與十棗湯。一服而痛頓止。下利五六行。諸證悉愈。

# 救濟霍亂之提要

程瀚章

（甲）霍亂症之別名　一、虎列拉。二、吊脚痧。三、癟螺痧。四、絞腸痧。

（乙）眞霍亂之特徵　一、腸腹絞痛。二、劇烈吐瀉。三、四肢攣縮。四、皮膚厥冷。五、頭昏眼花。六、尿量減少。七、皮縐眼陷。八、最後虛脫。

（丙）治療與急救　一、起病後應當將病人隔離。二、應當安靜臥下。三、全身用絨布溫包。四、給病人少許樟腦勃蘭地。五、速送醫院或延醫診治。六、請醫生注射鹽水以維持血行。

（丁）豫防與消毒　豫防之要素有二（一）不使霍亂菌侵入體內。（二）保持且增進個人之健康及抵抗力。

預防法。一、勿飲不潔之水。二、勿食路售之瓜果糖食。三、勿使家中之陰溝阻塞。四、勿隨地傾棄便桶。五、驅滅蠅類。六、常食酸類如檸檬汁之類。七、注射預防菌漿。八、晚間不可露宿。

消毒法。病人之衣服等物或與之接觸之手、皆應消毒。一手及衣服用石炭酸皂洗濯。二陰溝、地面、廁所、用石灰水消毒。三吐瀉物中加石灰或臭藥水。四不值錢之物、火焚最妥。

# 少年中醫社章程

1. 定名　少年中醫社

2. 宗旨　聯絡同志。作中醫之改進。學術之研究。冀得他山之助。藉謀進取。

3. 資格　凡品行端正。無不良嗜好者。不限年齡。性別。籍貫。均可隨時報名入社。

4. 社費　入社者。於報名時。應繳入社費洋一元。常年費洋一元。

5. 優待　凡十九年八月底以前入社者。得減半入社費。連常年費祇須一元半。並本社出版之仲景學說之分析全部。（不要者。得改贈其他值洋五角之醫書。）過期恕不優待。遠埠以發信日郵局戳記爲憑。

6. 利益　凡本社社員。得享各種利益如下。

1. 贈閱現代名醫驗案全年。（十二集）
2. 購閱本社出版各書。均作八扣計算。
3. 社員如有名貴創作。本社隨時竭力介紹各醫報刊佈之。
4. 社員如有極有價值之專著。本社能代爲出版。版權仍歸著作人所有。
5. 社員如有各種有效藥品。或關于醫學上器械之發明。本社除盡力宣傳外。製贈銀章。並請示各界予以褒獎。
6. 社員如有學理上病症上之疑義。可函致本社研究組研究之。

7 義務　本社社員。應發揚中醫。共謀改進。及光大本社之責。使本社在中醫界中。特樹一幟。成一強有力之學術團體。

8. 獎懲　社員中對本社有特殊之勞績者。本社得贈予精美之獎章。以資鼓勵。如舉動荒謬。足以破壞本社名譽者。得隨時開除之。

9. 手續　志願加入本社者。請將備寫詳述履歷及志願。另入社費常年費。一并交登記處登記。本社當即發給入社證及收據。常年贈閱之現代名醫驗案。按期郵遞。

10 社址　上海北四川路餘慶坊七十八號。

11 附則　本章程有未盡善處。得隨時修改之。

發起者　葉勁秋　季愛人

贊助者　尤學周　朱振聲　余擇明　張贊臣　楊志一　趙公尙

館址
上海浙江路清和坊對過
（郵政信箱一八三四號）

每星期六出版一冊
全年五十期連郵費二元四角國外加半郵票代洋九五折扣

中華民國十九年六月廿一日出版

# 衛生報

主編者
醫學家趙公尚

發行者
上海衛生報館

第二卷第十九期

THE HYCIENIG WEEKLY 780 CHEKIANG ROAD, SHANGHAI, CHINA

宗旨
鼓吹世界醫學大同
切實指導衛生方法
徹底說明醫學原理
解答一切疑難病症

## 本期要目

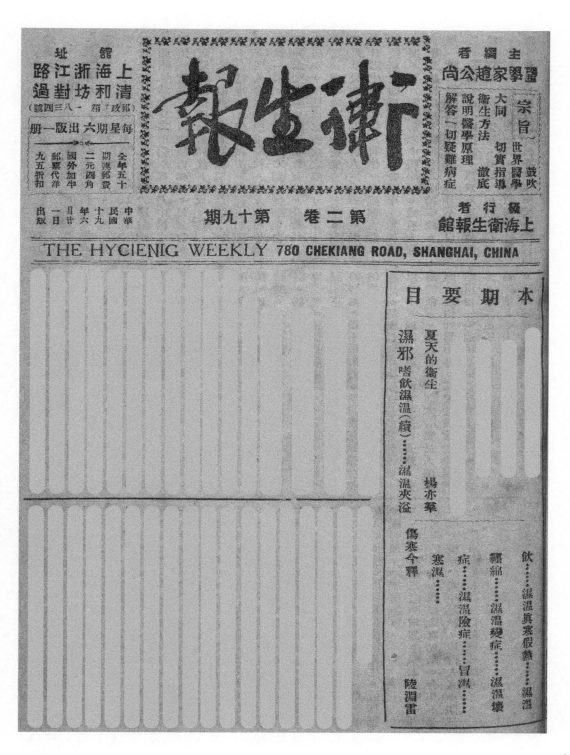

# 夏天的衛生

楊亦韋

光陰過得眞快。不知不覺。已是仲夏的節令。回溯自去冬而迄今春。寒威凜冽。使人瑟縮害怕。値此仲夏和暖。自然流露出一種快活的樣子。而冬眠的蟄蟲。也於此時大肆活動。多數幹起害人的勾當。說句笑話。他的野心。好像是帝國主義。涵淹卵育。好像是行其殖民政策。他的吮削。也好像是經濟侵畧。不斷地向我們人類明攻暗襲。我們要本着打倒帝國主義的精神。盡力撲滅才好呵。說起人類最大害敵。無過於微生物。無論什麼疾病。都由他作祟。稱他是病之素。死之源。都是不錯。不過微生物沒有東西替他做媒介。他的害處。斷不致劇烈。所以要免除微生物的害。就要先斷絕他的媒介物着手。諸君想想。最能爲微生物做媒介的是什麼呢。原來不是別的。就是終日營營的蒼蠅。蒼蠅的骯髒。盡人皆知。而大有害於人的健康。恐怕知焉不詳。據醫生及生物學家考察所得。由他傳播的疾病竟有二十一種之多。像霍亂咧。痢疾咧。肺癆咧。等等。他的足上嘴上。常常帶着數十萬的微生物。時時刻刻都予人類以絕大的危險。其餘像蚊咧。蝨咧。臭蟲咧。螞蟻咧等等。統統應時而生。有害無利的。不過害有大小的分別罷了。（如蚊蝨臭虫。吸人膏血。也能傳染疾病。螞蟻竊取食物。已是討厭。還遺下一種蟻酸。人若誤食。則易成蟻瘻。可用穿山甲治之。又有一種小黑蟻。死在食物中。人誤食之卽失音。）利少害多的。也自不少。像蜘蛛咧。壁蟢咧。蜈蚣咧。蠼螋咧等等。不勝枚舉。我們要免掉他的害處。一方要防止他的繁殖。一方要杜絕他的來路。大家除自己設種種方法。極力撲滅外。還要集合團體。專事搜捕。幷且廣行宣傳以求普遍。懸些賞格以資鼓勵。平時勿積污水。堆穢物。食物要蓋好。用具要洗滌。居室要透光通風。並且時時糞除。整理。消毒。小販沒有蓋好的食物不要吃。廁所的淸潔要注意等等。由個人的衛生。而顧及公衆的衛生。這樣則健康可期。幸福得享。

年來我國死亡率增加。根本上是一種很可憂的事情。我願政府民衆。合作起來。作大規模的衛生運動。使得人人身體健全。那末國家和種族自然會強起來了。

【四方】北沙參二錢　晚蠶砂三錢　白扁豆三錢　生苡仁三錢　生白芍二錢
生白朮一錢　鷄內金錢半　大豆卷三錢　冬瓜子三錢　連皮苓二錢

【效果】症經兩旬。漸次恢復。飲食略進。後以調養胃陰之劑。連進數劑卽愈。

## ■濕邪夾溢飲

茅幼衡住淞江東門

【病者】胡左。年四十八歲。

【病狀】全體煩疼。倦怠。背部似脹。肘膝痠痛。時覺惡寒無汗。溲短而少。

【病原】陰雨匝月之久。又値黃梅時節。感受濕邪。引動溢飲宿恙。

【診斷】右脉浮滑。左弦而滯。舌苔白滑。症緣時令之霉濕。素來之溢飲。襲於皮膚。流於經絡所致也。

【療法】經絡腠理之病。俱宜得汗。治以麻黃湯加減。

【處方】麻黃四分　光杏仁三錢　威靈仙錢半　姜半夏二錢　川桂枝一錢
杜蒼朮一錢　獨活一錢　浙茯苓三錢　廣陳皮錢半　生苡仁四錢

【二診】連服二劑後。得汗。肢體煩疼痠痛均減。乃表濕已除。溢飲未愈。

【二方】桂枝節一錢　當歸鬚二錢　甘草節一錢　杉木節二錢　油松節二錢
川芎一錢　桑枝節三錢　桃枝節二錢　路路通四個　滑石三錢

【效果】次方連服三劑。諸恙已退。飲食漸增而愈。

## ■濕温眞寒假熱

曹仁伯住南昌城內

【病者】江童。年十二歲。

【病狀】熱多於寒。間日一發。瘧病也。後因不節於飲食。轉成濕温。身熱早輕於暮。甚則神昏詀語。脘痞泛噁。腑行不實。舌苔滿滯。脉來滑數。

【病原】伏溫夾濕夾滯

【診斷】始而患瘧。繼因飲食不慎。夾濕夾滯。蘊蒸生痰。以致痰濁蒙蔽清竅。脘痞嘔噁。神昏譫語。頗慮傳經生變。

【療法】化濕滌痰消滯。

【處方】淡豆豉三錢　製半夏二錢　藿梗錢半　炒枳實錢半　前胡錢半
六神曲二錢　佩蘭錢半　竹茹二錢姜汁炒　葛根一錢　石菖蒲一錢
荷葉一角

【二診】前方服後。諸恙漸轉。不過夜語如譫。病家輕信人言。另請他醫診治。閱某醫方案。乃暑熱薰蒸心胞。投以芩連益元散。竹葉茅根等品。變爲泄瀉無度。食粥升許。猶不知飽。渴喜熱飲。身熱依然。舌苔淡黃。脉來濡數。此藜藿之體。中氣本虛。寒涼太過。一變而邪陷三陰。太陰清氣不升。濁陰凝聚。虛氣散逆。中虛求食。有似除中。而尚未至除中也。陰盛格陽。眞寒假熱。勢已入於險境。姑擬附子理中合小柴胡加易。以期應手乃吉。

【二方】熟附塊錢半　炒冬朮二錢　軟柴胡七分　廣陳皮一錢　炒潞黨二錢
炙甘草四分　仙半夏二錢　炒穀芽三錢　炮姜炭六分　煨葛根錢半
炒苡仁三錢　紅棗二枚

【三診】連服三劑。身熱泄瀉漸減。脹滿亦鬆。脘中雖飢。已不多食。均屬佳境。而神疲倦怠。渴喜熱飲。舌淡黃。脉濡數無力。中虛脾弱。飲水自救。仍以原法出入

【三方】炒潞黨二錢　雲茯苓三錢　大砂仁四分　炒穀芽三錢　熟附片一錢
炙甘草五分　廣陳皮一錢　炒苡仁三錢　炮姜炭五分　炒白朮二錢

【效果】又服三劑。諸症漸痊。惟神疲倦怠。去砂仁。加淮山藥三錢。連服二劑。精神漸復。

## □濕溫眞寒假熱

劉子貞住揚州張綱鎮

【病者】胡幼。年三歲。

【病狀】身熱月餘未退。腹疼便泄。大腹膨脹。面浮體腫。舌苔灰黃。脈來濡數。筋紋青紫。

【病原】症緣蘊濕。經專科用銀翹等清涼之藥。遂成斯症。

【診斷】大腹脹滿。泄瀉體重。腹痛肢冷。乃三陰爲病。衞陽不入於陰則發熱。水濕泛濫則浮腫。稚陽之體。舟小載重。頗有沉覆之虞。

【療法】治以眞武理中等湯。

【處方】熟附片六分　炒乾薑五分　炒白朮一錢　連皮苓二錢　陳皮一錢
潞黨參一錢　炒柴胡五分　炙甘草五分　川椒目十粒　砂仁五分後下
大腹皮二錢　六神曲三錢

【二診】藥後脹滿體腫均減。泄瀉亦止。既有轉機。卽可進步。惟入暮仍熱。口渴欲飮。青紫之紋略淡。脈濡無力。是陰盛格陽。眞寒假熱之象。仍守原法。勿因身熱而改弦易轍也。

【二方】仍以原方再進一劑。

【三診】身熱漸退。腫脹已去其八。惟形瘦神疲。略進穀食。水濕漸化。正氣未復。仍以原法加易。

【三方】熟附片五分　炮姜炭四分　炙甘草五分　陳皮白一錢　潞黨參二錢

焦白朮一錢　連皮苓二錢　西砂仁四分後下　鷄內金一錢　大腹皮二錢
炒穀芽二錢

【效果】連服三劑。諸症卽痊。此症如不以三陰見象爲標準。仍用寒凉。必致邪陷陽越。未有不僨事者。

## ■濕温纏綿

徐人龍（住嘉定西門）

【病者】馮左。年三十九歲。

【病狀】身熱七日。午後入夜尤甚。得汗不解。口苦而渴。欲飲不多。脉來濡滑而數。舌苔薄膩。伏邪蘊濕。逗留膜原。少陽陽明爲病。

【病原】濕溫化蘊。釀成濕溫纏綿之症。

【診斷】濕溫逗留。有汗不解。口苦而渴。勢屬少陽陽明爲病。速宜宣達。以免纏綿。

【療法】治以柴葛解肌加味。

【處方】軟柴胡八分　粉葛根錢半　六神曲二錢　晚蠶砂三錢　清水豆卷三錢
仙半夏錢半　六一散三錢　福澤瀉二錢　寒水石二錢　天花粉三錢
連皮苓三錢

【二診】服藥後。身熱較減。脘痞不舒。納少不寐。餘邪濕熱。驟難速餘。胃不和則臥不安。以芳香淡滲。以靖餘氛。
避風寒。節飲食。不致反復爲要。

【二方】清水豆卷四錢　仙半夏錢半　赤茯苓三錢　益元散三錢包　廣藿香錢半
炒麥芽三錢　陳秫米三錢　通草八分　佩蘭葉錢半　炒枳殼錢半

【三診】連服二劑。身熱已清。脘痞亦愈。飲食漸進。仍以原法加易。

中国近现代中医药期刊续编·第一辑

【三方】大豆卷三錢　陳皮白八分　扁荳衣三錢　六一散三錢包　生苡仁四錢
陳秫米三錢　炒麥芽三錢　雞內金錢半　法半夏錢半　晚蠶砂三錢
連皮苓三錢。

【效果】連服三劑調理一週始痊。

## □濕溫變症

顧應龍住上海滬軍營信賢里十七號

【病者】王左年三十八歲。

【病狀】面色黯淡心悸手足無力甚則蠕動。

【病原】始而因患濕溫所服之藥誅伐太過以致神氣大憊。

【診斷】脈象小弱舌燥無津乃藥餌傷及元氣以致津液將竭變爲虛怯之症。

【療法】治以增液湯加味生津養神

【處方】細生地一兩　大麥冬六錢　鮮石斛三錢　左牡蠣四錢先煎　元參八錢
西洋參二錢　柏子仁二錢　東白芍三錢

【二診】藥後大汗淋漓。虛象畢現。急宜扶正以固暴脫

【二方】潞黨參三錢　西洋參二錢　潤元參八錢　柏子仁二錢　炙綿耆三錢
東白芍三錢。　麥冬六錢　炙甘草一錢　五味子五分　細生地一兩

【三診】汗仍未止。神氣疲憊。脈象虛弱。急宜扶元斂汗。外以牡蠣粉周身撲之。

【三方】吉林人參三錢　大熟地四錢　浮小麥四錢　五味子五分　野於朮三錢
炙甘草一錢　東白芍三錢　茯神三錢　炙綿耆三錢　酸棗仁三錢

大紅棗三枚

【四診】服後汗止。諸症全蠲。惟神疲倦怠而已。

【四方】潞黨參三錢　炙甘草一錢　姜半夏二錢　抱茯神三錢　炒白朮二錢

炒白芍二錢　柏子仁錢半　紅　棗三枚

【效果】前方連服三劑。飲食漸進。調理兩週。精神漸復。

□濕溫壞症　王孟圓住淞江東門外六九號

【病者】黃左。年三十一歲。

【病狀】寒熱每在午後。汗多不解。頭痛嘔吐。服藥亦吐。欲飲不多。舌苔厚膩。脘悶煩躁。夜不安眠。兩週大解未行。

【病原】長夏患濕溫。經醫悞表。煩躁不安。勢已化燥。又因悞下。變爲氣虛險症。

【診斷】素有茶癖。體弱。每早咯痰甚多。脈小而滑。苔白而膩。斷爲濕重熱輕。氣虛多痰。口乾舌燥。乃津液不升。症勢多寒。卽經所謂陽虛生外寒也。

【療法】治以辛溫通陽。燥濕健脾。和氣調中。淡滲化濕。以期轉危爲安。

【處方】川桂枝錢半　漂蒼朮二錢　雲茯苓三錢　炙甘草三分　製川朴一錢

製半夏二錢　廣陳皮錢半　生　薑一錢

【二診】藥後脘次舒暢。全體復得微汗。表熱卽退。

【二方】原方去川朴。加白芍三錢。再進一劑。

【三診】頭痛嘔吐俱痊。入夜安眠。惟痰多氣痿。飲食未進。改用六君子湯加易

【三方】潞黨參三錢　雲茯苓三錢　姜半夏二錢　炒苡仁三錢　野於朮錢半
炙甘草八分　廣陳皮錢半　連皮苓三錢　淮山藥三錢　飛滑石三錢

【四診】前方連服五劑。大解得行二次。症勢雖退。胃氣未和。仍以原方加易。

【四方】潞黨參二錢　雲茯苓三錢　西砂仁五分　炙甘草四分　野於朮錢半
姜半夏二錢　益智仁三錢　飛滑石三錢　淮山藥二錢　廣陳皮錢半
鷄內金錢半

【效果】前方連服五劑。飲食大進。精神漸復。

## ▢濕溫險症

朱炳熙 住海寧郭村

【病者】吳右年十九歲。

【病狀】發熱九日。午後尤甚。渴不多飲。頭痛而脹。胸痞不飢。大便溏薄。苔色黃膩。脈來濡數。

【病原】濕得溫則粘膩不解。

【診斷】溫與濕合。熱處濕中。蘊蒸膜原。漫布三焦。溫不解則熱不退。濕不去則溫不清。能得白痦而邪始有出路。然濕爲粘膩之邪。最難驟化。恐有纏綿之慮。

【療法】治以柴葛解肌以去其溫。芳香淡滲而利其濕。

【處方】軟柴胡八分　銀花炭三錢　鮮佩蘭錢半　大腹皮二錢　粉葛根一錢
連翹二錢　神曲二錢　通草八分　大豆卷三錢　鮮藿香錢半
荷葉一角

【二診】藥後身熱雖減。而溏泄較甚。一晝夜十餘行。所瀉糞水黑多於黃。並無臭穢之氣。唇焦齒垢。渴思引飲。

腸鳴溲短而赤。乃太陽爲濕所困，清陽下陷，治以扶正却邪。未知可入坦途否。

【二方】炒冬朮二錢　陳皮錢半　扁荳衣三錢　潞黨參二錢　炙甘草錢半
仙半夏二錢　炒穀芽二錢　大豆卷三錢　炮姜炭六分　粉葛根錢半
炒苡仁二錢　荷葉一角

【三診】連服二劑，身熱泄瀉均減。所下糞水黃色較多。小溲短赤。胸膺臍腹之間。白痦漸佈，伏溫蘊濕，似有外洩之象。仍期正氣早復，伏邪即可透達，方能入於坦途。

【三方】吉林參一錢　生甘草四分　橘白八分　扁荳衣三錢　炒於朮二錢
炒苡仁三錢　雲茯苓三錢　晚蠶砂三錢　淮山藥二錢　炒穀芽三錢
滑石三錢　荷葉一錢

【四診】前方連服三劑。症勢大轉。泄瀉已愈。其八色黃白痦透佈。顏色顯明，正盛邪達，可謂出險入夷。仍以原法加易治之。

【四方】原方去晚蠶砂。加炒川貝二錢。

【效果】症延三侯。幾入險途。疊經扶正驅邪。方能化險爲夷。現已進粥，多餐善爲調養，原狀不難恢復也。

■濕溫險症

丁濟華住上海四馬路中和里

【病者】顧左，年三十七歲。

【病狀】症延月餘，早輕於暮。時覺背寒。壯熱之時。詀語鄭聲，渴喜熱飲，溲短而赤，形銷骨立。不思納穀，舌紅苔薄而黃，脉來虛弦而數。胸部雖佈有白痦。其色不甚鮮明。良由病久正虛，濕邪逗留膜原。頗慮正不敵邪。以致生變。

【病原】初病遷延未治既治亦未得法。以致纏綿日久。

【診斷】早輕暮劇時覺背寒濕係陰邪自旺於陰也。詀語鄭聲，渴喜熱飲，陽明受病，熱灼津傷，纏綿日久。以致形銷骨立白㾦雖透色不鮮明乃邪盛正傷此即濕温過經不解之險症也

【療法】治以固本去標以期邪去正復。方可出險入夷

【處方】潞黨參二錢　仙半夏二錢　熟石羔三錢　生甘草四分　炒穀芽三錢
炒柴胡一錢　川桂枝一錢　硃茯苓三錢　炙遠志一錢　通　草八分
佩蘭葉錢半　福澤瀉二錢

【二診】藥後寒熱漸退。詀語亦止。白㾦滿佈。伏邪有外達之象。惟精神疲倦。不思納穀。正氣已奪。脾胃失其運化之機。前以扶正却邪理脾和胃以期胃氣來復庶幾可入坦途

【二方】潞黨參二錢　仙半夏錢半　粉葛根錢半　生甘草一錢　北沙參二錢
廣陳皮一錢　雲茯苓三錢　炒穀芽三錢　生苡仁三錢　生　姜一片
紅　棗三枝

【三診】連服二劑。諸恙已蠲。惟有和胃理脾以期飲食漸進。正氣來復精神可復原狀

【三方】潞黨參二錢　生甘草五分　砂仁殼六分　太子參二錢　生白芍二錢
生穀芽三錢　生白朮一錢　益智仁三錢　鷄內金錢半　生苡仁四錢
生　薑二片　紅　棗二枚。

【效果】連服三劑飲食大進再服三劑即能步履如恆。

四　濕温險症　趙友如住鎮江張家飯店巷

【病者】唐左年三十六歲。

【病狀】病經兩候身熱有汗不解。大渴引飲煩躁夢說如詁。目紅溲赤。舌質紅糙無津。脈來弦數。紅瘖佈於胸膺之間。

【病原】伏溫兼濕釀爲斯症。

【診斷】濕溫醞釀十六日。化熱化燥。傷及津液。大渴引飲。化源告竭之象。風動痙厥之變。危在旦夕。急宜大劑清涼。以遏炎炎之勢。期其津生邪却。出險入夷乃吉。

【療法】大劑甘寒。以救燎原之急。

【處方】鮮生地六錢　天花粉三錢　二寶花六錢　川貝母二錢　生甘草八分

鮮石斛四錢　冬桑葉三錢　連　翹三錢　白　薇二錢　粉丹皮二錢

羚羊片八分　淡竹葉卅片　活水蘆根二兩

【二診】昨進甘寒清解。連服三劑。舌質轉潤。津液似乎來復。身熱引飲均減。夜寐稍安。此乃佳兆。惟目白紅絲。小溲短赤。脈數不靜。少陰之陰已傷。水不濟火。榮分之勢尚熾。木火升騰。前方既有效機。毋庸改弦易轍。

【二方】原方續服一帖。

【三診】症已三候。疊進甘寒清解。身熱大減。入夜安眠。夢語亦止。紅瘖滿佈。榮分之熱。以得外達。脈數不靜。小溲色黃。八日未更衣。陰液難以驟復。仍擬生津洩熱。佐以通腑。緩下存陰之意。

【三方】西洋參二錢　冬桑葉三錢　白　薇二錢　生甘草六分　郁李仁三錢

鮮生地四錢　川貝母二錢　粉丹皮二錢　硃茯神二錢　火麻仁四錢

鮮石斛四錢　天花粉三錢　活水蘆根二錢

【四診】身熱已退安眠。紅瘖漸化。腑氣亦通。舌轉紅潤。苔微白。脉濡軟兼數。精神疲倦。小溲淡黃。胃氣未復。邪退正虛。脾陽不振。今擬養正和胃。寒涼愼防過劑。

【四方】西洋參五錢　陳皮白一錢　川貝母二錢　通草八分　生白朮三錢

瓜蔞皮三錢　川石斛三錢　生甘草六分　秫米三錢包　雞內金二錢

【效果】前方連服三劑。飲食漸進。精神漸次恢復。

## □冒濕

王潤之住九江西門

【病者】路左。年三十八歲。

【病狀】身熱無汗。頭腰俱重。四肢無力。遍體倦怠不舒。

【病原】因遠行途中遇雨。全身俱濕。當晚覺有寒熱。以致肢軟無力。延已一週。

【診斷】右脉浮緩無力。左微弦無神。舌苔白滑。皮毛爲濕氣所蒙。以致頭重如裹。遍身疲倦。

【療法】治以疎解表濕爲要。

【處方】西羌活一錢　柴蘇葉一錢　青箬葉錢半　白蔻衣八分　香白芷八分

藿香葉錢半　桂枝木一錢　赤苓三錢

【二診】連服二劑。得微汗。頭重肢倦均減。惟脘次未舒。飲食未進。

【二方】白蔻仁五分　姜半夏二錢　生苡仁四錢　澤瀉二錢　西砂仁六分

廣陳皮錢半　連皮苓三錢　炒穀芽三錢

【效果】連進二劑。諸恙均愈。飲食亦進。

## □冒濕

陳慕李 住江蘇泰興城外

【病者】張左年二十八歲。

【病狀】身熱無汗。遍體不舒。頭重腰痛。肢體倦怠。

【病原】久雨初晴。日光所照之處。氤氳之氣上蒸。人在氣交之中。遂感其氣而發斯疾。

【診斷】脉象浮緩無力。舌苔薄白而滑。此乃濕邪在表。尚未轉裏。所以謂之冒也。

【療法】治以疏解表濕。冀得微汗。以舒肢體之倦怠。

【處方】西羌活八分　紫蘇葉一錢　連皮苓三錢　滑石三錢　青防風一錢

白蔻衣六分　炒苡仁二錢　車前子錢半　香白芷六分

【二診】服藥後得微汗。身熱頭重俱減。惟脘次未舒。口淡痰稀。小溲不爽。

【二方】原方去羌活蘇葉。加製半夏二錢　廣陳皮錢半　穀芽三錢

【效果】本方連服三劑。脘次寬暢。小溲亦利。飲食漸增。數日告痊。

## □寒濕

謝秉善 住江西廣昌縣

【病者】方左年三十七歲。

【病狀】遍體痠楚而痛。口淡不思飲食。手足怕動。懶於言語。終日倦怠無神。

【病原】多濕之體。兼感寒邪。遂成斯疾。

【診斷】脉象緩而兼緊。舌苔白膩。昔賢所謂濕家身煩疼。宜從表解之。

【療法】擬麻黃加朮湯。以期得微汗而解。

【處方】連節麻黃六分　川桂枝八分　光杏仁錢半　炙甘草錢半　蒼朮一錢

# 傷寒今釋

陸淵雷

太陽病。醫發汗。遂發熱惡寒。因復下之。心下痞。表裏俱虛。陰陽氣並竭。無陽則陰獨。復加燒鍼。因胸煩。面色青黃。膚瞤者。難治。今色微黃。手足溫者。易愈。

太陽病而發汗。於法爲不誤。遂發熱惡寒。是病不解。病不解則發汗徒傷其陽。此必汗不如法所致。凡桂枝證而誤用麻黃。麻黃證而誤用大青龍。皆爲汗不如法也。太陽不解。發熱惡寒。因復下之。則誤矣。誤下故心下痞。既因汗不如法而虛其表陽。又因誤下而虛其裏氣。是爲表裏俱虛。復加燒針。則火氣內攻。胸中煩熱。面色青黃爲陰竭。膚瞤爲陽亡。猶誤服大青龍而筋惕肉瞤也。陰竭陽亡故難治。手微黃而手足溫。則表裏雖虛。陰陽未竭。故易愈。丹波氏云。既云陰陽氣並竭。而又云無陽則陰獨。義不明切。諸家注說。糊塗不通。特柯氏於此二句不敢解釋。豈其遵闕如之聖訓耶。

錢氏云。手足溫。則知陽氣猶未敗亡。溫經復陽之治。尚可施也。張氏傷寒直解云。予親遇此證。不啻十百。皆從溫補而愈。

張氏傷寒宗印云。本經多有立論而無方者。有借醫之汗下而爲說詞者。多意在言外。讀論者當活潑潑看去。若留著於眼。便爲糟粕。如補方立論。何異懸瘤。案本論中有作商量之詞者若干條。殆臨床治病之際。記師弟所討論。故語氣與全書通例不同。太陽上篇三十一條云。傷寒脈浮自汗出云云。反與桂枝欲攻其表。此誤也。中篇四十七條云。浮爲在外。而反下之。故令不愈。今脈浮。故在外。四十八條云。八九日不解。表證仍在。此當發其汗。服藥已微除。其人發煩目瞑。七十七條云。病人叉手自冒心。師因教試令欬而不欬者。此必兩耳聾無聞也。百一十條云。此本柴胡證。下之以不得利。今反利者。知醫以丸藥下之。此非其治也。百二十七條云。太陽病當惡寒發熱。今自汗出。反不惡寒發熱。關上脈細數者。以醫吐之過也。百二十八條云。但太陽病當惡寒。今反不惡寒。不欲近衣。此爲吐之內煩也。百二十九條云。數爲熱。當消穀引食。而反吐者。此以發汗。令陽氣微。膈氣虛。脈乃數也。百三十條云。但欲嘔。胸中痛。微溏者。此非柴胡湯證。本條云。面色青黃。膚瞤者。難治。今色微黃。手足溫者。易愈。凡此諸條。或推論病能。或商量治法。玩其詞氣。皆是病證當前。本事而發。絕非汎論。注家於推勘病能諸條。往往爲之補立方劑。縱令切當。已爲懸贅。而況古文簡畧。有不可懸揣者乎。宗印之說。不爲無見。

心下痞。按之濡。其脈關上浮者。大黃黃連瀉心湯主之。

丹波云堅云。此邪熱乘誤下之勢。入而著心下以爲痞者。唯其無飲。故按之濡。脈浮而緊。而復下之。緊反入裏。則作痞。按之自濡。但氣痞耳。蓋言此證也。痞證因飲結者。必云痞鞕。此並云濡。以爲其別。且氣痞之稱。似言但是熱結。而非飲結。

錢氏云。其脈關上浮者。浮爲陽邪。浮主在上。關爲中焦。寸爲上焦。因邪在中焦。故關上浮也。

湯本氏云。心下痞者。胃部有自覺停滯膨滿。亦可他覺的觸知也。按之濡者。觸診上膨滿部輭弱無力也。然非自腹壁到腹底輭弱之謂。淺按雖濡。深按不濡。若使全然輭弱無力。無些微抵抗。則是純然虛證。當絕對禁忌下劑。今方中有大黃。可知本證有黃連證。而淺部輭弱。呈膨滿狀。深部必有抵抗力也。其脈關上浮者。先輩多以爲注文竄入。當删去。

館址 上海浙江路清和坊對過（郵政信箱一八三四號）

每星期六出版一冊

全年五十期連郵費二元四角 國外加半 郵票代洋九五折扣

# 衛生報

主編者 醫學家遺公尚

宗旨 鼓吹世界醫學大同 切實指導衛生方法 徹底說明醫學原理 解答一切疑難病症

發行者 上海衛生報館

第二卷第二十期

中華民國十九年六月廿八日出版

THE HYCIENIG WEEKLY 780 CHEKIANG ROAD, SHANGHAI, CHINA

## 本期要目



## 讀教育衛生兩部縷陳改定中醫學校名稱中醫參用西械醫院改為醫室各案經過情形感言（續）

郭鴻傑

（三）曰『惟重大學及專門學校入學資格。限高中畢業生。倘設中醫專門以上學校。所有高中畢業生。未必願入此類學校。……如不問資格。遽准設立學校。現行教育法令。幾同虛設。』按現有之中醫學校。因限於財力。與不得政府指導之故。其招生資格之複雜。固難隱諱。然今全國醫藥總會。已覺有提高中醫程度必要。亦會議定入學資格。須由高中畢業。運用科學方法。力行整理矣。而教部不加審查。予以指導。俾養高深學府。又焉知其高中畢業生。不願入此類學校耶。且過去入學程度或有不及者。果欲提高中醫。倘可設法以補習之也。抑如教部所擬。另為計劃。改名曰中醫學社。照學術團體辦理。入學者卽不須高中畢業生。不須採用學校方式以研討。而能有運用科學之機會。足以改進其中醫中藥者乎。

（四）曰『就事實論。中醫設學校。徒受入學資格之限制。似不必爭此虛名。……現擬將研究中醫處所之組織。稱為中醫學社。俾成為學術團體。……實欲中醫有自由進展之機會。不受教育規程之限制。』由是觀之。則中醫學校。入學者有高中畢業之資格。似可邀准立案。同列教系。中醫積年糾紜。亦迎刃而解矣。但事實是否如此。自來教部何不及早督促。使醫藥界有所遵循。而今醫藥界。竭其愚誠所辦之學校。以上海論。雖未盡善。然亦頗有改善規模。惟因所學不是純粹西醫。卽不問如何。學校二字之虛名尚不得稱。又必藉詞另為計劃。由傳習所換中學社。論於空掛頭銜之學術團體。使中西醫不得享受同一之法權。使有志研究中醫之青年。從此灰心。所謂非擯中醫於教育系統之外。實欲中醫自由進展。無啻即使中醫自由衰落。以至消滅而後已也。

(五)曰『至衛生部禁止中醫參用西藥一節。……而一部分舊醫冒效新舊。學理既不洞明。藥性更屬難知。……實有取締之必要。』按中醫果無意識。針藥亂施。固宜取締。然任何學術。當有共同研精之機會。政府不加以倡導與攷試。亦未聞有濫用西械西藥而肇禍者。又焉知其不明學理不知藥性乎。倘僅因有中醫之頭銜。即要取締。奈何教人心服。且如近來中醫學校。有聘西醫加授其藥理與治療技術。至開業時。抑亦不能運用之乎。如是則政府雖無禁錮中醫之意。己有禁錮其中西溝通之法。又從何而言改善。願吾國人。盍再思之。

(六)曰『至中醫不能稱醫院之原因。因中醫習慣。向只診脈開方。……如消毒法。使用大手術。屍體解剖。……在中醫則皆非素習。……非特管理上深感困難。且恐有危險之發生。……故有改定名稱之令』試問中醫院改稱醫室之後。若聚數千百人於一室。即可避免其消毒等法乎。中西醫治療設備方式。固有異同。吾們是中國人。所事當以中國為主體。倘於管理規則中稍有分別。又有何難。既謂決非即令降低名義之意。又何必改為醫室。竟曰『至於醫室之名如以為不妥。則改稱醫館醫社。或別項名稱。亦未始不可。』其用意反莫名其妙。嗚呼。中西醫之爭。豈果僅爭此等名稱乎。不然。則政府以為中醫只可個人於斗室中。診脈開方。不可設立醫院企圖改進者明矣。

綜觀以上所述情形。教衛兩部所謂改進中醫中藥。惟見於換湯不換藥之官樣文章。國人負有改進醫藥職責者。尤須加以致慮。努力自強。堅持正義。根據事實。以求相當辦法。貢獻於政府。挽回狂瀾。應有曙光。管見所及。惟有(一)望政府制定中西醫藥合併改進之法規。(二)關於醫藥衛生行政。須提拔中西人才。(三)現有中西醫學校須兼授中西技術。中西醫院。須兼備中西治療。(四)中醫界要努力從實際上謀革新。辦學校要提高其課程。與充分設備。辦醫院要詳實其紀錄。與擴大整理。勿再墨守舊章。頹靡放任。而貽人以口實。始有厚望。以本國醫藥能否切實改進。與國計民生關係至鉅。與言及此。對於教衛兩部微有妥議之處。惟念芻蕘之詞。古聖不拒。知我罪我。不暇計也。(完)

## 溼温證治芻言

秦丙丁

治溼温不可過表。過表則溼蒙清竅。每致神昏耳聾。且多汗不已。亡陽堪虞。亦不可過攻。過攻則脾陽受傷。易致洞泄溏瀉。此汗下之宜慎也。再如過於溫燥。則脣齒焦裂。有內陷之憂。過於滋潤。則養[illegible]貽患。溼熱愈增。更難速痊。此清燥之宜慎也。惟宜其胃氣。通其上焦。輕清靈滲。乃治此症無上妙訣。非變幻乍起。病勢轉危。萬不容輕事更張。小題大做也。

## 半邊頭風經驗方

張仲僊

半邊頭風。即偏頭痛。左為血虛。右屬氣熱。此症以外治。收效最速。蓋頭為天象。位君極高。凡服藥由口經食管。直至於胃。至胃始輸藥液於上。迨藥性至止。其力已微。故功效稍難。外治之方。用蓖麻子三錢。去殼。大棗五枚。去核。同搗研如泥。塗棉紙上。用箸一隻捲之。去箸納鼻中。經三小時。取下。如已流涕。其痛即愈。如不流涕。痛亦未止。仍納鼻中。越時許。復取下。必涕流而痛止。按蓖麻子善於取吸。能引風外出。大棗質甘。能黏藥末。至捲藥用箸。納鼻去箸者。蓋留孔使邪出有路也。此法靈驗異常。較用生萊菔汁注鼻者。有過之無不及焉。

【二診】連進二帖。遍體痠疼及倦怠較愈。惟飲食未思。胃氣未和。

【二方】西砂仁六分　炒苡仁三錢　炒枳殼錢半　赤苓三錢　焦蒼朮一錢
白蔻衣八分　法半夏二錢　滑石三錢

【效果】連服三劑。飲食漸進。調理旬餘。恢復原狀。

## ■濕痺腫喘

王瑞如住蘇州齊門

【病者】程左。年三十七歲。

【病狀】據述先由面浮。次及足腫。腹滿氣鬱。以致咳喘多痰。

【病原】濕邪久鬱。氣化不宣。因而成痺。

【診斷】脉來浮濇。舌苔白滑。症由濕鬱兼風。所以腫自面起。氣鬱不舒。以致喘咳。所以謂之濕痺。

【療法】治以五皮飲增損。以期宣通脈絡。

【處方】蘇子二錢 蘇葉八分　大腹皮二錢　冬瓜子皮各四錢　光杏仁三錢　廣陳皮錢半
漢防已二錢　萊菔子二錢　連皮苓三錢　飛滑石三錢　葱白二枚

【二診】連服三劑。喘滿已定。面浮漸平。

【二方】原方去蘇葉葱白。加砂苡仁三錢。穭豆衣三錢。晚蠶砂三錢。

【效果】連服五劑。諸恙俱減。後以調理脾胃之劑。連服六劑全愈。

## ■兩脚骨骱疼痛

王瑞如住蘇州齊門

【病者】賈左。年三十六歲。

【病狀】兩脚疼痛非常。寸步不能行。日夜呼號不已。所幸飲食如常。別無他苦。

【病原】因事下鄉距城數里。偶爲暴雨所阻。雨止途中蓄水。不得已涉水而行。症因氣血跑熱。驟爲冷水所逼。

【診斷】飲食如常。大小便依舊。是裏無病也。骨骱煩疼。乃濕流關節。此乃中濕之症也。

【療法】治宜疏通關節。

【處方】全當歸三錢　桂枝節二錢　桑枝節一兩　淮牛夕二錢　川芎一錢

油松節三錢　杉木節三個　竹枝節三錢　白芍二錢　甘草節一錢

【效果】一劑後痛減。連服八劑。兩足痛勢全蠲。

## □濕痺

丁濟仁住上海法界格洛克路

【病者】陳左年三十七歲。

【病狀】兩足艱於步履。疼痛無常。伸屈不利。

【病原】既傷於濕。復受於寒。寒濕交併。遂成痺症。

【診斷】寒濕爲陰滯之邪。壅閉脉絡。以致不通。不通則痛。通則不痛。

【療法】治以通經活絡。袪寒化濕。

【處方】連節麻黃三分　伸筋草三錢　淡附子六分　生白朮錢半　西菁皮錢半

絲瓜絡三錢　炙甘草五分　生苡仁三錢　左秦艽二錢　炒白芍二錢

【效果】藥服三劑。痛勢較減。連服六劑。其病霍然。

## □伏温濕熱

張溯源住浙江定海

【病者】吳右年三十六歲。

【病狀】午後身熱。舌質光絳。咳嗆。脉來濡數。

【病原】伏温濕熱。

【診斷】伏邪濕熱蘊蒸氣陰。暗傷肺胃。肅降失司。嗆咳月餘。慮其入損。

【療法】治以清肺化痰扶正達邪。

【處方】南沙參三錢　抱茯神二錢　橘白絡各八分　川貝母三錢　銀柴胡八分
炙遠志一錢　冬瓜子三錢　枇杷葉三錢包　霜桑葉三錢　生甘草五分
活蘆根一兩

【二診】連服二劑。症勢未見增損。

【二方】北沙參三錢　光杏仁三錢　抱茯神三錢　橘白八分　香青蒿錢半
冬桑葉三錢　生甘草六分　紫菀二錢　川貝母二錢　旋覆花一錢包
枇杷葉二錢包。

【三診】連服三劑。嗆咳較平。午後熱勢亦減。惟氣陰一時難復。尚有喉乾入夜少寐之現象。

【三方】北沙參三錢　炒黃芩一錢　女貞子三錢　生白朮一錢　抱木茯神二錢
金銀花三錢　生鱉甲五錢先煎　旋覆花一錢包　川貝母二錢　生甘草五分
紫菀二錢

【四診】連服二劑。諸恙漸有轉機。尚未思食。仍以原法加易治之。

【四方】原方去銀花黃芩。加製首烏三錢。夜交籐三錢。

【效果】前方服五劑。諸恙均痊。連服五劑。恢復原狀。

伏温濕邪夾滯

楊志一 住上海雲南路會樂里

【病者】王左年三十七歲。

【病狀】身熱汗洩不暢。大便溏泄。兼瀉黑水。胸悶泛嘔。頭脹骨楚。苔黃膩微糙質紅。脉濡滑而數。

【病原】濕温夾滯。

【診斷】濕滯互結。阻遏淸陽。以致脘悶泛噁。頭脹骨楚。症勢漸劇。防增變端。

【療法】清解宣化

【處方】粉葛根錢半　焦查炭三錢　金銀花三錢　連皮苓三錢　鮮藿香錢半
象貝母三錢　大腹皮三錢　飛滑石三錢　鮮佩蘭一錢　江枳殼錢半
鮮荷梗一尺

【二診】藥後全體得汗。熱勢較輕。胸悶泛噁。頭脹骨楚。未見進步。仍以原法加宣中之品治之。

【二方】製川朴八分　鮮藿香錢半　焦查炭三錢　大腹皮二錢　製半夏二錢
薄荷尖一錢　銀花炭三錢　連皮苓三錢　廣陳皮一錢　光杏仁三錢
荷梗一尺

【三診】連服宣中化滯。脘次稍舒。仍以原法加減治之。

【三方】製川朴八分　製半夏二錢　大豆卷三錢　枳實炭錢半　白蔻仁五分
廣陳皮錢半　晚蠶砂三錢　大腹皮三錢　杏苡仁各三錢　廣藿香錢半
連皮苓二錢　荷梗一尺

【四診】連服二劑。脘次較舒。嘔噁亦止。惟有骨楚未愈。而頭脹亦漸瘥。可原法增損治之。

【四方】廣藿香錢半　絲瓜絡三錢　晚蠶砂三錢　益元散三錢包　薄荷尖八分

中国近现代中医药期刊续编·第一辑

忍冬藤三錢　法半夏二錢　連皮苓三錢　光杏仁三錢　大豆卷三錢

【效果】二劑後去藿香薄荷加穀芽三錢。白朮錢半。連服三劑。飲食漸進。原狀漸有恢復之象。

□伏溫濕熱夾滯　張幼軒住蕪湖

【病者】姜左。年四十三歲。

【病狀】身熱七天。汗洩不暢。胸痞泛嘔、腹痛隱隱、大便溏泄。小溲渾赤。舌苔黃膩。脉濡滑而數。

【病原】伏溫濕熱夾滯。

【診斷】溫邪兼濕、復因停滯、以致胸痞泛嘔、腹痛隱隱。大便溏泄。小溲渾赤。乃濕溫夾滯。交蘊陽明爲病。

【療法】葛根黃芩黃連湯加味。

【處方】粉葛根二錢　炒枳殼二錢　大腹皮三錢　銀花炭三錢　淡黃芩八分
六神曲三錢　連翹殼二錢　赤猪苓各二錢　小川連三分　黑山查三錢
乾荷葉一角

【二診】藥後得汗。胸痞較舒。仍以原法加易。

【二方】粉葛根二錢　炒枳殼二錢　大腹皮二錢　銀花炭三錢　酒炒黃芩一錢
光杏仁三錢　冬瓜仁四錢　雞蘇散三錢包　苦桔梗一錢　六神曲三錢
乾荷葉一角

【三診】胸痞泛嘔已蠲。腹痛亦止。惟大便仍溏。小溲赤。身熱未淨。再以原法加易。

【三方】粉葛根二錢　生苡仁四錢　晚蠶砂三錢　雞蘇散三錢包　銀柴胡八分
枳實炭二錢　銀花炭二錢　赤猪苓各二錢　炒子芩八錢　大腹皮二錢

車前子錢半包

【效果】連服二劑身熱已退。小溲亦淸。大便二日未行。去葛根柴胡。加白朮錢半。雞內金一錢。服三劑後。飲食漸進。調理一週而愈。

## □伏溫濕熱夾滯

景芸芳 住上海黃家闕路久安里三號

【病者】董右。年二十七歲。

【病狀】身熱五日。入夜更甚。且有譫語。泛噁。胸悶不舒。口乾引飲。大便溏泄。苔黃膩。脈濡滑而數。

【病原】本有伏邪。近因停滯。釀成斯症。

【診斷】伏溫濕熱蘊釀有日。近因夾滯交阻陽明。以致氣機不得舒暢。加以天癸適値其時。慮其熱入血室。致生變端。

【療法】急宜淸溫解肌。宣化淡滲。

【處方】粉葛根二錢　六和曲三錢　酒炒黃芩一錢　金銀花三錢　蘇薄荷一錢

枳實炭錢半　連翹殼二錢　生苡仁三錢　炒川連三錢　鮮竹茹二錢

通草八分

【二診】藥後得汗。熱勢較輕。餘症如常。

【二方】粉葛根二錢　大豆卷三錢　枳實炭錢半　金銀花三錢　蘇薄荷一錢

六和曲三錢　鮮竹茹二錢　生苡仁四錢　連翹殼二錢　光杏仁三錢

通草八分

【三診】午前熱勢雖輕。入暮譫語尤甚。大渴引飲。胸痞不飢。甚則泛噁。大便溏泄多次。夜臥不能安席。勢有入營之險。舌苔淡膩而乾。脈來沉數。

【三方】瓜蔞皮三錢　京元參三錢　冬瓜子四錢　光杏仁三錢　川貝母二錢
小生地三錢　天花粉三錢　竹茹二錢姜汁炒　金銀花二錢　粉丹皮二錢
晚蠶砂三錢　雞蘇散三錢包

【四診】藥後入夜安臥。譫語亦減。脘次稍舒。多飲則嘔。治宜清營中仍寓宣化之意。

【四方】瓜蔞皮三錢　廣陳皮錢半　金銀花三錢　連皮苓三錢　象貝母二錢
炒枳殼三錢　晚蠶砂三錢　雞蘇散三錢包　光杏仁三錢　粉丹皮二錢
大豆卷三錢

【效果】連服三劑。諸恙已愈。調理兩週。始復原狀。

## □伏邪夾濕夾滯

趙友如住鎮江張飯店巷

【病者】范左年四十餘。

【病狀】身熱五日有汗不解。胸悶泛噁。口乾引飲。時有咳嗽咯痰不爽。舌苔黃膩。脈象濡數。大便溏泄。小溲短赤。

【病原】伏邪夾濕夾滯。

【診斷】伏邪夾濕滯為患。肺胃受病。温漸化熱。滯積化燥。陰液暗傷。津少上潤。以致口渴胸悶。熱移大腸而便溏泄。

【療法】急擬清解宣肺化痰。

【處方】粉葛根錢半　六和曲三錢　銀花炭三錢　象貝母三錢　香佩蘭錢半

焦査炭三錢　硃茯神二錢　鮮竹茹二錢　大豆卷三錢　炒枳實錢半

枇杷葉二片包

【二診】昨進清解宣肺化痰滯之劑。病勢未見進退。茲以原法增損治之。

【二方】粉葛根錢半　六和曲三錢　金銀花三錢　冬瓜仁四錢　香佩蘭錢半

炒枳實錢半　全瓜蔞四錢　象貝母三錢　大豆卷三錢　枇杷葉二錢包

【三診】藥後三時得堅硬大解一次。安臥二小時。熱勢大減。餘恙亦漸輕。仍以原法增損

【三方】大豆卷三錢　廣陳皮錢半　金銀花三錢　炒枳實錢半　香佩蘭錢半

杏仁泥三錢　冬瓜仁四錢　連皮苓三錢　法半夏二錢　象貝母三錢

【四診】前方連服三劑。咳嗽已愈。胸悶亦舒。惟口仍渴。津液受傷。不能上潤。治以生津兼扶正之品。

【四方】北沙參二錢　生甘草四分　金銀花三錢　象貝母二錢　生白朮一錢

杏仁泥三錢　天花粉三錢　飛滑石三錢包　大豆卷三錢　瓜蔞皮三錢

【效果】連服三劑。諸恙漸痊。飲食漸進。調理一週而愈。

## □伏邪夾濕夾滯

楊巨川住鎮江城內

【病者】李左。年四十三歲。

【病狀】身熱七日。早輕夜重。胸悶。便溏。口苦作粘。泛噁。小溲渾赤。舌苔色白而膩。脈來濡滑。

【病原】伏邪夾濕夾滯。

【診斷】濕滯盤踞。阻遏清陽。以致太陰陽明失其固有之權。濕遏熱伏。氣機不宣。慮其深入險途。不易爲力。

【療法】治以芳香宣化。

【處方】廣藿香錢半　製川朴八分　光杏仁三錢　生苡仁四錢　清水豆卷三錢
六和曲三錢　大腹皮三錢　連皮苓三錢　白蔻衣八分　炒枳殼錢半
鮮荷葉一角

【二診】藥後脘次稍舒。餘症如常。

【二方】原方連服一劑。

【三診】服藥後得微汗。熱勢稍輕。胸悶亦減。惟泛噁便溏未愈。以前方加減治之。

【三方】清水豆卷三錢　光杏仁三錢　廣陳皮錢半　大腹皮三錢　淡豆豉三錢
製川朴八錢　炒枳殼二錢　炒苡仁四錢　藿香梗錢半　法半夏二錢
連皮苓三錢　鮮荷葉一角

【四診】前方連服二劑。泛噁亦止。胸悶亦舒。兩日未得大便。

【四方】北沙參三錢　法半夏二錢　大腹皮三錢　益元散三錢包　大豆卷三錢
新會皮錢半　光杏仁三錢　連皮苓三錢　生苡仁四錢　枳實炭二錢
炒穀芽三錢　新荷葉一角

【效果】連服三劑諸恙已痊。飲食漸進。調理十日。漸復原狀。

## ▣濕溫氣陰兩傷

何少臣 住蕪湖

【病者】李左。年四十五歲。

【病狀】午後身熱匝月不解。大便溏泄。胸膺疼痛。兩耳失聰。口乾引飲。嗆咳咯痰。舌質不潤。脈來濡小而數。

【病原】初病失治。遷延匝月。

【診斷】濕溫蘊釀日久。以致氣陰兩傷。津不上潤。致有口乾耳聾乾咳等症。

【療法】正不勝邪。即無禦邪外達之機。治宜却邪仍兼顧正之意

【處方】鮮沙參四錢　霜桑葉三錢　粉丹皮錢半　絲瓜絡三錢　陳皮白一錢
川貝母二錢　冬瓜仁四錢　嫩白薇錢半　天花粉三錢　連翹錢半

【二診】連服二劑。午後身熱已退。大便溏泄亦減。惟兩失聰。口渴引飲。遍體痠楚。胸膺疼痛。舌質紅。苔薄膩。脈滑數。伏溫化熱。蘊蒸陽明。陰液已傷。津少上潤。再宜生津清解。

【二方】北沙參四錢　金銀花三錢　川貝母二錢　連翹二錢　天花粉三錢
硃茯神二錢　瓜蔞皮三錢　絲瓜絡三錢　炒白薇錢半　冬瓜仁四錢
鮮蘆根一兩

【三診】連服三劑。舌潤渴止。遍體酸楚。及胸膺疼痛均減。兩耳亦稍有知覺。漸入佳境。仍以原法兼扶正之品。

【三方】西洋參五分　炒白朮一錢　川貝母二錢　晚蠶砂三錢　北沙參三錢
硃茯神二錢　絲瓜絡三錢　六一散三錢　生苡仁四錢　鮮蘆根一兩

【效果】連服三劑。諸症已蠲。調理十日而愈。

## □濕溫氣陰兩傷

葛益民住河南開封

【病者】葛左。年三十九歲。

【病狀】身熱十日不解。咳嗽痰內帶紅。口乾引飲。小溲短赤。神識時明時昧。兩耳失聰。舌質光絳。苔黃膩。脈弦小而數。

【病原】體質素弱。加以伏溫濕邪釀成斯症。

【診斷】氣陰兩傷。無以禦邪外達。伏温濕熱。醞成痰濁。薰蒸少陽陽明爲病。肝火乘勢上升。剋制肺金。正不支持。慮中生變。

【療法】扶正和解。生津清肺。

【處方】吉林參鬚八分　霜桑葉三錢　嫩白薇錢半　黛蛤散八錢　鮮沙參八分
帶心連翹四錢　硃茯神三錢　冬瓜仁三錢　銀柴胡八分鱉血炒　川象貝三錢
光杏仁三錢　鮮竹茹錢半　活蘆根一兩　蠶豆花露一斤代水

【二診】前方連服二劑。身熱雖減未退。神識較清。仍以原方加易。

【二方】西洋參一錢　川貝母三錢　桔　梗錢半　霜桑葉三錢　黛蛤散錢半
鮮沙參六錢　柴　胡三錢　杏　仁三錢　鮮竹茹二錢　雲茯苓三錢
清水豆卷三錢　活蘆根一兩

【三診】前方又服二劑。咳嗽亦減。痰紅亦蠲。惟熱勢未盡。耳聽未復。小溲仍赤。大解七日未行。治以清熱生津。

【三方】鮮沙參三錢　光杏仁三錢　大豆卷三錢　枳實片錢半　全瓜蔞三錢
冬瓜仁四錢　紫　菀二錢　生苡仁三錢　川貝母二錢　黛蛤散四錢
活蘆根一兩　滑　石三錢包

【四診】一劑後得大解二次。身熱已退。耳有所聞。出險入夷。

【四方】原方去枳實瓜蔞加雲茯苓三錢晚蠶砂三錢

【效果】先後共服藥八劑。諸恙均退。惟飲食未香。原方加益智仁二錢。砂仁殼八分。連服三劑。飲食漸進。調理半月。恢復原狀。

## □濕温蘊蒸勢將化燥

吳致平住上海同孚路

【病者】池左年五十八歲。

【病狀】身熱晚甚有汗不解。口乾引飲。小溲渾赤。舌質紅。苔黃膩。脉濡滑。

【病原】伏邪濕熱蘊蒸。

【診斷】少陽陽明爲温邪濕熱薰蒸。以致口渴引飲。入暮熱勢尤甚。濕乃陰邪。自旺於陰也。漸有入營之象。慮其神糊譫語。大有綿纏不解之勢。

【療法】和解宣化。

【處方】銀柴胡八分　水炙桑葉三錢　帶心連翹三錢　廣陳皮錢半　鮮佩蘭錢半
仙半夏二錢　硃茯神二錢　冬瓜仁三錢　銀花炭錢半　淡黃芩一錢
鮮荷梗一尺

【二診】連服二劑。熱勢稍減。仍以原方加易。

【二方】淸水豆卷三錢　法半夏錢半　帶心連翹二錢　金銀花三錢　香佩蘭錢半
廣陳皮一錢　酒炒黃芩一錢　川貝母二錢　炙桑葉二錢　炒苡仁四錢
鮮荷梗一尺

【三診】前方連服三劑。午後熱勢亦減。口亦不甚渴。大有轉機之象。以原法增損治之。

【三方】淸水豆卷三錢　瓜蔞皮三錢　連翹二錢　晚蠶砂三錢　香佩蘭錢半
川貝母三錢　杏仁泥三錢　鷄蘇散三錢　金銀花三錢　生苡仁四錢
廣陳皮錢半

# 傷寒今釋

陸淵雷

## 大黃黃連瀉心湯方

大黃二兩　黃連一兩

右二味。以麻沸湯二升漬之。須臾。絞去滓。分溫再服。（原注臣億等之詳大黃黃連瀉心湯諸本皆二味又後附子瀉心湯用大黃黃連黃芩附子恐是前方中亦有黃芩後但加附子也故後云附子瀉心湯本云加附子也）

錢氏云。麻沸湯者。言湯沸時泛沫之多。其亂如麻也。全生集作麻黃沸湯。謬甚。周氏云。以麻沸湯漬之。其氣味之出。經而且活。以大力之體。爲經清之用。非聖人其孰能之。成氏云。以麻沸湯漬服者。取其氣薄而泄虛熱。尤氏云。成氏所謂虛熱者。對燥屎而言也。非陰虛陽虛之謂。蓋熱邪入裏。與糟粕相結。則爲實熱。不與糟粕相結。即爲虛熱。本方以大黃黃連爲劑。而不用枳朴芒硝者。蓋以泄熱。非以蕩實也。案林億謂本方當有黃芩。今考諸瀉心湯皆芩連合用。千金翼注亦云此方必有黃芩。藥徵謂黃連主治心中煩悸。旁治心下痞。黃芩主治心下痞。則此方之有黃芩無疑。金匱驚悸吐衄篇瀉心湯。大黃二兩。黃連黃芩各一兩。即本方有黃芩者。而方名不冠大黃黃連字。則是一方而二名。如本論之白散。金匱名桔梗白散。理中湯丸。金匱名人參湯。皆是一方兩名之例。

吉益氏云。大黃黃連瀉心湯。治心煩。心下痞。按之濡者。又云。瀉心湯。治心氣不定。心下痞。按之濡者。（東洞以瀉心與大黃黃連瀉心爲二方故云爾）鐵樵先生云。舌絳而乾。復見滑數之脈。再有胸痞按之濡之證。然後可用大黃黃連瀉心湯矣。案黃連黃芩。主身半以上之充血。故舊說謂之心火。凡用瀉心。當以此準之。

驪鼻老人用方經權云。大黃黃連瀉心湯。治氣火上逆衝心胸嘔吐惡心。（湯本云此乃熱氣衝逆非水毒上逆故不同半夏生薑）肩背疼痛（湯本云於柴胡證頸項強之部位或強急或疼痛與葛根證之肩背強急異）頭旋目眩（湯本云腦充血之結果也）舌焦口乾者。（湯本云體內有熱氣即充血或炎症之徵）或諸氣憤厥。百思輻湊。胸滿氣塞。（湯本云即心下痞也）神情不安。通宵不寐。默默面壁。獨語如見鬼。惴惴羞明。鬱陶避人。潔癖氣習。或狂傲妄言。自智自遵。無悲憂之因。而如遇大故。發狂叫號。欲伏刃投井者。或鼻衄喀血。若下血。涉年不愈者。或卒倒口噤。不省人事。湯水不下。半身不遂。手足拘攣。氣上衝胸。痰涎壅盛。眼戴口喎。面如塗朱。脈弦而數。甚則直視不瞷。針灸不覺者。（湯本云以上諸證因各部充血或炎症也）東洋先生（山脇東洋）以此方療以上諸證。不惑於他藥。至如氣疾狂癇偏枯。往往服此方一二月或二三年。以持重爲要。先生於此方。可謂妙應如神。

湯本氏云。以上諸證。多須本方者甚多。誠如驪老所言。然病證上單用者少。宜與他方併用者多。又云。瀉心湯（有黃芩者）適應症甚多。畧舉梗概。如腦出血。半身不遂。顏面神經麻痺。衄血。肺結核之發熱欬嗽喀血。（案肺結核陰虛者不宜此湯）胃出血。胃潰瘍。痔出血。眼耳鼻舌口腔咽喉諸疾。發狂等。又火傷後大熱煩躁。嘔吐下利。及船車眩暈等症。皆有奇效。

## 藥物學上之藥物用品

葉勁秋

1. 煎劑　煎劑者。即我國最通行之湯液法者是。俗稱煎藥。藥物學上謂之煎劑。惟須以藥物切成均等之粗末。入磁罐。加適當之水。時時振盪之。在重湯煎上(俗謂隔湯燉)煎三十分鐘。趁熱濾過。用其濾液。

2. 浸劑　浸煎者。即爲熱湯浸出之藥液也。以藥物製成均等之粗末。入温湯。熱於重湯煎上五分鐘。濾過。取其濾液。冲以沸湯。即可供飲。大概藥物氣味之易於揮發者。宜於浸劑。

3. 酒浸劑　酒浸劑者。爲用酒類浸出藥物有效成分之質汁也。將藥物浸入燒酒或陳酒。一二日或七八日即成。取服殊便。

4. 粉劑(或稱散劑)　粉劑者。即以藥物製成粉末。以便應用。法以藥物入搗臼或乳鉢。碎爲細粉。用熱水調服。

5. 丸劑　丸劑者。先以藥物爲粉末。和蜂蜜或麵糊。或清水或米飯等製成一定大小之圓粒。便于應用。

6. 膏劑　膏劑者。即將多量藥物浸水。用火煎取質汁。和以粘膩性之膠屬。熬以成膏。臨服用沸湯冲。

館址 上海浙江路清和坊對過（郵政信箱一八三四號）

每星期六出版一册

全年五十期連郵費二元四角國外加半郵票代洋九五折扣

# 衛生報

主編者 醫學家趙公尚

宗旨 鼓吹世界醫學大同 切實指導衛生方法 徹底說明醫學原理 解答一切疑難病症

中華民國十九年七月五日出版

第二卷 第二十一期

發行者 上海衛生報館

THE HYCIENIG WEEKLY 780 CHEKIANG ROAD, SHANGHAI, CHINA

## 本期要目



## 處理急痧霍亂之方法

謝利恆

天時酷熱。急痧霍亂日多。上海人烟稠密。暑濕蒸鬱。尤易釀成疾疫。好善之士。多設時疫醫院以資方便。有防疫針以預防於前。有鹽水針以救急於後。方法雖善。然非可統治一切所謂時痧霍亂也。夫尋常感冒。尚須研究病情。以爲施治標準。矧茲危險重症。豈可無分析處理之法。故說明如左。以爲家庭衛生之助。

△病前預防法

（一）酷暑蒸發之際。皮膚毛竅齊開。貧者暮宿堦墀。飽受夜中風露。富者居涼飲冷。飽受電扇急風。於是風寒深入於經絡。速則爲寒霍亂。遲則蘊爲難治之秋溫。皆非防疫針所能預擬。故暑天切忌受寒。

（二）夏季暑濕交侵。脾胃消化已弱。再恣食酒肉肥甘冰類水菓。於是腸部宿垢。益積滯難化。一至秋涼。或發爲瘧。或發爲痢。苦痛之狀。甚至致命。故暑天切忌妄食。

（三）精髓爲人體生命之本。內濡百骸。外抗菌毒。極爲寶貴。然當此酷暑之際。已經消爍折耗。若再恣於色慾。以戕其根本。則無論何種病症侵入身體。均如摧枯拉朽。多致不救。故暑天切忌房事。

（四）百憂感心。萬事勞形。爲吾人生活上所不能免。但當此酷暑之際。雖不能完全休養。而外務亦宜力從節省。以免形神疲困。則暑邪無從侵入。故暑天切忌多勞。

右四者若能注意。則時痧霍亂自不能傳染。不能注意。雖打防疫針亦無益。

△既病治痧法

既遇傳染。必須治療。輕者俗稱起痧。重者名曰霍亂。因其傳染迅速。故俗稱爲時疫。其症爲頭昏胸悶腹痛泛噁或吐或瀉則一也。但性質須分四種。用藥大有別區。

(一)屬於受熱者。用臥龍丹、紫金錠、紅靈丹、行軍散。

(二)屬於受寒者。用蟾酥丸、純陽正氣丸、辟瘟丹。

(三)寒熱夾雜者。用蟾酥丸、十滴痧藥水、刮痧法。

(四)挾食滯者。先以蕩滌腸胃爲主。又分三法。

(甲)滯在胃而嘔者。用平胃散、午時茶、神麯、山查、麥芽、之屬。

(乙)滯在腸而痛瀉者。屬寒用木香檳榔丸、屬熱用枳實導滯丸、萆麻子油。

(丙)胃腸俱有滯者。用保和丸、藿香正氣丸。

凡挾食滯之痧疫。大忌服蟾酥丸紅靈丹等香料藥以破氣。氣傷而食滯不去。反難着手。又大忌服各種痧藥水。因其中有鴉片精。足以收斂著濕積滯。使之不能排洩而成危症。

以上四類。均係較輕之普通痧症。除食滯外。刮痧法最適用。挑痧則流弊甚多。

△霍亂分乾霍亂濕霍亂兩種

(一)乾霍亂。脘腹痛悶欲死而不吐瀉。俗稱絞腸痧是也。

先以臥龍丹吹鼻。再服痧藥水。或飛龍奪命丹。蘇合香丸。外用刮痧法。挑痧間亦有效。舌苔白膩者。以肉桂末五分納臍孔中。以老姜片及艾絨灸之至熱而止。或以熱手巾覆腹部痛處。上灑鴉片精少許。頻換之。

(二)濕霍亂。吐瀉同時並作。一點鐘內至數十次。全身水分泄盡。體溫低而螺門癟。命在呼吸者。則時疫醫院之鹽水注射爲唯一救治法。初起不妨多服痧藥水以治標。切忌用針挑痧以泄元氣。

△病後調治法

各症以濕霍亂爲最重。惟注射鹽水可挽救。挽救後必須再認眞治療。非注射後卽可了事也。

(一)腸胃枯槁。元氣將絕者。宜大劑理中湯。或獨參湯。

(二)腸胃枯槁。肢冷脈伏者。宜附子理中湯。

(三)津液枯槁。遍身作痛而舌淨者。宜復脈湯。或六味地黃湯。

(五)浮陽上越面熱足冷者。宜三甲復脈湯。

(六)暑濕未淨。表裏不和者。宜六和湯。倘有吐瀉餘波者。宜理中湯。及藿香正氣散。

(七)熱邪未淨者。宜黃連解毒湯。

(十)吐瀉止而轉筋腹痛者。宜蠶矢湯。

總之時疫醫院之鹽水針。只能作濕霍亂救急之用。救轉後亟須認眞治療。虛者補之。滯者和之。寒者溫之。熱者涼之。餘邪未淨者清肅之。隨症施治。病去爲止。若以注射鹽水卽爲了事。則性命仍難保全耳。

冷水不可飲。飲了肚皮痛。
生菜不可吃。吃了成痞癀。

【四診】前方服四劑。身熱口渴均愈。得大便二次。小溲亦長。惟飲食未思。精神仍疲。治以醒脾理濕之症。

【四方】北沙參二錢　杏仁泥三錢　晚蠶砂三錢　寒水石三錢　生於朮一錢

象貝母二錢　金銀花二錢　連皮苓三錢　生苡仁三錢　砂仁殼八分

【效果】症勢將欲化燥。連進升清降濁之品。已入坦途。調理一週。即復原狀。

## ◻濕溫化燥

趙友如住鎮江張飯店巷

【病者】吳左。年三十六歲。

【病狀】身熱兩候。白痦隱而未透。口乾泛噁。便溏。胸悶嗆咳。舌苔黃糙而膩。脈象濡數。

【病原】伏邪濕熱蘊蒸化燥。

【診斷】伏邪濕熱蘊蒸日久。溫化熱。濕化燥。陰液已傷。津少上潤。肺失清肅。胃乏和降。津液不佈。則凝滯而成痰。此時正當危險之際。頗慮生變。

【療法】治以潤燥生津。

【處方】鮮石斛三錢　川貝母二錢　光杏仁三錢　鷄蘇散三錢包　金銀花三錢

瓜蔞皮三錢　連翹二錢　連皮苓三錢　藿梗錢半　冬桑葉三錢

活蘆根二兩

【二診】胸脘背部白痦滿佈。形如水晶之光潤。熱勢較減。胸悶稍舒。佳兆也。仍以原法增損。

【二方】原方加天花粉。連服一劑。

【三診】藥後舌質轉潤。胸悶亦舒。泛噁已蠲。病勢雖逾險嶺。尚未全入坦途。仍以生津和解化痰。

【三方】北沙參三錢　川貝母二錢　霜桑葉三錢　硃茯神三錢　粉葛根錢半

光杏仁三錢　連翹錢半　六一散包三錢　天花粉三錢　金銀花三錢

酒炒黃芩一錢　活蘆根一兩

【四診】前方連服二劑。熱勢全退。惟便溏嗆咳未除。仍以原法加易。

【四方】北沙參三錢　蜜炙紫苑二錢　金銀花三錢　雲茯苓三錢　野於朮一錢

枇杷葉三錢蜜炙　川貝母二錢　六一散包三錢　光杏仁三錢　天花粉三錢

活蘆根五錢

【效果】前方連服二劑。嗆欬已愈。便溏亦止。原方加淮山藥三錢。接服四劑。調理一週。精神漸復。

## □濕溫化燥

劉壽康住上海高昌廟新廣街

【病者】楊右。年二十五歲。

【病狀】白痦雖佈。色不鮮明。身熱有汗不解。早輕暮重。兩耳失聽。嗆咳咯痰不爽。舌尖紅絳。苔黃。脉濡滑而數。

【病原】濕溫蘊蒸化燥

【診斷】溫化熱。濕化燥。蘊蒸肺胃。陰液已傷。津少上潤。以致白痦色光不鮮。兩耳失聽。咯痰不爽。俱由燥火傷及津液。症勢甚險。頗慮增劇。

【療法】治宜生津清解。

【處方】天花粉三錢　霜桑葉三錢　炒竹茹三錢　枳實炭錢半　銀柴胡八分

川象貝各二錢　冬瓜仁四錢　益元散包三錢　酒炒黃芩一錢　光杏仁三錢

鮮蘆根一兩。

【二診】熱勢雖輕。入暮尤甚。餘症未增未減。

【二方】鮮石斛三錢　酒炒黃芩一錢　川象貝各二錢　冬瓜仁四錢　天花粉三錢
連翹二錢　光杏仁三錢　枳實炭二錢　冬桑葉三錢　炒竹茹二錢
黑山梔二錢　鮮蘆根一兩

【三診】舌質較潤白痦有光。熱勢已減其半。既有進步仍以原方加易。

【三方】鮮石斛三錢　金銀花三錢　黑山梔錢半　象貝母三錢　天花粉三錢
連翹二錢　炒竹茹二錢　冬瓜仁四錢　霜桑葉三錢　黃芩一錢
全瓜蔞三錢　鮮蘆根一兩

【四診】舌轉紅潤。嗆咳多痰。入夜亦能稍寐。此乃佳兆。仍宜前法進步。

【四方】鮮石斛三錢　金銀花三錢　炒竹茹二錢　寒水石三錢　天花粉三錢
黑山梔二錢　晚蠶砂三錢　冬瓜仁四錢　霜桑葉三錢　連翹二錢
象貝母二錢　活蘆根一兩

【效果】前方連服三劑。諸恙肅清。調理兩週。飲食漸進。始復原狀。

## □讝語煩躁之濕溫

白光淇（任常州福泰行轉盧家巷鄭雪記藥號）

【病者】王左年二十一歲。

【病狀】濕溫月餘。午後灼熱。讝語煩躁。耳聾不聽。溺時管痛。神倦羸瘦。舌紅糙無津。便閉十餘日不解。脉弦數。

【病原】溫已化熱。濕已化燥。燥火入營。由少陰而內陷厥陰。

【診斷】傷津劫液。大有吸盡西江水勢。化源告竭。慮防痙厥風動變劇。

【療法】急以大劑生津涼營。清育解化。制其炎炎之威。冀望出險入夷

【處方】鮮生地五錢　大麥冬去心三錢　生石膏八錢　鮮金斛四錢　辰茯神三錢
肥知母二錢　粉丹皮三錢　帶心翹三錢　生甘草八分　蔞皮仁各三錢
白杏仁打三錢　滁菊花錢半　羚羊片四分　木　通八分　淡竹葉卅張

【二診】熱勢大減。仍以原方增損。

【二方】原方去羚羊片。加西洋參三錢。

【三診】諸恙均退。惟正虛難復。虛熱不退。

【三方】以西洋參湯代茶。日進牛乳一杯。

【效果】服西洋參牛乳半月之期。虛熱始退。

## □濕熱兩傷

繆長庚住丹陽城外

【病者】伍左。年四十六歲。

【病狀】汗出熱解。繼而復熱。舌滑不渴飲。脈緩。身痛。脘痞泛噁。

【病原】內不能運水穀之濕。外復感時令之濕。

【診斷】汗出則身痛解。而熱復作。乃濕熱相蒸之汗。濕屬陰邪。其氣留連。不能因汗而退。內不能運水穀之濕。脾胃困於濕也。外復受時令之濕。經絡亦困於濕矣。發表攻裏。兩不可施。此所謂濕熱兩傷是也。

【療法】黃芩滑石湯加味治之。

【處方】淡黃芩二錢　大腹皮二錢　通　草八分　晚蠶砂三錢　飛滑石三錢
白蔻仁五分　猪　苓三錢　生苡仁四錢　茯苓皮三錢　大豆卷三錢
車前子錢半

【二診】藥後病勢雖未見大退。亦未加增。蓋濕屬陰邪。未易驟減。仍宜原方再進一劑

【二方】原方連服一劑。

【三診】脘次較舒。嘔噁亦止。午後熱勢亦減。仍宜前方加易治之。

【三方】淡黃芩錢半　白蔻仁五分　大腹皮二錢　寒水石三錢　金銀花三錢
杏苡仁三錢　晚蠶砂三錢　猪苓二錢　大豆卷三錢　川茯苓皮三錢
車前子錢半

【四診】前方連服二劑。症勢大減。入暮熱勢亦輕。身痛已蠲。惟口渴思飲。原方增以生津之品治之。

【四方】金銀花三錢　瓜蔞皮三錢　晚蠶砂三錢　六一散三錢包　天花粉三錢
象貝母二錢　寒水石三錢　車前子錢半包　大豆卷三錢　杏苡仁各三錢

【效果】前方連進三劑。諸恙俱退。調理一週。卽霍然矣。

## ■濕溫漫佈三焦

朱炳熙住海寧郭村

【病者】邵左。年三十七歲。

【病狀】熱蒸頭脹。身痛嘔逆。小便不通。神色昏迷。苔白渴不多飲。

【病原】濕盛熱蒸。瀰漫三焦。

【診斷】表裡經絡臟腑三焦。均爲濕邪所困。頗慮內閉外脫。

【療法】急服安宮牛黃丸一粒。繼以茯苓湯加減治之。

【處方】茯苓皮三錢　豬苓二錢　白通草八分　晚蠶砂三錢　生苡仁四錢
大腹皮三錢　淡竹葉廿片　鮮竹茹二錢　碧玉散三錢　金銀花二錢

安宮牛黃丸一粒先用開水化服

【二診】頭脹稍減。小便亦通。人事較清。仍以原法連服一劑。

【二方】以原方又進一劑。再用安宮牛黃丸一粒先服

【三診】人事既清。原方加減治之。

【三方】金銀花三錢　絲瓜絡三錢　大腹皮三錢　白通草八分　連翹殼二錢
冬桑葉三錢　冬瓜仁三錢　赤猪苓各二錢　鮮竹葉二錢　生苡仁四錢
淡竹葉廿片　碧玉散三錢包

【四診】前方服二劑。熱勢大減。身痛亦舒。惟飲食未思。餘氣未淨。仍宜清熱兼分消之品治之。

【四方】瓜蔞皮三錢　冬桑葉三錢　炒穀芽三錢　六一散三錢包　象貝母三錢
絲瓜絡三錢　連皮苓二錢　白通草八分　金銀花三錢　生苡仁四錢
鮮荷葉一角

【效果】連服二劑。諸恙肅清。飲食漸進。調理十日。精神復原。

(四)濕脚氣　曹仁伯住南昌城內

【病者】夏左。年三十八歲。

【病狀】兩脚浮腫五日。麻木不仁。既痠且脹。舉步維艱。大便溏泄。溲短而赤。腹部胸脘痞悶。面色晄白。唇色淡口中亦作淡無味。

【病原】感受寒濕而病。

【診斷】舌色淡。苔白膩。脉來沉細而濇。症由寒濕而起。以致氣血不得宣通。遂成脚氣。症勢險惡。頗慮上衝而

生變端。

【療法】治以芳香氣盛之品。雞鳴散加味治之。

【處方】紫蘇葉一錢　花檳榔錢半　橘紅錢半　車前草一棵　苦桔梗七分

淮牛夕三錢　通草八分　生薑一錢　淡吳萸錢半　酒炒木瓜錢半

雞鳴時温服

【二診】連服二劑。大小便均通暢。濕既下達。症有轉機。惟足腫入暮尤甚。舌淡苔白。口不渴。胸脘痞悶。脉細濇。胃納不香。治再温通。仍防上衝生變。

【二方】川桂枝一錢　淡吳萸一錢　花檳榔錢半　白通草八分　紫蘇葉一錢

酒炒牛膝三錢　廣橘紅錢半　通天草三錢　木防已三錢　酒炒木瓜二錢

車前子二錢　鮮生薑三錢

【三診】連服二劑。胸脘痞悶較舒。惟痲木痠軟。步履維艱。一時不易驟退。仍以原法加易。

【三方】原方去紫蘇加雲茯苓三錢法半夏二錢

【效果】三劑後。飲食漸進。痲木痠軟。步履維艱。雖較已愈。惟恐一時難復原狀。因立丸方。緩爲調治。

【丸方】木防已一兩　酒炒牛夕八錢　炒山藥二兩　炙虎脛三錢　川桂枝五錢

廣橘紅四錢　雲茯苓一兩　川萆薢五錢　宣木瓜一兩　法半夏八錢

炒苡仁二兩　炒澤瀉六錢

右爲細末。加生薑四錢。紅棗二兩。煎水泛丸。如桐子大。每服三錢。開水送下。

## 【】風濕腫脹

曹介夫住臨淮關河北西渡口後邊

【病者】陸左年三十八歲。屠業。住臨淮關河南蒼口巷。

【病狀】面目先浮肢體後腫。咳喘氣逆平臥尤甚。大腹脹滿。小溲澁赤。脈浮緩。苔白膩。

【病原】據云嘔吐清水已多日矣。雖覺胸悶肢懶猶能強自支持。因往鄉間購猪。風邪乘隙而入。

【診斷】脾土不健。復感外風。風激水濕。泛濫週身。

【療法】擬先哲開鬼門法。冀其應手。庶保無虞。

【處方】桂枝尖六分　紫蘇葉錢半　青防風二錢　杭白芷錢半　老廣皮二錢

澤瀉二錢　光杏仁三錢　桑白皮錢半　大腹皮二錢　茯苓皮三錢

冬瓜皮三錢

【二診】昨進開鬼門法。汗出遍體。咳喘氣逆皆平。肢體腫脹依然。脈轉濡滑。苔仍白膩。風邪雖去。水濕猶存。

【二方】熟附片一錢　製半夏三錢　白蔻仁六分後入　澤瀉二錢　五加皮二錢

姜皮五分　蒼白朮各五錢　廣陳皮二錢　木猪苓三錢　通草八分

大腹皮二錢洗

【三診】服四帖未更方。腹脹體腫均減大半。小溲不但不似前次之短。反比平日較長數倍。解出之溲色仍黃赤。

【三方】仍守原方去附片。加漢防已三錢。

【效果】連服二劑。諸恙已痊。調理十日。精神如初。

白光淇住常州福泰行轉盧家巷鄭雪記藥號

▣着痺

【病者】尤左年三十八歲。

【病狀】腰背骨骱痠痛。體倦無力。脉細。
【病原】風寒濕三氣。襲入經絡。與宿瘀留戀爲患。
【診斷】此着痺也。
【療法】疏風散寒活絡通筋。治宜獨活寄生湯加味。
【處方】川獨活二錢　左秦艽二錢　川牛膝三錢酒炒　桑寄生三錢酒炒　川桂枝五分
製乳沒各四分　威靈仙三錢　金毛脊三錢去毛　廣木香八分　防風已各錢半
酒歸尾二錢　海風藤三錢　酒赤芍二錢　厚杜仲三錢
【效果】連服五劑。病勢卽痊。

## □寒濕痺痛

吳耘墨住上海老西門方斜路

【病者】譚左。年四十六歲。
【病狀】身熱無汗。骨骱煩疼。苔白脈緊而濡。口不渴。亦不思飲食。甚則心煩意亂。入暮尤甚。
【病原】經絡爲寒濕所搏。以致遍身痺痛。
【診斷】寒濕相搏。經絡受病。以致骨骱煩疼。濕勝則腫。今病不腫而痛甚。此乃偏於寒勝之痺症也。
【療法】加減木防已湯治之。
【處方】木防已四錢　炒苡仁四錢　飛滑石三錢　漂蒼朮錢半　川桂枝二錢
薑黃片八分　白通草八分　西羌活八分　光杏仁三錢　海桐皮二錢
【二診】連進三劑。痛勢稍緩。以原法加減治之。
【二方】原方去羌活加藿梗錢半。晚蠶砂三錢。

【三診】又服三劑。痛勢已減。既有特效。無須過大出入。

【三方】原方再進二劑。

【四診】痺痛雖愈。飲食不思。良由痛久胃傷。改用養胃之劑。調理數日。自可全愈。

【四方】太子參二錢　東白芍三錢　生苡仁四錢　鷄內金錢半　於白朮各錢半

益智仁三錢、生穀芽三錢　飛滑石四錢　炙甘草六分　薄荷葉三錢

【效果】連服三劑。飲食大進。諸恙告痊。

## □濕停熱鬱之痺

陳廷敬住常州南門外

【病者】張左。年二十九歲。

【病狀】身熱而痛。有汗不解。自利小溲短赤。胸腹佈有白疹。舌白。脉數兼浮。

【病原】濕停熱鬱。蘊釀爲痺。

【診斷】有汗熱仍不解。非風卽濕之溫症也。症現身痛白疹。顯係風濕相搏。濕停熱鬱而成痺症。

【療法】辛涼解在表之熱。淡滲利蘊裏之濕。

【處方】生苡仁四錢　金銀花三錢　茯苓塊三錢　白通草八分　白蔻仁五分

蟬退一錢　飛滑石三錢包　車前子錢半　連翹二錢　研牛子錢半

淡竹葉廿片

【二診】藥後熱勢雖減未淨。白疹滿佈。自利溲赤。以原法加減治之。

【二方】生苡仁四錢　粉葛根二錢　連翹二錢　飛滑石三錢　白蔻仁五分

研牛子錢半　茯苓塊三錢　金銀花二錢　大豆卷三錢　淡竹葉廿片

【三診】兩劑後熱勢已退。惟身痛未除。小溲亦利。自利亦痊。仍以原法治之。

【三方】漢防已二錢　金銀花三錢　晚蠶砂三錢　車前子錢半包　生苡仁四錢
光杏仁三錢　飛滑石三錢包　白通草八分　絲瓜絡三錢　大豆卷三錢
淡竹葉廿片

【效果】連服二劑。身痛亦蠲。調理一週。飲食漸進。

◎熱痺　王潤之住九江西門口

【病者】余左年四十七歲。

【病狀】濕聚熱蒸。蘊於經絡。寒戰熱熾。骨骱煩疼。舌色灰滯。面目痿黃。

【病原】濕盛熱蒸。經絡受病。以致骨骱煩疼。

【診斷】痺症屬於風寒濕者固多。兼乎熱者亦復不少。此症乃濕熱薰蒸。寒戰熱熾。骨骱煩疼。乃濕盛熱熾薰蒸之氣。循經入絡而爲痺症。

【療法】治以宣痺湯加減。宣絡止痛。

【處方】漢防已二錢　黑山梔二錢　晚蠶砂三錢　飛滑石三錢　光杏仁三錢
生苡仁四錢　赤小豆皮三錢　連皮苓三錢　連翹二錢　法半夏二錢
海桐皮二錢。

【二診】連進二劑。但熱不寒。餘症如常。

【二方】原方加忍冬籐。絲瓜絡各二錢。

【三診】三劑後症勢大減。骨骱尙有微痛。熱勢亦減。以原方增損治之。

【三方】忍冬籐三錢　光杏仁三錢　晚蠶砂三錢　連皮苓三錢　漢防風二錢

黑山梔錢半　飛滑石三錢　白通草八分　生苡仁三錢　大豆卷三錢

連翹三錢

【四診】連進二劑。痛勢已蠲。痠勢亦痊。惟飲食未思。精神未復。乃胃陰受傷。治以生津養胃之品治之。當不難恢復原狀。

【四方】西洋參八分　金銀花三錢　飛滑石三錢　通草八分　肥知母三錢

天花粉三錢　晚蠶砂三錢　淨元參三錢　生苡仁三錢　生穀芽三錢

連皮苓三錢

【效果】照方服三劑後。飲食漸進。精神漸復。調理一週。身體健全。

## ◻黃疸

許半龍 住上海法界八仙橋嵩山路口三十二號

【病者】李季良住上海愛來格路。

【病狀】面目手足遍體皆黃。黃色晦暗。如煙薰者。口乾。小便色亦黃。

【病原】由濕熱交結。與胃之濁氣相併。上不得越。下不得泄。熏蒸鬱遏。侵於脾肺而然。

【診斷】肺象濡細而濇。此陰黃病也。

【療法】茵陳朮附湯主之。

【處方】綿茵陳三錢　生熟苡仁各三錢　川桂枝五分　熟附片二錢　赤猪苓各三錢連皮

車前子三錢　炒蒼白朮各錢半　炒澤瀉三錢　大砂仁八分研　佩蘭葉三錢

【效果】三劑而愈。

# 傷寒今釋

陸淵雷

類聚方廣義云。大黃黃連瀉心湯加甘草。名甘連大黃湯。小兒初生時與之。以吐下胸腹之汚穢。若血色黯濁者。更加紅花。酷毒壅閉。不得吐下者。可與紫圓。又治驚風。直視上竄。口噤搐搦。虛里跳動者。及疳疾。胸滿心下痞。不食或吐食。或嗜生米炭土等異物。作痞癖痛者。又鵝口白爛。重舌（舌下腺腫脹如兩舌重疊）木舌弄舌。並宜甘連大黃湯加梔子蘗皮。又云。疳眼生雲翳。或赤脈縱橫。或白眼見青色。羞明怕日者。癇家。鬱鬱多顧忌。每夜不睡。膻中跳動。心下痞急迫者。皆宜甘連大黃湯。

案以上列舉諸證。皆因腦部及身半以上之充血。或有炎性機轉。故宜此湯。

心下痞。而復惡寒汗出者。附子瀉心湯主之。

尤氏云。此即上條而引其說。謂心下痞。按之濡。關脈浮者當與大黃黃連瀉心湯。治心下之虛熱。若其人復惡寒而汗出。證兼陽虛不足者。又須加附子。以復表陽之氣。乃寒熱並用。邪正兼治之法也。案。亦胸部充血而心下痞。故治之以瀉心之苦寒。體溫低落而惡寒。機能衰弱。不能收攝汗腺而汗出。故治之以附子之辛熱。或疑充血之病。不當同時有體溫低落與機能衰弱。要知充血是局部之病。體溫低落與機能衰弱。是全身之病。然病人非死體。固無全身絕對虛寒者。且局部充血者。必有他部因而貧血。在充血部則機能亢盛。在貧血部則機能衰弱。亢盛與衰弱不平衡。故用藥亦寒溫雜進也。

附子瀉心湯方

大黃二兩　黃連一兩　黃芩一兩　附子二枚　炮去皮。破別煑取汁。

右四味。切三味。以麻沸湯二升漬之。須臾。絞去滓。內附子汁。分溫再服。

尤氏云。此證邪熱有餘。（局部充血是病理機轉而稱邪熱）而正陽不足。設治邪而遺正。則惡寒益甚。或補陽而遺熱。則痞滿愈增。此方寒熱補瀉並投互治。誠不得已之苦心。然使無法以制之。鮮不混而無功矣。方以麻沸湯漬寒藥。別煮附子取汁。合和與服。則寒熱異其氣。生熟異其性。藥雖同行。而功則各奏。乃先聖之妙用也。

方輿輗云。附子瀉心湯。治瀉心湯證而但欲寐甚者。可以藥食並進而睡。又手足微冷等證。亦宜此湯。類聚方廣義云。老人停食。瞀悶暈倒。不省人事。心下滿。四肢厥冷。面無血色。額上冷汗。脈伏如絕。其狀髣髴中風者。食鬱之也。稱爲食厥。宜附子瀉心湯。

本以下之。故心下痞。與瀉心湯。痞不解。其人渴而口燥。煩。小便不利者。五苓散主之。一方云。忍之一日乃愈。

誤下太陽。熱陷而或痞。則大黃黃連瀉心湯爲對證之藥。服瀉心湯而痞不解。且其人渴而小便不利。則是因泌尿障礙而胃中停水。非氣痞矣。故主五苓散。此條語氣。亦似記臨床實事。夫以仲景之聖。猶有投藥而不中病者。醫學之難如此。學者不可不深省也。

# 談談幾種洗浴法

莊綺芳

我們洗浴。可以洗去皮膚上的垢膩。增進身體中的血行。恢復疲勞。愉快精神。在身體健康上。最爲有益。洗浴約有四種方法如下。

(一)温水浴　這是最普通的洗浴。温湯的温度。在攝氏表三十八度至四十五度。最爲適宜。

(二)冷水浴　冷水的温度。宜在攝氏二十八度至三十度。入浴以五分鐘爲限。不慣冷浴的。起初用微熱的水。後來漸次加冷。這樣練習。才不致有害身體。

(三)海水浴　海水中含有鹽分。用以洗浴。能強皮膚。

(四)礦泉浴　礦泉中含有鹽分和硫黃等物質。用以洗浴。能治皮膚病。

洗浴所用肥皂。應揀質地精良的。洗浴之後。把身體拭乾。隨卽著衣。以防寒氣而保體温。凡在感冒發熱和种痘期中。概禁入浴。

# 中國藥物之分類法

葉劲秋

先前編纂本草者。每以草木果實金石等分類。我人爲求適應醫者治療之目的。祇在明瞭藥物之效用。非比博物學家之必須分以動植與礦。則如此分類。殊不相宜。因徐之才之所以有宣、通、補、泄、輕、重、滑、濇、燥、濕、之十類分法。甚爲有見。惟此中不無可議處。爲特正之。通之輕者卽是宣。宜之重者卽爲通。泄卽是瀉。濕亦滑意。濕滑皆潤貌。故濕滑二劑應合一潤劑較當。通劑可删。繆氏嘗陶氏續寒熱二劑爲背謬。因去寒熱而增升降。殊不知續寒熱增升降。其謬相等。蓋每一天產藥物之性。同具寒熱升降各不同之良能。故寒熱升降四字足可綱領全部藥物。未足以類別藥物。輕重二字。似非藥物已病之功能。應删。因此分六類足矣。

宣劑　凡疏散理氣等品屬之。

潤劑　凡潤澤滑利等品屬之。

補劑　凡補益強壯等品屬之。

瀉劑　凡消導。利水。疏氣。祛痰。清熱。湧吐。殺虫。等品屬之。

燥劑　凡性味辛燥。去寒。逐濕。等品屬之。

濇劑　凡性味酸濇。固攝。收斂。等品屬之。

# 醫藥漫談

楊贊民

本草載酸棗仁。炒熟用治膽虛不眠。生用治膽熱好眠。汪昂疑之。以爲膽熱必有口苦心煩之現象。何以反能好眠乎。余謂此好字必不字之誤。蓋膽虛膽熱。皆能令人不眠。熟棗仁性温。可以助肝膽之用。生棗仁性平。可以和肝膽之熱。故各收其效也。今人爲其所惑。多謂服生棗仁能令人不眠。尤堪捧腹。余每治不眠證。屬於熱。則用生棗仁。屬於虛。則用熟棗仁。或生熟各用其半。未聞有不得眠者。

李士材治癃閉。以爲麻黃力猛。能通陽氣于至陰之地。故以麻黃爲主。配杏仁以降氣。導水必自高原也。理論似頗新穎。不知麻黃因有利尿之作用耳。葉天士療怒狂曰。動怒驚觸。五志陽越莫制。非苦降之藥。未能淸爽其知識也。治之以當歸龍薈丸。楊季登女發熱經閉。汗出如蒸。喩嘉言以爲血後汗出。宜用極苦之藥。斂血入內。使通于衝脈。亦主龍薈丸。後皆獲效。不知龍薈丸中之蘆薈大黃。本自能引充血下行及通經也。(未完)

公用之帽枕手巾剃刀等件。均易傳染白癬。宜避不用。

主編者 醫學家趙公尚

宗旨 鼓吹世界醫學大同 切實指導衛生方法 徹底說明醫學原理 解答一切疑難病症

# 衛生報

館址 上海浙江路清和坊對過（郵政信箱一八三四號）

每星期六出版一冊

全年五十期連郵費二元四角 國外加半 郵票代洋九五折扣

發行者 上海衛生報館

第二卷第二十二期

中華民國十九年七月十二日出版

THE HYCIENIG WEEKLY 780 CHEKIANG ROAD, SHANGHAI, CHINA

## 本館啓事

日來天氣苦熱。溽暑蒸人。本報編輯部同人。輒多告假旋里。故定於本期後。暫停四期。藉資休憩。第二十三期准八月十六日出版。再與諸位讀者相見。用特通告。尚祈見原。

## 本期要目



## 述近時之濕溫傷寒症

倪蓮洲

濕溫傷寒症。為疾病中之最纏綿者。茲以一得之愚。摘述數則。藉供病家之採擇。近時之患濕溫傷寒症。由於今春氣候較寒。入夏霉雨連綿。人在氣交之中。感受風溫之邪。積停飲食之滯。互相薰蒸。化為濕濁。阻留腸胃之間。一旦觸發。而病成矣。

濕溫初起。飲食少思。四肢痠軟。微有惡寒。或祇身熱。熱來之時。每在午後。三四日似覺向輕。六七日反盛。尤有天天如此。不稍高低。必須二三個星期。調治得當。熱始漸淡。由淡而退。

濕溫之熱。不能即退。良因風濕與濕濁。交蒸在裏。漫延三焦。不若他種熱在表分。一經清透。其熱旋解。此則有雖與清透。未能稍減者。且熱在七八日得退則已。如熱至十餘日。更難速解也。

濕溫熱度。低者一百度左右。高者有達一百零四五度。均不可以高為凶。以低為吉。高是濕盛。表乃濕重。惟宜視其熱已透表。熱未外達。更於症情中詳審有無惡候。是為至要。

熱過十數日之後。胸項間有佈發一種水晶小粒。名曰白痦。細徵亦黍。名曰紅疹。屢聞病家見之。頓起恐惶。未知有此稱透露。乃是溫濕之邪。得有外化之機。熱有神退之望。在一月後始現者。較當注意。小兒濕溫亦與大人同。惟小兒易於積食。食釀爲痰。每多神志昏迷。四肢抽動。此時未能認爲驚風。一味涼降。又頭痛甚者。未能認爲腦膜炎。抽水注射。誤於診治。難以挽救也。

如其人素有吐血便血。咳嗽氣喘。腕腹氣痛等而患濕溫者。但須治其新感。舊恙即除。但見血即止血。見咳即止咳。見痛即止痛。反致新者不去。舊者轉甚。此層極宜注重者。

總之病濕溫者。寒暖固宜當心。而飲食尤要謹慎。俗有餓不死傷寒之言。蓋以能食病輕。不能食病重。凡經醫生斷爲濕溫病。宜以飯焦粥湯炒米湯薄藕粉代食。白開水佛手露等代飲。如雞蛋牛乳雞汁葷菜水菓等。均宜禁忌。余曾親見有熱已漸淡胃已開。稍與之食。熱即增加。故斯症第一須飲食清淡爲佳。熱甚時不食無妨。食之反助其熱。即十餘日飲食不進。亦無大碍。有病則病當之。世人如以余言爲然。庶幾輕症即痊。重症即減。險症或有挽回之希望焉。

濕溫症由來匪伊朝夕。其去豈能數日。故診治之法。宜取緩和主義。未可因循。未可操急。倘病家存欲速之心。見五日不痊。即易一醫。七日不愈。再換一醫。甚有一日數醫。中西混雜。不獨於病無益。每易鑄成大錯。

濕溫症狀。輕者有胸悶泛惡。神怠乏寐。小溲短赤。惡見陽光。滴水不飲。即欲飲亦僅熱湯。隨症而作。並無一定。重者間或譫語神昏。乃是濕熱蒙蔽胃經。清陽之氣失宣。四肢搐搦。乃是濕熱流於經絡。與熱入心包之囈語。煽動肝風之肢搐。完全不同。倘有大便溏泄。乃是濕熱蘊蒸大腸。與熱陷有別。便秘又不可攻奪。攻則濕更深藏。難以達化。再有一種戰汗。凡熱在七八日或十五六日。忽然四肢寒冷。身熱增加。旋即大汗。此時不必慮及。蓋爲濕溫之邪。由內透外。邪之甚者。有二三次方得熱能退清。若作陽虛陰脫誤矣。

婦人病濕溫。與男子同。不過以經期爲異。實則經期應時而來。來而甚暢。亦毋須顧及。但治其原有之病。如熱劇而逼下者。或滋少或頻多。則當稍用血分之藥。世人皆以夾經爲莫大之凶候。想是未明其理。又懷孕者。亦祇須治其原有之病。當表則表。當下則下。不可因孕而多疑。常見世人不治其熱。專以安胎爲事。往往遷延時日。致熱深伏。反生不測。要知熱退而胎即安。熱不退即胎不安。

# 夏令病之危機

秦丙乙

疾病之來。半由天時關係。半亦人事之不滅。夏令之病。屬人事者居多。爰畧述一二於下。

(一)兜風　當夜闌人靜。玉露深沉。或馳騁於綠蔭深處。或運逐乎黃浦江畔。涼風習習。沁入心脾。徹旦通宵。曾不知是醉是夢。逮倦罷賦歸。凄涼之水寒。早已深潛沈伏矣。乃更有無恥之昏徒。倚紅偎翠。左擁右抱。藉口兜風。借爲陽臺之會。精搖於內。邪侵乎外。是不惜以身命爲兒戲。更追悔乎疾病於將來。

(二)露宿　涼台高臥。敞院假寐。樂盡黑甜。快何如也。乃夜涼露重。著人肌膚。流入骨髓。舒快一時。病發隨之。纏綿不已。悔之莫及。尤可慨者。無產階級中人。室小僅堪容膝。一枕一席。爭以階前巷尾。爲逍遙別墅。體工縱堅實完固。每不能抵拒病魔於萬一。

(未完)

■酒癉　李健頤住福建平潭安興藥棧

【病者】金科長浙江紹興藉住福建平潭縣署。

【病狀】心中懵雜胃口不開食後呃氣面目發黃如黃栢汁兩眼暈花視物不清小溲如金黃色大便燥實口微渴舌苔厚黃脉象沉弦

【病原】据病者述自前月劉縣長辦酒請客舉爲陪席推拳賽酒飲酒過多大醉一夜神昏不醒臥於簷前之籐榻中睡至天亮始覺而冷因之感受風冷是夜卽惡寒頭痛服發表藥而愈過數日但見左手手背腫痺顫動不能握筆服西藥風濕骨痛露二瓶手痹稍差以後遂漸變爲此病。

【診斷】飲酒受風風濕阻遏於裏不得宣發於表蘊釀毒氣鬱於皮膚以變黃色是爲酒癉。

【療法】風濕之甚酒毒鬱熱熱甚內實大便秘結卽用茵陳蒿湯下之使熱毒由大便而出濕氣由小便而利。

【處方】棉茵陳二錢　錦大黃三錢　山梔子二錢　赤小豆皮二錢　肥知母三錢
薏苡仁一兩

【二診】二劑大便通利小溲轉白證減大半再擬化濕清熱以除餘毒

【二方】棉茵陳二錢　洋瀉葉三錢　山梔皮二錢　香連翹二錢　海蛇皮一錢
生苧薺一兩　炒薏仁三錢

【效果】第二方服三劑諸恙俱減減瀉葉一味再服而愈

■濕熱黃疸　朱振聲住上海雲南路會樂里

【病者】胡左年五十三歲。

【病狀】身熱微汗頭脹肢體無力脘痞不飢面目週身盡黃口渴不多飲苔白脉濡微數。

【病原】濕熱不解。久釀成疸。

【診斷】濕蒸熱鬱。蘊釀日久。加以陰雨綿綿。釀成陽黃之症。胃有蓄熱。以致脘痞不飢。

【療法】治以宣通氣分。開鬱而清濕熱。

【處方】綿茵陳三錢　大腹皮三錢　赤猪苓各二錢　白通草八分　光杏仁三錢
川黃栢錢半　飛滑石三錢包　晚蠶砂三錢　黑山梔二錢　生石羔五錢
大豆卷三錢

【二診】前方連服三劑。身熱已減。頭脹較舒。身黃已退十分之三。仍以原方加易。

【二方】原方加瓜蔞皮三錢。象貝母二錢。

【三診】連服二劑。黃色大減。口渴亦止。

【三方】綿茵陳三錢　黑山梔錢半　大豆卷三錢　飛滑石三錢包　生苡仁四錢
川黃栢錢半　晚蠶砂三錢　通　草八分　連皮苓三錢　大腹皮二錢
瓜蔞皮三錢

【四診】黃色已愈其九。身熱亦清。頭脹亦愈。脘痞雖舒。仍未思食。

【四方】綿茵陳三錢　大豆卷三錢　生穀芽三錢　飛滑石三錢包　生苡仁四錢
晚蠶砂三錢　益智仁二錢　陳秫米三錢　連皮苓三錢　黑山梔錢半
鮮荷葉一角。

【效果】連進三劑。諸恙已全。飲食亦進。調理一週。精神復原。

□濕熱陽黃

張明軒（住揚州虹橋鎮）

【病者】朱左。年五十八歲。
【病狀】壯熱多日不解。面目及遍體俱黄。如深秋之橘色。日重一日。臥床不能起。大小便秘結。口渴引飲。
【病原】平日嗜酒。每飲必數斤而後已。當此暑濕正盛之時。又飲過量之酒。以致症勢纏綿。
【診斷】脉來沉實而數。舌紅苔黄而燥。其所以致病之由。再與脉症合參。顯然濕熱薰蒸。醖爲黄疸重症。
【療法】陽黄宜清解。遵古法茵陳蒿湯加大黄梔子主之。再加分利水道之品。使邪由前陰而洩。不至停滯。
【處方】茵陳蒿六錢　製川朴一錢　黑山梔二錢　細木通一錢　生錦紋三錢
葛　花二錢　生苡仁四錢　赤猪苓各二錢
【二診】前方連服二劑。二便通暢。黄色亦較退。脉象稍和。仍以原方加減治之。
【二方】茵陳蒿六錢　製川朴一錢　黑山梔二錢　細木通八分　生錦紋二錢
六一散三錢包　葛　花三錢　生苡仁四錢　連皮苓三錢　漢防已二錢
【三診】次方接服三劑。黄色已退其七。既有效果。仍以原方增損進步。
【三方】茵陳蒿六錢　黑山梔錢半　生苡仁四錢　六一散三錢包　生錦紋二錢
漢防已二錢　連皮苓三錢　川黄栢一錢　葛　花二錢　枳椇子三錢
【四診】又服四劑。黄色完全退淨。惟飲食未思。口仍思飲。餘熱未能盡淨。改用清凉以清未淨之熱。
【四方】天花粉三錢　冬桑葉三錢　黑山梔錢半　六一散三錢包　金銀花三錢
生苡仁四錢　川黄栢一錢　連皮苓三錢　白蔻衣八分　晚蠶砂三錢
【效果】服藥前後未及十劑。黄疸已全淨退。調理旬日。精神復原。

# 暑濕

方友梅住湖北江夏

□暑濕

【病者】程左年三十四歲。

【病狀】往來寒熱。一日兩次。寒時喜熱飲。目眩。口渴。甚則作嘔。熱時話語。疲時欲寐。

【病原】暑濕。

【診斷】寒熱似瘧。乃邪留募原。居表裏之間。蘊伏日久。感新涼而外發。頭痛如破。脈來弦濡微數。乃暑濕內蘊之象也。

【療法】和解之劑加解暑理濕之品。

【處方】炒柴胡八分　廣藿梗二錢　青連翹二錢　飛滑石三錢包　淡黃芩錢半
浙茯苓三錢　炒竹茹三錢　通草八分　法半夏二錢　白蔻仁五分後下
荷梗一尺去刺

【二診】連服二劑。每日寒熱已減一次。餘症如常。

【二方】炒柴胡八分　法半夏二錢　炒苡仁四錢　雲茯苓三錢　淡黃芩錢半
藿梗二錢　炒枳殼錢半　飛滑石三錢包　製川朴八分　香青蒿二錢
白蔻仁五分去刺　荷梗一尺去刺

【三診】寒熱已減。話語亦止。餘亦稍減。

【三方】原方去青蒿再進一劑。

【四診】寒熱日眩口渴作泛。諸症已痊。惟濕邪未盡。脾胃未復固有之權。以致食不甘味。治以理濕健脾兼顧胃陰。庶幾可望加餐而復原狀。

【四方】太子參二錢　白扣衣八分　鷄內金錢半　滑石三錢包　於白朮一錢
白扁豆三錢　生穀芽三錢　通草八分　生苡仁四錢　雲茯苓三錢
煨薑一片　紅棗三枚。

【效果】連進三劑。飲食漸進。肢體日健而復原狀。

吳仲俊住平潭北黨村乾元藥店

## □暑温

【病者】林尾齊年三十六歲。住平潭上板。

【病狀】七月感受暑温。壯熱大渴。頭身俱痛不可忍。耳下腫結作痛。紅斑滿佈胸際。神識欲昏。脉洪數有力。

【診斷】疫邪浸犯清空。故頭痛如劈。耳下腫痛乃少陽受邪。斑色淸紅。身痛難忍。是榮分血熱。疫邪化火彌漫三焦。燎原之熱難歷。唯以大隊之兵。方可直倒其巢穴。

【療法】急擬加味十味解毒湯。破惡血。涼榮分。淸陽明。以冀炎燄之勢少殺耳。

【處方】細生地五錢　赤芍二錢　連召二錢　甘草一錢　柴胡錢半
當歸尾錢半　川朴錢半　葛根三錢　桃仁三錢　紅花六分
生石羔二兩　知母四錢　元參七錢　地丁三錢　杭菊三錢
犀角尖一錢　羚羊一錢

【二診】一日服兩劑。五日連服十劑。頭痛壯熱稍痊。脉仍洪數。重按有力。乃火邪傳裏。急以硝黄下之。當以保存津液爲要。

【二方】細生地七錢　赤芍三錢　連召三錢　人中黃二錢　柴胡錢半

當歸尾二錢　川朴二錢　葛根三錢　桃仁二錢　紅花八分

生石羔四錢　知母五錢　元參二錢　朴硝三錢　大黃一錢

小枳實三錢　羚羊二錢

【效果】連服三劑大便始下臭穢難堪。又進二劑。行五六次。脉方無力。熱勢亦緩。再以原方減去小承氣柴葛桃仁紅花減半。加寸冬白芍火麻阿膠養液以潤燥。五劑全愈。

□暑溫　朱伯銘住江蘇泰縣

【病者】賈左。年四十二歲。

【病狀】身熱十日。汗出不徹。脘痞而煩。口乾引飲不多。口內有甜粘之味。苔薄膩黃。脉來濡數。

【病原】暑濕化溫。

【診斷】原有蘊濕。復受暑邪。以致身熱口渴。脘痞。乃暑邪挾濕伏於募原。上不得越。下不得泄。勢必釀成白痦而後已。暑濕互結。粘膩纏綿。頗不易解。

【療法】治以清暑化濕。

【處方】香薷一錢　淨蟬衣二錢　江枳殼二錢　青蒿梗二錢　小川連三分

川玉金錢半　赤苓二錢　大豆卷四錢　炒牛蒡錢半　鮮藿香錢半

【二診】藥後得暢汗。熱勢脘痞較減。脘痞漸舒。餘症如初。仍以原加方易

【二方】廣藿香錢半　小川連三分　川玉金錢半　六一散三錢　青蒿根三錢

炒牛蒡二錢　晚蠶砂三錢　通草八分　大豆卷四錢　江枳殼錢半

中国近现代中医药期刊续编·第一辑

赤　苓二錢　鮮佩蘭二錢

【三診】藥後身熱已減十分之八。胸痞亦舒。口仍作渴。胸部白痦滿佈。

【三方】鮮藿梗二錢　金銀花三錢　炒枳壳二錢　通　草八分　大豆卷四錢
連翹壳二錢　川貝母二錢　赤　苓二錢　天花粉三錢　炒牛蒡錢半
冬瓜子四錢

【四診】身熱口渴脘痞均愈。惟精神不振。胃納欠佳。由胃陰旱傷。以致病退仍不思食。

【四方】鮮石斛三錢　冬桑葉二錢　光杏仁三錢　通　草八分　金銀花三錢
瓜蔞皮三錢　大豆卷四錢　赤　苓二錢　麥門冬三錢　川貝母二錢
冬瓜子四錢

【效果】連服三劑。飲食漸進。精神漸有復原之象。

## □暑溫

陳廷敬住常州南門外

【病者】汪左。年四十三歲。

【病狀】身熱一候。有汗不解。口乾引飲。脘痞氣粗。入暮煩躁。神志不清。夢語如話。小便短赤。舌苔薄黃。脈象濡數。

【病原】暑溫。

【診斷】暑邪濕熱蘊蒸陽明。以致口渴引飲。胸悶氣粗。邪佈三焦。所語如夢如話。症係暑溫。頗慮昏厥之虞。

【療法】治以清暑之劑。

【處方】大豆卷四錢　連心翹三錢　硃茯神二錢　靑荷梗一枝　川玉金錢半

天花粉三錢　益元散三錢包　竹捲心廿片　黑山梔二錢　青蒿梗三錢
牛黃清心丸一粒先用開水化服

【二診】身熱多汗。熱仍不解。煩悶譫語。口乾引飲。舌紅苔黃。脉來濡數。右部洪滑。良由暑濕化熱。蘊蒸薰灼。擾亂神明。故神煩譫語。恙正鴟張。頗慮增劇。

【二方】生石羔一兩　川玉金錢半　白茅根三錢　通草八分　天竺黃二錢
石菖蒲一錢　益元散三錢包　荷梗一尺　仙半夏錢半　雲茯苓三錢
竹捲心廿片　牛黃清心丸一粒先用開水化服

【三診】熱勢較減。神志亦清。原方加減治之。

【三方】金銀花三錢　天竹黃二錢　仙半夏錢半　通草八分　連心翹三錢
川玉金錢半　象貝母三錢　益元散三錢包　天花粉三錢　瓜蔞皮三錢
白茆根四錢　竹捲心廿片　荷梗一枝　活蘆根一兩

【四診】連服二劑。煩悶口渴譫語均愈。惟身熱未淨。仍以原方增損治之。

【四方】香青蒿錢半　連心翹二錢　冬瓜仁四錢　通草八分　金銀花三錢
天花粉三錢　天竺黃一錢　六一散三錢包　瓜蔞皮三錢　象貝母三錢
荷梗一枝　白茆根三錢。　活蘆根一兩

【效果】二劑後。諸恙霍清。飲食漸進。調理一週。精神健全。

潘玉藻住江蘇海門

■中暑

【病者】陳左。年三十六歲。

【病狀】行於赤日之下。吸受暑熱。痰濁內阻。蒙蔽心胞。以致人事不省。忽然跌仆。牙關緊閉。肢冷脈伏。

【病原】長夏酷熱。經商勞碌。以致吸受暑邪。

【診斷】時當長夏。炎威逼人。往來赤日之中。吸受暑邪。以致熱鬱。氣機閉塞。因而人事不省。肢冷脈伏。此乃熱深厥深。中暑之重症也。

【療法】急宜清暑開竅。宣氣滌痰。以期挽回。

【處方】蘇薄荷一錢　連翹殼三錢　炒竹茹三錢　廣玉金錢半　金銀花三錢

天竺黃二錢　石菖蒲一錢　碧玉散三錢包　川貝母二錢　枳實炭二錢

淡竹瀝五錢薑汁二三滴冲服　蘇合香丸一粒開水溫化先服

【二診】昨服開竅滌痰之劑。牙關已開。神識亦清。脉有起色。而表熱較甚。頭脹渴不多飲。胸悶不飢。暑有外達之象。固有濕熱蘊蒸。以致不渴而悶。治以清解宣化。

【二方】藿　梗二錢　蘇薄荷一錢　川貝母二錢　炒枳實二錢　淡豆豉三錢

金銀花三錢　廣玉金錢半　六一散三錢包　大豆卷四錢　黑山梔錢半

西瓜翠衣六錢

【三診】昨進清解宣化。熱勢已退。惟口仍不渴。胃納未思。暑邪已解。濕邪未盡。治以原法加昜。

【三方】大豆卷四錢　炒枳殼錢半　晚蠶砂三錢　寒水石三錢　白蔻衣八分

杏仁泥三錢　生苡仁四錢　飛滑石三錢包　金銀花三錢　藿　梗一錢

連皮苓二錢

【效果】連進三劑。脘悶較舒。亦思納穀。調理數日即痊。

□中暑　郭紹仁任鎮江九如巷

【病者】張左年三十九歲。

【病狀】身熱有汗。神識不清。人事不省。口閉牙緊。類似中風。尚無口眼喎斜之現象。

【病原】中暑

【診斷】時當炎暑。旅行長途烈日之下。自覺頭目眩暈。如裹如蒙。鼻孔灼熱。脉來弦數。舌鮮紅無苔。乃暑熱直中之症也

【療法】急取臥龍丹行軍散之類。搐鼻取嚏。先開其竅。繼以犀角紫雪開竅清熱之品。以救昏厥危機。

【處方】磨犀角五分冲服　金銀花三錢　粉丹皮二錢　荷葉露一錢　鮮生地六錢　青連翹二錢　益元散三錢　冬桑葉三錢　紫雪丹五分藥湯調服

【效果】一劑後神識卽清。連服一劑。霍然如常。

□中暑　趙公尙任上海浙江路七八〇號

【病者】袁右年四十二歲。

【病狀】寒熱胸痞。人事不省。面赤吐血。手足抽搐。脉大無倫。舌靑兩目如盲。

【病原】陰虧之質。肝陽易動。加以妊娠六閱月。忽中暑風。兩目卽不能見物。

【診斷】症緣中暑。兼有妊娠。婦科只知保胎。不知治病。以致邪火薰灼。傷損胎元。病勢轉劇。加以肝風大動。手足抽搐。人事不省。急宜標本兼治。

【療法】急下腐胎。兼下暑邪。

【處方】桃仁泥二錢　淮牛夕二錢　鮮石斛三錢　益元散三錢包　生錦紋錢半

磨羚羊五分　麥　冬三錢　元武版一兩先煎　朴　硝一錢　生杭芍三錢

左牡蠣一兩先煎　阿膠珠二錢

【二診】藥後朽胎已下。兩目頓明。入事亦省。雖已轉機。不得謂之已入坦途。仍宜肅清邪火。方無後患。

【二方】鮮石斛三錢　金銀花三錢　生鱉甲六錢　六一散三錢包　杭白芍三錢

麥門冬三錢　阿膠珠二錢　赤　苓二錢　香青蒿二錢　天竺黃三錢

天花粉三錢

【三診】兩服後一切危險症。均已漸痊。惟精神大疲。餘氛未盡。仍宜原法加減。

【三方】北沙參二錢　杭白芍三錢　麥門冬三錢　飛滑石三錢包　生於朮一錢

金銀花三錢　阿膠珠二錢　赤　苓二錢　粉甘草五分　天花粉二錢

青蒿梗二錢　粉丹皮錢半

【效果】前方連服三劑。諸恙已痊。飲食亦進。調理一週。身體漸全。

## ■中暑

曹仁伯住南昌城內

【病者】劉右年三十七歲。

【病狀】搖頭手足麻木。甚則瘛瘲。立時暈倒。

【病原】中暑。

【診斷】脈象弦小而數。舌紅兼紫。參其脈症。乃暑風直中肝經。所以有麻木瘛瘲等現象。

【療法】治以舒筋活絡。即先哲有云治風先治血也。

【處方】磨羚羊五分冲服　宣木瓜錢半　碧玉散三錢包　絲瓜絡三錢　鮮生地五錢

白蒺藜三錢　嫩桑枝六錢　白歸身錢半　鮮荷梗一尺

【二診】藥後神識較清。痲木已除。仍以原法加易

【二方】原方連服一劑。

【效果】連服二劑痲木瘛瘲均愈。調理一週。恢復原狀。

## □中暑

楊巨川住鎮江城內

【病者】朱幼年三歲。

【病狀】神昏肢厥。面青目竄。返覆不安。煩躁不寐。欲啼無聲。奄奄一息。

【病原】中暑。

【診斷】筋紋沉暗。舌紫苔黑。中暑之危候也。

【療法】辛涼開泄。清絡熱以消暑。

【處方】羚羊角四分先煎　淡條芩六分　藿　香一錢　飛滑石三錢　淡竹茹三錢

生苡仁三五　生甘草五分　赤　苓二錢　生錦紋六分　晚蠶砂三錢

扁豆花十朵　紫雪丹二分藥湯調服

【二診】身熱口渴泄瀉。勢有外達之象。

【二方】北沙參二錢　生石羔二錢研細　廣陳皮五錢　天花粉二錢　鮮藿香六分

肥知母二錢　粉甘草四分　黑山梔一錢

【效果】連服二劑。諸症即痊。

## □冒暑咳嗽

張溯源住浙江定海

## 傷寒今釋

陸淵雷

丹波氏云。口燥煩之煩。諸家不解。特魏氏及金鑑。云渴而口燥心煩。然則煩字當是一字句。尾臺氏云。渴而口燥煩。當作渴而煩燥。成氏云。一方忍之一日乃愈者。不飲者。外水不入。所停之水得行。而痞亦愈也。案一方以下九字係後人斠勘之語。小便不利者。不服五苓。殆難自愈。

**傷寒汗出解之後。胃中不和。心下痞鞕。乾噫食臭。脇有水氣。腹中雷鳴下利者。生薑瀉心湯主之。**

胃中不和。非起於汗出解之後。當其未解時。胃中固已不和。但爲傷寒證候所掩。醫與病人皆不注意耳。乾、空也。噫、飽食息也。俗作噯。噯有吐出酸苦水者。今無之。但噯出食臭之氣。故曰乾噫食臭。脇下有水氣者。胃中停水也。經言脇下有水氣。何由知其水在胃中也。本條之證候。皆消化器之疾患。消化器之停水必在胃。以腸無停水之理故也。雷鳴者。鳴且走。有若雷也。此條所論。乃胃擴張兼胃腸之卡他性炎症。何以言之。患急性熱病者。以氣血集中於肌表之故。胃機能常比較的衰弱。於是食物停滯。醱酵分解而成種種瓦斯。凡固體液體變爲汽體。必增大其容積。故令胃腔擴張。是爲心下痞鞕。瓦斯上出於食管。是爲乾噫食臭。患胃擴張者。常因化學的物理的刺激。引起幽門梗阻。於是胃中水分不得下輸於腸。胃又無吸收水分之機能。水遂停而不去。是爲脇下有水氣。停滯之食物腐敗醱酵。產生種種有機物。刺激胃壁。引起胃炎。結果益足減退其運動消化機能。而擴張愈益增大。炎竈蔓延。至於十二指腸小腸。遂爲雷鳴下利。由是言之。生薑瀉心湯者。治胃擴張及胃腸炎之劑也。惟用法標準。仍當據此條之證候耳。又百五十七條之半夏瀉心湯。證候甚略。學者但記取半夏瀉心方中。減乾薑二兩。加生薑四兩。即爲生薑瀉心湯。方既畧同。則半夏瀉心之證候適應症。從可知也。

**生薑瀉心湯方**

生薑四兩切　甘草三兩炙　人參三兩　乾薑一兩　黃芩三兩　半夏半升洗　黃連一兩　大棗十二枚擘

右六味。以水一斗。煮取六升。去滓。再煎取三升。温服一升。日三服。附子瀉心湯。本云加附子。半夏瀉心湯甘草瀉心湯同體別名耳。生薑瀉心湯。本云理中人參黃芩湯。去桂枝朮。加黃連。幷瀉肝法。

金鑑云。名生薑瀉心湯者。其義重在散水氣之痞也。生薑半夏。散脇下之水氣。人參大棗。補中州之虛。乾薑甘草。以溫裏寒。黃芩黃連。以瀉痞熱。案。煮服法附子瀉心湯以下。意不可曉。玉函成本並無之。

吉益氏云。生薑瀉心湯。治半夏瀉心湯證而乾噫食臭。下利者。

施氏續易簡方云。生薑瀉心湯。治大病新差。脾胃尚弱。穀氣未復。強食過多。停積不化。心下痞鞕。乾噫食臭。脇下有水。腹中雷鳴。下利發熱。名曰食復。最宜服之。

類聚方廣義云。凡患噫氣乾嘔。或嘈囃吞酸。或平日每飲食覺惡心妨滿。水飲升降於脇下者。其人多心下痞鞕。或臍上有塊。長服此方。灸五推至十二推及章門。（穴名在第十二肋軟骨尖端之下）每日數百壯。兼用消塊丸。（未詳）硝石大圓等。自然有效。

館址 上海浙江路清和坊對過（郵政信箱一八三四號）

每星期六出版一册

全年五十期連郵費二元四角 國外加半 郵票代洋九五折扣

# 衛生報

主編者 醫學家趙公尚

宗旨 鼓吹世界醫學大同 切實指導衛生方法 澈底說明醫學原理 解答一切疑難病症

中華民國十九年八月十六日出版

第二卷第二十三期

發行者 上海衛生報館

THE HYCIENIC WEEKLY 780 CHEKIANG ROAD, SHANGHAI, CHINA

## 本期要目



## 痢疾之中西觀

顧兆奎

（一）緒言　痢之爲疾。古今有之。其症乃爲世界八大傳染病之一。流傳之迅速。殺人之猖獗。實爲吾人之大敵。可稱爲諸症之首。然人罹斯疾。莫不以爲無十分危險。唯患至噤口毒痢。則心虛胆弔。方知危也。其實因病者不知其流行如水。殺人如麻之故。醫者亦無相當之查計。故咸淡視斯疾也。然不知犧牲於斯病之人數。據外國之統告。有百份之三十。夫吾國對於「醫學」「衛生」二事。兩不發達。其死亡之數。恐有過於百分之三十耶。然醫者本抱濟世之心。起沉苛之疾。尤其提倡民衆醫學常識。更爲重要。兆不揣譾陋。不自量力。將痢疾之中西醫說及治療法。略供述於讀者之前。共同研究。並能匡我所不逮。斯爲善矣。

（二）原因　（中說）—痢疾經名腸澼。仲景曰滯下。每發於夏秋之交。大都由食物不節。起居失愼而起。蓋夏秋之際。暑溼交蒸。陽氣外散。陰氣獨留。飲以冰水瓜菓。增生太陰之溼。太陽寒水停於外。太陰濕土漳於內。脾爲胃行其津液。司輸運消化之職。脾土被困。則失其所司。內留之物。不能運消。膠滯於中州迴腸曲曲之處。澼澼而下。痢疾之由此而成矣。古人云。無積不成痢。旨哉斯言。然有表裏寒熱虛實之分。其成因亦不外暑熱濕三氣挾食積耳。

（西說）—痢疾是傳染病之一。有痢疾菌。（Bacillus Dysen'eriae）日名（ㄌㄨㄧ八）爲其原因。因飲料水、用水、食物、不攝生等傳染而起也。

（三）名稱及症狀　（中說）—（定名）痢疾（症狀）—其所下者。或赤、或白、或膿、或血、或膿血相雜。腹或痛、或不痛。或痛極而忍無可忍者。必裏急後重。氣滯不爽。數至圊而不能便。有惡寒身熱嘔吐脹滿者。至於噤口休息風熱等痢。分類別名。詳述於下。

(一)狀態症類

(定名)—噤口痢 (症狀)—噤口者。下痢不食。或嘔不能食也。

(定名)—休息痢 (症狀)—下痢屢發屢止。久而不愈。面色痿黃。脉形濡滑。

(二)形色症類

(定名)—水穀痢 (症狀)—糟粕膿血雜下。內經所謂腸澼便膿血是也。腹中微痛。登圊頻頻。飲食少餐。四肢困倦。脈來細緩無力。

(定名)—五色痢 (症狀)—五色膿血相雜而下也。爲五臟俱傷。內經所謂五液注下是也。

(三)原因症類

(定名)—風痢 (症狀)—先作泄而後作痢。脉象每見沉小而弦。腹微痛而有後重。似腸風而下清血。

(定名)—寒痢 (症狀)—其痢下白色。稀而清腥。腹痛後重。脉遲。苔白。內經所謂腸澼下白沫是也。

(定名)—溼痢 (症狀)—腹綿綿痛而後墜。胸悶不渴。不思穀食。小便清白或微黃。痢下色白或如豆汁。脈遲。

(定名)—熱痢 (症狀)卽赤痢。痢下赤色。如魚腦稠黏而穢。內經所謂腸澼下血是也。腹痛難忍。裏急後重。煩渴引飲。喜冷畏熱。脈沉而弦。

(西說)—(定名)—(Dysentherie)

(症狀)—猝然戰慄。或惡寒。屢屢登圊。(十次至百次)糞量極微。糞便呈血液及米粒狀。或蛙卵狀之粘液塊。含膿頗多。(白痢)亦有含汚穢褐色之魚腸狀物質。腹鳴腹痛。裏急後重。左腸骨窩壓痛及抵抗。口覺乾渴。食慾缺損。呃逆嘔吐。體溫昇降不定。時或昏睡譫語。脈搏頻數而細小。呈發揚狀態。及發熱等之症狀。(窒扶斯性赤痢) (未完)

# 霍亂漫談

秦丙乙

經曰。清濁相干。亂於腸胃。則爲霍亂。夫霍亂云者。病起卒然。心腹脹痛。吐利交作。揮霍繚亂之謂也。病發一時。不可嚮邇。或由飲食之傷。或感不正之氣。寒熱錯雜。清濁混淆。其症雖多。厥分二種。一日寒症。其人中氣素虧。脾陽不振。旣傷飲食。重感外邪。邪滯互阻。脾胃運化無權。上逆而嘔吐。下傳而泄瀉。陰寒內伏。中陽式微。心腹脹痛。肢冷脈伏。神清溺白。不煩不渴。此寒證之霍亂也。治之以溫熱。祛其寒而回其陽。重則四逆。輕則理中。此其治也。一曰熱症。患者或觸穢氣。或中邪惡。自口鼻而入於胃腸。其症亦腹中絞痛。脹悶泛嘔。吐利交作。甚而肢冷脈伏。與寒證之霍亂。初無二致。內經所謂熱深厥亦深是也。惟小便短赤。大腑臭穢。氣粗口渴爲異耳。治之之道。輕則黃連香薷飲。五苓散。重則然照湯。此霍亂之屬於熱證者。治霍亂不難。所難者辨認症情而已。果能早白分清。不有錯誤。則按法施治。自無不愈之症矣。然而倉卒之間。辨證亦戛戛乎難哉。茲將其主要方藥。臚列於左。

(一)理中湯 人參。甘草。白朮。干姜。

(二)四逆湯 乾薑。附子。甘草。

(三)五苓散 桂枝。白朮。澤瀉。豬茯苓。

(四)黃連香薷飲 香薷。黃連。扁豆。厚朴。

(五)然照湯 豆豉。山梔。黃芩。佩蘭。半夏。厚朴。草豆蔻。

水果有皮殼者。先宜洗淨剝食。能於剝後。用冷開水再冲洗一次。更爲妥當。

【病者】何左年二十八歲。
【病狀】週身發熱。兩手厥冷。咳嗽氣逆。脘悶痰粘。
【病原】冒暑咳嗽
【診斷】兩手脈象均數。舌邊尖俱紅。乃肺爲暑熱所爍。而失清降之能。所以氣逆而咳。以致脘悶。熱深厥深。兩手所以厥冷。
【療法】清肺熱。宣肺氣。以期肺降咳止。
【處方】瓜蔞皮三錢　金銀花三錢　甜杏仁三錢　桔　梗一錢　川貝母三錢
牛蒡子二錢　甘菊花二錢　鮮枇杷葉二片去毛包　冬桑葉三錢　馬兜鈴二錢
雲茯苓三錢
【二診】兩劑後。退熱咳減。仍以原方加易。
【二方】原方去桔梗杏仁。加北沙參二錢。阿膠錢半。
【效果】接服三劑。熱退咳止。兩手轉溫。未及一週而痊。

■暑温壯熱　姚華靑住浙江遂安東街

【病者】王右年二十餘歲。住遂安城北。
【病狀】壯熱不退。大汗大渴。舌色絳晦。脈象滑數。
【病原】感受暑温。誤服治瘧藥劑。病逾旬日。勢漸加重。
【診斷】陰液因大汗被刼。非暑劑甘寒不濟。
【療法】擬先與辛甘涼淡清熱。兼瀉大腑。

【處方】鮮生地三錢　竹葉二錢　白茯苓二錢　飛滑石二錢　生石羔三錢
西洋參二錢　青連翹三錢

【二診】一劑汗止渴減。脈仍滑數右大。舌色絳晦。口吐涎沫不止。再擬甘涼芳香。

【二方】鮮生地三錢　帶心冬二錢　金銀花二錢　粉丹皮二錢　生甘草五分
西洋參二錢　川貝母二錢　青蒿五分　茯苓片錢半　鮮竹葉心三分
粳米一撮

【三診】二劑諸恙悉退。舌已轉潤。脈尚滑數。再守前法加減。

【三方】鮮生地二錢　鮮石斛一錢　冬桑葉一錢　竹葉三分　西洋參一錢
帶心冬錢半　金銀花一錢　生草五分

【效果】二劑全愈。

## ▣暑風剛痓

景芸芳住上海黃家厰路久安里三號

【病者】馮右年三十四歲。

【病狀】四肢拘攣角弓反張。咽喉刺痛。言語不明。更兼胎孕數月。

【病原】暑風剛痓。

【診斷】脈弦緊數。症由外冒暑風。內挾酒濕。以致項強而成剛痓之險症。

【療法】治以祛風及舒筋活絡之劑

【處方】明天麻二錢　東白薇錢半　川貝母二錢　淡黃芩一錢　雙鉤籐三錢
桔梗二錢　射干錢半　生甘草六分　防風八分　海桐皮二錢

殭　蠶二錢

【效果】藥後四肢舒展。再劑諸症俱痊。後以健脾兼保胎之品數劑而痊。

## ■暑厥兼肺痺

楊巨川 住鎮江城內

【病者】江幼。年三歲。

【病狀】身熱咳嗽。熱甚則昏閉。人事不省。既不啼。又不乳。延已二日。危在須臾。

【病原】感受暑風。乳食化痰。內壅清道。

【診斷】脈伏舌紅。乃暑熱夾痰。滯蒙閉清竅。以致人事不省。釀成昏厥之險症也。

【療法】清暑宣肺。以泄痰濁。

【處方】淡豆豉三錢　九節菖蒲八分　薄荷尖一錢　金銀花三錢　鮮青蒿三錢
黑山梔三錢　葶藶子六分　益元散三錢鮮荷葉包刺孔　鮮石斛六錢　光杏仁三錢
鮮竹葉卅片　紫雪丹四分先用開水冲服

【效果】連服二日。稍能呻吟。又進琥珀抱龍丸一粒。始有哭聲。前方加減三劑後始痊。

## ■傷暑腹痛

張幼軒 住蕪湖

【病者】危右。年三十八歲。

【病狀】腹痛非常。四肢厥冷。時時發昏。冷汗淋漓。甚則滿床亂滾。家人驚恐。以為不可救藥。

【病原】傷暑腹痛。適當天癸後。期醫用調經法治之。因誤治痛勢更劇。

【診斷】症緣暑邪伏於腸胃。氣機為之阻塞。腹痛之由來也。加以調經誤補誤攻之劑。痛勢加劇。經曰。暑傷氣。肺主氣。今肺被暑傷。則氣虛。以致肢厥發昏。而成險症。

【療法】治宜清暑兼通氣陽。

【處方】羚羊片一錢先煎　川厚朴八分　甘菊花三錢　條黃芩二錢　全青蒿錢半
陳枳殼二錢　杭白芍三錢　淡竹葉錢半　金銀花三錢　雙鈎籐三錢
小青皮一錢

【二診】藥後痛勢大減。冷汗已止。既有效機。仍步前法。不必過於更章

【二方】香青蒿二錢　全當歸二錢　雙鈎籐三錢　條黃芩一錢　蛀青皮一錢
川　芎一錢　金銀花三錢　淡竹葉二錢　杭白芍三錢　江枳殼錢半
甘菊花三錢

【三診】腹痛已減其七。四肢轉温。神識已清。原方加減治之。

【三方】全當歸二錢　蛀青皮一錢　炒枳殼錢半　飛滑石三錢　杭白芍三錢
香青蒿三錢　大腹皮二錢　赤　苓二錢　川　芎一錢　甘菊花三錢
粉丹皮二錢　荷　梗一尺

【四診】腹痛肢厥發昏冷汗均愈。月事亦通。症勢既愈。調理肺胃以期飲食復原

【四方】北沙參三錢　粉甘草五分　粉丹皮錢半　飛滑石三錢包　全當歸二錢
麥門冬二錢　蛀青皮一錢　赤　苓二錢　杭白芍三錢　甘菊花二錢
牛穀芽三錢。荷　葉一角

【效果】藥後未及一週。諸病已痊。前此之劇。乃醫藥所誤也。

張蘊石住常熟閘老坊

【病者】狄右年近三十歲。住上海白克路修德里六五四半號門牌。其夫名柔字九乾。業律師。戊辰年八月初十日診。

【病狀】身熱胸悶。兩耳失聽。入夜少腹氣攻撐痛。痛甚嘔厥。頭汗淋漓。間有糊語。渴不多飲。飲入卽吐。大便昨行。小溲短多。目眥青晦。寐則易醒。苔糙微膩。偏左獨厚。邊白尖絳。脈右濡數而滑。左鬱弦。

【病原】據九乾先生述云。初起感涼。遂患形寒發熱。似瘧但不准期。一日數囘。病者素嘗畏藥。至第三日。始延醫診治。斷是伏暑。投桑菊銀翹三仁等品。服後汗暢。熱亦旋淨。越一日。熱忽又來。疑其食復。改投枳實梔豉湯三帖。汗便俱得。而熱仍不除。乃去枳實。加柴胡連。投兩劑。卽變症如上。或曰此熱傳心胞。內閉外脫之象。勉投生脈紫雪。其病如故。

【診斷】此暑濕阻於中焦。升降之機愆常。肝氣鬱逆。風陽狹痰上冒。逼液外洩。還非脫閉之象。

【療法】宜調氣開痰。平其厥痛。鎭其亢陽。卽化邪寧神。亦在其中矣。

【處方】姜川朴五分　茯苓五錢　磨烏藥一錢冲　旋覆花錢半　姜半夏錢半
陳胆星六分　川連二分吳萸四分炒　眞括蔞三錢　嫩蘇葉四分　磨蘇梗一錢冲
青龍齒五錢　兩頭尖三錢　荷葉邊一圈
另用上桂心四分。研末。糯秈糊丸。先用開水送服。

【效果】服下約二時許。噯氣與矢氣頻轉。胸腹卽覺暢快。熱痛頓止。寐卽沉酣。次日偏左厚苔化薄。脈漸平調。遂於原方中去胆星、肉桂、蘇葉、川連。加蔻仁、滑石。又進一劑。舌苔化淨。大便亦更。午晚忽又寒戰發熱。黃昏退淡。汗多口渴。是氣機流通。暑邪外解之象。改授桂枝湯。加鱉甲、牛貝、龍牡、旋覆、滑石、蔻仁。一服卽止。且欲思食。乃投枳殼、雞內金、砂仁、茯神、麥穀芽、檀香屑、木瓜、白芍、甘草、霞天曲、半夏、秫米、橘白、枳朮丸金柑餅、荷邊等和中健脾之品而返。未十日。病者已可回常調理矣。

## ■伏暑夾濕滯

曹仁伯 住南昌城內

【病者】吳右年三十六歲

【病狀】寒熱無汗。頭脹且痛。胸痞泛嘔。舌苔薄膩。脈來濡數。

【病原】伏暑夾濕滯。

【診斷】秋涼引動伏暑。內夾濕滯。太陽陽明受病。以致寒熱頭脹。胸痞泛嘔。乃邪滯互鬱。胃氣不得下降。

【療法】疏透伏邪而化濕滯。

【處方】香薷一錢　蘇薄荷錢半　桔梗錢半　六和曲三錢　淡豆豉三錢
鮮藿香二錢　黑山梔二錢　炒枳實二錢　前胡八分　法半夏三錢
鮮佩蘭錢半　荷葉一角

【二診】藥後得汗頭脹較舒。熱勢亦減。既有效機。仍以原方加易。

【二方】鮮藿香錢半　鮮佩蘭二錢　六和曲三錢　赤苓二錢　前胡八分
桔梗一錢　法半夏二錢　鮮荷葉一角　蘇薄荷錢半　黑山梔二錢
炒苡仁四錢

【三診】今日但熱無寒。胸痞泛嘔較舒。頭部脹痛亦愈。惟餘熱未淨。乃濕滯未淸。擬化濕兼導滯之品。

【三方】大豆卷四錢　瓜蔞仁四錢　生熟苡仁各三錢　赤苓二錢　廣藿香一錢
冬瓜仁四錢　晚蠶砂三錢　通草八分　蘇薄荷一錢　炒枳實錢半
六一散三錢包　薄荷葉一角

【四診】藥後得大解二次脘痞全舒症勢已退惟飲食未思以原法加易

【四方】生熟苡仁各四錢　光杏仁三錢　生穀芽三錢　六一散三錢包　生白朮一錢

瓜蔞皮三錢　砂仁殼八分　赤　苓二錢　北沙參三錢　益智仁錢半

陳秫米三錢　薄荷葉一角

【效果】連進三劑飲食漸進調理數日卽愈

■外感兼伏暑　劉子貞住揚州張綱鎮

【病者】鄭右年三十八歲

【病狀】發熱惡寒胸痞泛噁遍身骨節痠楚頭脹而痛舌苔白膩滿佈脈象濡數

【病原】外感兼伏暑

【診斷】寒熱無汗以致頭痛骨痠胸痞泛噁症係外感引動伏暑暑必兼濕與滯交阻陽明邪勢鴟張非暫時可以速解

【療法】治以黃連香薷飲加減

【處方】陳香薷一錢　小川連四分姜汁炒　鮮藿香二錢　炒枳實二錢　製川朴八分

仙半夏二錢　鮮佩蘭錢半　六神曲三錢　青蒿梗三錢　淡豆豉三錢

姜竹茹三錢　玉樞丹一錠開水磨服

【二診】藥後得汗熱勢較減頭痛稍舒以原法加易治之

【二方】陳香薷八分　仙半夏二錢　生苡仁四錢　炒枳實錢半　製川朴六分

淡豆豉三錢　光杏仁三錢　赤　苓三錢　川　連四分姜汁炒　廣藿香錢半

竹　茹二錢姜汁炒　荷　梗一支去刺

【三診】熱勢及頭痛雖減。惟嘔吐較甚。甚則味酸。此乃肝經鬱熱。法用苦辛。以期嘔止鬱舒。

【三方】川　連四分姜汁炒　製川朴六分　廣藿香錢半　生苡仁四錢　製半夏二錢
瓜蔞皮三錢　光杏仁三錢　海南片錢半　竹　茹二錢薑汁炒　炒枳殼錢半
川貝母二錢　鮮荷梗一支去刺

【四診】昨用苦辛之法。脘次較舒。嘔吐亦減。既得效果。無大更張。

【四方】川　連三分薑汁炒　瓜蔞皮三錢　川貝母二錢　赤　苓三錢　製半夏錢半
炒枳殼二錢　生苡仁四錢　六一散三錢包　廣藿香錢半　光杏仁三錢
荷　梗一支去刺

【效果】連服二劑。諸恙均減。調理一週。飲食亦進。原狀不難恢復。

## ■伏暑便血

呂伯逵住浙江嵊縣益瑞藥號

【病者】丁左年三十四歲。住新昌杳林。

【病狀】伏暑已延二月。大便脫血。色沉晦。唇緩。舌不能出齒。手足蠕動。脈象左關虛大。

【病原】由夏受暑邪。正虛不能卽發。

【診斷】伏暑之邪。已傷下焦之陰。內風扇動。

【療法】急宜救津存液熄風。宗吳鞠通復脈加減以治。

【處方】大生地八錢　生白芍三錢　別直參一錢　陳阿膠三錢　麥門冬三錢
炙甘草六錢

## ▣暑濕夾痰

張少軒 住丹陽城內

【病者】劉右年三十四歲。

【病狀】身熱午後尤甚。口乾喜涼飲。脘痞四肢懈怠。小便赤短而澀。

【病原】暑濕夾痰。

【診斷】脈來滑數。舌苔厚膩而乾。數爲暑。乾厚之苔。乃濕痰阻遏氣機。以致不能化津而上潤也。

【療法】三仁湯加減治之。

【處方】白蔻仁五分後下　竹瀝半夏二錢　晚蠶砂三錢　川通草八分　杏苡仁各三錢

大豆卷四錢　飛滑石三錢包　淡竹葉二錢　黑山梔二錢　廣玉金二錢

活水蘆根一兩

【二診】熱勢時輕時重。脘痞煩躁。胸次佈有白痦。改用瀉心湯加減。

【二方】竹瀝半夏三錢　青子芩一錢　小枳實錢半　小川連五分　光杏仁三錢

淡竹茹二錢　晚蠶砂三錢　飛滑石三錢包

【三診】口乾喜涼。脈數。似乎熱重。投以甘涼生津。則口膩惡心。苔白罩黃。顯有痰飲停蓄。以溫胆湯加減治之。

【三方】淡竹茹三錢　天竺黃二錢　薄橘紅八分　淡竹瀝五錢　小枳實錢半

石菖蒲一錢　連皮苓三錢　飛滑石三錢包　法半夏二錢　廣玉金錢半

蘿蔔汁一酒杯沖服　淡海蜇一兩洗淡同煎

【四診】藥後得吐痰涎甚多。熱勢大減。既有效機。無庸加減。

【效果】一劑霍然。

【四方】原方再進一劑。

【效果】連進兩劑。熱勢退清。神識如常。調理數日而安。

## □暑濕夾痰

徐人龍住嘉定西門

【病者】張幼。年三歲。

【病狀】肢冷多汗。神疲身熱泄瀉

【病原】暑濕夾痰泄瀉有日經幼科治以消導等藥。以致手冷多汗。

【診斷】身熱泄瀉口渴欲飲乃暑濕爲患治以清暑利濕則病自愈而幼科以消導升散之劑累進傷及胃氣。以致肢冷多汗。

【療法】先醫藥誤再爲治病。固氣不可緩也。

【處方】潞黨參二錢。淡乾薑五分　炙黃芪一錢。生於朮一錢　廣陳皮一錢

【二診】藥後汗止。手冷轉溫身熱入暮尤甚泄瀉口渴舌苔黃膩治以清暑利濕。

【二方】鮮藿香錢半　淡黃芩一錢　天花粉三錢　通草八分　香青蒿二錢

生苡仁四錢　金銀花三錢　荷葉一角　黑山梔錢半　佩蘭葉錢半

六一散三錢包

【三診】藥後渴止泄瀉亦減。熱仍未退。苔黃而厚。乃濕熱痰滯蘊結上焦。仍以原法加易治之。

【三方】鮮薤白三錢　黑山梔二錢　生苡仁四錢　六一散三錢包　瓜蔞皮三錢

桔梗一錢　香青蒿二錢　通草八分　川貝母二錢　連翹二錢

佩蘭葉錢半

【四診】連服二劑。身熱已退。泄瀉亦止。原方加減治之。

【四方】北沙參二錢　生苡仁四錢　雲茯苓三錢　六一散三錢包　生於朮一錢

川貝母二錢　青蒿梗錢半　通　草八分　白扁豆二錢　桔　梗一錢

麥　冬二錢

【效果】連服二劑。諸症均退。改用調理脾胃。三日而痊。

## 暑温夾濕

朱炳熙住海甯郭村

【病者】劉童。年十三歲。

【病狀】身熱旬餘。汗洩不暢。口渴引飲。舌紅苔薄膩。脈左弦數。右濡數。大便溏薄。一晝夜十餘次。小溲短赤。心煩少寐。

【病原】暑溫夾濕。

【診斷】閱前醫方案。所進白虎湯。未免太早。以致邪陷太陰。清陽不升。大便溏泄。症勢加劇。病非淺顯

【療法】解肌疏邪。兼理中土。以期邪却。

【處方】粉葛根二錢　炮薑炭一錢　生甘草六分　車前子錢半　金銀花三錢

生白朮錢半　赤　苓二錢　炒潞黨二錢　山查炭三錢　戊已丸二錢

鮮荷葉一角

【二診】藥後溏泄漸止。熱勢未退。口渴思飲。舌色紅降。脈來弦數。汗仍不暢。此乃溫邪未罷。營熱內熾。濕漸化燥。津液受傷。擬以清營透邪。兼理中土。

【二方】煨葛根錢半　冬桑葉三錢　扁豆衣三錢　赤　苓三錢　炒銀花三錢

粉丹皮二錢　生甘草五分　飛滑石三錢包　天花粉三錢　生白朮一錢
鮮荷葉一角　白茆根三錢

【三診】昨進清營兼扶土之劑。身熱較減。鼻又見紅。顯係熱還營分。逼血上升。舌紅。脈來弦數。陰分已傷。肝火內熾。急宜清營之劑治之。

【三方】鮮生地三錢　冬桑葉三錢　生白朮一錢　生甘草五分　炒銀花三錢
天花粉三錢　陳秫米三錢　赤苓二錢　粉丹皮二錢　川貝母二錢
白茆根三錢

【四診】連進二劑後。身熱全清。諸恙亦愈。原方參以和胃之品治之。

【四方】北沙參三錢　炒銀花三錢　生甘草五分　陳秫米二錢　太子參二錢
天花粉三錢　赤苓錢半　鮮荷葉一角　野於朮錢半　川貝母二錢
生穀芽三錢

【效果】連服三劑。精神漸復。飲食亦加。調理一週。身體如常。

## 暑瘧

郜家驪 住上海閘北梅園路同德里十五號

【病者】韓左。年二十三歲。

【病狀】寒輕熱重。初來起於四末。口渴引飲。多汗。食入則腹脹。三日一發。神倦肢怠。

【病原】暑瘧。

【診斷】脈弦。舌苔淡黃。乃暑濕困脾化瘧。三日一發。此卽三陰瘧是也。纏綿數月。初不甚重。近因遷延日久。正氣日衰。以致正不敵邪。治得其法。尚可速愈。否則非易易也。

# 傷寒今釋

陸淵雷

醫事或問云。余前治京師祇園町伊勢屋長兵衛者。病泄瀉。心下痞鞕。水瀉嘔逆。將就死。諸醫莫致治。余知其病非大瞑眩不治。乃作生薑瀉心湯三劑與之。是日午後四時。忽大吐瀉。病人氣絕。於是家內大亂。召諸醫診之。皆曰已病。因急招余。余又往。至則色脈呼吸皆絕。然去死後僅四時間。以藥灌於口中。仍飲下。其夜十二時頃。病者如夢初醒。見族人相集。驚疑莫定。乃言胷中因大吐瀉。乏氣力。自覺神倦入睡。固不知其他也。昧爽。病人食飯三小碗。脈息如常。病已霍然。翌朝更強健。此人幼年有嘔吐癖。常食粥為生。雖至四十餘歲。偶食未曾經食之物。則嘔吐。自此病愈後。任食何物不吐。享年七十歲。可知病固有置之死地而後生者。湯本氏云。服本方。往往瞑眩致瀉。不須驚恐。案。服小柴胡湯。蒸蒸而振。本論兩言之。建殊錄有治驗一則。已見中編百七條下。服生薑瀉心湯。常致吐利。此等雖屬瞑眩。亦具蹊徑。非若雲蒸龍變。絕對不可捉摸者。學者當略記事實。以免臨事失措。

成蹟錄云。一男子。年三十歲。心下痞塞。左脇下凝結。腹中雷鳴。過食則必下利。如此六年。南涯用生薑瀉心湯而愈。

**傷寒中風。醫反下之。其人下利日數十行。穀不化。腹中雷鳴。心下痞鞕而滿。乾嘔。心煩不得安。醫見心下痞。謂病不盡。復下之。其痞益甚。此非熱結。但以胃中虛。客氣上逆。故使鞕也。甘草瀉心湯主之。**

素患胃擴張而胃內停水之人。往往舌上胎厚而大便難。値其人新感傷寒中風。醫惑於厚胎便難而誤下之。則胃機能愈傷。擴張愈甚。內陷之熱毒乘之。故心下痞鞕而滿。穀不化非謂下利清穀。謂消化力衰弱之甚耳。若下利清穀。即宜四逆。非瀉心所主矣。誤下後消化力愈弱。且引起胃腸之炎症。故下利日數十行。水氣流走於胃腸。則腹中雷鳴。上逆於食管。則乾嘔。傷寒中風表不解而下之。表熱內陷。則心煩不得安。若以為病不盡而復下之。痞則益甚。此非熱結糟粕而鞕滿。但以胃機能衰弱。熱毒水毒因而上逆。故使痞鞕也。治胃擴張之痞鞕。宜瀉心湯。今下利日數十行。乾嘔心煩。則證頗急迫。故於半夏瀉心方中增甘草之量。作甘草瀉心湯主之。半夏生薑甘草三瀉心湯。方證略同。丹波元堅辨之頗精當。其言曰。飲邪併結。有結在心下而冷熱不調者。此其人胃氣素弱。水液不行。而誤治更虛。胃冷。(謂胃機能衰弱也)熱搏。(謂表熱內陷也)以為痞鞕者是也。蓋虛實相半。(虛謂胃虛實謂水與熱也)故病勢頗緩。實係少陽之類變。如其治法。溫涼並行以調停之。但其證有別。如半夏瀉心湯證。是飲盛者也。如生薑瀉心湯證。是寒勝者也。(案是水氣上逆之勢勝耳若寒勝則不當減乾薑易生薑矣)如甘草瀉心湯證。是虛勝者也。案甘草瀉心與半夏瀉心。藥味悉同。惟增甘草一兩。故其證候亦難區別。此條文字。亦作商量之詞。殆臨床治病時。師用半夏瀉心。偶加甘草一兩。記錄者遂名之為甘草瀉心歟。

**甘草瀉心湯方**

甘草四兩炙　黃芩三兩　乾薑三兩　半夏半升洗　大棗十二枚擘　黃連一兩

## 夏令病之危機（續）

秦丙乙

（三）冷飲　汽水冰霜。富者固夏令中一日不可或缺。而一瓶既竟。酷署頓消。卽勞働界人。亦鮮不欲肆其牛飲。以快其身心。殊不知胃本喜寒。固歡迎之不暇。而腸實惡冷。蓋排洩之維艱。所積一多。疾病隨之。

（四）瓜菓　瓜菓寒涼助溼。少食有益。多卽滋弊。世人昧於愛食無傷之見。縱口腹於一時。釀禍患而莫止。尤其如西瓜一物。人皆以爲無上上品。不知多食卽爲瀉痢之根。因其瓤質膠黏。不易消化。且助溼獨擅。留滯腸胃。瀉滌爲難。古人有病從口食之誡。我於此而信然。

（五）電扇　揮扇招涼。力有限而風亦和緩。乃物質文明。創爲電扇。颷輪疾轉。四翼齊飛。座滿生風。汗流乍斂。未經習慣。却自難消。寖假而頭昏腦脹。寖假而鼻塞涕清。始知人工之巧。不若天然之安。

（六）冷浴　一屆夏令。侈以沐冷水浴爲豪。體弱者冒昧效顰。藉取片刻之舒快。孰知腠理不密。肌膚不實。皮毛大開。寒溼隨侵。貿然嘗試。宜後患之無窮。

語曰。物必自腐。而後蟲生。際茲炎威當空。起居飲食。至宜格外注意。甯學寒酸。甯作老朽。蓋天下事皆有嘗試之可能。以生命爲嘗試。則甚不値者也。（完）

## 白痦片談

謝濟蒼

此病多發於夏秋之交。其起因爲夏令天時不正。兩水淋漓。汗出不徹。溼氣內鬱。初起發熱微寒。與外感症相似。投以清散之劑。汗雖得出。而熱似不退。或退而復熱。纏延不愈。身體疲倦。甚覺痠楚。經過半月。或一月之久。頸項之間。發現多數小粒。漸漸蔓延於胸脇腹各部。或撥及四肢。碎之內爲清水。大抵色明潤者爲順症。色枯白者爲逆症。治法宜大劑芳香化濁。升清達表。倘早進陰疑之品。或誤服塡補之藥。則邪氣愈過。逆傳心己。譫語神昏。甚至痙厥。禍不旋踵矣。每逢夏涼秋燥。此症特多。醫者病者。其勿以予言爲河漢可也。

## 醫藥漫談（續）

楊贊民

肉桂通稱爲補命火聖藥。又以脾胃運化之強弱關于命火之盛衰。故有釜下無火。則不能蒸化水穀之喩。此誠誤矣。吾人飲食之後。體中血液。多趨于腸。以營消化作用。飽食後不可看書用腦者。以血液不宜他分。而阻礙消化也。可知消化之與腸臟充血。有最切之關係。肉桂之性。最能促腸黏膜之蠕動。使腸臟充血。故其效直超參朮之上。至于吾人所謂命門眞火旺者。乃全身血液集中于此之現象。補命火之意。欲使此血液集中耳。古修養家之孜孜導引煉氣。亦無非使此血液得集中于臍下耳。（見蔣竹莊靜坐法）沉香亦能促腸黏膜之蠕動。余嘗以之治四君翟所不能治之胃虛證。頗見奇效。

西人治胃酸過多之證。每用制酸之藥（石灰水）然此藥非胃酸根本治法。雖能獲愈。後常再發。發則更劇。若連連服用。則成習慣性。而失其功矣。甚有胃質改變。而轉他種胃病者。惟師中醫鬪藥變胃。及崇土燭飲諸治法。可無流弊。且獲實效。（未完）

夏秋常加生石灰二三兩於便桶中。可殺蟲消毒。傳染病流行時。更宜注意厲行。

館址 上海浙江路清和坊對過（郵政信箱一八三四號）

每星期六出版一册

全年五十期連郵費二元四角 國外加半 郵票代洋九五折扣

# 衛生報

主編者 醫學家趙公尚

宗旨 鼓吹世界醫學大同 切實指導衛生方法 徹底說明醫學原理 解答一切疑難病症

發行者 上海衛生報館

中華民國十九年八月廿三日出版

第二卷 第二十四期

THE HYCIENIG WEEKLY 780 CHEKIANG ROAD, SHANGHAI, CHINA

本期要目



## 新秋預防疾病之我見

郜家驪

夏秋之時。最易發生疾病。其致病之原因。因爲天氣太熱。但據余所知。夏季患病的人。十之二三。是由於受暑所致。而十之八九。確由於貪凉過度。

吾人於炎熱之時。自然是貪圖凉爽的。但貪凉過度。實致病之原。譬如欲熄一爐炭火。而潑以相當之水。則火滅水乾。兩無所餘。若潑以過量之水。雖能滅火。不免有溢出之虞。爲避熱而趨凉。猶滅火而潑水也。必以適宜爲止。勿使過量。庶不致因貪一時之凉爽。而罹疾病之憂也。

現在新秋已屆。餘熱未盡。而一日間之氣候。頗覺懸殊。若夜靜與日中相較。嘗有十度左右之差別。稍一不愼。極易致病。預防之法。余以爲首在乎勿貪凉過度。至於體質不甚強壯之人。此時甯可多受一點熱。不可受一點凉。庶無情之病魔。無隙可乘焉。

## 痢疾之中西觀（續）

顧兆奎

（中法）—凡痢之初起。本緣乎暑熱鬱蒸。食物積滯之故。其治療之法。宜以化濕宣導破積行氣理血爲務。如表者散之。熱者清之。寒者溫之。虛者補之。實者瀉之。隨其症而用之可也。如有表而痢赤白雜下者。用香連丸枳實導滯丸木香檳榔丸及荊防敗毒散等。如下赤而腹痛氣滯者。用當歸芍藥等理其血。並與以上諸方加減而用之。如口渴甚而身熱高。痢下紅色。氣滯後重者。宜白頭翁湯。更甚者。承氣湯亦可用之。至於噤口。因熱邪阻隔穢積在下。則用黃連湯。清其熱邪。宜開胃氣爲宜。如因日期延長。胃氣耗傷。須大劑參朮。佐以茯苓甘艸木香陳皮之屬。補胃氣而兼滋津液可耳。如下痢無度。飲食絕思。則急以獨參湯略加陳皮。緩緩調補。兼行氣滯。如休息痢者。多因止濇太早。積熱未盡。或不能戒飲食嗜好。所以時作時止也。亦有過服寒涼藥而致者。肝脾內傷而致者。元氣下陷而致者。大致用和中溫化之法。如四逆理中等湯是也。如五色痢。乃五色雜見。則爲五臟俱傷。治之頗難。唯以脾腎二經爲最要。宜附桂理中湯。脾腎雙調則可也。如濕痢。則加木香蔻仁苡仁陳皮半夏川朴赤猪苓澤瀉等品。宗荆防敗毒散加減。總之。治痢以行氣則後重自除。理血則便膿自愈。宜導其積則腹痛可定。開化其濕則輸運通調爲要旨。夫和溫清補導濇諸法。醫者於臨床之際。用其常。識其變。察症施治。痢疾自無入於危險之途矣。

(西法)——是症爲赤痢菌寄在腸內。而腸之內膜已多敗壞脫落。如膿而粘。(白痢)如潰爛瘡。於是血管破裂出血。呈赤色。(赤痢)唯小腸痢。(噤口痢)然不多見。其治法以殺菌爲先。洗腸等法爲佐。如甘汞蓖麻子油之下法。阿片吐根硝酸銀之收斂劑。撒里失爾酸水之灌腸等法是也。

(五)結論(內參預防法)

痢疾之所以成也。中醫之說。豈不以起居失愼。飲食不節。致脾胃消化傳導之職。失其所司。外感六淫之邪。暑濕交蒸。醞釀而成哉。西醫之說。則以赤痢桿菌爲患。其因則飲料水用水等不攝生傳染而成也。夫我中醫無科學之器械。細菌之學說。模糊不明。然細菌之繁殖傳佈。雜於飲食。飛揚於空氣。附著於衣服器皿中者。無處蔑有。人食息其間。隨在可以吸受。然吸受而不病者。是何理耶。蓋細菌之足以致病。固也。細菌之足以致病。西醫謂人身抗毒素力弱。然人身抗毒素之所以力弱者。非起居失愼。感受六淫所致乎。故其病必先感受時令之邪。(六淫)而後人身之抗毒素力衰弱。細菌得以猖獗也。西說謂菌爲致病之因。正所謂倒果爲因。讀非謬誤者哉。 爾今既明瞭其病之來源。欲求其預防之法。自當不難矣。如暑日烈炎。宜當避之。露濕風冷。毋須犯之。瓜菓冰水。宜愼食之。食物飲料。宜節毋貪。故不潔之飲料。污穢之物品。皆足以妨礙人身之康健明矣。細菌之傳染。其害可怕。蓋細菌乃非人目所能親見之也。故吾人須留意氣候之變常。不使感受。而致抗毒素力衰。與傳染痢疾之人。宜隔離以染防之。起居等事。當以衛生爲要。夫治療之法。西醫唯一之治療法。不外殺菌耳。此乃對症治療。非根本澈底之療法也。其症雖由細菌。然不知有寒熱表裏虛實之分。西醫見熱則以冰罨之。寒則以炭熾之。如表熱之病。西醫則見其發熱。非冰罨之。降其熱不可。豈知其熱則愈罨愈壯。然中醫有熱因熱用之辛溫散表法。效驗昭昭。豈可以殺菌一法而治一切之痢症也哉。故中醫之治法。較西醫頭病治頭。腳病治腳。有菌殺菌。有積剖劃之鐵版死法爲長耳。如其痢已犯之人。則宜速延良醫治之。不致誤治延久而成危。未犯之人。則當以預防之法而防禦之。痢之凶疾。不致殺人如麻矣。

(完)

玉蜀黍(眞珠米)最易壞肚。因外皮太厚。極難消化。能去皮。卽少害。惟小兒以不食爲妙。

【療法】治以清暑及和胃醒脾之法

【處方】白朮皮二錢　茵陳蒿三錢　肥知母三錢　大腹絨二錢　炒苡仁四錢
草菓仁五分　白茯苓三錢　炒穀芽三錢　扁豆衣三錢　青蒿子三錢
北秫米三錢

【二診】連服三劑。瘧來雖輕。未能截止。

【二方】白朮皮三錢　炒苡仁四錢　青蒿子三錢　大腹皮二錢　扁豆衣三錢
草菓仁五分　肥知母二錢　炒穀芽三錢　製首烏二錢　茵陳蒿三錢
白茯苓三錢　陳秫米三錢　半貝丸一服瘧前一時開水送下

【三診】再服三劑。瘧止。神疲精神不振。治以和胃理脾

【三方】野於朮二錢　淮山藥二錢　雲茯苓三錢　陳秫米三錢　製首烏錢半
炒苡仁四錢　炒穀芽三錢　新荷葉一角　白扁豆三錢　肥知母二錢
雞內金錢半

【效果】服藥五劑。精神漸壯。飲食亦增。調理一週。恢復原狀。

丁濟仁住上海格洛克路

◻暑瘧

【病者】童左年四十三歲。

【病狀】先寒後熱。每日一發。熱多於寒。口干心內煩躁汗多氣粗

【病原】暑瘧

【診斷】兩手脈象均洪數。舌苔黃膩。乃暑熱內蘊。被新涼外觸而發。

【療法】急宜清暑以生津液。否則變症百出。治以桂枝白虎湯加味。

【處方】川桂枝四分　金銀花三錢　天花粉三錢　生石羔一兩研細　大連翹三錢

生甘草六分　肥知母四錢　生粳米一撮

【二診】藥後症勢較減。煩躁亦輕。仍以原法加易。

【二方】原方加青蒿二錢。

【效果】先後共服三劑。症勢已痊。精神如常。

## □伏暑夾溼

徐人龍住嘉定西門

【病者】張左。年四十五歲。

【病狀】壯熱微寒。汗出不暢。數日不解。頭重脘痞。嘔噁。口味作甜。渴不多飲。溲短而赤。便閉少寐。

【病原】外感新涼。觸發內伏暑濕。

【診斷】舌苔厚膩。色黃。脈來濡細兼數。乃鬱伏暑濕。爲新涼觸發。以致壯熱少汗。頭重脘痞。其勢方張。防入危途。

【療法】芳香宣洩。表裏兩解。

【處方】蘇梗葉各二錢　製川朴八分　川玉金錢半　赤苓三錢　薄荷葉一錢

廣陳皮錢半　法半夏二錢　川通草八分　佩蘭葉錢半　炒枳殼二錢

荷梗一尺

【二診】藥後三時得汗甚暢。形寒已和。熱勢不壯。胸痞頭脹。小便短赤。口甜苔膩。仍如昨未減。新涼已解。伏邪鴟張。大解五日未行。兼有宿滯。以致根苔厚膩。治宜疏通腸胃。以防傳變。

【二方】廣藿香錢半　製川朴八分　生枳實錢半　廣陳皮錢半　大豆卷三錢
法半夏錢半　瓜蔞仁三錢　赤　苓三錢　佩蘭葉錢半　花檳榔錢半
廣玉金錢半　鮮荷梗一尺去刺

【三診】大便溏而不爽。小溲短赤。熱勢入暮尤甚。胸痞泛噁較和。口甜仍不思飲。兼不思食。宿垢雖達。濕熱蘊蒸不化。病勢綿纏。能不生變乃吉。

【三方】大豆卷三錢　製川朴八分　淡黃芩一錢　生苡仁四錢　白蔻仁五分後下
製半夏二錢　薑竹茹二錢　赤　苓三錢　佩蘭葉錢半　生枳實錢半
晚蠶砂三錢　通　草八分

【四診】新涼已從汗解。宿垢亦由便通。身熱經旬。纏綿不解。口甜苦膩。不飢不渴。良由濕熱蘊釀。難分難化。既不能表。又不能下。惟有清熱燥濕。以期熱解而濕即易化矣。

【四方】姜水炒川連四分　大豆卷三錢　淡黃芩一錢　連皮苓三錢　製半夏錢半
生　苡　仁四錢　姜竹茹二錢　飛滑石三錢　香青蒿二錢　佩蘭葉錢半
晚　蠶　砂三錢　通　草八分

【五診】津津汗泄。熱勢較淡。大便溏。小溲略長。夜寐稍安。口淡喜引熱飲。濕邪似有欲化之機。仍以原法加易。

【五方】香青蒿錢半　法半夏二錢　炒枳殼二錢　連皮苓三錢　省頭草錢半
廣陳皮一錢　晚蠶砂三錢　飛滑石三錢　大豆卷三錢　白蔻仁五分後下
淡黃芩一錢　通　草一錢

【六診】前方連服二劑。熱勢已清。諸恙亦減。惟飲食仍未思進。治以調理脾胃之劑治之。

【六方】北沙參二錢　白蔻衣六分　雞內金錢半　連皮苓三錢　炒白朮一錢

炒苡仁三錢　白扁豆三錢　飛滑石三錢　大豆卷三錢　生穀芽三錢

通　草一錢

【效果】連進三劑。飲食漸進。調理旬日。精神如常。

## ▣伏暑晚發夾鬱痰

熊雨農 住漢口法租界長清里一百〇二號

【病者】湖北省主席方本仁氏年五十一歲

【病狀】頭痛發熱有汗。午後熱甚。咳嗽氣粗。胸前痞結。腰痛便難。苔薄如霜。罩滿邊尖。舌底露絳。脈象弦細而滑數。

【病原】政躬勤勞。暑氣潛伏而不覺。舟車跋涉。燥邪外受而不知。閩子抱病。鬱結於中。

【診斷】脈弦為肝旺。細為陰虛。滑為有痰。數為有熱。蓄暑邪欲出而燥金之氣反抑遏之。則苔薄如霜。熱邪瀰漫三焦。則薄苔罩滿邊尖。真陰受傷。熱欲入營。則舌底露絳。因於暑。故身熱而有汗。因於燥。故咳嗽而便難。因於鬱。故胸痞而痰結。因於勞。故腎憊而腰痛。病邪盛而真陰虧。頗難著手。治邪則傷陰。養陰則留邪。方書云。急則治其標。

【療法】主用清暑透邪而不傷陰。開鬱豁痰而不傷氣。

【處方】連　翹三錢　銀　花三錢、鮮蘆根六錢　淡竹葉三錢　甘白菊三錢

枇杷葉二錢布包　綠豆衣三錢　甜杏仁三錢　浙貝母三錢　佩蘭葉錢半

【二診】身熱大減。咳逆氣粗亦平。惟腰痛尚劇。仍從前意。

【二方】前方去佩蘭加淡竹茹三錢　山梔皮一錢　瓜蔞皮三錢

【三診】越一侯外復邀余診。乃知曾經內醫診治。蓋西醫專恃剖驗有形之科學。不講氣化無形之運用。注射而熱愈熾。灌腸而胸愈痞。津液大傷。噫氣乃作。舌上光而且絳。脈象細濇而數。口乾煩滿。勢瀕於危。勉擬清養胃陰。生其津液。冀中土旺而肝木自和。鬱痰化而痞結自解。

【三方】霍山石斛三錢先煎　西洋參二錢　麥　冬三錢　川貝母二錢　大麻仁三錢打
生白芍二錢　生甘草六分　金鈴子皮錢半　竹葉心三錢　細生地三錢
荷葉包谷芽三錢刺孔

【四診】諸恙悉減。津液微生。舌中光而顯有微細乳頭。

【四方】霍山石斛三錢　西洋參錢半　麥　冬三錢　連心翹三錢　川貝母二錢
生　草五分　大麻仁三錢打　竹葉心三錢　細生地三錢　冬瓜仁三錢
浮小麥六錢

【五診】熱減汗少。口不甚渴。

【五方】霍山石斛三錢　西洋參錢半　麥　冬三錢　川貝母二錢　甜杏仁三錢
知　母二錢　細生地三錢　蓮子芯一錢　刀豆子二錢　連心翹三錢
金鈴子皮一錢　浮小麥五錢

【六診】舌上乳頭滿布。能進薄粥。煩滿頓減。入夜能安睡矣。

【六方】霍山石斛三錢　西洋參錢半　麥　冬三錢　代赭石三錢先煎　刀豆子二錢
金鈴子皮一錢　川貝母二錢　甜杏仁三錢　細生地四錢　知　母二錢
竹葉心三錢　連心翹三錢　荷葉包谷芽三錢刺孔

【七診】噫氣得減舌生薄苔。

【七方】西洋參錢半　霍山石斛二錢　麥冬三錢　細生地三錢　甜杏仁三錢
川貝母三錢　大麻仁三錢打　竹葉心三錢　連心翹三錢　知母二錢
更衣丸三錢先吞

【八診】大便下黑糞甚多。一時氣力不支。神色陡變。舉家惶急。不知所措。深夜邀余至。觀其色呈淡黃。聞其呼吸尚均。捫其身涼熱退。診其脈沉細之中而帶和緩之象。余曰勿恐。此病退之佳兆也。蓋大便屢經洗下。津液未復。不能再下。今正氣漸充。腑氣得暢。瘀積自下。腹中陡淨。勢呈困倦。安靜勿擾可也。

【八方】西洋參三錢　炙甘草一錢　遠志錢半　炙黃耆三錢

【九診】苔潤脈緩。食增神旺。惟噫氣猶未淨除。虛煩少眠耳。

【九方】西洋參二錢米炒　炙甘草八分　炙黃耆三錢　當歸身三錢　枸杞子二錢
川貝母二錢　代赭石三錢先煎　刀豆子二錢　酸棗仁三錢打　荷葉包谷芽三錢刺孔
遠志一錢

【十診】噫氣虛煩悉除。飲食漸進。入夜能於鼾睡。惟精神尚未充足。以養胃寧心。佐以滋腎之品。二劑即占勿藥矣。

【十方】米炒洋參二錢　炙黃耆三錢　酸棗仁三錢打　細生地三錢　甘枸杞三錢
當歸身三錢　淡蓯蓉二錢　遠志錢半　懷山藥三錢　生谷芽三錢

【效果】由西醫悞治後。復經余治。服至五劑。舌生薄苔。便下黑糞。熱退身涼。胸中鬱痰頓減。繼服續氣養胃寧心之品。至五劑。精神已漸恢復。

【說明】伏暑晚發。又兼鬱痰。熱氣瀰漫三焦。眞陰不足。津液告乏。故初劑雖不養陰。却注意不傷津液。所以一劑之後。身熱大減。咳逆亦平。中經西醫手術。大傷其津液。當此之時。南轅北轍。去道甚遠。清養胃陰。實爲要圖。因是挽回。亦僥倖者矣。

白光淇 住常州福泰行轉盧家巷鄭雪記藥號

■暑溫內陷

【病者】李左。年廿九歲。

【病狀】神憒不清。氣粗喘促。汗出如漿。脈較時止。舌乾絳。

【病原】暑必傷氣。最令表虛。長夏赤日奔走。陽從汗泄。以致邪風內陷。

【診斷】陽氣發泄太甚。內虛不相留戀。勢已危若早露。

【療法】勉方以生脈散酸甘化陰。合清潤挽之。或可收效一二。

【處方】西洋參三錢　鮮石斛三錢　帶心翹三錢　大麥冬三錢　粉丹皮二錢
蔞皮仁各三錢　五味子三分　川雅蓮三分　金銀花錢半　肥知母二錢
人中黃一錢　烏元參三錢　淡竹葉卅張　燈草五尺

【效果】二劑汗止喘平。

■中暑壞證

毛倬章 住湖南湘陰新市

【病者】徐姓女兒。年一歲半。

【病狀】目直視不轉。舌胎黃垢無津。口臭而渴。四肢厥冷。小解無點滴。泄甚帶腥。

【病原】病起四日。單方神藥並投。病家希望速痊。以致釀成斯疾也。

【診斷】筋紋青色。脈數無倫。此中暑證也。病家不知中暑證。猶以爲寒。予解之曰。中者。如矢石之中人也。暑者熱也。當此暑熱薰蒸之候。人在氣交之中。大人且畏。况小兒乎。小兒不能言。全賴父母保護。一有疾病。專請名醫爲之主任。茲就各證根據病原。再爲聲明。方知藥誤人之所賴以生者。水穀也。所賴以驅疾病者。藥劑也。藥劑之寒熱溫平。視疾病之六氣爲轉移。今不分六氣。而以單方神藥亂投之。是誰之過歟。蓋以幼稚之體弱。爲藥劑之壓迫。以致失其抵抗力。而發生種種疾病也。今目視不轉。知病刼肝陰也。舌苔黃垢無津。乃知病傷心血也。盤踞胃腑。則胃腑發炎。故口臭而渴也。逼犯脾陽。則脾陽不達。故四肢厥冷也。三焦均爲病所困。則決瀆失職。故小解無點滴也。大腸傳穀之變化。居前陰之後。爲病之侵略。使水同糞出。故所泄帶腥氣也。病已入各經。而欲元氣不敗者。勢必不能也。

【療法】淸暑熱。開支河。

【處方】生地黃一錢　淮牛膝一錢　宣澤瀉一錢　白猪苓一錢　雲茯苓二錢

桂枝木三分　漂白朮五分　六一散三錢包煎

【二診】兩目稍爲轉動。只見白眼。小解短紅。而各恙尚無進退。

【二方】生地片一錢　生白芍二錢　宣澤瀉一錢　白猪苓錢半　白茯苓三錢

桂枝木三分　漂白朮七分　六一散五錢包煎　淡竹葉二錢　生石膏三錢包煎

【三診】諸恙退半。惟頭顱四肢。隨扶隨倒。

【三方】仍以二方加西黨參生苡仁各三錢

【四診】諸恙又減。

【四方】西黨參二錢　生苡米三錢　生地片二錢　宣澤瀉二錢　白茯苓二錢

白猪苓二錢　桂枝木三分　漂白朮七分　生石膏末三錢包煎　六一散三錢包煎

【效果】六劑全愈。

## 暑燥傷目

毛倬章住湖南湘陰新市

【病者】蔡亢基先生年三十七歲。新市郵局長。

【病狀】舌胎邊白中帶微黃。右目極疼。如有雲翳。視之不見。開之不能。用手捫開。羞明畏日。只見白眼紅絲。欲見黑眼不得。脈象沉細而數。

【病原】體素弱。近年目瞼生偸針者數次。因看書而致目病也。

【診斷】據脈象。誠中形外。據時候。大暑初臨。當此暑蒸燥甚。爍石流金。況人非金石之質。其何以堪之耶。經謂目爲肝竅。而實爲五臟六腑之精。皆上注於目。白眼者肺也。肺主皮毛。暑燥傷入。一身火燒癢痛。莫可如何。而其目之所以致病者。亦若是也。

【療法】淸暑燥。定疼痛。

【處方】眞犀角五分先煎　紅柴胡三錢　酒炒黃芩三錢　酒炒白芍三錢　石決明二錢
滑石三錢　生地片二錢　光杏仁二錢　木賊草一錢　龍胆草一錢
粉甘草一錢　蘇葉九分　水煎一開。即服。每服必取微汗。若不出汗。必無效驗。

【二診】處方服一劑。痛止目開。紅絲驅散。不避陽光矣。

【二方】眞犀角五分先煎　紅柴胡二錢　酒炒黃芩二錢　酒炒白芍二錢　滑石二錢
生地片二錢　光杏仁三錢　龍膽草一錢　粉草一錢　蘇葉五分

【效果】連服三劑。日漸向愈。

# 瘧痢

## 熱瘧

蕭介青住漢口大郭家巷至德堂藥局內

【病者】伍道喜。年三十二歲。住黃波東鄉伍家港。

【病狀】間日發瘧。寒少熱多。瘧發時大渴引飲。大汗瘧止。六脈滑大兼弦。舌尖紅絳。苔微白。

【病原】平素體壯。以耕爲業。暑天過勞。氣傷神疲。加以每夜飽食後。露宿通霄。交秋瘧發四次。幾至不起。

【診斷】此乃藜藿家伏暑瘧症。

【療法】重用白虎湯以解熱。合辛溫活血諸品以截之。白虎湯爲解熱之神劑。烏、常、梹、草、爲截瘧之要品。常山用醋煮去其暴悍。用桃葉爲引。瘧前引其汗出。柴胡治寒熱往來之主將。陳皮爲銷痰導滯之先鋒。瘧來有一定之時間。因血輪是時爲之沮滯。用當歸行血。紅花破血。使血輪無阻。血輪既通。氣血充行。瘧邪自無立足之地矣。

【處方】生石膏八錢　肥知母四錢　生甘草二錢　連烏梅三錢　花檳榔三錢

常山五錢醋煮炒透黑　煨草果三錢　紅柴胡三錢　廣陳皮二錢　粳米一勺

全當歸三錢　杜紅花一錢　白東方桃葉七片爲引

【服法】瘧未發前一日。晚間先煎頭服。覆被出微汗。卽加水復煎原藥二次。煎後將藥汁貯碗中。放置屋瓦上露一夜。瘧前二句鐘。再取已露之藥汁。隔滾水溫服之。

【效果】一藥而愈。是年該處農人。患同證者。不一而足。照原方服者均愈。此方除石膏知母粳米外。餘爲截瘧之特效主方。但瘧非一類。認別某種之瘧。再加某種行經報使之藥。鮮有不濟者。

李健頤 住福建平潭衙安興號

### ■暑温化瘧

【病者】陳校長。年四十歲。平潭湖美村。

【病狀】寒慄而熱。口渴煩悶。心跳頭暈。脈弦急。苔燥黃。

【病原】感暑病温。化爲温瘧。

【診斷】少陽爲病表裏。不知暑中兼濕。温甚化熱。熱灼陰傷。故口渴煩燥。心神不安也。

【療法】清暑熱則營陰不傷。化濕邪則瘧蟲自滅。表裏和而瘧愈矣。

【處方】淡竹葉三錢　扁豆花二錢　忍冬藤三錢　藿香梗二錢　光杏仁三錢
川石斛三錢　原滑石六錢　陳半夏二錢　荷葉邊二錢　冬瓜皮三錢

【效果】連服四劑而愈。

白光淇 住常州福泰行轉盧家巷鄭雪記藥號

### ■温瘧癃閉

【病者】吳孩。年八歲。

【病狀】溲濇難行。汗蒸蒸。脉細數。舌黃渴飲。

【病原】温瘧夜風咳嗽。延久而風移小腸膀胱。

【診斷】肺氣不能通調水道。下輸膀胱。致成癃閉。

【療法】宜清理小腸膀胱。上開肺家之痺。

【處方】細生地五錢　六一散五錢包　通艸八分　川雅連三錢　赤猪苓各二錢
麥冬三錢去心　川黃柏二錢水炒　葶力子三錢　酒炒黃芩錢半　肥知母二錢

炙桑葉三錢　車前炒三錢　淡竹葉卅張　柴胡八分

外用大田螺肉一個。合麝香二分貼臍上。洩行而去之。

【效果】一劑而洩行。三劑而熱退。

## □暑濕化瘧兼痢

朱伯銘住江蘇泰縣

【病者】張左。年六十二歲。

【病狀】形枯骨立。脘次痞悶。氣喘而渴。咳嗽痰白。喜引熱飲。腹部脹痛。痢兼紅白。午後身熱。甚則詁語。

【病原】暑濕化瘧兼痢。

【診斷】暑溼化瘧。清暑去濕。疏通腠理。本可即愈。而病家不諳病理。驟然截止。以致瘧邪內陷。腹部脹痛。變爲下痢。色兼紅白。胸膈痞悶。外內皆熱。甚則喘逆而渴。痰色白。喜熱飲。乃寒邪化熱內陷也。

【療法】升舉三陽下陷之邪。兼消三焦蘊積之火。搜邪外出。清熱滌痰。

【處方】川柴胡一錢　香青蒿錢半　白知母三錢　青子芩二錢　粉葛根一錢

生枳殼二錢　姜水炒竹茹二錢　雲茯苓三錢　苦桔梗一錢　法半夏二錢

生鱉甲三錢

【二診】藥後胸膈舒暢。腹脹亦減。再以原方加易。

【二方】炒柴胡一錢　粉葛根錢半　全青蒿一錢　青木香八分　白知母二錢

生枳殼二錢　川黃柏一錢　青子芩一錢　桔梗一錢　法半夏二錢

姜竹茹二錢

【三診】連進兩劑。熱勢大減。胸痞腹脹亦蠲。惟痢仍未除。咳喘多痰。

中国近现代中医药期刊续编·第一辑

# 傷寒今釋

陸淵雷

右六味。以水一斗。煑取六升。去滓。再煎取三升。溫服一升。日三服。（原注臣億等謹案上生薑瀉心湯法本云理中人參黃芩湯今詳瀉心以療痞痞氣因發陰而生是半夏生薑甘草瀉心三方皆本於理中也其方必各有人參今甘草瀉心中無者脫落之也又案千金并外臺秘要治傷寒䘌食用此方皆有人參知脫落無疑）

林億謂此方有人參。是也。金匱狐惑篇有人參三兩。千金第十卷狐惑門瀉心湯。兼治下痢不止。腹中愊堅而嘔吐腸鳴者。其方即半夏瀉心湯。注云。仲景名半夏瀉心。要畧用甘草瀉心。千金翼第九卷太陽用陷胸門。引此條。方中云一方有人參三兩。外臺第二卷傷寒狐惑門瀉心湯。兼療下利不止。心中愊愊堅而嘔。腸中鳴者。即本方有人參三兩。此皆本方有人參之明證。若無人參。無以振起胃機能之衰弱。即無以止心下之痞鞕也。

傷寒六書云。動氣在上。下之則腹滿心痞頭眩。宜甘草瀉心湯。張氏醫通云。痢不納食。俗名噤口。如因邪留胃中。胃氣伏而不宜。脾氣因而濇滯者。香連枳朴橘紅茯苓之屬。熱毒衝心。頭疼心煩。嘔而不食。手足溫暖者。甘草瀉心湯去大棗易生薑。此證胃口有熱。不可用溫藥。

吉益氏云。甘草瀉心湯。治半夏瀉心湯證。而心煩不得安者。又云。治下利不止。乾嘔心煩者。又云。治默默欲眠。目不得閉。臥起不安。不欲飲食。惡聞食臭者。（此金匱狐惑篇甘草瀉心證也）類聚方廣義云。此方於半夏瀉心湯內更加甘草一兩。而其所主治大不同。（此說非當云大同小異）曰下利日數十行。穀不化。曰乾嘔心煩不得安。曰默默欲眠。目不得閉。臥起不安。此皆急迫之所爲。故以甘草爲君也。又云慢驚風有宜此方者。

青州治譚云。昔年泉州一病男。初感風寒。發痰喘甚急。醫以十棗湯攻之。瞑眩甚。吐瀉交作。四肢微冷。食餌不進。家人甚危之。思前醫頻用茯苓四逆湯而厥冷不復。乃乞治於青州往診之。心下痞滿。乾噫食臭。乃作甘草瀉心湯五劑。令於一次飲盡。微冷漸復。乾噫盡除而愈。

麻疹一哈云。青山次郎大夫之妻。年可二十。傷寒愈後十四五日。復發三四日。疹子欲出不出。心下痞鞕。煩躁不得眠。下利日二三行。因作甘草瀉心湯服之。翌晨。汗大發。疹子皆出。諸證自安。疹收後。健食如舊。湯本氏云。非汗劑而發汗。古方之所以爲原因療法也。

橘窗書影云。福地佐兵衛妻。年二十五六。產後數月。下利不止。心下痞鞕。飲食不進。口糜爛。兩眼赤腫。脈虛數。羸瘦甚。乃與甘草瀉心湯。服之數十日。下利止。諸證全愈。湯本氏云。是即張氏醫通所謂口糜也。余每用甘草瀉心湯。屢奏效。蓋從金匱狐惑條傷寒下利條得之。時醫用他方。誤治者多。

# 瓜菓叢話

秦丙乙

(桃)桃爲夏時佳品。以蟠桃水蜜桃爲上選。性熱味美可口。無甚著功。多食令發熱生癰疽。而腹痛泄瀉。尤易釀患。五果(棗李栗杏桃)之一。屬肺。凡肺病人頗宜食之。

(李)味酸性溫。治骨節間勞熱。屬肝果。肝病人宜食之。多食便易發熱生痰。

(杏)性熱味酸。有毒。屬心果。患心病人宜食之。止渴之外。更無他長。多食令發熱生痰。發癰疽瘡毒。

(棃)甘寒可口。以天津萊陽產爲上。止渴生津。棃與其匹。惜秋日盛熟。夏時無良種。清火消痰。更屬擅長。虛勞人服之頗宜。多食令泄瀉腹痛。

(橘)橘之功用最廣。入藥成分。自核而絡而紅而白而皮而葉。幾無餘棄之物。今就橘實論之。性味甘溫。開胃化痰。是其擅長。尤以花旗暹邏產爲勝。病後人服之頗宜。病中亦在所不忌。食之過多。易生痰熱。

(藕)甘平微燥。止渴。除痰熱。消食。治血症。病中亦所不忌。

(香蕉)性味甘寒。止渴。除煩熱。潤肺之功居多。多食令洩瀉腹痛。

(楊梅)酸甘性熱。止渴生津。功也。助火發瘡癰。過也。虛熱之人。不宜食之。

(林檎)酸甘微溫。生津止渴之中。尤長消痰下氣。爲治消渴病佳品。稟性尚純。雖多食而無妨。有病之人。亦所不忌。洩痢霍亂。且資療病。

(荔枝)酸甘性熱。甘美異常。古人推崇備至。雅譽紛紛。原其功用。亦不過消渴下氣而已。多食發熱致衄。患瘰癧疔瘡之人。服之不忌。

(荸薺)性味甘寒。化痰消食。止渴除痰熱。利小便。治洩痢。淋濁。癃閉。多食耗氣損肺。令腹脹。肺虛人及孕婦忌之。

(西瓜)西瓜有天生白虎湯之雅譽。顧名思義。概可以知其一斑矣。不易消化。多食卽爲洩痢之根。清熱之功。無與倫比。

(甜瓜)甜瓜一名香瓜。俗稱蜜桶瓜。甘寒有香氣。清熱以外。無甚功效。多食令腹痛。

# 產後熱瀉治驗

李健頤

鄭妻產後患瀉。小腹熱痛。裏急後重。寒熱往來。煩渴不寐。初服五苓湯無效。改與却風兼補濇藥。亦罔效。延余診視。六脈沉實有力。小腹如有一塊硬塞作痛。認爲瘀熱伏於大小腸。卽與桃仁承氣湯。服後連下數次。忽覺心神快愉。照原劑加川連白芍。至次日反見不安。鄭某因之疑爲產後多瀉。氣血兩虛。不敢再服承氣。改用洋參龍眼肉。未見有害。益信爲虛。連日服參數兩。至第三日。舊恙復發。比前畧見加重。甚至大便閉急作痛。身熱口渴。急來延余。診脈勢更急於前。大爲可疑。鄭某初意欲將服參之事。隱存不說。見余懷疑。卽以實告。仍照原方大黃加倍。再投一劑。竟然而瘳。余自治鄭妻之後。始知醫生治病之難。匪特診斷用藥之難。卽病者不知小心。亂投藥石。致變他病。不肯實告。致使醫者無所方針。是更難矣。今鄭妻自知服參之悞。實情告余。使余有所把握。復用承氣卽可奏功。否則。余烏知因其悞服參湯所致。亦疑其承氣之不靈。改與他藥。未免遷延日期。或者反至於悞。亦未可知。誠矣醫之難作哉。

主編者 醫學家遒公尚

# 衛生報

館址 上海浙江路清和坊對過（郵政信箱一八三四號）

每星期六出版一冊

全年五十期連郵費二元四角 國外加半 郵票代洋九五折扣

宗旨 鼓吹世界醫學大同 切實指導衛生方法 徹底說明醫學原理 解答一切疑難病症

發行者 上海衛生報館

第二卷 第二十五期

中華民國十九年八月三十日出版

THE HYCIENIG WEEKLY 780 CHEKIANG ROAD, SHANGHAI, CHINA

本期要目



## 藥質與藥性

葉勁秋

西醫治藥。偏重物質。專講成分。卽如人參一物。東方醫學家以為救世囘生聖品。而西醫持成分論者。以為毫無補益。故日本新醫學初行時。人參一藥。幾置高閣。不足稱道。嗣又經多方之討究經驗。仍斷定為有效藥品。今依然鋪張揚厲。保其高價也。蓋持成分論。但足以論質。而不足以論　性也。彼專論藥質成分者。而其結果則曰：『黃連能助消化。而以為苦寒敗胃。石膏不堪入藥。而以為能治傷寒中風牙痛等。人參但能平胃。而以為有治虛癆內傷中暑中風通血脉補肺氣等種種利益。此古書中所述之藥性。說多不確者也。』孰為不確。但須一問此道之有經驗者。

## 瘧疾瑣言

秦丙乙

近日時症。以瘧疾為大宗。良以痢病已成過去時代之物。咳嗽尚未上場。方興未艾者。正惟斯瘧疾耳。值茲新陳代謝之秋。爰艸此篇。以貢讀者。

致瘧之由。皆因貪涼傷冷。汗出當風而成。故其證雖四時皆有。而秋令特盛。

瘧之所以有寒熱循環。因此症邪據少陽之經。少陽半表半裏。界於陰陽之間。其邪入與陰爭則寒。出與陽爭則熱也。爭則病作。息則病止。

瘧有日作間日作三日作者何。曰、此卽伏邪淺深之所以異也。邪淺隨衛氣以為出入。故日作。邪深不能隨衛氣以並出俱入。故間日三日而作也。

夫痎瘧皆生於風。是已。顧或病或不病。何也。曰、身體壯實者。胼手胝足。終朝勞動。卽重感外邪。輒與邪俱泄。故販夫走卒。下級中人。雖露宿戶階。通宵如是。天明一覺。奔走勞動。初無所謂病也。惟安富尊榮之人。腠理不密。失於運動。而外邪反得乘機而入也。

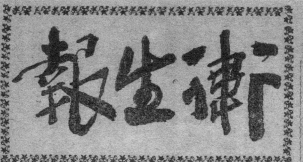

寒多熱少之瘧。名曰牡瘧。熱多寒少之瘧。名曰温瘧。但熱無寒謂癉瘧。初次發作謂胎瘧。發於夜者曰陰瘧。更有六經瘧。五藏瘧。再有風寒痰溼食瘴諸瘧。名稱綦衆。終不離乎少陽。

牡瘧者。寒氣挾痰飲於心間。陽不能外透於肌表也。

温瘧者。冬不藏精。熱匿於內。寒鬱於外。及至春夏。感温氣而發。但見熱多寒少。乃伏氣之爲病也。

癉瘧者。肺素有熱。重感外邪。陰氣內虛。不能與陽相爭也。

陰瘧者。邪入血分。故發作每在於夜也。

治瘧概要。初起散邪爲急。不任姑息。入後攻補並用。剿撫兼施。至善後之道則和中養正。兼清餘蘊。若方劑之處置。則宜權變。存乎其人。而難以一概論之。

截瘧不可過早。當俟三四發後。視邪之淺深。與體之強弱爲定奪。當斟酌而行之。過早固不可。過遲亦非宜。

病瘧以月計之。當半月愈。半月不愈。一月當愈。設一月而再不愈。其腹中必起硬塊。攻衝無定。名曰瘧母。亟宜攻伐。毋令隱忍。致貽後患。

瘧脈自弦。弦數者多熱。弦遲者多寒。

類瘧證。發熱惡寒。一如眞瘧。所異者脈無弦象。發無定期而已矣。

## 衛生要訣

吳寶慶

近來天氣忽冷忽熱。很不一致。所以生病的人。亦日多一日。甚而至於死的。每日亦很多。我們倘若要免除這些危險的疾病。那非保重身體不可了。在幾年前。我是一個很薄弱的童子。幾無一日不在病中。後來我的姑丈教了我許多的方法。自己當心身體。我聽了他的話。就每日實行。所以我現在的身體。好十倍於前了。這方法。我現在來告訴諸位。而諸位不妨去試一試呢。

每日日出卽起。用冷水摩擦遍身。（鄙人用冷水擦身。冬夏不廢。已四五年矣。頗有效驗。如不能用冷水者。宜多洗浴。洗時不可在空腹及飽食之時。）早起後宜飲熱湯一二杯。飲畢後。隔半點鐘始食早餐。

早餐後隔五點鐘始食午餐。午餐後隔五點鐘始食晚餐。每餐不宜過飽。

三餐之前後。不用點心。一切間食。均不食爲貴。

每食均宜細嚼。嚼至嚼無可嚼。咽下尤爲合法。

晚餐後隔三點鐘方可就寢。

每夜至少宜睡足八點鐘。睡時以下午十點鐘爲限。不可以被覆首。

寢室不可緊閉。宜通風。床前用屏風障之。以防風之直射人身。

每日宜多運動或走路三四里。

每日宜行深呼吸。深呼吸時。宜在日光下及潔淨之空氣中。挺身直立。閉口。將肺內之濁氣從鼻孔盡力呼出。呼至不能再呼。於是將外面清空氣從鼻孔用力吸入。吸至不能再吸。第一次行完後。休息片時。再行第二次。每日自朝而午而暮。可作三回。每回可作十餘次。

（未完）

治瘧貴乎斷根。故必須驗血。苟血中之瘧蟲絕。始能全愈。

【三方】粉葛根一錢　法半夏二錢　杏仁泥三錢　靑木香八分　香靑蒿一錢
廣陳皮一錢　冬瓜仁四錢　雲茯苓三錢　姜竹茹二錢　生枳壳錢半
川黃柏一錢

【效果】連服三劑。所下粘痰甚多。瘧除痢止。繼以和胃理脾之劑。調理一週而愈。

## ■暑濕化瘧兼痢

孔幼儒住揚州西門外

【病者】尹左年五十八歲。

【病狀】腹脹而痛。下痢色兼紅白。胸脘痞塞。甚則喘逆而渴。咳嗽痰色白。肩背作痛。不能轉側。入暮發熱譫語。水漿不入。

【病原】暑溼積久化瘧。截止太早。加以溫補。以致症變危險。

【診斷】脈來弦洪而滑。鼓指有力。參其脈症。乃暑濕化瘧。初診宜淸暑利濕。疏通腠理。邪自淸而病自愈。不應圖速驟爲截止。以致瘧邪內陷。腹部脹痛。變爲紅白痢。醫家病家兩悞。以致症入險途。所幸肩背作痛。表邪尙有外達之機。

【療法】表裏兩解。以期邪從外達。

【處方】炒柴胡一錢　香靑蒿錢半　靑子芩二錢　生鱉甲三錢先煎　粉葛根錢半
肥知母二錢　雲茯苓三錢　淡竹瀝一酒杯冲服　苦桔梗一錢　生枳壳錢半
法半夏二錢

【二診】藥後脘痞較舒。腹脹亦減。仍以原方加易。

【二方】炒柴胡一錢　全靑蒿錢半　鮮藿梗二錢　靑子芩二錢　粉葛根錢半

光杏仁三錢　肥知母二錢　雲茯苓三錢　苦桔梗一錢　生枳殼錢半
法半夏二錢　淡竹瀝一酒杯冲服

【三診】腹部脹消。痢疾亦止。遍身得汗。自能轉側。入暮譫語亦止。惟喘咳多痰。苔膩脈仍有力。乃宿垢未除。暑濕未淨。擬以推盪積滯之劑治之。

【三方】青蒿二錢　生錦紋二錢　生石羔五錢　雲茯苓三錢　苦桔梗一錢
小枳實錢半　肥知母二錢　通草八分　小川連三分　元明粉一錢
光杏仁三錢

【四診】藥後三時得大解甚多。色兼黑白臭穢黏膩等物。痰遂減。咳亦漸止。改用理脾和胃之劑。

【四方】北沙參二錢　光杏仁三錢　生穀芽三錢　六一散三錢包　生於朮一錢
雲茯苓三錢　生苡仁四錢　通草八分　桔梗一錢　廣陳皮一錢

【效果】前方連服三劑。諸恙均痊。飲食漸進。調理一週。恢復原狀。

## ■惡性癉瘧夾痰飲

羅燮元住沙市同善堂

【病者】余內室韓氏。年四十五歲。住江津中白沙。

【病狀】時當孟夏中旬。一起便畏寒發熱。頭疼微汗。苔薄白。不欲飲。嘔吐。溲赤。繼則寒熱罷而成間瘧。單熱不寒。狀與常異。勢甚危險。遷延匝月。始告全愈。

【病原】體質素弱。理家多勤。兼余久客荊沙。凡家政內外諸事。無不自當。由此勤勞過度。常患痰疾。一發輒嗽。痰喘。經亦不利。少腹常疼。適余仲春返家接眷。收束各事。又倍常辛苦。因晨起早。爲寒所襲。由是病成。

【診斷】此症雖由勞心過度。濕熱素甚。但初起便見寒熱頭疼。明是感染外邪爲患。自必以去邪爲急。余本此意。隨症而施。其後病雖變幻莫測。而足以此收功。徐靈胎曰。病去則虛者亦生。病留則實者亦死。其言可謂先得我心也。

【療法】此症初起其狀既如上述。余乃用銀翹散加霍香以散之。繼見寒熱便結嘔苦。乃用大柴胡以疏裏。小柴胡以和表。寒熱止而嘔苦不休。又以半夏瀉心以安胃。病退一日而癉瘧又起也。其狀則單熱不寒。出汗溲疼。便仍不通。一發經二日一夜而熱方衰。但熱未退盡。而二發又起。惟最甚者頭痛如劈。左額角靜脈躍如粗指。(余曾用磁針刺此處黑血甚多。疼稍緩和一刻)。呻吟戶外。耳不忍聞。脈雖浮數。不甚洪大。知是陽明燥氣夾肝火上衝於腦。振動神經所致。於是屏去治瘧常法。乃用普濟消毒飲去升麻。以清頭目。次以當歸蘆薈丸以清肝胆。迄不少衰。於是遍用涼膈散。葛根芩蓮湯加殭蠶、荷葉、銀花、按時如故。繼思發時。雖狀熱自汗。而仍畏風。雖幃帳俱下。且不甚渴。足膝覺冷。知係太陽與陽明合病。內兼有濕。後專用大劑白虎加桂枝蒼朮竹葉石膏湯。互服。生石膏每劑用至一兩。連服四五劑。仍按期而發。狀亦如前。但亦未加他病。余疑之。乃商於李醫。彼謂其症雖熱不寒。然又畏風。且嘔清水。苔薄不渴。頭痛如劈。殆乾嘔吐涎沫頭痛而厥之吳茱萸湯症乎。方用吳萸八分洋參二分棗四枚生姜三錢。余頗謂不然。總覺爲陽明燥氣上衝。必非寒厥。蓋吳萸適應症。爲乾嘔吐涎沫頭痛。而外不燒熱。其疑在此。其兼畏風不渴而吐清水。必爲夾飲無疑。但既夾有飲。何以用白虎加蒼朮而不效。此余心忐忑無主之所致也。彼力主是方。余想有飲。亦可一試。俾全化燥。以便施治。於是暫服頭煎。以觀其變。藥進時。而適逢瘧勢將退。一夜安穩。次朝將進二煎。而又瘧發。於是停服前藥。則見其熱倍常。而大汗頭痛口渴煩躁諸症。乃全大作也。至停午熱極。神識頓昏。目瞪氣息。全家惶恐。余診脈如故。知姜萸燥化太過。上衝心腦。一時神經麻痺。倘得氣還。且喜曾備有大劑白虎加人參湯煎候。當卽頻灌。不一刻而甦。從此不復畏風也。餘症仍前。由是一意白虎加味爲主。熱度時間雖減。而瘧終不止。余內屢求止截。始用雞納霜。連服無效。後見局方謂常山飲截瘧如神。乃用是方合千金蜀漆丸。去升麻。內蜀漆。用生朮。前一時冷服。果一服而吐膠痰。雜以清水。其患若失。始終二旬之久。至是而始進薄粥。方知有味。蓋當前略進以微鹹微甜之物。皆知其鹹甜之不可當。其感覺異常有如此者。但瘧止後大便猶燥結不通。溲赤兼疼。苦如常。口不渴。惟合眼覺有熱氣自腰間上升。達於背項。通體發熱。大汗淋漓。頭即疼痛。而下部則冷。據症論脈。明係病後傷及肝腎陰液。陽不潛藏所致。乃用玉女煎合大補陰丸及知柏地黃湯。如龍、牡、茯、蓉、麻仁。亙服各三劑。外用蜜煎導法。便雖通而盜汗終不止。晝夜畏不敢臥者。旬有餘日。初意本擬用當歸六黃湯。因恐病久。苦寒伐胃。既見潛陽不效。乃改用是方。果一服而熱退汗歛。兩服而神安得眠。盜汗從此不復發矣。

【處方】因此病遷延匝月。變幻多端。若每日逐案而書。誠恐多占篇幅。故用筆記體。擢其大要。以明此症始終之傳變。治療前後之異同。有如神龍變化。莫測其妙。非如西醫之膠固金雞納霜。服而不效。則莫如之何也。用方列左。

(一)銀翹散加霍香　(二)大柴胡湯　(三)小柴胡湯　(四)半夏瀉心湯

(五)普濟消毒飲去升麻　(六)當歸蘆薈丸　(七)涼膈散加蠶虫蟬退荷葉銀花

(八)葛根芩連湯　(九)白虎加桂枝蒼朮　(十)竹葉石膏湯　(十一)奠萊湯 至此方大化燥

(十二)白虎加人參湯　炒知母三錢　西洋參三錢　生石膏一兩　粉甘草二錢

粳　米一勺　(十三)常山飲合蜀漆丸　炒常山二錢　川知母二錢　川貝母二錢

炒草果二錢　花梹榔二錢　醋烏梅四枚　嫩白薇三錢　地骨皮三錢

杭寸冬三錢　生石膏八分　炒鱉甲三錢　甜玉竹三錢　粉甘草一錢

另用蜀漆末二錢　冲冷服。此方服後瘧止。

（十四）玉女合大補陰丸。

大生地六錢　炒知母三錢　生石膏八錢　炒鹽柏二錢　炙龜板三錢

准牛夕三錢　杭寸冬三錢　生龍骨四錢　生牡蠣四錢　車前仁三錢

（十五）知柏地黃湯加味。

大生地六分　淨棗皮三錢　福澤瀉二錢　雲茯苓二錢　光山條四錢

淡蓯蓉三錢　炒鹽柏二錢　炒知母二錢　火麻仁四錢　准牛夕三錢

生龍骨錢半　生牡蠣錢半　連前方共互服各三劑。

（十六）當歸六黃湯　酒條芩二錢　川黃連二錢　全當歸三錢　炒鹽柏三錢

生箭芪六錢　大生地四錢　熟地黃四錢

【效果】自六黃湯服後。汗止神安。繼仍用前大補陰丸及知柏地黃湯加味。數服漸進飲食。後再用麥冬養營湯調理一月。而精神如故也。

按瘧之原理。自西曆一八八〇年。經賴肥耶等發明。謂係由瘧蚊輸入瘧蟲於人體。侵壞血球而成。一時風靡西歐。至今咸奉以為鐵案不移。莫敢反對。（其謬見余所著中西瘧疾比較談）其瘧之系統。則分單純。重複。混合。與吾國日發。間發。三日發。大略相類。而其瘧性。則有傷寒。脊髓。冷厥。失神。胃痛。霍亂。赤痢。出血。黃疸。氣管炎。肋膜炎。惡瘧等名。是與吾國所名風寒暑濕溫瘴牝等瘧。迥不相同。蓋彼以局部病灶為定義。國醫則總其全體。或各個原因為定型也。雖內經以十二經五臟名瘧。區分有似類乎西說。但此種區別。至漢代以已名存實亡。後人不過視爲一種兼症。論其治法。西說似精實粗。蓋彼不問寒熱。專以鷄納霜爲療瘧萬能。甚則以注射爲極則。謂其瘧無不立愈。國醫則反是。蓋同是瘧。則必辨其表裏而施汗下。察其寒熱而施溫淸。（瘧雖在少陽。但不同正傷寒之少陽症有汗吐下之禁。其法有可吐可下。可發汗。可溫針之別。觀金匱自知。而西法之陋。思過半矣。）尤必辨其老幼強弱而酌其分量。合併不同。始終異治。其說紛歧。治療繁多。似不如西說統一治效而速。此在稍涉中西病理者類能言之。然按之事實。證之經驗。却又非如彼說之易易。蓋此種瘧疾。性同急性炎熱。影響全體甚大。例如歛內。一起則現寒熱頭痛。足冷汗多吐逆。凡西說之所謂傷寒性。脊髓性。命厥性。發汗性。腸胃性。諸惡瘧。俱兼而有之。然症雖複雜。而其中關鍵。實以脾寒胃燥爲主。因外淫不過爲內因之媒介耳。所以初則寒熱嘔逆。不數日而熱甚寒罷。乃成癉瘧。明係濕熱鬱遏已久。値此外寒偶觸。而浡然暴發也。故經曰。『癉瘧者。肺素有熱。氣盛於身。厥逆上衝。中氣實而不泄。因有所用力。腠理開。風寒舍於皮膚之內。分肉之間而發。發則陽氣盛。陽氣盛而不衰則病矣。其氣不及於陰。故但熱而不寒。氣內藏於心。舍于分肉之間。令人消爍脫肉。故命曰癉瘧。』是此症。爲內外合邪。經文已明示其端。其症能令人消爍肌肉。更明示其病之據烈。當必非平常之藥所能治之。惟仲聖善法內經。在金匱曰『陰氣孤絕。陽氣獨發。則熱而少氣煩寃。令人消爍肌肉。』則完全脫胎於內經。已不沾沾於外邪也。雖經文無方。仲景於此。節亦未補出。但觀下節曰『其脈如平。無寒但熱。骨節煩疼。白虎加桂湯主之。』比類而觀。癉瘧甚於溫瘧。其不骨節煩疼。宜單用白虎湯。已在不言而喩。後賢見夾濕加蒼朮。胸痞加草果、半夏。舉一返三。曲盡其妙。眞可謂善法者。如照西說。寒熱不必問。表裏不必分。祗以鷄納霜專治。而足以收效。何啻吾國時醫。不問何瘧。概以小柴胡而籠統治療。試問天下之病。甯有如是印板而治療之手術。亦



中国近现代中医药期刊续编·第一辑

寧有如是之簡單乎。果爾。只要唾拾西法藥房傳單之說明。廣告之鼓吹。卽販子庸夫。亦可鳴世。此又何貴乎有醫士。亦何貴乎有科學。雖鷄納霜之治瘧。功效彰昭在人耳目。此誠事實不可掩。余固認識若以爲有治瘧萬能。余實有不敢附和。蓋瘧邪未盡。遽爾堵截。縱或治愈。流弊滋多。或反復再三。或演成長熱不退。亦常所在。況彼藥能愈之瘧。則吾國之草頭單方。亦能愈之。如常山酒。三集頂黃丹丸。無不婦孺皆知。況諸方前人亦常教人待邪透勢衰而後可用。涉稍虛弱。猶斷斷以爲不可。又何常如西法之板局。且彼藥能愈。我藥亦能愈。吾人何苦捨此而取彼。使金錢外溢。甘爲他人作倀。不亦傎且愚哉。故余歷年所治瘧疾甚夥。從未仗彼藥而愈。見余各案。言皆有據。必非空談者比。觀敝內此案治療始終不同。經權互用。乃能達到全愈之目的。如鷄納霜余內服之而不效。轉用蜀漆飮而瘧止。陰虧陽越而盜汗。用滋陰潛陽而不效。轉用當歸六黃湯而汗收。後仍用滋陰和營而霍然。可見一病有一藥之主治。一方有先後之相宜。稍一差移。便成枘鑿。於此可見彼機械式之西說。不足以語此也。無奈好高務遠之輩。每趨新奇。但見彼之器械精良。裴璜耀目。寧以身試。不辨是非。以致受害於冥冥之中而不覺。嗟乎。往者已矣。來者方茲。若不揭破彼迷。而將來之受禍者。又何可勝言哉。故不惜大聲疾呼。將彼謬點。彰明揭出。附於案末。以冀吾國人毋爲彼說所欺。而耳食之風。庶幾少殺也乎。

□濕瘧　羅燮元 住沙市同善堂

【病者】吳谷香。年三十。江陵人。住西門。

【病狀】據述初起先寒後熱。間日一作。醫治一月。症雖減半。而瘧終不止。若白胸痞。食少溲黃。面目浮腫。間日仍作。甚爲困倦。

【病原】時當六月。冒暑受濕。瓜果寒漿。滯於腸胃。障礙氣機。瘧由此成。

【診斷】瀉不一經。六氣皆成。近來溫瘴暑濕爲瀉。尤爲特甚。而溫更遷延。蓋濕無定位。性又粘濡。化寒化燥。隨體轉移。詳查尊恙。初雖濕熱。過甚。奈過服苦寒。歷久陽漸偏傷。是以舌白胸痞。面浮而脈兼濡弱。溲之微黃。亦不過中氣不足。溲爲之變耳。未可據以爲熱。考陽明治法。以通爲補。藥嫌呆滯。務使氣機流通。營衛和調。不治瀉而瀉自已。若治不尋源。妄投堵截。邪不得泄。則必遺他日風痨臌膈之憂。是以不可不知也。

【療法】用枳朴寬胸。蔻果燥脾。佐連夏以瀉心下痞。苓通以導膀胱之濕。遵吳鞠通中焦篇治濕偏寒法也。

【處方】紫油樸二錢　陳枳實三錢　炒萸連二錢　酒子芩二錢　法半夏二錢
白蔻仁二錢　草果仁二錢　白通草一錢

【二診】昨藥服後。氣略轉舒。溲亦淸長。惟胸痞食少。瀉猶未已。是藥已對症。尚待再投。仍以前法加減主之。

【二方】苦薤白三錢　全瓜蔞三錢　炒萸連二錢　酒子芩二錢　白蔻仁二錢
法半夏二錢　紫油樸二錢　廣陳皮二錢　老乾姜錢半

【三診】連用通降。瀉止胸舒。而面浮食少。殆未盡痊。安胃調脾。此正其時。擬以六君加減主之。

【三方】北沙參三錢　雲茯苓三錢　廣陳皮二錢　法半夏二錢　苦薤白三錢
全瓜蔞二錢　炒萸連二錢　白蔻仁二錢　炙甘草二錢　東瓜皮三錢

【四診】泄胃調脾。食已漸進。而神亦大爽。惟是起居運動。尚未復原。仍以調和中焦。俾資健運。則元氣自復矣。前法加味爲妥。

【四方】潞黨參三錢　雲茯苓三錢　廣陳皮二錢　老蔻仁二錢　於白朮二錢
炙甘草二錢　法半夏二錢　東瓜皮三錢　大北棗三錢　老生姜二錢

【五診】病後三。復食傷最易瘧。因反復。亦惟此最多。蓋瘧久脾胃受傷。偶一不愼便成食復。由此再三。屢見不一。此飲食之所以宜節也。尊恙正値調攝之時。又忽爲食傷兼感外邪。瘧故乘機而發。趁此新傷。急宜推蕩。所謂無糧之師。利在速戰是也。若復遷延。必遺後患。爰師聖法。以枳實豉梔加味主之。俾宿垢除去。再商後治。

【五方】陳枳實三錢　淡豆豉三錢　炒梔子二錢　酒大黃三錢　萊菔子二錢
炒山查三錢。苦薤白三錢

【六診】昨用推蕩。宿垢皆蠲。表有微邪。尚期疏達。爰定柴桂太少兩和。分道揚鑣。敷功克奏。

【六方】川竹柴錢半　酒子芩二錢　法半夏二錢　北沙參三錢　桂枝尖二錢
炙甘草二錢　生白芍二錢　陳枳實三錢　苦薤白二錢　老生姜二錢
大紅棗錢半

【七診】疊用泄內安外。宿盡表和。獨是兵燹之餘。元氣受損。所以胸痞不舒。食難氣逆。半苓加味。允爲相宜。

【七方】法半夏三錢　雲茯苓四錢　白通草二錢　川油樸二錢　苦薤白三錢
炒黄連二錢　老生姜二錢

【八診】近診脹雖未減。氣漸寬舒。食已漸強。而神亦漸旺。理宜運轉樞機。忌投呆補。

【八方】川油樸二錢　西洋參二錢　法半夏三錢　老生姜二錢　炙甘草二錢

【九診】諸恙雖痊。食猶未健。所以頭目暈眩。時或漸有。執中運旁。乃爲的治。

【九方】西洋參二錢　於潛朮三錢　老乾姜二錢　炙甘草三錢　廣陳皮二錢
西沙頭二錢

【十診】瘧久元氣受傷所以肢乏強健近雖食進神猶未充奈以數旬之疾非一朝可能恢復惟有消息其飲食慎重其風寒俾穀氣漸充而元氣自復不必專望於藥力也茲擬建中以完善後

【十方】北綿芪四錢　桂枝尖二錢　生白芍錢半　炙甘草二錢　老生姜二片

大紅棗五枚　生老姜二錢　飴糖三錢冲服

【效果】上方連服氣血漸充飲食大進不一旬而神倍逾常

## ■癉瘧傷陰

羅燮元住沙市同善堂

【病者】第八師王汝勤部下號兵張左年廿餘直隸人住扎沙市

【病狀】據述初起微寒發熱每日一次自午至暮然後始退至今一旬乃成單熱不寒脈洪而數舌赤無津大汗飲冷溲赤便結發反延長次晨乃止勢甚危殆

【病原】是年沙市暑熱過甚霍亂大行溫癉瘧疾尤復不少前醫不辨寒熱專以柴朴果夏治之轉從陽明燥化傷及胃津

【診斷】木火燥化太過傷及營陰脉洪而數舌赤無津勢所必然若專以見瘧治瘧泯投辛燥則瘧未止而津已告竭其亡必跂足而待也

【療法】此時之火既已燎原是非杯水可能撲滅但津液棄傷尤當滋潤甘寒養陰庶幾有濟耳

【處方】生石膏八錢　炒鱉甲三錢　大生地四錢　天花粉三錢　炒梔子二錢

炒知母二錢　廣青蒿二錢　粉丹皮二錢　粉甘草一錢

【二診】前藥已服兩劑熱減時短症已轉機惟兩手足心常熱如熾第思手足中心原心腎所司一名勞宮一名湧泉平時陰陽相濟手足平和今則陰不濟陽乃從外越蓋四末爲陰陽交接之所陽之外浮所以

必先從手足心起也。法宜從陰引陽。佐以甘寒。

【二方】炙龜板四錢　生牡蠣四錢　炒黃栢三錢　生石膏三錢　炒知母二錢
淮牛夕四錢　大生地六錢　杭寸冬三錢

【三診】連用滋潛。不但瘧熱頓退。而手足心熱亦復如常。惟是壯熱雖除。胃陰未復。不思飲食。殊無足怪。遵葉氏陽土宜滋。俾膵液胃素漸增。飲食不難漸復。其愈指日可企也。

【三方】北沙參三錢　冬桑葉二錢　天花粉三錢　枇杷葉三錢　生苡仁四錢
鮮石斛三錢　雲茯苓二錢　大紅棗四枚　廣陳皮錢半　炙甘草二錢
杭寸冬三錢　生扁豆三錢

【效果】上方連服數服。飲食大增。數日康健如常。

## ■濕熱瘧

羅覺元 住沙市同善堂

【病者】吳瀛洲君。江陵人。年三十餘。主任沙市稅關。住寶塔河。

【病狀】一起頭昏作熱。胸痞腹脹。噫氣頻加。時吐清涎。便溏不爽。溲赤而數。時或惡寒無汗。四肢沉困。尻骨痛甚。

【病原】體豐濕甚。肝熱尤旺。近年素患目疾。每發非硝黃芩連不能愈。其肝脾濕熱素甚可知。因渠弟前年患瘧。及渠令慈患痰喘。今春渠患吐血。均經余一手治愈。由是倍加欽信。視同莫逆。適是秋晏余於關上。時當炎熱異常。食後發渴。生冷雜投。迎風解熱。是夜不豫。越日病成。

【診斷】脈實而滑。兩寸略浮。苔積粉厚。濡潤有津。口不欲飲。獨胸板結尤甚。據症察脈。雖因停食起釁。然究其源。實由體豐濕甚。其邪蘊釀已久。適傷飲食。觸機而發。決非新感者可比。不然。安有偶爾傷食。便即如是劇烈。據此觀察。將有成瘧之趨向。但此時，濕阻膜原。積滯腸胃。施治非但忌汗。尤禁妄攻。濕性遷延。更非遽滅。且無論將來成瘧與否。總宜辛苦開達。使邪從膜原外潰。待濕既化熱。再議清攻。餘則隨機應變。或清或利。苟能循此三級治之。必無錯紊。此濕邪之不易治。有如此者。不得不爲足下預言之。以免他日病勢外出。致生疑竇。而湯藥雜投。釀成莫治也。

【療法】惡寒無汗。故用香薷藿香佩蘭芳香以疏表。胸痞噫氣。故用厚朴、陳皮、梹榔、苦辛以降逆。食滯非查麴不能消。濕非果蒲不能化。瀉痞用黃連。導熱用六一。合之爲芳香苦泄。達表疏裏。使邪從外透。庶免內陷之慮矣。

【處方】紫油樸二錢 廣霍香二錢 廣香薷二錢 川雅連三錢 六一散四錢
焦查炭三錢 草菓仁二錢 存恆麴三錢 建菖蒲錢半 花梹榔二錢
佩蘭葉二錢 廣陳皮二錢

【二診】據述昨藥服後。略見微汗。漸不畏寒。餘症如故。仍師前法。主以辛開。

【二方】六一散四錢 川雅連二錢 酒子芩二錢 法半夏二錢 全爪蔞三錢
存恆麴三錢 草果仁二錢 花梹榔二錢 廣霍香二錢 白通草錢半

【三診】此時胸痞略開。惡寒已罷。而頭痛口苦發熱。勢漸加劇。是邪逐見外達。仍師前法。參以辛凉。

【三方】蘇薄荷二錢 淨連翹三錢 白通草一錢 紫油朴二錢 扣仁米二錢
酒子芩二錢 金銀花三錢 廣霍香二錢 苦寸干二錢 苦杏仁二錢
瓜蔞殼三錢 六一散四錢 苦桔梗二錢 水竹葉三錢

【四診】近刻胸膈雖悶。惡寒已罷。獨有頭疼如劈。壯熱如焚。汗則劑頸。乃是伏邪漸向熱化。勢從外解。前言第

## 傷寒今釋

陸淵雷

又云。松平鐵之亟室。年二十五六。自妊娠得水氣。至產後不去。心下痞鞕。雷鳴下利。口中糜爛。不能食鹽味。僅啜饘粥。噫氣吐酸水。醫多以爲不治。余斷爲口糜瀉。胃中不和之證。與甘草瀉心湯數日。痞鞕去。食稍進。益連服之。口中和。酸水止。而水氣下利依然。乃與大劑四苓湯(五苓散去桂也)加車前子。旬餘。兩證全愈。

傷寒服湯藥。下利不止。心下痞鞕。服瀉心湯已。復以他藥下之。利不止。醫以理中與之。利益甚。理中者理中焦。此利在下焦。赤石脂禹餘糧湯主之。復不止者。當利其小便。

傷寒服湯藥誤下之。下利不止。心下痞鞕。乃甘草瀉心湯證也。服湯巳。病證不盡除。醫者不知藥力不足。以爲瀉心不中與。復以他藥下之。一誤再誤。下利遂不止。乃與理中。利益甚。理中固治心下痞鞕而下利者。今與理中而利益甚。何也。蓋理中所主者。中焦虛寒。小腸吸收障礙之病。此則再三誤下。直腸滑脫。是利在下焦。於理中無與也。當與赤石脂禹餘糧湯主之。服湯復不止者。必因腎臟機能障礙。水分不得排泄。起代償性下利。故當利其小便。錢氏云。謂之益甚者。言藥不中病。不能止而益甚。非理中有所妨害而使之益甚也。丹波元堅云。此條設法禦病。就變示例。言誤下之後下利不止者。有冷熱不調。宜用瀉心者。又有胃氣虛寒。宜用理中者。又有下焦滑脫。宜用收澀者。又有泌別不職。宜用滲利者。證有數等。不可一概也。尾臺氏云。若欲利其小便。宜撰用猪苓湯眞武湯。

### 赤石脂禹餘糧湯方

赤石脂一斤碎　太一禹餘糧一斤碎

右二味。以水六升。煮取二升。去滓。分溫三服。本經云。五種石脂。(謂五色石脂也)並甘平。主黃疸洩痢。腸澼膿血。陰蝕下血。赤白邪氣。癰腫疽痔惡瘡頭瘍疥瘙。別錄云。赤石脂甘酸辛大溫無毒。療腹痛腸澼。下利赤白。小便利。及癰疽瘡痔。女子崩中漏下難產。胞衣不出。時珍云。補心血。生肌肉。厚腸胃。除水濕。收脫肛。湯本氏云。本藥無非過格魯兒鐵之收斂止血止瀉作用。於理不能益氣生肌催生下胞也。禹餘糧。本經云。甘寒無毒。主欬逆寒熱煩滿。下赤白。血閉癥瘕大熱。別錄云。療小腹痛結煩疼。甄權云。主崩中。案本經別錄別有太一餘糧一種。主療與禹餘糧略同。此方方名無太一字。而方中名太一禹餘糧。成本玉函仍無太一字。蓋用禹餘糧爲是。赤石脂禹餘糧。皆取其固澀。宜於直腸滑脫之利。若夏秋間流行之赤白利。則當以通爲止。若非利久而滑脫。切忌固澀。

吉益氏云。赤石脂禹餘糧湯。治毒在臍下。而利不止者。又云。治下利。小便不利者。又云。治小腹痛小便不利。若下利者。百疢一貫云。有一種滑腸症。下利無度。腹胃失職者。非因積毒。當以臍下微痛爲候。用赤石脂禹餘糧湯。類聚方廣義云。赤石脂禹餘糧湯。治腸澼滑脫。脈弱無力。大便粘稠如膿者。若腹痛乾嘔者。宜桃花湯。又二方合用亦妙。

# 本報爲贈送中藥大辭典緊要啟事

▲在十九年三月一日以前訂閱本報第三年全年者請注意

啓者敝館編纂中藥大辭典之始原不在營利而以發揚中醫參研國藥爲主旨故凡訂閱衛生報諸君胥各人贈一部明知犧牲過鉅雅不願違反初衷是以敝館同人編排校對竭盡心力俾此數十人之心血結晶品早日觀成以獻於邦人君子之前此疇曩心跡敢表暴於諸君者豈知事變非常數月來金價暴漲百物飛騰外則舶來之紙張及印刷用品莫不數倍於從前內則印刷人工亦以增加工資相要挾敝館處此四面楚歌向之欲忍痛求全者今則維持乏術矣雖然此皇皇巨製決不忍見其一簣功虧惟鑒於成本損失出於始料之外不得已每部酌收津貼大洋六角聊資彌補有負初衷曷勝愧恧惟諸君概屬提倡中醫之同志必不介此戔戔而加以苛責也此啓

◎注意◎ 中藥大辭典業已出版。凡十九年三月一日以前之本報訂戶。欲享受此項贈品權利者。請將津貼費大洋六角。（郵票代洋。十足通用。外埠請由郵局掛號封固爲妥。）早日惠下。並祈將定單號碼明白示知當即原班寄奉。決不有悞。

主編者 醫學家趙公尚

館址 上海浙江路清和坊對過 （郵政信箱一八三四號）

# 衛生報

宗旨 鼓吹世界醫學大同 切實指導衛生方法 徹底說明醫學原理 解答一切疑難病症

每星期六出版一册

全年五十期連郵費二元四角 國外加半 郵票代洋九五折扣

發行者 上海衛生報館

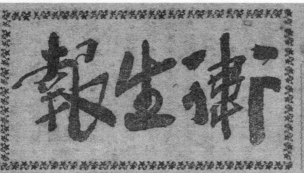

第二卷 第二十六期

中華民國十九年十二月十日出版

THE HYCIENIG WEEKLY 780 CHEKIANG ROAD, SHANGHAI, CHINA

## 本報啟事

啟者茲因印刷所趕製中藥大辭典致將本報第二十六期衍期兩週抱歉之餘敬祈 諒鑒

本期要目



## 霍亂之研究與治法

楊贊民

霍亂傳染之廣。殺人之厲。足爲寒心。考之古籍。屬于瘟疫之類。多認爲天之六氣。繫據臟腑爲患。昔賢治此。大要分陰陽施治。以目赤、舌赤、口渴，利下酸濁臭惡者爲熱。曰陽霍亂。謂暑邪爲患。宜白虎芩連等方。如目陷、唇青、舌白、痢下澄澈清冷者爲寒。曰陰霍亂。謂寒邪爲患。宜理中四逆等方。後世治霍亂者。大都奉爲圭臬。不知此論觀察不明。診斷不實。最足誤人性命也。世人謂霍亂最忌乾薑。一毫入口。則不可救。其病甚者。並粥飯溫水熱湯亦在禁例。此誠經驗閱歷之談。其視單憑理想。妄分陰陽施治。反致莫所適從者。豈不大逕庭哉。

夫霍亂之證。外感穢氣。內傷飲食。爰而細菌肆虐。吐瀉交作。特候有淺深之殊。故其治法因之而異。無所謂陰陽也。此病初起。細菌即入腸中。大形活動。于是腸胃起急性炎證。上吐下瀉。血中鹽分水分。立時消失。遂至小便減少。或竟閉止。肢冷脈伏。皮膚蒼白。大汗不止。呈虛脫狀。其病竄變化。兩言以蔽之曰。細菌肆虐。胃腸黏膜炎腐而已。

凡屬霍亂。皆爲熱證。必無裏寒之理。此可下斷語者也。惟時醫治霍亂。認爲暑邪之患。概用清暑解熱之劑。根本雖未錯誤。而非盡治療之能事。故有心搏力弱。將成虛脫。猶施以清火之藥者。是則醫之罪也。

昔人所謂陽霍亂者。即霍亂輕證。或霍亂初起之證。或傷食吐瀉之證。所謂陰霍亂者。即霍亂重證。或將成虛脫之證。或寒中吐瀉之重證。夫以霍亂始末之轉變。而即判然分以陰陽。其不合也明甚。然猶可言也。倘以傷食寒中之吐瀉。亦並混入霍亂證中。是與診斷之原則大左矣。蓋一病有一病之因果。要當辨之清。斷之確。不容少混。霍亂則霍亂耳。有一則無二。且吾人觀察自不確耳。傷食吐瀉。必有胸腹脹滿。飲食不思。吐利酸濁臭惡。最易辨之。若兼濕熱暑氣者。多轉痢疾。其夏月濕土司令。過食生冷。胃腸受傷。固有吐瀉之證。然吐利之物。必不似霍亂之如米泔汁也。蓋吐利如米泔汁。爲霍亂證特徵。合則是。不合則非。與寒濕吐瀉之澄澈清冷。絕不相類。乃以利下澄澈清冷者。亦強委以霍亂之名。於是霍亂有陰陽寒熱之分矣。理中四逆。居然亦爲霍亂之要方矣。不亦誤盡天下人哉。

欲知霍亂與他種吐利之別。殊亦不難。茲將辨治之法。擇其確實可靠者。詳列如左。亦診斷上之所必備者。

撮舉皮膚。則留皺襞。乾燥厥冷。每被黏稠之汗。

顏貌呈蒼白色。胸部及口唇成鉛樣灰白色。顴骨及鼻梁突出。眼胞陷沒。

脈搏甚頻數。終甚微小。其細如絲。每不易觸知。

血液異常黯黑且稠厚。

有多量之漿液狀物嘔吐。

有劇烈之下痢。其排洩物甚多。呈稀薄液狀。而稍溷濁。尿量甚減少。每至無尿。

發疼痛性之強直性筋痙攣。腓腸筋最甚。或上肢及下顎筋亦發之。

霍亂雖由傳染。然以飲食爲媒。故須加入消積導滯之藥。使霍亂菌失所憑依。其勢自靖。藿香正氣散。能治初起霍亂。蓋以此耳。及水分耗失。粘膜發炎。囊中混有無數病菌。及腸中被腐蝕之細胞。而瀉利如米泔。則芩連白虎等方。爲切用之藥。若兼現虛脫證狀者。（如唇白眶陷。心動衰弱。胸力失脫。肢冷脈伏。大汗不止等狀。）于消炎清熱之中。不妨加入激腦強心之劑。以互收其效。人參附子吳萸木瓜等。用之得當。皆有起死回生之功也。

霍亂而轉筋者。由冷氣入于筋故也。蓋霍亂大吐下之後。榮衞俱虛。體溫低降。風冷之氣搏于筋。故筋爲之轉。豫防之法。宜注意其肢體。溫和將息。勿令受寒。及既轉筋。則速以厚布蘸熱鹽湯或醋湯。揚漬四肢。冷則易之。內服吳萸木瓜等藥。凡此病定以後一日。不食爲佳。三日。始少少吃粥。三日以後。乃又隨意食息。仍須勿過。七日。勿雜食爲要。所以休息腸胃也。病後調理。多數以養陰收功。

我國治霍亂。儘多神奇妙方。與今世所發明者。若合符節。惜古時科學未明。能知其然。而不知其所以然。即有解釋、亦多憑陰陽神秘之說。未能明白闡露。使世人共識之耳。茲擇霍亂確實可靠單方。而又合于生理病理之作用者。列論于左。（未完）

## 我國藥物之範圍

葉勁秋

我國藥物之範圍。漫無限制。豈僅牛溲馬勃、盡是藥籠中物。凡天之所覆。地之所載。四海之內。六合之外。無論有毒無毒。糞便塵垢。涕唾汗血。信手拈來。都成妙品。於是修中國本草者竟有無從下筆之勢。爲求整理中國藥物起見。應屏棄一切瑣細雜品。先將普通而易於羅致之動植礦三類。加以研求。此外有效之雜品則列於單方門中。升降丹驢皮膠等則入於藥物學門中。品類固須分別。範圍尤宜限制。亦究心中國藥物者應宜注意之一也。

蚊蟲香雖標榜無碍人畜。然直接刺激鼻腔。亦傷腦筋。宜注意及之。

一步治法。既已達到其第二步治法。此及其時。內經所謂從內而外而盛於外者。先調其內後治其外是也。今邪既外達理宜因勢利導迎其機而擊之庶事半功倍。酌議兩方譔於是日序服

【四方】粉甘葛四錢　川雅連二錢　酒子芩二錢　飛滑石六錢　粉甘草一錢
炒枳殼二錢　淨連翹二錢　水竹葉三錢
連服二次接服後方。

【五方】白姜蠶三錢　片姜黃錢半　蟬退衣三錢　冬桑葉三錢　連翹殼三錢
鮮蘆根一尺　酒子芩二錢　粉甘草錢半　生大黃三錢　存恆粬三錢
水竹葉三錢

【六診】據言服第四劑。未及兩鐘。汗出熱退。頭痛亦減。服第五劑。快利兩次。痛卽全無。現只覺心煩季脇略痛。時或嘔涎。胸仍不舒。口苦覺燥。細察其脈浮滑兼數。粉苔漸薄。小溲不清。是外熱雖退。而濕痰夾熱尙阻胸間。能否成瘧。間日方知。莫謂便可告其無事也。仍以苦降之劑主之。

【六方】法半夏二錢　炒黃連二錢　酒子芩三錢　廣陳皮三錢　雲茯苓三錢
旋覆花三錢　生姜汁一滴冲　天花粉三錢　橘紅絡二錢　鮮蘆根八寸
水竹葉三錢

【七診】脈仍滑數兼弦。脇痛嘔涎雖減。胸仍不舒。時有噫氣。苔退尖赤。後白仍存。漸思飲冷。乃是溫漸化熱。已入陽明。此時理宜清理肺胃。佐以降逆爲妥。

【七方】法半夏二錢　北沙參三錢　生石膏六錢　杭寸冬一錢　飛滑石二錢
川石斛三錢　旋覆花二錢　紫油樸二錢　廣陳皮二錢　鮮蘆根八寸

水竹葉三錢

【八診】前言恐係瘄疾發端。不意果如所料。於是日正午。突發壯熱。但熱不寒。頭部尤甚。心煩口渴。大汗淋灕。現藥已服二次。兹再立方。仍用前法加減。清滌肺胃。佐以清心。

【八方】水竹葉錢半　淨連翹三錢　天花粉錢半　生石膏八錢　飛滑石錢半

北沙參二錢　杭寸冬三錢　福建釉二錢　淡豆豉二錢　粉甘草二錢

鮮蘆根八寸

【九診】昨日正午發熱。至於日昃稍輕。夜半始除。現渴如故。至午熱又應時而發。似成昨日。但較昨日減輕。惟心煩嘔涎。略不減少。是熱已將及心胞。仍用前法加紫雪丹。佐以降逆。

【九方】前方去滑石加旋覆花二錢　法半夏二錢　紫雪丹二分冲

【十診】是日晨診。言昨藥服後熱退。溏利二次。而懊憹不安。毫不稍減。燥渴同前。舌尖赤潤。後半仍白。經謂胃不和。則臥不安。是心煩良由胃熱所致也。仍用前法。佐以清心。

【十方】連翹心三錢　蓮子心二錢　杭寸冬三錢　竹葉心三錢　天花粉錢半

生石膏八錢　生川斛三錢　京半夏二錢　粉甘草錢半　川雅連二錢

嫩白薇二錢　廣青蒿二錢　水燈心二錢　鮮蘆尖八寸　紫雪丹一分

【十一診】午後覆診。瘄正三發。已極壯熱。較前加倍。人事昏沉。煩躁欲狂。口欲飲冷。余令大食西瓜。適渠內戚。謂西瓜過涼。禁不與服。余謂西瓜古人謂之天生白虎湯。解渴除煩。莫此爲甚。若濕瘄未透。理宜禁絕。今既化熱。服有何害。令縱食之。有差余負其責。於是縱飲其躁。略安。繼診其脈。滑數兼洪。溲赤短少。及察其苔。悉行脫退。舌赤無津。中且燥乎。此症濕邪全透。熱化已極。淩心灼肺。勢將燎原。所以苔白盡退。

舌燥無津。前日不用劇攻者。良由濕未盡退。故用辛涼苦泄。以達其邪。此刻熱盡歸胃。攻之此其時也。請無過慮。乃擬涼膈散加甘寒以下之。方立。渠戚又延他醫。謂宜開胸。以半夏瀉心加枳樸與服。余謂此方係在濕熱膠結時方宜。今已時移世易。而熱壯舌枯。退熱存陰之不暇。安能再用辛泄。以刦其津。此時一髮千鈞。斷不容紊。君請熟籌。無爲所惑。渠聞余言有理。卒從其議。自午至晚共服二次。其夜即快瀉五回。壯熱頓退。附方於左。

【十一方】生大黃三錢　炒建連三錢　玄明粉三錢　酒子芩三錢　川雅連二錢
淨連翹三錢　粉甘草二錢　大生地六錢　廣玄參五錢　杭寸冬三錢
水竹葉三錢

【十二診】考昨藥服後。連瀉腥穢。是歷來之宿垢。均已蕩滌無餘。其津有未劇復。熱有未盡除者。良由前次之壯火食氣。陰液受傷。非一刻可還。繼以滋潛諒無不合。

【十二方】炙龜板錢半　炒知母二錢　大生地五錢　杭寸冬三錢　炒黃柏二錢
生石膏八錢　生牡蠣五錢　川石斛三錢　嫩白薇三錢　粉甘草錢半
水竹葉三錢　鮮蘆根八寸　大玄參五錢

【十三診】診得脈現濡數。苔又漸生薄白。胸痞噫氣。溲赤心煩、又如初至。是午瘧又應時而發。幸較前輕。細究其故。知昨又傷食。兼以濕痰之體。層出不窮。交相助瘧。又成是狀。但症既異昨。藥亦宜更。清熱滌痰。斯爲治法。

【十三方】旋覆花二錢　杏仁泥二錢　全瓜蔞二錢　京半夏二錢　川雅連二錢
炒枳殼二錢　生萊菔二錢　紫油樸二錢　川尖貝二錢　川玉京二錢

粉甘草錢半　炒建麯二錢　代赭石二錢　水竹茹二錢

【十四診】嘔噫平。痞如故。口苦便赤。苔白漸厚有津。濕邪既有外達之機。仍宜因熱利導。主以芳香化濁。苦淡除濕爲妥。

【十四方】全瓜蔞錢半　苦薤白三錢　京半夏二錢　廣藿香二錢　紫油樸二錢

六一散錢半　水竹茹二錢　川雅連二錢　酒子芩二錢　白通草錢半

廣陳皮二錢

【十五診】六氣之中濕最淹纏。突忽變幻。殊難逆料。現觀苔由薄轉厚。口渴飲冷。則濕又化熱。勢將燎原。但苔白有津。是猶未脫其濕之底蘊。考古清燥利濕之法。白虎加朮允爲相宜。爰師陳法加味主之

【十五方】炒知母二錢　生石膏八錢　茅蒼朮二錢　粉甘草二錢　紫油樸二錢

白通草二錢　飛滑石錢半　陳蒼米一勺

【十六診】病經一旬。瘧凡七發。一日重而一日輕。歷經清泄。不須截而瘧已止。足見治瘧無他道。尋源辨症。斯無弊矣。現食進神清。渴仍未已。清熱利濕。前方是則。

【十六方】苦薤白三錢　紫油樸二錢　廣陳皮二錢　天花粉五錢　炒知母二錢

生石膏六錢　連翹殼二錢　茅蒼朮二錢　白通草八分　粉甘草一錢

【十七診】現雖食進神安。胸尚欠舒。兩目反覺昏眩。蓋緣素患目疾。肝陽易擾。痰火相搏。故成是狀。仍思前法。兼以清肝。

【十七方】前方去薤白加　雲茯苓二錢　杭白芍二錢　冬桑葉錢半　荷葉邊一圈

杭白菊二錢

【十八診】瘧因濕痰。眩亦由此。蓋濕膩則阻樞機而成寒熱。緣肝則上頭目而成眩暈。是培土即所以驅痰。清肝即所以止暈。脈濡苔薄且與症同。藥擬清養。

【十八方】北沙參三錢　雲茯苓三錢　廣陳皮二錢　京半夏二錢　杭寸冬三錢
天花粉錢半　水竹葉三錢　冬桑葉三錢　連翹殼二錢　杭菊花二錢
炙甘草錢半　荷葉邊一圈

【十九診】方同前。

【二十診】調元益氣。正擬循序漸進。偶因傷食阻其氣機。瘧又隨發。仍是有熱無寒。所幸較前輕鬆。半朝便止。足見飲食不慎。多致反復再三。今既痞噫不安。仍宜急却爲是。毋事姑容。別遺後患。

【二十方】雲茯苓二錢　廣陳皮二錢　藿香梗二錢　炒黄連錢半　苦薤白二錢
叩仁米二錢　存恆粬三錢　炒麥芽二錢　紫油樸二錢　苡仁米錢半
炙甘草二錢　天花粉錢半

【二十一診】是日覆診。胸痞噫氣皆輕。惟苔濡厚。瘧猶未愈。瀛君令慈意急惶恐。迫余速截。余謂瘧無截法。只有尋源而治。庶幾可耳。否則必遺他日作癥成癆之患。現瘧雖發。但覺微燒。是將自止。斷無他慮。力爭不可。渠親因見曆時過久。似生嫌厭。乃又謂曰。余忝在知交。故不憚怨謗。晨夕診視。豈是意徒居功。不過聊報知己。今既生嫌。余願暫退。以待高明。善始者不必善終也。只求我心無愧。可質神明。功過余不介意。果延他醫。謂不宜滋。亦不宜開。甲主以三甲加芎、草、瓜皮、滑石與之。仍質於余。余謂是方平穩。却無大害。但恐增痞耳。然既無害。余亦不止。服即便知。果服作痞。二服噫生。始知余言不謬。仍求余診。

【二十二診】現瘧雖止。而胸痞噫氣。又復如前。切脈濡滑無力。苔厚更積。轉生黑潤。是前之所料者。今皆一一符合也。只緣濕邪內伏。正如剝蕉抽繭。層出不窮。卽以此苔論之。出沒曾經三次。伏邪尤足可徵。但濕既瀰漫。淹滯不已。仍以芳香通神。淡滲宣竅。俾穢濁濕邪由此可以分消

【二十二方】藿香梗二錢　廣陳皮二錢　法半夏二錢　雲茯苓二錢　白通草錢半

天花粉錢半　全爪蔞三錢　川雅連錢半　存恆曲二錢　苦薤白錢半

六一散錢半

【二十三診】痞如故。苔厚黑潤不解。足見濕穢充窒瀰漫已極。方仍前法加減

【二十三方】前方去花粉　六一散　加紫油樸二錢　酒子芩二錢

【二十四診】現症不但不減。更覺口穢難當。蓋因熱亟濕鬱。噴於口鼻則臭。窒塞胸間則痞。是芳香化濁更不可不急施也。前法加味主之

【二十四方】前方加草果仁二錢　佩蘭葉一錢　另用棗檳榔常嚼服

【二十五診】疊用芳香化濁。氣機已漸流通。飲食亦進。惟是濕邪過甚。時嗽清痰。法當苦辛去濕。導痰爲妥。溫燥禁投。

【二十五方】雲茯苓三錢　廣陳皮二錢　法夏粬二錢　炒枳殼二錢　水竹茹二錢

川貝母二錢　苦桔梗二錢　瓜蔞仁三錢　東瓜仁三錢　生萊菔錢半

川雅蓮二錢　叩仁米二錢　酒子芩二錢　鮮蘆根八寸　生姜汁一滴

【二十六診】痰略活。口加燥。目又作眩。前方加減。所投必效。

【二十六方】昨方去萊菔　桔梗　加生川斛三錢　杭菊花二錢

【二十七診】口燥日重日輕。頭目時眩時止。滌痰化濁。佐以清肝。

【二十七方】昨方再加天花粉三錢　佩蘭葉二錢　六一散三錢　雪羹湯煎藥

另用青果仁常嚼服。

【二十八診】現胸舒食暢。苔又退赤頭暈痰粘。兩目又將作熱。乃因大火初退。餘炎猶存。此時屏去辛開。專肅胃肺。佐以清肝爲穩。

【二十八方】天花粉三錢　生蛤粉錢半　雲茯苓二錢　廣陳皮二錢　杭菊花二錢

瓜蔞仁三錢　冬桑葉二錢　川雅連二錢　川貝母二錢　炒枳殼二錢

明天麻二錢　粉甘草錢半　東瓜仁三錢　鮮蘆根八寸

【二十九診】症同前。口苦減。舌欠津。仍宜前法加減爲主。

【二十九方】前方去黃連、枳殼。加杭寸冬三錢　北沙參三錢　生石斛三錢

【三十診】現在飲食起居日已加強。是邪退而正已漸回。雖兩目不時眩暈。入暮身有微熱。此緣肺胃猶有未清。肝風因之內動。主以甘平。佐以清輕。

【三十方】東瓜仁三錢　生蛤粉三錢　生川斛三錢　水竹葉三錢　廣靑蒿三錢

連翹殼二錢　冬桑葉二錢　杭菊花二錢　北沙參二錢　天花粉三錢

生白芍二錢　金銀花三錢　川雅連一錢　廣陳皮二錢　鮮蘆根八寸

荷葉邊一圈。

【三十一診】熱退神清。脇覺微痛。痰不時有。肝肺之絡未和。清肅之令未盡。仍用前法。略爲增減。

【三十一方】橘紅絡二錢　大浙貝二錢　杭寸冬三錢　雲茯苓二錢　廣陳皮二錢

北沙參三錢　天花粉三錢　杭菊花二錢　粉甘草一錢　生川斛二錢

生白芍二錢　鮮蘆根八寸　荷葉邊一圈

【三十二診】脇痛剛愈。口復渴燥。微汗沾濡。此係營衞協和。胃津未充。肅肺生津。乃爲上策。

【三十二方】北沙參三錢　生石膏錢半　法半夏二錢　杭寸冬三錢　嫩白薇二錢

天花粉三錢　冬桑葉三錢　炒枳殼二錢　粉甘草二錢　生牡蠣錢半

水竹葉二錢　生川斛三錢

【三十三診】口潤津回。每日兩餐。漸復常態。奈濕熱過甚。一時不容了結。所以噫氣口苦。又復頻加。足見尊體素強。温補終不可用。仍以和中降逆爲妥。

【三十三方】旋覆花二錢　代赭石三錢　法半夏三錢　杭寸冬三錢　全瓜蔞三錢

川　連錢半　廣陳皮二錢　雲茯苓二錢　叩仁米二錢　水竹茹二錢

東瓜仁三錢　粉甘草錢半　鮮蘆根八寸

【三十四診】噫氣平。暑未舒。目眩。口燥。終嫌未復常狀。滌痰清肝。仍如前法。略爲變更。

【二十四方】北沙參三錢　密玉竹二錢　天花粉三錢　廣陳皮二錢　川石斛三錢

旋覆花二錢　雲茯苓二錢　代赭石三錢　法半夏二錢　粉甘草一錢

冬桑葉二錢　杭菊花二錢　荷葉邊一圈

【三十五診】病經匝月。餘其時不爲不久。而屢遭反復。所幸均以次第告成。口和舌潤。起臥如常。脈亦濡緩。雖四肢倦怠。頭目暈眩。亦屬病後常有之事。卽欲元氣早還。亦惟有消息其飲食。慎攝其風寒。使內外無隙可乘。則元氣不期復而自復也。何須十全之補。八味之滋。且尊體濕熱素甚。更無取於温補。卽使藉其藥力。以資調養。總宜補不滯氣。滋不助濕。

【三十五方】杭菊花二錢　生川斛三錢　冬桑葉二錢　覆盆子三錢　北沙參三錢
雲茯苓三錢　廣陳皮二錢　東瓜仁三錢　沙蒺藜三錢　枸杞子二錢
車前仁二錢　杭寸冬三錢　川貝母三錢　粉甘草一錢

【三十六診】調理一旬。元氣剛復。不意昨又飲食過多。遂停胸部。噫腐吞酸。作熱頭眩。瘧因隨發。雖是微邪未盡。大局無關。然而星星之火。足以燎原。趁此新傷。逐之容易。毋使養奸以遺後患

【三十六方】陳枳殼三錢　炒梔子二錢　淡豆豉三錢　生大黃二錢　萊菔子二錢
杏肉炭三錢　藿香梗二錢

【三十七診】前藥連瀉二次。胸痞頓舒。軟食如故。熱亦不作。是宿食盡而氣機已通。繼以調脾。必收效果。餘愼起居。無容再囑。

【三十七方】北沙參三錢　於白朮三錢　雲茯苓三錢　廣陳皮二錢　存恆釉二錢
叩仁米二錢　炙甘草二錢　大紅棗四枚

【效果】由此停藥。每日清淡自調。亦未服他補劑。不二旬而恢復如常。

羅燮元住沙市同善堂

◻腎瘧

【病者】韓大興。余之岳也。年七十二。住余家。

【病狀】民七時當仲夏中旬之午。偶有不適。覺疲而臥。移時。驟聞氣急痰鳴。急至榻視。但見牙關緊閉。痰聲漉漉。兩目上瞪。手握如拳。幸無大汗。知係中痰。急令扶坐几間。因索藥不及。急用竹筷將牙關撬開。一筷向舌根下壓。突然一聲。吐痰半盤。胸膈頓舒。牙開脈出。神識亦明。乃施方劑。

【病原】向來身強自壯。及老未常染疾。別無嗜好。略喜飲酒。日必兩次。因晚鰥居。依余爲家。勤勞備至。雖年逾古稀。而嚴寒盛暑。未常知避。其所苦者。年來小便頻。一夜數起耳。想來得病之由。必因夜起受寒。兼以酒食生飲。乃成痰中。

【診斷】診脈濡弱。無汗微寒。神疲肢倦。苔白有津。亦不發熱。乃係年老陽衰。寒邪值中。火不化氣。水泛爲痰。內阻心脾之絡。則影響神經而牙噤口閉。外阻營衛之行。則氣機不宣而畏寒無汗。病從內出。非自外因。法宜溫中。急逐其寒。

【療法】用三生飲之大辛大溫。以開闢羣陰。迎陽歸舍。佐以木香半夏之導氣化痰。然卒之悍者。若無良將以駕馭於其間。則必至軼外行動。而擾及良民。故加人參以其統馭而收籌策之功。其用姜汁者。不過以資其嚮導耳。

【處方】生附子四錢　生川烏三錢　生南星三錢　以上三味。先用開水同白蜜三兩。下入罐煎至二鐘。以不麻口爲度。再下後藥加水同煎。　廣木香二錢　潞黨參五錢　生姜汁一滴冲　然後秘出熱服。

【二診】一服至夜。果汗出體舒。次日起居如故。至第三日午間。忽稱腰疼如被杖。便覺寒自腰背而起。始微繼甚。戰慄一時。又轉壯熱如焚。渴欲沸湯。頭昏眼黑。小便頻數無度。脈大而芤。至夜半汗出乃止。始知轉爲間瘧。第思經云。腰者腎之府。轉搖不能。腎將弊也。今據脈察症。是爲眞陽久衰。鎖鑰無權。瘧發少陰。其症可懼。若不辨明表裏虛實。但執常瘧治之。則爲害非淺。於是屏除常法。遵王太樸益火消陰之旨。主以溫腎。

【二方】金匱腎氣丸　改丸爲湯煎服

【效果】所幸痰涎前已導出。胸寬苔淨。尚能勝任溫滋。頻進數服。繼以補中益氣湯。重用參芪。師薛氏煎湯送服腎氣丸。每次三錢。一日兩服。三發後。瘧卽止也。調理旬日。康建如常。越五載至壬戌以告終。余家時年七十有七矣。其時余客沙市。不及臨喪。寄命厚葬。以表其情。茲述其槪。使知瘧有宜溫腎者。非一小柴胡所可統治也。

## ▣瘧疾變症

江士先 住遂昌城區南里

【病者】周左。年四十八歲。住遂昌北鄉蕉村。

【病狀】兩脈弦滑。按之均帶濡弱之象。舌苔厚膩。帶黃。症見寒熱。早起面浮。傍晚脚腫。胸悶不食卽腹脹。夜臥腹脹。起坐稍平。日重一日。已覺不支。

【病原】七月間瘧發。寒熱。尚未分清。強以丸藥截之。寒熱雖除。以爲無事。並未服藥清理。

【診斷】暑濕成瘧。邪猶內伏。稍有勞役。或感冒。卽現種種變症。

【療法】先擬和解少陽。以除寒熱。復佐五皮。以利宣通。再商後治。

【處方】柴胡錢半　姜半夏錢半　生桑皮錢半　酒芩錢半　青蒿錢半
新會皮一錢　威靈仙錢半　茯苓皮三錢　小青皮一錢　大腹皮錢半酒洗
澤瀉二錢　姜衣五分

【二診】一劑寒熱除。二劑面浮稍退。惟知饑欲食。食仍腹脹。日微夜甚。此由內伏之邪。未清。阻其運動之陽。擬用廓淸飲合七氣湯方法加減。

【二方】製川樸錢半　炒枳殼八分　姜半夏錢半　大腹皮錢半　茯苓皮三錢
新會皮一錢　萊菔子錢半　紫蘇一錢　澤瀉錢半　杏仁泥三錢

生苡仁三錢　草果仁五分

【三診】三劑面浮足腫已退胃已納食惟多食仍脹氣亦不順脈象弦細而緩右微浮按之無力早起微咳咳後眼皮微腫此乃餘邪入肺肺氣不能清肅下降法當歸芍六君佐以清肺行氣之品

【三方】白當歸二錢　炒白朮錢半　炒白芍錢半　紅黨參錢半　姜半夏錢半
新會皮一錢　茯苓二錢　澤瀉錢半　杏仁泥二錢　生桑皮錢半
桑葉錢半　炙草七分

【四診】三劑咳嗽已除眼皮不腫氣色既轉精神亦佳惟早午兩餐尚稱舒適夜膳稍多仍有微脹脈仍弦細右手按之弱而無力土虛木乘失其健運之職仍仿原方加減以善其後

【四方】白當歸二錢　炒白芍錢半　潞黨參錢半　炒白朮錢半　姜半夏錢半杵
新會皮一錢　廣木香五分　陽春砂五分杵後入煎　炙粉草五分　製川樸一錢
炒穀芽三錢　雲茯苓三錢

【效果】連服五劑腹脹已平飲食起居一切如常

## □痢疾

張蘊石住常熟閘老坊

【病者】姚右年二十七歲住吉翠園其夫育仁先生即上海董俞律師駐常帮辦己巳七月十五日診

【病狀】痢下赤凍日夜五六十次腹痛甚則厥逆汗流噁心不食苔中剝紅四圍板白脈軟弦微數

【病原】大便素常秘結必六七日一行此次食蟹後忽患下瀉昨夜見凍轉痢痢則腹痛今日突又加劇當打西醫藥水針無效年前因痛極發厥一次旋延中醫方用人參、柴胡、羌、獨、防風等等恐肝氣肝陽乘作故不敢服

# 傷寒今釋

陸淵雷

**傷寒吐下後發汗。虛煩。脈甚微。八九日心下痞鞕。脇下痛。氣上衝咽喉。眩冒。經脈動惕者。久而成痿。**

方氏云。此申苓桂朮甘湯。而復言失於不治則致廢之意。彼條脈沈緊。以未發汗言也。此條脈甚微。以已發汗言也。經脈動即動經之變文。惕即振振搖也。(案此說非也惕是局部肌肉跳動振是全身肢體振動)大抵兩相更互發明之詞久。言既經八九日。若猶不得解。而更失於不治。則津液內亡。濕淫外漬。必致兩足痿輭而不相及也。尤氏云。心下痞輭脇下痛氣上衝咽喉者。邪氣搏飲。內聚而上逆也。內聚者不能四布。上逆者無以逮下。夫經脈者。資血液以為用者也。汗吐下後。血液所存幾何。而復搏結為飲。不能布散諸經。今經脈既失浸潤於前。又不能長養於後。必將筋膜乾急而攣。或樞折脛縱而不任地。如內經所云。脈痿筋痿之證也。故曰久而成痿。丹波元堅云。此條亦是朮甘湯證。而經日失治者也。蓋虛煩是陽虛所致。與建中之煩相近。而與梔豉之虛煩不同。魏氏云。此條證。仍用茯苓桂枝白朮甘草湯或加附子。倍加桂枝。為對也。

**傷寒發汗若吐若下。解後。心下痞鞕。噫氣不除者。旋復代赭湯主之。**

此條亦因傷寒而引發宿疾。心下痞鞕。噫氣不除。初非汗吐下以致也。餐英館治療雜話云。此方治心下痞鞕。大便秘。噫氣不除者。然三黃瀉心治熱祕。此方治虛祕。須當切記。至於反胃隔噎。則屬不治之症。當及其元氣尚未大虛時。用和中順氣加牡蠣。若因大便久祕。用大黃甘草湯通之。雖一時寬恬。反傷元氣。其大便祕而吐食者。脾胃大虛。虛氣聚於心下也。此時不宜與大黃劑。取快一時。反促命期。宜用此方。以代赭石鎮墜虛氣之逆。半夏旋復花逐飲為妙。此非余之創論。周揚俊曰。此方治反胃噎食。氣逆不降者。神效。余歷試數人。果得小效。然畢竟不治。傷寒論云噫氣不除。不除字甚妙。意謂已用瀉心湯而噫氣不除者。乃虛氣之逆。宜用此方鎮墜之。古人下字。一字不苟如此。

**旋復代赭湯方**

旋復花三兩。人參二兩。生薑五兩。代赭一兩。甘草三兩炙。半夏半升洗。大棗十二枚擘。

右七味。以水一斗。煑取六升。去滓。再煎取三升。溫服一升。日三服。

旋復花。本經云。鹹溫有小毒。主結氣。脇下滿。驚悸。除水。去五藏間寒熱。補中下氣。別錄云。消胸上痰結。唾如膠膝。心胸痰水。膀胱留飲。風氣濕痺。皮間死肉。目中眵䁾。利大腸。通血脈。益色澤。甄權云。主水腫。逐大腹。開胃。止嘔逆。不下食。湯本氏云。代赭石不外一種酸化鐵。有收斂補血止血作用。周氏云。旋復花能消痰結。輭痞。治噫氣。代赭石止反胃。除五藏血脈中熱。健脾。乃痞而噫氣者用之。誰曰不宜。於是佐以生薑之辛。可以開結也。半夏逐飲也。人參補正也。甘草大棗益胃也。予每借之以治反胃噎氣。氣逆不降者。靡不神效。

## 衛生要訣（續）

吳寶慶

紙烟水菸旱菸鴉片均不可吸。

陳酒高粱外國酒均不可飲。

一切肉類皆含有毒質。如能少食最佳。

每日必大便一次。若大便閉結。宜多食蔬菜及水菓。若仍無效。宜用洗腸器洗腸。或服瀉藥。

每日宜洗刷齒牙。若齒牙有病。宜求牙醫醫之。

衣服宜寬鬆。宜輕薄。宜清潔。不宜過暖。

每日作事須有一定之課程。某時作某事。宜嚴守規則。不可遷就。作事滿一句鐘。宜休息片刻。以舒腦力。

每日宜笑數次。凡歡笑最有益於人。能補腦髓。活筋絡。舒營衛。消食滯。而四周之聞其笑者。亦報之以笑容。彼此俱有大益。

小病不可服藥。冬日禁服膏方。小病本二三日可自愈者。往往因服不對症之藥。而遲至六七日始愈。冬日之膏方能使人消化力減少。或生濕。或太燥。或遺精。或鼻孔流血。連服數次。無有不生流弊者。

每年冬季。能食鷄汁或牛肉汁。於身體更有益。

諸位如能依我上面所說的去做。包你們一年四季無病。並且還要健康呢。（完）

館址 上海浙江路清和坊對過
（郵政信箱一八三四號）
每星期六出版一冊
全年五十期連郵費二元四角國外加半郵票代洋九五折扣

# 衛生報

主編者 醫學家趙公尚
宗旨 鼓吹世界醫學大同 切實指導衛生方法 徹底說明醫學原理 解答一切疑難病症
發行者 上海衛生報館
中華民國十九年九月廿七日出版
第二卷 第二十七期
THE HYCIENIG WEEKLY 780 CHEKIANG ROAD, SHANGHAI, CHINA

## 本期要目



## 關于國產藥材科學研究之意見

陳璞

吾人治病。每値術窮。輒起遐想。以爲安得盡取中藥。用科學方法一一明其性效。或當尙有「奇方異草」。助吾「起死囘生」。蓋自「以勿突林」與「油沒奴爾」製出後。中藥可以利用。事實已彰彰明甚。顧研究中藥。人材經濟。關係均重。非空言所能濟事。德日等國係由國家出資舉辦。吾國似亦卽宜仿行。此事成功。非但世界疾苦同人蒙福。就吾國而言。其利實尙有五。玆分舉如下：

(1)廊黃與當歸吾國舊値每担數兩至十餘兩。但近因製造「以勿突林」及「油沒奴爾」。出口驟增。今每担已非百數十兩或二三百兩不可。是中藥研究成功。每年必可自外國得到多數金錢。社會金融。未始不可賴以鬆動。

(2)新醫東漸。新藥隨來。每年漏卮。數以鉅萬。然是等新藥或原料本取諸吾國。或吾國並不乏替代之品。設中藥從事研究。此項漏卮必可酌減。

(3)近日國醫動目新醫爲西藥推銷員。雖出膏罵人。豈盡毫無事實。可供指摘。日本改醫。醫藥並進。一方面開設學校及醫院。固急急不懈。而他方面創設製藥工廠及研究國產藥材。尤視爲要圖。故能有今日新醫之盛。如吾國國產藥材研究成功。國醫固無從再藉口。而新醫亦可暫見發達。

(4)中藥寶藏豐富。設研究之。必可發見無數新化學物質。教科書之厚可增一倍。學術前途固幸。國家亦實蒙其榮。

玆再列舉研究中藥之辦法如下：

(1)調査 吾國生藥市場之與外人交易者。係爲上海。漢口及廣州等處。國內交易之總彙。則在河北之祁州。此等市場之交易情形如何。實有明瞭之必要。其他四川。東三省及山西等藥產豐富之區。對于藥材之栽種。製煉及輸出額。亦宜知其詳情。此宜由衛生部即日選派有經驗之專員前赴各地調查。將詳細情形。一一編成報告書。以使據以作一切計劃。此種調查。時日可定爲一年至三年。

（2）設立中藥陳列館　由衛生部酌撥洋五千元至一萬元。在中央地方建立一規模宏大之中藥陳列館。通令各縣將各該地方特產之藥材均酌選若干。附具說明（須詳記其產地。種植法。產量。價格。醫療効能及他種有關係之傳說。）。送所陳列。以便中外研究中藥者之觀摩。且即可藉以規定中藥品質之一定標準。

（3）設立藥用植物園　宜由衛生部咨商教育部令飭各農業學校在原有農場外添闢藥圃一二畝。試種中國產及外國產之各種藥材。以爲品種改良及移植之試驗。經費於必要時由衛生部每年酌貼一二千元。

（4）設立中藥研究委員會　中藥研究。宜聯合各專家共同爲之。關于植物藥內外形態者。宜由藥用植物學家研究。關于成分者。宜由藥化學家研究。關于功效之審定者。宜由藥理學家及生理學家研究。其他秘傳藥方之收集及中藥書籍之整理。亦須有專人經理。此應由衛生部組織一中藥研究委員會。聘請國內各機關團體對於中藥有興趣之專家爲委員。每年開會一次。將中藥研究。分別性質就各委員事實上之便利。每人担任一二項分途研究。其所得結果。則可于次期開會時提出報告。報告原文衛生部應每年收集付刊一次。委員由各機關團體中選人聘請。薪給可不必另支。惟供給開會期內之旅費及食宿即足。委員關于研究事項。如需衛生部協助之處。宜予以特別便利。

（5）擴充藥學教育　宜由衛生部咨商教育部于五年以內。務須在四川。東三省。浙江及廣東等有特殊藥產之地方各創辦一藥學院。或藥學專科學校。以便造就人材。此不僅於中藥前途至有關係。即其他化學藥品之發達。亦非由此入手不可。

（6）選派留學生　凡辦一事。必須有相當之人材。現時德美英日對於中國藥材之研究均已有相當經驗。吾國宜遴派對於中藥研究可望有造就之人員前赴各國研習一二年。以備將來中藥研究所等機關之任用。此種留學生之人選宜以曾通一國以上之外國語言文字。到外國後即能直接從事研究者爲限。

（7）獎勵　語云。重賞之下。必有勇夫。凡中藥秘傳藥方之秘不告人及國內科學界對於中藥之漠無興趣。其原因由于苦不得相當代價耳。此宜由衛生部明訂獎勵規則。凡一種中藥經試驗確有實效或發明一種中藥中之有効成分者。均當予以獎勵。獎勵可分現金及名譽二種。隨得獎者之希望而定。

（8）設立中藥研究所　宜在四川東三省廣東及浙江等處。各辦一中藥研究所。惟可俟前項選派之留學生回國後再與辦。

（9）編訂中藥書　宜取實物。用科學的方法。畧仿本草綱目例。將中藥繪圖立說。編印成書。以備研究斯學者之參攷。（完）

【診斷】此中虛濕熱積滯交阻腸胃。陷入營分。厥氣橫逆。

【療法】宜用歸芍和營。木檳調氣。肉桂止痛平厥。黃芩清熱化濕。枳𦶜查炭攻積。甘草和中。車前赤猪苓利小便。即以塞大便也。

【處方】生當歸六錢　花檳榔三錢　酒炒芩一錢　赤白芍各三錢　上桂片四分

萊菔子三錢　廣木香錢半　江枳實三錢　炙甘草四分　赤猪苓各三錢

車前子三錢　山查炭四錢

【二診】服後痢得暢下數次。臨了即見溏垢。小溲旋分。腹痛噁心俱止。今日上午。適値經來。仍宜原方加減。再進一劑。

【二方】粉當歸三錢　花檳榔錢半　薺菜花三錢　赤猪苓各二錢　赤白芍各錢半

江枳實殼各錢半　地枯蘿三錢　車前子三錢　廣木香一錢　酒炒芩一錢

炙甘草四分　山查炭三錢

【三診】痢止。已見正垢。胸寬知飢欲食。宜調和脾胃。

【三方】北沙參三錢土炒　枳朮丸四錢　香橘白錢半　穀芽四分耘香屑四分炒　白扁豆三錢

白芍錢半甘草四分同炒　霞天麯三錢　金柑餅三個　白茯苓三錢　炒枳殼錢半

菟絲麯錢半　大紅棗二個

【效果】服右方三劑全愈。

▣痢疾　許半龍住上海法界嵩山路口三十二號

【病者】周彤卿。住上海靜安寺路。

【病狀】腹痛痢下紅積不爽。一日夜二十餘度。胸悶不舒。神疲乏力。

【病原】病由口腹不愼而起。失於通下。以致病日加甚。纏綿將及半載。

【診斷】脈象虛滑。舌質紅苔膩。脾胃已傷。腸中濕滯未楚。正虛邪實之徵也。

【療法】宜理中湯加和營化滯之品。

【處方】炒黨參六錢　炮姜炭五分　阿膠珠錢半　炒白朮二錢　青陳皮各一錢
焦查炭三錢　荆芥炭八分　全當歸二錢　焦穀麥芽各三錢　粉桔梗一錢
枳殼炭八分　陳紅茶一錢　紅　棗三枚　枳實導滯丸一錢先用開水吞服

【二診】二劑痢下紅積較爽。胃納仍式微。擬予黃土湯。

【二方】炒黨參二錢　炮姜炭五分　阿膠珠錢半　炒白朮二錢　肉桂心三分
細生地二錢　清炙草五分　全當歸二錢　焦查炭二錢　灶心土一兩包

【三診】二劑痢下已止。虛努未平。脾胃陽氣不充。清濁升降。一時未能恢復。再予健運脾胃。升清降濁。

【三方】姜汁炒黨參二錢　雲茯苓三錢　炒穀芽三錢　炒白朮二錢　陳廣皮錢半
佩　蘭　梗錢半　清炙草四分　炙升麻五分　仙半夏錢半　淡乾薑四分
乾　荷　蒂六枚　生　姜二片　紅　棗三枚

【效果】三劑全愈。

## 四　痢疾　　王蘭文住武進湖塘橋

【病者】李左。武進村前人。年三十二歲。業商。

【病狀】一晝夜間達三十餘次。裏急後重。赤白稠膩。舌苔膩佈。脈象細濡。

【病原】六淫雜感於表。七情停積於裏。內外邪滯互發。始而形寒身熱。痢悶胸痞。繼則腹痛氣滯。轉成下痢

【診斷】書云。氣傷則痢白。血傷則痢赤。症屬營衛並損。勢慮轉劇。成噤口重症。

【療法】宜以表裏雙解。宗喻氏逆流挽舟之意。冀望其轉逆爲順

【處方】軟柴胡一錢　炒川朴一錢　羌獨活各二錢　白蔻仁八分　焦查曲各三錢

炒枳殼錢半　炒黨參二錢　炒赤芍二錢　焦木香八分　赤猪苓各二錢

桔　梗一錢　前　胡一錢　焦穀芽四錢

【二診】前進表裏雙解。頗符諸恙。且得微汗。痛痢大減。熱勢亦輕。惟腹中仍痛。此濕積蘊於曲腸。未盡清化之故。日暮微熱。乃表邪尚留經絡。未能解化之象。仍宗前法進步。再冀轉佳

【二方】炒粟殼二錢　炒木香一錢　炒黨參二錢　新會皮一錢　嫩前胡二錢

炒枳殼錢半　焦查曲各二錢　焦白朮錢半　白蔻仁八分　炒川朴一錢

赤茯神三錢　煨藕節三枚

【效果】三劑熱退痢止。諸恙均輕。

## ■痢疾

秦丙乙住上海南市

【病者】顧左。年約二三十歲。住本埠海潮路。

【病狀】腹痛下痢。赤白兼見。裏急後重。次數甚多。胸悶泛噁。杳不思食。小溲短赤。苔薄膩。脈細弦。形神兩委。

【病原】暑濕挾滯互阻中宮。稽延兩月。蹉跎失治。

【診斷】症由夏暑過食生冷。起居不節。致暑濕挾滯互鬱化熱。腸胃傳道失司。津液受傷。故有上述諸症之發生。邪滯有餘。正體不足。恙久根深。攻補兩難。

【療法】導滯清熱。調氣行血。仿仲師白頭翁湯加減。

【處方】白頭翁二錢　北秦皮錢半　京赤芍錢半炒　銀花炭二錢　鮮藿佩各錢半
青陳皮各錢半　南查炭三錢　全瓜蔞二錢打　白蔻仁五分後下　春砂仁五分後下
豬赤苓各二錢　枳實導滯丸三錢包

【二診】大劑既進。後重得除。下痢稍暢。次數較少。泛嘔亦止。惟脘悶拒納。小溲短赤。腹痛依然。形神憂憊。漸覺口渴。前方蕩瑕滌穢。不爲不重。而竟僅獲小效。具見恙根之深。今邪勢未楚。正氣已虧。仍宗原意增抑冀得應手爲吉。

【二方】前方去枳實導滯丸。北秦皮。鮮藿佩。全瓜蔞。白蔻仁。豬赤苓等味。加　香連丸三錢
酒炒黃芩錢半　冬白朮錢半　扁豆皮三錢　茯苓神各三錢　方通一錢
香穀芽三錢

【三診】腹痛下痢。得以大減。納食不多。口有甜味。煩渴欲飲。小溲覺熱。形神困憊已極。此陰津內竭。脾氣告匱之象。症雖轉機。本恐不支。尚難樂觀。

【三方】潞黨參一錢　冬白朮二錢　川雅連五分　鮮石斛三錢　赤白芍各錢半
炒黃芩二錢　抱茯神三錢　扁豆衣三錢　廣橘白一錢　銀花炭二錢
活水蘆根二支　生熟穀芽各三錢

【四診】胃納未馨。煩渴較差。腹痛下痢又減。甜味依然。舌光無苔。脈象濡細無神。伏邪大致已清。其如本力之不支何。症延二月有餘。雖諸恙向差。正難足恃。擬健脾悅胃。兼清餘熱爲治。

【四方】西潞黨二錢　仙居朮錢半土炒　嫩綿芪三錢清炙　懷山藥三錢焙　鮮石斛三錢

赤白芍各錢半　雲苓神各三錢　銀花炭錢半　炒黃芩二錢　新會皮錢半
香穀芽三錢

【五診】痢止痛已。納穀漸旺。甜味亦除。唇燥口乾。神情委頓。苔脈如前。氣陰大耗。脾胃交損。仍宗前意。

【五方】野台黨二錢　西洋參二錢　鮮石斛三錢　大麥冬二錢　野於朮一錢
淮山藥三錢　東白芍錢半　雲茯苓三錢　廣橘白炙一錢　新會皮錢半
生熟苡仁各三錢　生熟穀芽各三錢

【效果】五劑而全愈。

## □痢疾

朱炳熙住首都南門外慈湖鎮

【病者】李復志母年六十餘歲。

【病狀】滯下紅多白少。肛脹溺短。始起腹痛。十餘日後卽不痛矣。紅積膠粘。脈象沉細而數。苔黃不思食。日下十餘次。

【病原】伏氣温病。夾食積變成痢病。

【診斷】下痢十餘日。外無表邪。全由伏氣温病。夾食積下注大腸。變爲紅白痢疾。

【療法】治以清熱去積之法。

【處方】銀花炭末三錢。白蜜一匙。和勻分三次空心時服之

【效果】卽此三次服完。積滯悉除。小水亦長。而全愈矣。

## □赤白痢疾

張樹勛住鎮江焦北都天廟

【病者】王左年二十一歲。

【病狀】頭痛體痠。發熱有汗不解。胸悶不舒。食量大減。渴不多飲。腹痛陣作。裏急後重。下痢日夜數十次。紅多白少。小溲不利。脈象浮滑。舌尖紅。苔白膩。

【病原】勞動之人。工作赤日之下。先受暑邪。既經暴雨所逼。遏於腸胃。化爲痢疾。

【診斷】勞苦之人。毛孔易開。汗腺易張。暑氣挾雨濕。乘隙而入。蘊於肌膄神經爲病。則頭痛體酸。汗腺開閉失司。則發病汗泄。蘊於腸胃粘膜爲病。則腹痛下痢。神經蠕動失職。則裏急後重。腸壁血管破裂。則便紅。濕濁煆煉成結。則便白。氣虛不能化水穀爲津液。而成濕濁。氣血兩病。則紅白夾雜。膀胱爲排泄之官。暑濕互阻。宣化失常。故小便不利。浮脈屬表邪。滑脈屬濕濁。舌紅屬血虛。白苔屬氣虛。

【療法】表裏兼治。清暑化濕。

【處方】煨葛根二錢　炒黃芩六錢　川雅連六分　春砂仁八分　六一散三錢

銀花炭一錢　製川朴三錢　歸　尾三錢　清水豆卷錢半　炒枳殼三錢

廣木香錢半　荷　梗一尺

【二診】連服兩劑。熱解汗收。頭痛體痠。均見輕減。痛緩便爽。紅多白少。間亦有糞。表病已解。而裏病未除。專治腸胃。逐濕下行。

【二方】白頭翁三錢　北秦皮二錢　青陳皮一錢　炒枳實三錢　全瓜蔞錢半

焦査炭錢半　六神麯三錢　桔　梗一錢　炒黃芩一錢　全當歸二錢

京赤芍二錢　香連丸一錢

【三診】胸悶寬。納穀香。便數已減至十數次。惟少腹作痛。惟病者貧寒。一日不做。即一日不食。余憐其苦。爲圖改速計。改施注射。而停煎劑。初次一針。痢減五六次。

中国近现代中医药期刊续编·第一辑

【藥名】愛美丁注射液。每支1.c.c.分量3%。
【部位】手膊外側。肉隆起處。皮下注射。
【效果】次日早晚各一針。痢全止。三日早晚又各一針。諸恙若失。惟濕濁未清。納穀不香。仍服中藥和胃化濁。以善其後。

## ◻外感痢疾

江士先 住豫昌城區南里

【病者】戴左年二十七歲。寧波籍。寗省鐵路下關站長。住煤炭港。
【病狀】不時寒熱。寒輕熱重。下赤白痢。日夜五十餘次。裏急後重。兩脈浮洪。按之弦。舌苔厚膩帶黃。
【病原】時當七月。天氣異常酷熱。站長之職。因夜車往返。輪值在站照料。先受風凉。嗣復就館小飲。吃麵過多。第二日遂發此症。
【診斷】寒熱痢疾。病勢頗重。必先解表。而後清裏。
【療法】先用敗毒散法解表。服藥後。令蓋被取汗。而汗不出。次日復診。據述一句鐘如廁二三次。不時起倒。何能有汗。予凝思久之。古稱下痢身熱爲難治。而戴君身熱。微有惡寒。定有外感。若不先行解表。恐有邪氣下陷之虞。仍用逆流挽舟之法。照前大劑敗毒散加姜葱進之。囑其蓋被靜臥。蓆上多墊厚紙。不必起坐。冀其出汗。三診兩脈浮洪已退。舌苔較薄。寒熱既除。痢亦輕鬆。後用芍藥湯加減。
【處方】白芍三錢　當歸二錢　酒黃芩錢半　枳殼一錢　檳榔一錢
飛滑石三錢　廣木香五分　穀麥芽各三錢
【效果】三劑全愈。

## ◻痢疾兼表

黃竹樓 住金華

【病者】范女。

【病狀】初患痢疾。壯熱洒寒。前醫但偏治痢。勢更加劇。腹痛裏急後重。小水短赤。寒熱仍不少減。

【病原】外感兼濕滯爲病。

【診斷】風邪外侵。濕邪內滯。互擾陽明。鬱而成熱。故滯下而爲痢。風邪未達。壯熱洒寒。經云。解表不開。切勿攻裏。前醫不知達表。偏治其痢。以致引邪內陷。是以裏急後重。小水短赤。幸寒熱仍作。尚可從逆流挽丹一法。

【療法】擬以達表邪。則裏滯自減。

【處方】柴　胡八分　藿蘇梗各一錢　苦桔梗八分　炒　芩錢半　炒只殼錢半

光杏仁三錢　薄荷梗一錢　陳青皮各八分　雲　苓三錢

【二診】寒熱已退。而腹痛下痢較爽。惟胸悶不思納穀。此濕熱滯于中焦。濕滯未化故也。

【二方】焦查炭三錢　只實炭二錢　青木香八分　廣木香八分　炒赤芍二錢

大砂仁八分　花檳榔二錢　陳青皮各一錢　枳實導滯丸三錢包煎

【效果】一劑病減大半。再劑大勢已平。後調理旬餘而瘳。

■壯熱痢疾　林漢祥 住汕頭關埠寨頭益世藥房

【病者】羅金鈴。年廿二歲。廣東興寧。藉業商。

【病狀】六脈洪大有力。舌紅口渴。喜飲冷水。唇焦。面赤。身熱頭暈。心悸怔忡。略患痢疾。用寒熱針探之。達華氏一百零五度半。

【病原】起初本爲熱症。口渴唇焦。延西醫療治。一日服瀉鹽二次。每次四錢。而熱不退。且兼頭暈。次日再延西醫注射。亦徒痛苦一次。毫無功效。且兼心悸怔忡。第三日卽略患痢疾。第四日特來延余診治。

【診斷】大熱不除。口渴不止。而兼痢疾。且覺心悸怔忡。非清熱生津兼安神止痢之味。難克奏功。

【療法】用竹葉石膏以除熱。麥冬粳米以生津。杏仁柏仁茯苓遠志以安神。桔梗白芍花粉神曲以除痢。再加麥芽山查以去積。木香甘草以調和之。諸藥並進。庶得事半功倍之效矣。

【處方】竹　葉一兩　石　膏一兩　麥　冬五錢　粳　米五錢　酸棗仁二錢
栢子仁二錢　茯　苓二錢　桔　梗二錢　白　芍二錢　花　粉二錢
神　曲二錢　人　參二錢　麥　芽錢半　山　查錢半　遠　志八分
生甘草八分　廣木香五分

【效果】將此方連服三劑。而諸症全除矣。

## ▣噤口痢疾

林漢祥 住汕頭關埠寨頭益世藥房

【病者】張天淸。年十六歲。廣東興甯藉。讀書。

【病狀】脈洪大有力。口渴肚痛。舌有黃胎。面瘦肢酸。精神衰弱。每日赤白痢下數十次。不思飲食。業已二日。

【病原】起初本係頭暈等輕症。延醫療治。謂是內積。投藥服之。一劑而益重。二劑而患痢。復由友人介紹。服某君之青草藥。服後痢益甚。而且不能飲食。乃延余診治。

【診斷】胃不能食。其津液之穢濁可知。若不淸其津液。使之飲食。恐難有濟。

【療法】擬投竹葉石膏以淸腸胃之津液。加白芍平肝。桔梗開肺。神曲穀芽去積。

【處方】石　膏四錢　竹　葉四錢　人　參三錢　白　芍二錢　桔　梗二錢

麥　冬二錢　法半夏二分　神　曲錢半　麥　芽錢半　甘　草八分

生　姜三片。粳　米四錢　水二碗煎一碗服

【二診】前方服二劑每頓已能食稀粥一碗口渴亦稍除但仍腹痛而痢下如舊以除痢開胃之味下之。

【二方】桔　梗三錢　白　芍三錢　麥　冬三錢　竹　葉三錢。人　黨三錢

神　曲三錢　山　查二錢　麥　芽二錢　萊菔子錢半　花　粉錢半

生甘草八分。粳　米四錢　水二碗煎一碗服

【三診服】前方三劑而胃大佳。痢之次數亦少。每日約五六次精神較好。但仍腹痛。再擬除痛治痢法治之。不生支節乃幸。

【三方】酒炒大黃二錢　桔　梗二錢　白　芍二錢　花　粉二錢　神　曲二錢

山　查二錢　麥　芽二錢　葛　根錢半　人　參二錢　陳　皮一錢

生甘草一錢。木　香六分　水碗半煎八分服

【四診】三方服二劑。腹痛稍除。每日痢下僅一二次。且便多膿少。精神大佳。再書一方令服。

【四方】酒炒大黃三錢　神　曲錢半　麥　芽錢半　山　查錢半　花　粉錢半

白　朮三錢　人　參錢半　白　芍錢半　桔　梗八分　生甘草八分

青木　香八分　肉　桂五分　水碗半煎七分服

【效果】服此方三劑而愈。

【說明】(一)人參一味可用黨參或以防黨代之。(二)人之所以能食者。全是胃津使然。今因誤服青草藥。以致清和之胃津盡化而爲穢濁。停聚胃中。則拒不納食。痢疾者。以肺氣傳送太力。致暴注大腸。肝氣鬱

而不疎。致肛門閉塞。故一方用石膏竹葉麥冬粳米人參以生津液。生姜半夏以散佈之。加桔梗開提肺氣。白芍平治肝木。而助以神曲麥芽之去積。故奏效獨速也。二方則本此意加入花粉以治痢。三方再加大黃木香以除痛。而懼大黃之峻烈。故制之以酒。四方取肉桂白朮二味以溫之。隨收全愈之功也。

## □噤口痢疾

吳盛麟 住江西安義仁壽醫室

【病者】潭童。年四歲。

【病狀】神疲面垢。舌苔中白邊紅。五竅皆乾。全身微熱。所下不成糞汁。紅白無常。其味甚臭。

【病原】夏秋之間。過食生冷。以致泄瀉。不甚介意。以爲泄瀉可出雜氣。孰知久成痢症。

【診斷】瀉久成痢。飲食少思。形體漸瘦。復於中元節又進葷腥。以致一日下痢數十次。始請附近時醫診治。乃用通痢導滯之法。未得純正。反加溫熱。一連易數醫。愈傷陰液。竟成重症。延至念八日。請余診治。知成噤口之痢。況日久化熱。症勢非輕。查前醫方藥。大都消導傷陰。觀其現症。尚有未盡之邪蘊結其內。且五竅已閉。尤屬危險。因勢利導。勉擬一方。以冀挽回耳。

【療法】以歸芍因勢利導。

【處方】酒當歸三錢　炒枳殼三錢　焦杏肉二錢　粉甘草二錢　萊菔子八分
生白芍三錢　花大白二錢　車前子三錢　川通草二錢

【效果】一劑後。所痢已成糞。二劑則思飲食。余因相距病家三十餘里。因親友關係。留宿兩日。見小孩氣血已傷。又以人參養榮湯進之。再定復脈加減方一紙。囑其愼調數日獲愈。

## □久痢

胡鋤雲 住湖北西門外河泊所六十四號

【病者】張右年四十四歲。

【病狀】下痢三月。驟然厥發。四肢抽搐。移時卽轉欲眩。心悸。四肢發顫。脈象弦數。

【病原】初由暑濕下痢。日久氣血俱虧。

【診斷】下痢三月。氣血大虧。以致肝風內擾。蒙蔽淸竅。驟然發厥。

【療法】養血柔肝。熄風潛陽。

【處方】南沙參三錢　雲茯苓三錢　神　曲二錢　淡竹茹三錢　花龍齒六錢

石決明三錢　晚蠶砂二錢　淨歸身二錢　杭白芍三錢　嫩桑枝三錢

女貞子三錢　台烏藥二錢　廣橘皮二錢　燈　心五尺

【效果】此方連服三劑。諸恙俱痊。

潘玉藻江蘇海門長來鎭天和堂

## ▣久痢

【病者】成左年三十四歲。住海門。

【病狀】下痢純紅。腹痛腸鳴。神疲納減。痛劇時則有兩決出現。脈沉軟。舌苔淡白。

【病原】始由陰寒凝聚。延今兩載。

【診斷】痢經兩載。細心推察。定係陰寒聚腸胃所致。病久正傷。以致遷延不愈。

【療法】用大建中湯加減擬治。

【處方】明附片一錢　西潞黨三錢　廣木香八分　製香附三錢　炮干姜錢半

炒白朮二錢　炒延胡二錢　蜀　椒錢半　安南桂八分　廣陳皮錢半

炒枳殼二錢　紅　棗三枚

# 傷寒今釋

陸淵雷

勿誤藥室方函口訣云。此方治生薑瀉心湯證重一等者。醫學綱目云。病解後痞鞕噫氣。不下利者此方。下利者生薑瀉心湯。然今用於嘔吐諸證。大便祕結者效。下利不止。吐宿水者亦效。既宜祕結。又宜下利。妙在不拘表裏。（案此句可疑）又治嘔逆屬水飲者。

寓意草云。治一人膈氣。粒食不入。始吐清水。次吐綠水。次吐黑水。次吐臭水。（案當是胃癌）呼吸將絕。一晝夜。先服理中湯六劑。不令其絕。來朝轉方。一劑而安。金匱有云。噫氣不除者。旋復代赭石湯主之。吾於此病分別用之者有二道。一者以黑水為胃底之水。此水且出。則胃中之津久已不存。不敢用半夏以燥其胃也。一者以將絕之氣止存一系。以代赭墜之。恐其立斷。必先以理中分理陰陽。使氣易於降下。然後代赭得以建奇奏勣。乃用旋覆花一味煎湯。調代赭石末二匙與之。纔入口。覺其轉入丹田矣。但困倦之極。服補藥二十劑。將息二月而愈。

下後。不可更行桂枝湯。若汗出而喘。無大熱者。可與麻黃杏仁甘草石膏湯。

釋在中篇六十五條。彼云發汗後。此云下後者。見用藥從證。不拘汗後下後也。程氏云。下在用桂枝後。是從更字上看出不可更行桂枝湯句。當在無大熱者之下。此是倒句法。學者當參看六十五條之釋義。

太陽病。外證未除而數下之。遂協熱而利。利下不止。心下痞鞕。表裏不解者。桂枝人參湯主之。

程氏云。太陽病。外證未除而數下之。表熱不去而裏虛作利。是曰協熱。桂枝行陽於外以解表。理中即人參湯助陽於內以止利。陰陽兩治。總是補正。令邪自却。協熱而利。向來俱作陽邪陷入下焦。果爾。安得用理中耶。利有寒熱二證。但表熱不罷者。皆為協熱利也。

## 桂枝人參湯方

桂枝四兩別切。別切二字。玉函成本作去皮。甘草四兩炙。白朮三兩。人參三兩。乾薑三兩。

右五味。以水九升。先煮四味。取五升。內桂。更煮取三升。去滓。溫服一升。日再。夜一服。

尾臺氏云。表證未除而數下之。攸素有之裏寒。挾表熱而下利不止。主以桂枝人參湯者。以桂枝解表。朮乾薑逐寒飲。止下利。人參解心下痞鞕。甘草緩其急。不得增損一味。古方簡約而得其妙如此。湯本氏云。本方證。可云表裏合併。亦可謂陰陽混淆。表有熱。裏有寒。若不確認。不可輕用。徐氏傷寒類方云。桂獨後煮。欲其於治裏證藥中。越出於表。以散其邪也。

吉益氏云。桂枝人參湯。治人參湯證。而上衝急迫劇者。湯本氏云。亦可云治桂枝甘草湯人參湯二證併發者。類聚方廣義云。頭痛發熱。汗出惡風。支體倦怠。心下支撐。水瀉如傾者。夏秋之間多有之。宜此方。人參湯主吐利。此方主下利有表證者。方輿輗云。初起泄瀉痢疾混同者。或泄瀉一兩日。下膿血。遂為痢者。宜用此方。

# 霍亂之研究與治法（續）

楊贊民

（一）霍亂吐瀉不止。取食鹽一撮。放刀口上燒紅。以陰陽水一鍾。冲服之。民按。此方用意。與西人鹽水注射療法同意。特注射效速。而內服則遲。然亦有其妙處。蓋鹽水注射。僅能增加血液中之鹽水分耳。若內服則于其效用外。又有滌蕩胃腸。消毒滅菌之功。但服量宜多宜續。應用宜早。庶免鞭長莫及。若呈虛脫現象。則此方無用。

（二）生白礬爲末。每服一二錢。不論男婦。陰陽水調下。奏效如神。民按。論者謂白礬能升清降濁。故能治清濁相干之症。實則白礬最能消炎。斂瘡。防腐。洩解毒質。減阻身中津液之分泌。以防止鹽水分之耗失。其治驗又確實。故能奏奇效耳。

（三）樟木一味煎濃汁飲之。亦止吐瀉而愈。極爲簡便神效。樟木能殺菌防腐。且有興奮之功。故奏奇效。霍亂重症。將成虛脫者。最宜用之。較諸西法之用樟腦酒精者。尤爲平易而無害。或用楓皮並濃湯代茶者。其理同。

至霍亂菌混入腸中。肚腹絞痛。而吐瀉不出者。名乾霍亂。更爲危險。蓋既吐瀉不出。則菌毒與食積泥纏。固結相依。無從發散。胃腸粘膜炎腐。在頃刻間。治此之術。惟有通徹其毒。使有出路耳。謹選二方。附論于下。

（一）治乾霍亂方

只一樣肚腹絞痛不可忍者。切不可吃熱湯水。一吃即死。將冷水一碗。調入食鹽二三錢吃下。吐即再吃。多吃多吐。則邪散而愈。此滌腸消毒之意也。頗有偉效。又須以三稜針刺委中。擠出熱血。頂心如有紅髮。速拔去之。（未完）

主編者 醫學家趙公尚

宗旨：鼓吹世界醫學大同　切實指導衛生方法　徹底說明醫學原理　解答一切疑難病症

發行者 上海衛生報館

館址 上海浙江路清和坊對過（郵政信箱一八三四號）

每星期六出版一冊

全年五十期連郵費二元四角　國外加半　郵票代洋九五折扣

中華民國十九年十月四日出版

第二卷第二十八期

THE HYCIENIG WEEKLY 780 CHEKIANG ROAD, SHANGHAI, CHINA

# 衛生報

本期要目



## 痢疾談

秦丙乙

痢疾發於夏秋之間。古名腸澼。亦曰滯下。論其原因。純係飲食不愼所致。夏日瓜果生冷。尤爲製造泄痢之原料。故當巳涼天氣未寒之時。此症未有不大肆猖獗者。按痢疾治法。初起惟攻。通則不痛。中治綏平兼施。以促蘊邪之消化。阻病灶之擴大。症延日久。或至不得已時。則強止之。委曲求全。藉濟燃眉之急。亦變通之道也。自古以來。從未有痢疾初起。而敢治以固濇者。乃有不明病家。未病前恣嗜瓜果。既病後又不節食。腹痛下利。不勝其苦。惴惴然以不支爲憂。體虛爲懼。卽家人旁觀。亦鮮不深爲焦灼。目不忍覩。而耳不忍聞。於是糯米鴉片。參朮大棗。一切固濇升補之品。胥將視同恩物。不惜飲鴆止渴。醫者一至。爭以止瀉爲囑。若告以初起萬不能止。則不滿於懷。反對諸口。第二次決不作再度之邀診矣。長於敷衍者。深知此中奧蘊。往往迎合其意。稍加斂止。但見次數減少。痛苦減輕。沾沾不勝。稱道弗衰。而孰知邪滯强遏於內。第二次發作。豈復初起之比哉。夫裏急後重。病痢之痛苦。固筆墨所萬難形容。無如病勢關係。不可妄止。縱感如何痛苦。醫家治之。亦惟有爲整本清源之圖。藉謀一勞永逸。甯能姑息以養奸耶。故痢疾初起。卽如大黃之勇悍。亦在所不忌。病者既經攻擊。蕩瑕滌穢。釜底抽薪。雖一時之痛苦倍增。究未始非福。以視彼遏邪於內。旋發旋止。纏綿時日。經年不愈者。倘可以道里計耶。

## 肺癰之治驗

蔣聽濤

民國癸亥余表弟顧某患肺癰症。氣喘不得臥。胸痛咳逆吐膿如米粥。一室之內。臭不可聞。以葶藶大棗及葦莖等湯治之罔効。余姨母日夜悲慟。幾至失明。不得已爲迎余師陳爕庭先生視之曰。葶藶大棗湯。施於初起者固効。至大潰吐膿則力微難及。故不効耳。乃金匱反以桔梗湯治之。余竊爲不解也。蓋肺癰爲實邪。既初起可瀉。則失治後邪氣益甚矣。雖云膿潰則正虛。然補之則適固其邪。若不攻其邪。則正亦自敗。所謂養癰貽患也。大背二虛一實。先治其實之旨矣。甯望其生乎。閱近代徐靈胎蘭臺軌範載外臺桔梗白散一法。頗有奧義存焉。然亦未敢輕試也。況令親已喘汗面白。投之恐速其脫耳。余愿之曰。不治亦死。甯如以孤注之擲。作背城一戰乎。請姑試之。爰授桔梗川貝母各五分。巴霜二分。服後嘔吐大作。傾出臭膿二碗許。竟致喘急頓平。且能安臥一時許。復瀉一次。然亦神疲息微。大虛之象畢露。遂急投補益氣液之劑。如黃芪、黨參、西洋參、沙參、麥冬、白芍、百合、白朮、山藥、白芨、牡蠣、龍骨、五味。復添用銀花、綠豆衣、中黃等藥以解毒。連進數劑。遂以霍然。囑咐靜養百日。謹防跌仆。恐新肌未堅。易於震裂。致生他變也。後一年之中。遇患此者四人。均以此治而獲効。其最可笑者。牛皇廟塋之黃某患此。亦已大潰。但視顧某爲稍輕。余同時並授補瀉二方。教以服法。後黃以家貧無資。補方祇服一劑。竟亦儘此而獲痊。且無貽患。亦云奇矣。

喉醫許某患振寒身熱。咳吐臭痰。胸痛氣急。乃肺癰初起之症。綿延半載。多醫治之不効。而就余診。求治時幷攜所服諸方見示。類皆參芪蒼朮白芨五味等藥。余曰此皆肺癰潰後而膿盡之方。安可作肺癰統治之法乎。況舌苔黃厚。右脈滑數而弦。胸痞痰艱。是痰熱之悶結已深。非大劑清滌尚不足以除之。奈何復蠻補以固之耶。因以地骨皮、生桑皮、知貝、瓜蔞、冬瓜子、杏苡仁、萊菔子、蘇子、枳殼、葶藶、桃仁、桔梗、黃芩、葦莖、枇杷葉、海蜇、地栗、等出入成方。四劑後大吐膠痰而退。復去葶藶、桃仁、知母、加沙參、花粉、三劑而全愈。

## 暈船之簡便治療法

楊贊民

暈船之苦。爲旅行家所不能免。雖不傷生。然眩悶泛吐。坐臥不安。困憊殊甚。普通治療簡法。雖有小效。終未可恃。其有暈船癖者。更無法可矯正之。亦人生之一大缺憾也。友人黃君。最近以靈驗暈船療法見寄。云係得之某書者。展讀之下。覺其與普通療法不同。頗爲奇妙。特將原文錄登本報。以廣宣傳。俾一切有暈船癖者。得乘風破浪而無苦也。原文如下。

法國某大名醫。近發明一暈船簡便治療法。歐美間之紳士淑女。凡患暈船者。試之莫不應驗云。其法。凡乘船而患暈船者。和覺暈眩時。可卽將衣帶衣鈕等物。一切鬆解。勿令壓迫身體。而安臥于船室睡床。或船面之睡椅上。以手巾數條。浸諸八十度之沸湯中。先取出一條。絞去其水。乘熱緊束于額上。俟冷却再束別條。如此循環。至半點鐘時。嘔吐之氣卽平。暈眩亦爽然若失。惟初束時。覺額上辛苦煩悶。須耐之。至第三四次。則無所苦矣。體弱而暈眩甚者。則束至一點鐘。或踰一點鐘。始能有效。行此法時。一切飲食及紙烟等。皆宜嚴禁。患暈船者。必覺苦渴。此乃一定之理。其時如索茶水。皆宜勿與。至嘔吐之氣旣減。則可畧與以少許之燒麵包及淡茶。如食後不覺有所苦。從此卽可自由飲食。且此後雖遇著何風浪。皆可揚揚如平時云。

失愼救急時，切勿忘先將自已全身衣服浸濕，然後可蹈火救人。

【二診】前方連服數劑。諸恙已衰其半。原方加養正止血之品。

【二方】明附片一錢　西潞黨三錢　提歸身三錢　煨訶子二錢　炮干姜五分
焦白朮二錢　炒延胡二錢　炙粟殼錢半　安南桂六分　雲茯苓三錢
廣陳皮錢半　桃仁泥二錢　炙綿芪三錢　紅　棗三枚

【效果】此方服後。諸症若失。神色亦旺。飲食增多。

白光淇住常州福泰行轉盧家巷鄭雪記

■正虛瀉痢

【病者】聞左年五十二歲。

【病狀】大便瀉痢不一。胸悶嘔噁。日暮潮熱。形瘦倦疲。脉細神衰。舌光絳。

【病原】時當冬月。瀉痢延綿。下愈以致正氣拖虛。

【診斷】胃失化運常司。脾少健運功能。中下之陰陽俱損。症勢已屬至重。

【療法】以和中養胃法。崇隄土以滋溉四旁。胃氣一醒。自能化險為夷。

【處方】西潞參三錢　懷山藥三錢　炒車前三錢　白朮芍各一錢炒　赤茯神三錢
香砂仁八分打　上桂心三分　廣陳皮一錢　焦山查二錢　炮黑姜八分
煅龍骨三錢　炒苡仁四錢　焦麥芽四錢　煨藕節三枚

【效果】改方去車前杏肉。加煅赤石脂三錢。炒粟殼三錢。又服五劑。痢止而痊。

白光淇住常州福泰行轉盧家巷鄭雪記

■休息痢

【病者】賀左年三十五歲。

【病狀】痢症將及半載。每遇飲食油膩。則滯下益重。大便粘稠不爽。氣注肛墜。腹中隱痛。脉細。

【病原】脾腎之陽素虛。陰邪從中而下。由太陰而傷及厥陰。

【診斷】下焦虛寒。不能收攝。以致脾腎少化火之權。命陽無蒸變之力。勢將成爲休息痢症。

【療法】溫化固腎扶其脾陽。

【處方】炒潞黨三錢　煅龍骨三錢　炮黑姜一錢　雲茯苓三錢　煅赤石脂三錢

焦朮屑錢半　炒白芍二錢　炒補骨脂三錢　煨訶子三錢　炒木香一錢

炙升麻一錢　炒粟壳三錢　焦石蓮三錢　廣陳皮一錢

【效果】原方服十五劑而痊。

## ▣休息痢

盧震春 住江蘇如皋驛丞巷

【病者】章晉軒。年五十六歲。山西人。

【病狀】精神與飲食均如平人。腹不痛。所下單紅。其味甚臭。小水黃赤。每食後必便一次。夜間數次。

【病原】章君身體素強。酷嗜烟酒。民國十一年。初患水瀉。忽轉痢疾。紅白相間。腹痛後重。醫者用健脾利濕補氣養陰固濇諸品。均鮮效果。延至民國十四年。已三易寒暑矣。勢難支持。於五月下旬始延余診治。

【診斷】脈沉數有力。舌邊尖紅。中部白上罩黃苔。按此症乃濕熱蘊蓄於曲腸之中。以致經年不愈。陰分固傷。脾陽亦不健運。

【療法】清熱益氣。用張君壽甫天水滌腸湯加減治之。

【處方】生山藥五錢　飛滑石五錢　潞黨參三錢　生箭耆三錢　川黃柏二錢

生地榆三錢　白頭翁三錢　生甘草一錢　扁豆子三錢

【效果】一劑赤色即無。臭味仍然如故。再劑加金銀花二錢。因熱未盡而腐氣未脫。故加以敗毒也。連服二帖。

盡愈十之六七。因照方爲丸。未盡劑而其病若失。

黃雨嚴 住汕頭老媽宮前允安堂

## □痢疾懷症

【病者】曾左。年七歲。廣東揭陽籍。其父曾愼之。十一軍砲兵團上尉書記。住嶇嵘文星胡衕八號。

【病狀】痢疾已十一日。痢時不自知覺。終日昏睡不醒。問之亦不知答。飲食與牛乳。俱不能進。舌苔白而滿口涎甚黏。且時吐黏涎極多。骨瘦如柴。大肉盡削。膝部冰冷。每日子後潮熱。至午後始退。兩脉沉微無力。

【病原】得病之初。卽由某西醫一手診治。日診二次。迭次打針及服西藥甚多。治至第八日。痢雖略止。而漸呈昏睡不食。莫能起床。身體則瘦削甚速。延至第十日。勢已瀕危矣。

【診斷】濕邪被遏。而益形壅閉。脾胃傷殘。以致淸陽下陷之症。某西醫所注射者。雖不得而知。然何以治未十日而劇變至此。鄙人於西醫學說。未嘗學問。未能說明其所以然之理由。但小兒臟腑嬌脆。不任西藥之蹂躪。以致脾胃傷殘。故飲食不進。而瘦削奇速。濕邪被遏而益壅閉。以致昏睡不醒。口吐黏涎。淸陽陷而痢作。此等理想。雖不合科學。或不大背事實耳。

【療法】擬仿七味白朮。意君以四君之補中。臣以附葛蓮葉之振升淸陽。佐以霍菖之除濕開閉。但病重正傷。難任大劑。

【處方】生於朮錢半　正潞黨錢半　炙甘草五分　白雲苓二錢　石菖蒲六分
廣霍香六分　土葛根錢半　鮮蓮葉七塊　厚附片三分

【二診】一劑後。神較淸醒。潮熱略退。

【二方】生於朮錢半　正潞黨錢半　炙甘草五分　白雲苓二錢　綿茵陳六分
石菖蒲六分　土葛根一錢　鮮蓮葉七塊　厚附片五分

【三診】一劑後。神振思食。潮熱全退。

【三方】生於朮二錢　正潞黨二錢　炙甘草五分　白雲苓二錢　廣霍香六分

綿茵陳六分　石菖蒲六分　厚附片五分

【效果】一劑各症全愈。因病初愈。不令多食。而病者以食慾未饜。竟能自往樓下廚房覓食矣。

## ▣產後暑濕痢

趙公尙住上海浙江路七八〇號

【病者】倪右。年二十八歲。孀居。

【病狀】身熱多汗。渴思飲冷。乾嘔溲赤。下痢紅白。裏急後重。

【病原】平素喜飲冷水。濕邪久鬱化熱。加以夫歿三閱月。隱憂成疾。時當炎夏。暑濕蘊釀。而成斯患。

【診斷】脈象洪大而滑。舌苔厚膩。色兼黃白。雖云產後症。乃暑濕兼內鬱有餘之象也。

【療法】治以清暑利濕。化滯開鬱。勿拘產後之成例。

【處方】廣藿香錢半　生白芍三錢　青陳皮各一錢　車前子錢半包　製川朴一錢

生苡仁三錢　鮮竹茹二錢　細木通一錢　小川連六分　廣木香八分

連皮苓三錢　炙甘草八分

【二診】連進三劑。熱減痢輕。仍以原法加減。

【二方】廣木香八分　白芍三錢　連皮苓三錢　車前子錢半包　黑山查三錢

鮮竹茹二錢　左牡蠣四錢先煎　碧玉散三錢包　製川朴一錢　生苡仁四錢

炙甘草八分

【效果】二劑後。熱清痢止。去川朴木香焦查。加生白朮一錢鷄內金錢半白扁豆三錢。連服三劑。諸恙即痊。

# 泄瀉

## ■濕滯泄瀉

秦丙乙住上海南市小南門內倉橋街六號

【病者】吳孩十餘齡。

【病狀】泄瀉腹痛胸悶泛嘔。納呆神疲。苔厚膩。脈滑數。

【病原】父母溺愛。依順恣意飲食不節。

【診斷】濕滯互阻。陽明失通降之司。

【療法】淡滲濕濁佐以化滯和胃

【處方】製川朴六分　姜半夏錢半　豬赤苓各三錢　廣陳皮錢半炒　南查炭三錢

范志麯三錢炒　萊菔甲三錢　雞金炭二錢　春砂仁五分打後下　建澤瀉三錢炒

川通草一錢　淡竹茹錢半

【效果】三劑泄瀉止。諸恙俱已。

## ■温病泄瀉

胡華賡住浙江嵊縣后山鎮

【病者】王某。年二十五歲。浙江嵊縣人。住東山王村。

【病狀】壯熱微惡寒。耳聾目眩。咳嗽胸脇痛。神昏譫語。夜不成寐。體重骨節疼。便泄急迫如注。口渴引飲。小便短赤。舌紅。苔黃燥。尖有細粒。脈象沉滯。

【病原】操勞過度。少年不慎房幃。至春感受温邪。內經所謂冬不藏精。春必病温。

【診斷】陰精受奪。溫邪瀰漫。故危象迭呈。其脈得沉滯者。邪留營分阻礙血行也。大便泄瀉者。熱迫下行也。不可以脈沉滯大便瀉。疑爲寒邪而用溫劑。倘一失愼。則挽救無方矣。

【療法】擬紫雪丹合辛涼淸營泄熱之品。以冀熱閉得開。

【處方】葦莖三錢　連心翹三錢　川貝母錢半　廣鬱金二錢　鮮生地六錢
鮮菖蒲三錢　鮮金斛三錢　肥知母二錢　鮮蘆根一兩　紫雪丹五分藥湯冲

【二診】一劑而大汗出。熱退神淸。諸症皆減。擬方仍踵原法。

【二方】鮮生地六錢　鮮石斛三錢　川貝母錢半　連心翹二錢　黑山梔錢半
肥知母二錢　鮮蘆根一兩

【三診】再劑諸病皆瘥。惟稍咳。身倦。胃納少進。係大病之後。津液未復。藥以甘寒養陰爲法。

【三方】北沙參三錢　原麥冬三錢　霍石斛錢半　川貝母錢半　細生地五錢
生白芍二錢　生甘草八分

【效果】五劑後。壯健如初。

## ■虛熱溏瀉

胡華賡住浙江嵊縣后山鎭

【病者】汪婦。年三十九歲。浙江嵊縣人。住石盤村。

【病狀】每暮發熱。身體瘦弱。大便溏瀉。日必數行。目窠微腫。兩足特甚。腹部飽滿。渴飲。穀食不進。兼痰嗽微喘。舌光紅潤。脈得虛數。

【病原】三月前產育後。迄未全健。至前月患痢。經醫治愈。旬日。更發更醫。所進皆消劑。越數朝。變爲溏瀉發熱。更醫數次。卒無效。有用止澁藥者則渴甚。有作肺癆而用甘寒藥者則瀉甚。羣醫束手。病纏匝月。

【診斷】陰陽並虛。陰虛而陽上越。故爲舌光渴飲。陽虛而胃不關。腎不藏故爲便泄。

【療法】甘寒香燥皆所當禁。擬引龍火下降以偕陽。調攝脾胃以生津。

【處方】太子參二錢　白茯苓三錢　仙居朮二錢　炒淮山四錢　炒扁豆三錢

肉　果三錢　紫猺桂一錢　炙甘草八分　仙露夏錢半

【二診】二劑暮熱浮腫渴飲皆瘥。大便每日一次。唯略溏薄。進藥以前方加血肉有情之品。紫河車補益下元。卽西法所謂藏器治療。

【二方】太子參二兩　白茯苓三兩　仙居朮二兩　炒淮山八兩　炒扁豆二兩

肉　果二兩　紫猺桂八錢　炙甘草八錢　紫河車一具

右藥熬膏日服五錢。沸開水沖。

【效果】服膏方盡體健異常。

## ■五更泄瀉

林漢祥 住汕頭關埠寨頭益世藥房

【病者】陳左。年十九歲。廣東興寧藉。業商

【病狀】每晨必起泄瀉。便臭難聞。脈微遲而甚虛。重按若無。目圈有靑黑跡。精神疲倦。心悸怔忡。夜間譫語。

【病原】去年娶妻。淫慾過度。以致腎部虛虧。于某夜忽腹痛大瀉。購服藥房成藥而愈。約一月後。卽患晨泄。至今已將一旬。

【診斷】因腎部虛損而晨泄。非補腎之味不可。

【療法】擬投四君子湯以益氣。加熟地、杞子、菟絲子、巴戟、杜仲、故紙、荳蔻、五味、茱萸、以補腎。腎固而瀉自止矣。

【處方】黨　參三錢　白　朮三錢　茯　苓三錢　熟　地三錢　枸杞子三錢

菟絲子三錢　巴戟天二錢　杜仲三錢　胡桃三錢　故紙三錢

荳蔻二錢　山茱萸二錢　五味子八分　生甘草八分

【二診】前方服五劑。泄瀉全止。愈後仍宜培補心腎。以期身體壯健。

【二方】大熟地二兩　甘枸杞一兩　炙甘草五錢　陳廣皮五錢　淮山藥二兩

潞黨參一兩　雲茯苓一兩　於白朮各一兩　厚杜仲二兩　遠志肉六錢

右藥爲細末。水泛爲丸。如桐子大。每晚開水服三錢

【效果】前方服五劑而泄止。又用補腎培土安心定神之藥爲丸。使服。令其清心寡慾。獨居以調養。一月而康健逾常矣。

## 晨泄

錢雙呆住金山錢家圩

【病者】錢七太太。年五十餘歲。體豐偉。性躁急。家道富裕。住本鎭。

【病狀】每至上午九時十時之間。必瀉二三次。既不臭惡。亦不凍膩。臨圊時刻。又不甚差池。瀉時腹微作痛。口不作渴。脈舌皆平正。胃納不減。神光奕奕。此外亦無所苦。延已月餘。未嘗一日間斷。其泄不減。亦不增。

【病原】平素火旺。起已數年。日夜兩顴發赤。時作時止。甚或齒痛耳鳴。自患晨泄之後。火旺次數銳減。前醫皆主虛寒。一再投於朮、白朮、訶子、炮薑、故紙、肉果等溫補收攝之劑。服後晨泄如故。而轉增齒痛目糊

【診斷】此症頗有研究。竊思果屬虛寒。溫補之收攝之。何竟不效。此中必非無故。夫瀉既不在五更陰寒之候。體又不因瀉久疲憊而衰。神光開曠。飲食如常。溫補既非其治。殆即所謂木強侮土之候矣。其故當是肝鬱失於疏洩。偶得清晨陽旺之時。內外相應。肝木大張。攻動下達。以自尋出路。亦即一晝夜之鬱抑。至此得以稍伸。因攻動故腹痛。因下達故便泄。非病也。亦非衰也。乃體工起自然救濟之用也。

【療法】擬予升降陰陽。疏條肝氣。略佐酸收之品。使之可升可降。能散能收。此亦通變仲景烏梅丸合寒熱錯雜爲方。以治厥陰病之遺意也。

【處方】炒川連三分　淡乾薑二分　炒扁衣二錢　銀柴胡八分　生白芍錢半
烏梅肉八分　小靑皮八分　製香附三錢　雲茯苓三錢　乾荷蒂三個
春砂仁一錢後入

【二診】進三劑。晨泄頓止。但每至上午臨圊時候。腹中仍然作痛。並覺兩次微痛。爰於前方中略爲加減。而參入清鎭之品。

【二方】炒川連三分　淡乾薑二分　生白芍錢半　銀柴胡八分　烏梅肉八分
川楝子二錢　左牡蠣四錢　炒川芎五分　製香附三錢　小靑皮八分
代代花五分

【效果】詎此方甫進一劑。晨泄復作。連進三劑。泄瀉亦連作三日。因仍檢前方試服。一劑知。二劑已。纔復進七八劑而全愈

【說明】觀乎前後兩方。藥味雖稍增損。用意正復相同。何以一效一不效。畢竟前方之所以效。及後方之所以不效。其癥結果何在耶。嘗思之。扁衣荷蒂。一則健脾。一則止瀉。砂仁能理胃腸諸氣。茯苓一味。雖是平淡無奇。但治瀉必兼利尿。是又閒中要藥。故能效如桴鼓。彼牡蠣川楝。雖能鎭肝洩肝。然川芎之舉陷。不如荷蒂。而代代花一味。尤覺跡近敷衍。無多用處。兩兩比較。意者效不效之癥結。其在斯乎。世有宏達。倘望進而教之。

# 霍亂

許半龍住上海法界嵩山路口三十二號

□霍亂

【病者】王右住上海小西門江陰街。

【症狀】胸悶泛嘔腹痛泄瀉。神識似明似昧。

【病原】伏邪暑濕挾滯太陰陽明爲病。

【診斷】苔膩微黃脉象沉遲沉者邪在裏遲者邪在陰分也時疫霍亂之重症。

【療法】擬黃連解毒湯加味。

【處方】水炒川連六分　赤茯苓四錢　六神麯三錢　淡吳萸一分　炒赤芍錢半

枳實炭一錢　酒炒黃芩一錢　大腹皮二錢　鮮藿香錢半　仙半夏二錢

鮮荷葉一角　鮮佩蘭錢半

【二診】前方早晚連服二劑便泄泛嘔大退。胸悶氣逆。舌黃焦糙未化。暑濕熱阻于中宮。暑爲陽邪。易於化熱。

再予前法加減。

【二方】淨銀花三錢　鮮藿香三錢　天花粉三錢　淨連翹三錢　鮮佩蘭三錢

炒黃芩一錢　赤茯苓三錢　枳實炭一錢　川雅連六分　鮮竹茹二錢

生苡仁四錢　鮮荷葉一角　活蘆根尺許去節

【效果】二劑而愈。

□霍亂　許半龍 住上海法界嵩山路口三十三號

【病者】金文海。海寧籍。住上海霞飛路。
【症狀】腹鳴且痛。大便泄瀉。胸悶泛噁。四肢逆冷。螺癟色紫。渴欲冷飲。
【病原】盛夏炎熱。多食瓜果生冷。夜臥當風。猝中陰寒而發。
【診斷】脈象沉細。舌苔中黃。此眞寒假熱症也。
【療法】先以鹽水注射。仿附子理中法。煎湯冷服。
【處方】熟附片三錢　蒼白朮各錢半　赤猪苓各三錢　淡乾薑錢半　姜半夏三錢
廣藿香二錢　淡吳萸錢半　中川朴製一錢　姜川連三分　肉桂心六分
台烏藥錢半　猪胆汁少許冲服　灶心土一兩煎湯代水
【效果】一劑肢温螺起。泄瀉泛噁均減。後以參苓白朮散調理而痊。

□霍亂　張蘊石 住常熟閣老坊

【病者】徐右。年十七歲。住南門外接代寺附近。
【病狀】上吐下瀉。色白如泔。腹中並不覺痛。四肢氷冷。頭出粘汗。口乾目陷。鼻竪。足筋牽掣及膝。指紋癟黑。形肉削脫。神識尚清。脈伏。苔白胖。
【病原】昨夜半後。忽然腹中絞痛。旋卽上吐下瀉不止。惡狀紛來。
【診斷】此寒邪直中脾腎。眞陰汨沒之候。敗象畢呈。無法挽救。
【療法】勉以理中四逆眞武合方。急急回陽驅寒。希圖萬一。

【處方】製附子一錢　肉桂五分同炒　東白芍錢半肉桂五分同炒　白朮錢半土炒　吳茱萸六錢

白茯苓三錢　炙甘草一錢　姜半夏錢半　宣木瓜三錢　淡干姜一錢

黨參錢半土炒　炙橘皮錢半　晚蠶砂三錢

【二診】服後汗收轉筋亦平。餘象依然。自覺腹中氣攻撐脹。鳴响如雷。面赤惡熱煩躁。此中虛肝橫。陰盛於內。格陽於外。恐丹成九轉。亦末如之何也已。

【二方】臺人參三錢　白茯苓四錢　姜半夏錢半　白芍三錢肉桂五分炒　熟附子一錢

台白朮二錢土炒　炙橘皮錢半　烏梅一錢川椒五分打　炮干姜一錢　川連三分炒

吳茱萸六分　宣木瓜三錢　炙甘草一錢

右藥煎好。冲入鮮猪胆汁三滴。温冷緩服。

【三診】惡象俱退。脈出微細。獨小溲不行。

【三方】臺人參錢半　吳茱萸六分　茯猪苓各三錢　白芍二錢肉桂四分炒　熟附片八分

炙甘草一錢　福澤瀉三錢炒　金液丹五粒　炮干姜六分　台白朮錢半

白扁豆錢半炒。

【四診】病愈第五日。胃納不旺。大便少結。口渴痳短。脈細弦。苔焦黑。邪透於外。肺胃之陰已傷。脾陽不振。治宜甘養。

【四方】北沙參三錢土炒　原金斛三錢　香穀芽四錢秐香水炒　白芍錢半甘草同炒　白扁豆錢半土炒

野於朮錢半　宣木瓜錢半炒香　製金柑三個　香麥冬錢半炒　辰神苓各三錢

# 傷寒今釋

陸淵雷

**傷寒大下後。復發汗。心下痞。惡寒者。表未解也。不可攻痞。當先解表。表解乃可攻痞。解表宜桂枝湯。攻痞宜大黃黃連瀉心湯。**

柯氏云。心下痞是誤下後裏虛。惡寒是汗後未解證。裏實表虛。內外俱病。皆因汗下倒施所致。表裏交持。仍當遵先表後裏。先汗後下正法。蓋惡寒之表。甚於身疼。心下之痞。輕於清穀。與救急之法不同。案。中篇九十五條。傷寒。醫下之。續得下利。清穀不止云云。是四逆證與桂枝證併發。四逆爲急。桂枝爲緩。且溫裏與攻下不同。故先四逆而後桂枝。此條是瀉心證與桂枝證併發。緩急不殊。而有表者不可攻裏。故先桂枝而後瀉心也。尾臺氏云。此條心下痞之下。疑脫頭痛發熱卽疼痛等一二證。否則與附子瀉心湯證似無差別。

**傷寒發熱。汗出不解。心中痞鞕。嘔吐而下利者。大柴胡湯主之。**

傷寒發熱之時。發其汗。汗出而病仍不解。此非發汗之誤。因病勢本重。不能卽愈於太陽也。心下痞鞕。當按之不濡。與誤下之氣痞不同。故不用瀉心。又當無胃機能衰弱之候。與人參證不同。故不用人參劑。嘔吐而下利。嘔吐爲柴胡之一證。下利必是旁流熱利。爲下證。此由太陽傳爲少陽陽明。由表證傳爲大柴胡證也。大柴胡之用法。詳中篇百九條。湯本氏云本條之症。不經由小柴胡證。而從表證直轉入大柴胡證。爲本方證之最劇者。余之經驗。因暴飲暴食。發爲急性胃腸加答兒大腸加答兒赤痢等證者。應用本方之機會極多。

**病如桂枝證。頭不痛。項不強。寸脈微浮。胸中痞鞕。氣上衝咽喉不得息者。此爲胸有寒也。當吐之。宜瓜蒂散。**

病如桂枝證。謂發熱汗出惡風。然頭不痛。項不強。脈不陰陽俱浮。但寸脈微浮。則非眞桂枝證矣。胸中痞鞕。可知病毒在上。氣上衝咽喉不得息。可知體工欲驅毒上出。故宜用瓜蒂散。因其勢而吐之。程氏云。邪氣蘊蓄於膈間。此爲胸有寒也。痞鞕證。因吐下者爲虛。不因吐下者爲實。實邪塡塞心胸。中下二焦爲之阻絕。自不得不從上焦爲出路。所謂在上者因而越之是也。丹波氏云。方氏諸家以寒爲痰。蓋瓜蒂能吐膈間之頑痰。故有此說。而不可以寒直斥爲痰。程氏則爲邪字看。極穩當矣。如錢氏單爲風寒之寒。亦恐不爾。厥陰篇瓜帶散條云。邪結在胸中。又云。病在胸中。程說有所據。汗吐下爲攻病三大法。仲景書中汗下之方至多。吐方惟瓜帶散一首。善用吐法者。戴人而後。亦未聞繼起。知吐法之不講久矣。今畧舉可吐不可吐及吐後調理諸法。雖不能盡吐法之要。亦可當三隅之助。

張子和云。欬嗽痰厥。涎潮痺塞。口眼喎邪。半身不遂者。當吐之。又云。上喘中滿。酸心腹脹。時時作聲。痞氣上下不宣暢者。當吐之。又云。小兒三五歲。或自七八歲至十四歲。發驚搐搦。涎潮如洩鋸。不省人事。目瞪喘急欲死者。可吐之。又云。所謂癲癇者。可數吐之。

## 霍亂之研究與治法（續）

楊贊民

(二)獨勝散 治絞腸痧痛急。指甲唇俱青。危在頃刻。

馬糞(年久彌佳)不拘分兩。瓦上焙乾爲末。老酒冲服二三錢。不知再作服。

此方辛濁通竄。能逐腸中一切惡毒物質。由下竅出。蓋霍亂菌在胃。爲胃酸所制。不能爲害。惟其一入腸中。得鹼性液。則大肆活動。其勢不可嚮邇。惟有因勢利導。使其從下竅發洩而已。不惟馬糞。即牛糞亦可用。但性較緩。外臺秘要用烏牛糞黃牛糞治乾霍亂。同是一理也。騾糞亦然。吳塘治女子絞腸痧。用騾糞亦奏奇效。總而言之。皆藉其通竄之性。以消毒耳。（近年非商吳金鼎于閩南一帶施送之獨聖散。治霍亂吐瀉。即是此方。）

霍亂病勢稍止。未可即恃爲無恐。欲知其脫離危險與否。當察其腎部之工作。如病人尚無小解。即爲未脫危險之表明。鹽水療法。尚須繼續。或仍請醫調治。直至腎部開始工作爲止。

（完）

館址 上海浙江路清和坊對過
（郵政信箱一八三四號）

每星期六出版一冊
全年五十期 連郵費二元四角 國外加半 郵票代洋九五折扣

# 衛生報

主編者 醫學家趙公尚

宗旨
鼓吹世界醫學大同
切實指導衛生方法
說明醫學原理
徹底解答一切疑難病症

中華民國十九年十月十一日出版

第二卷 第二十九期

發行者 上海衛生報館

THE HYCIENIC WEEKLY 780 CHEKIANG ROAD, SHANGHAI, CHINA

## 本期要目



## 瘧疾談

秦丙乙

病之最盛行於夏秋間者。除痢疾外。尤推瘧疾焉。按瘧之主因。無非起居失慎之故。炎暑之日。不免貪涼。風露之侵。水寒之犯。起居疎忽。亦意中事。夏秋之際。痢瘧並駕齊驅。同還暴動者。蓋有因也。嘗論瘧之為病。其重要問題。不在療治之困難。而在病機之纏綿。原一切寒熱之邪。率遛逗於太陽寒水之經。一表而汗洩。一汗而邪達。即進至陽明。在經在腑。自有涼下之道。獨瘧邪潛伏少陽之樞。少陽居半表半裏。故入與陰爭而為寒。出與陽爭而為熱。或多熱少寒。或多寒少熱。或先熱後寒。或先寒後熱。其中變化。各視藴邪為消息。醫者用藥。寒熱錯綜。因症施治。而日復一日。終無愈期。此蓋病勢關係。纏綿性之使然。藥物於短時期內。難以奏其功效。而半亦由病家之不善將養。寒時不勝其寒。熱時不勝其熱。平日之起居無論矣。或常日一發。或間日一發。或三日而作。發作之時。倘知致慎。忌口之不淨。飲食之恣意。更無論矣。再如病家無知。妄欲止澀。金鷄納霜。視為無上至寶。乃止而過早。截之非時。病愈後。變生肘腋矣。每見久瘧之人。經年不愈。形銷骨立。揆厥原由。無非施治之乖妄耳。豈纏綿性而一至此哉。我故曰。瘧性之頑固。世所公認也。忌口不淨。起居不慎。止之過早。截以非時。皆所以陷石於穽中。添薪於釜下之道也。

## 食蟹之衛生

賈實秋

蟹為水族中之一。其味甚美。其性甚寒。若食之過多。每因以致病。甚至傷其生者亦夥矣。日前余鄰周某。平日小販為生。因貪便宜。在市上見有半死模樣之蟹。購得十餘隻而歸。當晚與其妻女共同煑食。食畢不覺有他。及至夜半。口吐青水。腹中絞痛。宛轉床褥。狂呼不止。同居聞聲。竭力灌救。為之延醫。不及療治。天未曉。竟已殞命。當時其妻若女。聞有同樣之病發生。因食蟹不多。受毒較輕。經醫生灌救。始得無恙。

夫食品不愼。最易喪生。但此種不良食物。市上無不廉價求售。所患者。在一般平民則貪其便宜。多食之以肆饕餮之欲。在中產以上之社會。徵逐宴會。復一切委之庖丁之手。亦豈能一一預防。其防範之法。惟有責成衛生警察。對於市肆出售有碍衛生之食品。一律嚴行取締。不獨一蟹之不可聽其售賣也。此非特衛生之關係。而有人命之關係。事後預防。已不及矣。甚願負公衆衛生之責者。注意及之。

## 睡眠常識

邱元熙

我人日間做事。全在運用腦力和體力。腦力充足。體力強健。則作事不易疲倦。但不宜過于煩劇。須藉休息以調劑之。入夜睡眠。就是長時休息。倘睡眠不得其法。則易引起腦部諸恙。有碍于作事前途甚大。特將睡眠之常識。畧述如下。

(一)睡眠時間。不宜過長。尤不宜過短。睡眠固爲調劑精神。惟過長則精神萎靡易致懶惰。過短則體力未復。大非所宜。成人以八小時爲度。兒童以十小時爲度。

(二)睡時頭部不宜過低。身體不宜仰臥。頭部過低。易引血液冲入腦際。致成頭暈之患。身體仰臥。易起遺泄。宜將身子蜷側。使精氣凝聚。寢毋如尸。古人誠不我欺也。

(三)睡時不宜點燈。因燈火易吸氧氣。大不利于呼吸。且燈光常明。又不易於入睡。經濟精神。兩受其損。吾人睡室宜靜。尤宜注意于空氣。一入眠鄉。正無須于燈光也。

(四)睡時不宜將手壓作胸部。以免呼吸不暢。氣悶恍惚。且又容易引起魘夢。遂致驚惕恐怖之患。

(五)睡時不宜蒙首。天氣嚴寒。此人每喜蒙首被中。殊不知空氣窒塞。肺部受損。溫度與被外相差特甚。庶必釀成感冒。切宜禁戒爲是。

## 疔瘡神效膏

汪隱仙

瘍醫之治疾也。惟疔瘡一症。最爲不易。以余觀之。治此症能知其法。則應手而愈。不得其法。則有朝發夕死之虞。良可痛也。余曾祖業醫。疔瘡專科。故遺册及醫案。傳及吾輩。惟疔瘡神效膏。特見神效。故每治一疔瘡。未有不愈者。此方從遺册中錄出。當爲古人成方。而吾祖實驗有效者。惟不知何書得來耳。茲將方立於左。

松香一斤。用桑柴灰。入冷水中。煮以色白如玉爲度。

百草霜三兩五錢。用茅柴燒於鍋底。取刮烟煤。研至無聲爲度。去油乳香二兩。(研極細末)白臘一兩五錢。(切成粗片)去油沒藥二兩。(研成細末)黃臘半斤。(刮取片)

銅綠三兩五錢。麻油六兩。

右方用桑柴火燒。先將麻油入鍋。煎滾。次用松香。候稍滾。再下白臘。候稍滾再下黃臘。候稍滾。再下乳香。候稍滾。再下沒藥。候稍滾再下銅綠。候稍滾。再下百草霜。如滾過數次冷透。搓成條子。丸如桂圓核大。置之磁器內。用時取一丸。呵輭揑扁。切勿見火。貼於患處。頃刻止痛。次日腫消即愈。已破爛者。貼之亦效。神效之速。百發百中。疔瘡之至寶也。蓋此方活人。不知凡幾。需費無多。若諸大善士。合以施送。耗費又小而功莫大焉。貼此膏時。勿食葷菜。及生冷麵食酒肉。

兒體汗垢汚。能傷好皮膚。
當使常淸潔。天天快樂多。

肥玉竹錢半　香櫞白錢半
炒香

【效果】右方連服四劑全愈。

■霍亂　陸耀熙住江蘇崇明油車橋施乾茂號

【病者】顧才隆。年十六歲。崇明籍。住新開河鎮東。

【病狀】平旦日中均無小恙。晚餐後忽患吐利。霎時皮肉消脫。吐利無休。體若冰然。冷汗淋漓。語言了了。

【病原】未冠青年。喜食瓜菓生冷。遂成是疾。

【診斷】夏月火令。火甚必生濕。經旨濕傷於下。霧傷於上。吐利兩症之所由作也。投以理中湯加味。

【處方】老東洋參五錢　熟附子八分　炙甘草四分　赤茯苓三錢　公丁香六分
肉荳蔻五分　鮮生姜汁一匙　香薷六分　水煎冷服

【效果】一劑復舊如初。

■霍亂　胡華賡住浙江嵊縣東鄉后山鎮

【病者】胡婦。年三十六歲。住浙江嵊縣東恆路。

【病狀】初作嘔噁泄瀉。繼而嘔噁特甚。便瀉旋減。胸悶身微熱。四肢冷。大汗出。病者喊叫渴甚。連呼與以冷水。而茶湯不入。進咽卽嘔。嘔出皆黃綠水。酸氣逼人。又大呼熱甚。飭家人數丁持扇爲之揮。不令稍停。越八小時。精神大乏。喊聲較輕。餘症如故。脈細數而虛。不可按。舌紅潤無苔。尖細粒累累。

【病原】素體本弱。飲食失節。時當長夏。偶受寒濕。乃成霍亂。

【診斷】陰邪獨占。陽氣外越。不急挽救。有亡陽之虞。此症卽內經所謂陰盛格陽。

【療法】用四逆湯加桂萸以袪陰翳。而引陽歸原。略佐消化品。除其宿物。則逆者順。而壅者通矣。

【處方】淡附片八分　泡干薑五分　炒甘草六分　紫猺桂四分藥汁冲　淡吳萸六分
姜半夏二錢　白茯苓三分　製川樸一錢　焦神麴二錢　新會皮八分
【效果】服一劑。稍睡竟宵。次朝踵門相謝。
【說明】此症極似熱霍亂。而獨取肢冷脈象決。其爲寒。夫脈數本屬熱。以其虛數而浮。按之不得。加以肢冷汗出。皆陽越之顯象。故敢毅然而用附桂薑萸等劑也。設以熱霍亂法施治。則危害立至。醫者遇此等症。須心細胆大。方可告成。倘失之毫厘。則錯之千里矣。

樂幼門 住漢口球場正街

■霍亂

【病者】張左。年二十五歲。住大智門對面全京館。
【病狀】嘔吐水瀉。口渴心煩。舌苔白厚。身冷脈細。神倦溲閉。
【病原】天氣炎熱。酒後露臥。醒則腹有微痛。至午後吐瀉乘作。腹痛加劇。
【診斷】雖脈細身冷。而心煩口渴。依張路玉云有絲毫口渴。卽是伏熱爲法
【療法】清涼宣暢。利水寬中。
【處方】花青皮二錢　淡豆豉二錢　肉猪苓三錢　車前仁三錢　冬山查三錢
雲茯苓三錢　建澤瀉三錢　焦於朮三錢　川厚朴二錢　酒黃芩二錢
生石膏四錢研細　生　薑三片
外以四苓散。加山查炭車前仁。碌炒各五分。共研細末。以陰陽水冲服。
【效果】細藥服下。吐瀉卽止。照原方服二劑而愈。

■霍亂　李健頤 住平潭

中国近现代中医药期刊续编·第一辑

【病者】張某年三十八歲福建平潭籍漁業住大富村

【病狀】大吐大瀉揮霍撩亂脉伏肌冷大汗淋淋手搐筋轉煩躁口渴氣急喘促形容陡然削瘦

【病原】六月間運魚貨往閩銷售時適疫癘盛行驟觸其氣由口鼻而入中道淸濁混淆亂於腸胃

【診斷】毒氣傳於脾胃脾傷胃損所有之水分忽爲外溢榮衛之氣血卽爲枯竭水涸血乾氣機閉塞故脈伏肌冷大汗口渴諸症叢生脉證合參危機堪虞

【療法】急救回陽育陰扶正兼以補助血中之水分背城一戰以冀獲效

【處方】川黃連錢半　枯黃芩二錢　炮吳萸一錢　北乾薑一錢　佩蘭葉二錢
活蘆根五錢　陳半夏二錢　建澤瀉三錢　川油樸二錢　晚蠶沙三錢
天門冬三錢　新竹茹二錢　黃土水淡鹽水各半杯合煎

【二診】吐瀉煩躁均減身軀忽轉大熱大渴急當救陰淸熱

【二方】淡竹葉三錢　生石膏一兩五錢　南沙參三錢　大麥冬三錢　蘇玉竹三錢
陳半夏三錢　建澤瀉三錢　川石斛三錢

【效果】第一方服三劑第二方服二劑而愈

秦丙乙 仕上海南市小南門內倉橋街六號

## ◻陰寒霍亂

【病者】姜左年三十餘

【病狀】腹痛如絞吐瀉淸利胸悶泛噁肢冷螺癟眶陷面赤渴不引飲自汗坐臥不安

【病原】貪涼露宿瓜果恣意蘊積既深病發雷厲

【診斷】舌苔白膩脈象洪大重按微細欲絕乃寒濕互阻淸濁混淆中樞運化無權陰寒內伏眞陽式微陰盛

格陽。寒眞熱假。故面赤煩躁。而吐瀉清利。渴不引飲也。生死須臾。存亡頃刻。亟宜通陽化濁。宗白通加豬膽汁意。

【處方】上官桂五分　熟附塊一錢　淡干姜八分　淡吳萸八分　炙甘草八分
焦白朮錢半　雲茯苓三錢　製川朴八分　姜半夏錢半　陳廣皮錢半
清童便一杯　豬膽汁一匙

【二診】服藥後吐利俱止。腹痛未蠲。面赤已退。神煩引飲。肢溫螺復。泛泛作嘔。汗出不止。險象雖平。眞陰大耗。邪濁未楚。脾胃未和。脈象漸起。且現細數。苔膩較化。邊尖微黃。再於化濁之中。佐以養液。

【二方】川雅連四分姜汁炒　炙甘草六分　白苓塊三錢　細川斛三錢　仙半夏錢半
陳廣皮錢半　生扁衣三錢　晚蠶砂三錢包　竹二青錢半炒　西滑石三錢包
甘草莖二支

【三診】腹不痛。泛嘔亦止。神煩不寐。動則汗出。苔薄。尖絳。脈來細數。衞胃兩傷。再擬和養

【三方】潞黨參一錢　鮮石斛三錢　生扁豆三錢　茯苓神各三錢硃砂拌　甜冬朮錢半
杭白芍錢半　柏子仁三錢　法半夏錢半　新會皮錢半鹽水炒　瓜蔞仁三錢打
福澤瀉三錢炒　淡竹茹錢半　生熟苡仁各三錢

【效果】服藥三劑。完全復原。

白光淇住常州福泰行轉廬家巷鄭雪記

◻陰霍亂

【病者】吳左。年三十九歲。

【病狀】大吐大瀉。揮霍撩戾。脈伏肢冷。目陷神衰。兩足轉筋。汗多如雨。煩躁欲坐井中。口渴不欲多飲。舌形

肉陡然瘦削。

【病原】癘疫不正之氣。挾寒暑濕滯。互阻腸胃。清濁相干。陰陽逆亂。

【診斷】陰盛于內。格陽於外。內眞寒而外假熱之象。顯見形肉陡然瘦削。脾胃眞陽隨吐瀉而俱傷。穀氣不入。生化欲絕。陰邪正鴟張之期。陽氣有脫離之虞。脈症參合。危機伏在頃刻。

【療法】急以白通四逆。驅內踞之陰。回外散之陽。背城一戰。以冀離陽普照。

【處方】西潞參三錢　陳木瓜三錢　姜半夏二錢　熟附子三錢　廣陳皮一錢

上桂心一錢　淡干姜三錢　炙甘草八分　淡吳萸五分　姜川連二分

焦朮屑二錢　香砂仁八分　猪膽汁三四滴冲　灶心土二兩泡水煎藥

【效果】一劑而吐瀉煩躁減。再劑而肢冷回脈伏起。三劑告痊。

白光淇任常州福泰行轉盧家巷鄭雪記

▣陽霍亂

【病者】金右年三十九歲。

【病狀】腹中絞痛。吐瀉並作。兩足轉筋。四肢厥逆。目陷肉削。心煩躁擾。口渴飲冷。舌黃脈伏。

【病原】觸受不正之氣。由口鼻直入中道。與伏暑濕熱。互阻腸胃。前醫見肢冷脉伏。疑爲陰症。誤投桂附。以致唇焦齒燥。欲臥井中。

【診斷】清濁混淆。陰陽逆亂。故吐瀉交作。濕遏熱鬱。氣機閉塞。故肢冷脈伏。霍亂之重候。危象在于旦夕。

【療法】勉方以清中化濁救逆法。冀挽回於什一。

【處方】姜川連四分　廣藿香一錢　姜半夏二錢　淡干姜三錢　通　艸八分

炒川朴一錢　川玉金二錢　砂　仁八分　陳香薷一錢　赤猪苓各二錢

澤　瀉二錢　六一散五錢包　上沉水四分磨冲　檀　香八分　灶心土一兩泡水煎藥

【效果】二劑而病勢退。再服六和湯加減法三劑而愈。

## 熱霍亂認誤寒霍亂錯治之壞症

沈毓祥住崇明日新鎮

【病者】陳滿根年四十五歲住二條豎河西一里。

【病狀】初起霍亂吐瀉目陷肢冷。麻木不仁。自經前醫用大劑辛熱。後胸中如有物阻。晝夜不能安臥。

【病原】夏末秋初納涼露宿暑熱鬱遏腠理清濁相干。亂於腸胃

【診斷】兩脉沉緩舌苔微白。手足冰冷目陷口渴肌膚麻木宛如中寒陰症。醫者於此最易錯治惟口渴喜飲涼水。則知其內伏熱也。熱藥下咽即吐。知其相爭不能容也。此即仲景所謂熱深厥深者是矣。

【療法】和胃止嘔清熱化濕用橘皮竹茹湯加味

【處方】金石斛三錢　生甘草五分　橘　皮二錢　姜半夏錢半　揀麥冬二錢
生苡仁四錢　黑山梔三錢　通　草八分　雲茯苓三錢　淡黃芩二錢
鮮竹茹四錢姜汁炒。　枇杷葉四片去毛　鮮蘆莖一尺去節

【二診】服前劑後胸中如有物下墜嘔止溲行。舌泛黃苔。脈象較數手足漸溫。眞熱見而假寒去也。詢得大便下有黑矢即胸中下墜之死血爲熱所傷者也。改用清熱化毒法爲主。

【二方】鮮鐵皮四錢去苗　提麥冬三錢　淡黃芩二錢　生甘草五分　黑山梔二錢
金銀花三錢　生苡仁四錢　方通草八分　生錦紋二錢　晚蠶沙二錢
鮮竹茹二錢　蔻荳衣三錢

【三診】又服前藥大便黑矢已盡。夜能安眠。胃可納穀。病有向愈之機。用清養胃陰法。爲調理之劑。

【三方】金石斛三錢　生甘草五分　生苡仁三錢　廣玉竹二錢　天冬肉一錢
穀芽三錢　鮮糯稻葉一撮　鮮蘆莖一尺

【效果】此症危篤已極。舉家惶恐。終事已備。僅服三劑。即告安痊。亦云幸矣。前投熱藥某醫在藥肆中偶見拙方。初語人曰。如此寒症。再投涼劑。眞所謂落阱下石矣。及告愈後。方心服拙辨症之明。然拙之敢投涼劑者。從二點得之。一口渴而喜冷水。二熱藥下咽而作嘔。知其內眞熱而外假寒也。甚矣。醫操司命之權。固宜用心辨認。隨處運其靈敏手眼。方可轉危爲安

## ▣妊娠霍亂

秦丙乙住上海南市小南門倉橋街六號

【病者】趙氏婦。年三十餘。

【病狀】腹痛。上吐下瀉。煩渴不安。胸宇痞悶。幾至昏絕。懷胎五月。神情困頓極矣。

【病原】飲食不節。起居失愼。重感時邪。清濁混淆

【診斷】脈細欲脫。當脘絞痛。所幸吐利之勢尚輕。未傷胎元。或可有一線之望歟。

【處方】蘇藿梗各錢半　佩蘭葉錢半　陳廣皮錢半　靑子芩錢半　生白朮一錢
生扁衣三錢　白茯苓三錢　淮山藥二錢　焦六粬三錢　淡竹茹三錢
大腹皮二錢洗　原滑石二錢包

【二診】吐利俱止。腹痛隱隱。泛噁煩躁。神憊愈甚。方從前意出入。俾淸蘊濁。而繫胎元

【二方】生白朮二錢　靑子芩三錢　桑寄生三錢　淡竹茹二錢　陳廣皮錢半
洗腹皮二錢　生懷藥三錢　炒蓎皮二錢　雲苓神各三錢　西滑石四錢包
春砂仁四分打後下　鮮佩蘭錢半

【三診】諸恙雖已俱減。神情愈弱。邪楚胎未足恃。擬再進一籌。

【三方】潞黨參一錢炒　山萸肉一錢炙　淮山藥三錢　冬白朮二錢　雲茯神各三錢
青子芩二錢　桑寄生三錢炙　新會皮錢半鹽水炒　淡竹茹二錢水炒　鮮佩蘭八分
鮮佛手八分　益元散三錢包

【效果】連服數帖卽安。

## □產後霍亂

趙公倘 住上海浙江路七八〇號

【病者】李右　年二十三歲。

【病狀】產後年月。腹部絞痛。吐瀉交作。形勢危險。

【病原】時當盛暑。新產年月。飲食不愼。兼貪風涼。遂成此危險之症。

【診斷】產後百脈空虛。加以盛暑之時。本應非常愼重。青年無知。貪一時之風涼。又兼飲食不愼。釀成霍亂危險之象。

【療法】清暑益氣。兼扶土之品治之。

【處方】西洋參五分　法半夏錢半　六和曲二錢　赤苓二錢　生白朮錢半
廣陳皮一錢　生苡仁三錢　晚蠶沙三錢　廣藿香錢半　蘆穄稭三錢
陰陽水煎藥

【效果】一劑後。吐瀉卽減其半。二診原方去六和曲。廣藿香。加淮山藥三錢。連服兩劑。吐瀉已蠲。危險可免。專以調理之劑。連服五日。身體如常。囑其愼飲食涼暖而愈矣。

# 胃病

李澤園住汕頭中山路同濟醫院

□胃脘久痛

【病者】徐左年四十三歲廣東潮陽人。

【病狀】胃痛多年今春復發脹痛月餘服藥俱未見效大便常結近日來其痛益甚且口渴舌乾。

【病原】據病者述自三十二歲之四月某日回家稍遲飯菜皆冷腹飢略甚隨便食之及至日晚胃痛不能再食入夜痛甚自己用手探吐吐後痛脹俱減天明求醫診治服温中消食藥二劑病愈越過二年冬月操作歸家腹飢亦甚菜飯冷不致食適逢家中有糯米甜丸初熟乃以充飢連食三碗夜間胃脹痛次日求醫診治仍服温胃消食等藥病雖暫愈此後二三月或七八月則脹痛作矣

【診斷】飲食停滯因此作痛積鬱生熱温藥助熱熱盛則傷津耗血自然口渴舌乾大便秘結積無所洩所以痛加劇也。

【療法】初傷冷食胃部脹痛固宜温中消食病作多次則胃力漸弱難免停滯調理之法當一面限制其飲食並戒一切酸甜寒冷固形等物一面用健胃消食之劑繼續服之病必自愈愈後尤須節飲戒食乃能恢復其胃力而杜其後患乃不循此正軌施治當其胃內停滯之時而進温燥之品因致熱盛傷津耗血津枯口渴大便秘結下關既塞其痛自然加劇擬用清熱潤腸消積法用山梔以清其熱油歸桃仁只實潤通大腸之結更加雞內金以消其積

【處方】山梔三錢　枳實二錢　油當歸一兩　桃仁五分搗泥冲服　雞內金二錢

【二診】一劑大便下結糞三四粒。痛稍輕。渴亦減。

【二方】山　梔一錢　枳　實錢半　油當歸一兩　桃仁五分搗泥冲服　雞內金二錢

【三診】大便初下結糞多粒。繼下稍多。口不渴。痛甚微。能納稀粥幾匙矣。

【三方】防黨參二錢　當　歸六錢　枳　殼錢半　生肉蔻五分　川　芎八分

蘿蔔子一錢

【效果】四劑大便調和。脹痛全止。每日食粥三次。每次二碗。

## ◻元虛挾滯脘痛

錢雙呆住金山錢家圩

【病者】父執陸訪琴丈年六十。業賬房。住本鎮。

【病狀】胃脘當心而痛。手不能按。痛極時口不能呼。僅以兩手亂拍桌椅。故兩手指腫大。而爪皆斷裂。無寒熱。神志稍糊。痛緩時似睡非睡。張口露睛。面容黯滯。口渴。小溲赤澀。大便兩日未通。脈形細軟。舌苔糙黃膩。而乾燥不澤。尖紅絳。

【病原】素體元虛。易於感冒。且係煙客。津液亦傷。平生酷嗜甜膩。故每夜必進糖蓮肉糯粥等而睡。四月十六。坐船至金山衛東門收租。甫夜半。忽脘痛如刺如割。煙不能吸。服辟瘟丹亦無效。連夜開船歸家。天將拂曉。已痛極而數次暈矣。

【診斷】中氣既虛。濕食互阻不化氣機被遏。上下不通。觀其苔膩如斯。豈無積滯。舌乾如此。定屬津虛。然而邪縱實。不可峻攻元雖虛不可驟補。峻攻既恐其虛脫驟補又慮其留邪。況六十之年。又爲烟客。與尋常之痛症懸殊。自不得以溫散套方進也。

【療法】擬仿魏玉橫一貫煎意而弗用其方。和其元以生其津。略佐理氣泄濁。冀其緩緩自化耳。

【處方】吉林參鬚一錢另煎冲　北沙參三錢　川石斛三錢　細生地四錢　白杏仁三錢

製半夏錢半　川楝子三錢　廣藿香二錢　佩蘭梗二錢　乾菖蒲錢半

炙甘草五分

【二診】藥後痛勢徐減。舌乾略潤。昨夜竟得甜睡。玆再於煎方中參入導滯通腑之品。

【二方】吉林參鬚一錢另煎冲　北沙參三錢　川石斛三錢　白歸身三錢　全福梗二錢

佩蘭梗二錢　製半夏錢半　川楝子三錢　焦穀芽四錢

焦瓜蔞三錢　炙甘草五分　枳實導滯丸錢半包

【效果】進劑後。大便通潤。痛勢全止。苔色化而漸思粥食。即於原方中。除去導滯丸。加重參鬚五分。囑再守服四五劑。俟脾胃運行無阻時。乃以參苓白朮散竟其功。

## ▣中焦阻隔不通

沈濟成 住平漢路祁家灣西下沈家灣

【病者】汪左年四十二歲。住黃陂界河邊。

【病狀】二便秘結。飲食阻隔。偶進勺水。旋即吐出。其熱如湯。

【病原】素嗜雅片。大便三五日一更衣不等。小溲非常艱澀。雖未癃閉。必立數分鐘之久。始得解。惟日食糜粥水菓以自養。入夏天氣炎熱。漸不能支。先延某醫。誤爲虛寒。處溫補之品。以致中焦阻隔。上下不通。繼延某醫。以實熱治之。謂病久宜消補兼行。用大承氣加參耆等味。亦不效。歷一星期後。始邀余診。

【診斷】六脈沉細而濇。按之有力。舌苔黃燥。渴不能飲。脈症合參。知係中焦阻隔。故上不受飲食。下不便溺也。幸脈有根。或可挽救。

【療法】方書云。胃實者腸必虛。胃虛者腸必實。今腸胃俱實。故上下不通。某醫大承氣原不誤。但不當佐以參者也。仍仿大承氣法重加降墜等味以治之。請服一帖再商。

【處方】錦紋黃三錢 陳只實三錢 生赭石六錢研細煎冲各半 淸半夏二錢包洗
風化硝三錢 檳咀二錢 右藥先煎五味。俟湯成入硝。煎一二沸。徐徐咽下。切勿頓服。以檳咀易厚朴者。一因避燥。一因降墜之力更大也。

【二診】初服一二勺。猶拒不受。後漸不吐。約三句鐘。卽更衣一次。小便亦通。脈轉滑數。苔潟仍舊。因改滋水養陰合調胃承氣法。令多服之。

【二方】鮮生地三錢 元參三錢 錦紋黃錢半 風化硝錢半冲 陳只實二錢
檳咀一錢 甘草二錢

【效果】連服三劑。諸恙悉平。飯量漸加矣。

## 胃脘痛嘔吐

張蘊石住常熟閻老坊

【病者】周右。年五十一歲。住南門大街。

【病狀】胃脘當心而痛。痛甚則頭髮逆豎。冷汗肢厥。嘔吐涎沫黃水。少腹扛脹。胸悶不能納食。苔濕白。脈軟弦。

【病原】平日偶受感觸。或啖生冷。胃脘卽作隱痛。只要服嗎啡少許。其痛立止。此次服嗎啡後。竟爾加劇。且嘔刻飲熱姜湯稍緩

【診斷】心肺之陽不通。氣鬱飲停。強肝橫逆也。

【療法】擬用括蔞薤白苓桂朮甘宣通上焦。溫化停飲。四七調氣。開中。卽以肉桂協同乾姜吳萸。乘勢入下。平肝降逆。痛嘔自止。

【處方】括蔞三錢 薤白三錢 川厚朴五分 干姜六分甘草四分炙 製蒼朮一錢

# 傷寒今釋

陸淵雷

永富獨嘯庵云。古人謂病在膈上者吐之。是爲用吐方之大表。然其變不可勝數。若非沈研久而經事多。則難得而窮詰。約而言之。胸中停痰宿水。以爲諸證者。禁口痢。水藥不得入口者。五十以裏。偏枯痰涎。胸滿而腹氣堅實者。龜胸龜背者。黃疸煩喘欲吐者。皆可吐之。狂癎者可數吐之。淋疾諸藥不效者。宜詳其證而吐之。反胃諸嘔最宜吐。諸氣疾。諸積聚。心下痞鞕。上連臟腑。(此句可疑)問其平生。如無吐血欬血衄血之患者。悉可吐之。吐後服瀉心湯數十日。喘息初發。暨欲發未發者。按其服脈。知腹氣堅實則吐之。後服瀉心湯小承氣湯之類數十日。灸數千壯。傷寒用承氣湯不下者。吐了再下。月事積年不下。心下痞鞕。抵當諸藥不驗者。吐了再服。口吐大便者。(案當是腸梗阻西醫須用外科手術)先吐之。後服附子瀉心生薑瀉心半夏瀉心之類數日。傷寒用吐法。不可過二三回。得一快吐卽止。用瓜蒂不過三分五分。其治一逆。則急者促命期。緩者爲壞證。凡用吐方之法。先令病人服吐劑。安臥二時間許。勿令動搖。若動搖而吐速。則但吐藥汁。藥氣不及徹透病毒也。待心中溫溫。上追咽喉。乃令病人跂足蹲坐。前置吐盆。一人自後抱持之。以鳥羽探咽中。則得快吐。如此三四回或五六回。凡須數吐之證。每隔五六日或七八日。如法吐之。終則吐粘膠汚穢之物。而後其病乃盡。凡服吐劑至欲吐時。先飲沸湯一碗。則易吐。旣吐後。暫令安臥休息。更飲沸湯取吐。數次而後。與冷粥或冷水一碗。以止之。諸緩慢證宜吐者。先用烏頭附子等劑。以運動其鬱滯之毒。乃以瓜蒂散吐之。

鐵樵先生云。凡爲病日淺。正氣未虛。邪熱內攻。胃不能容。生理起反應而嘔者。皆可吐也。其要點在病須陽證。正氣未虛。否則禁吐。此爲鄙人歷數十次經驗。無一或誤者。用以治嬰兒之病。奏效尤捷。而無流弊。(以上可吐法。)

永富獨嘯庵云。病者在牀褥者。(案猶言病人困頓者)不可吐。凡腹氣虛者。決不可用吐方。凡危急短氣太甚者。平居患吐血者。或其證候有血證者。決不可用吐方。若犯之則促其命期。初學過妊娠產後痰血欬血癥毒血崩亡血虛家。暨年過六十者。不可吐。(以上不可吐法。)

又云。論曰。傷寒吐後。腹脹滿者。與調胃承氣湯。夫古今用吐方之人。吐後必用通和之劑。戴人用舟車丸。(河間方黑牽牛大黃甘遂大戟芫花青皮橘紅木香檳榔輕粉)奧村氏用瀉心湯。吾黨於吐後。雖無腹脹之證。必用調胃承氣湯。以通和其逆氣。凡用吐方後。精神昏冒者。宜服瀉心湯。吐中或吐後。煩躁脈絕。不知人事。四肢厥逆者。勿駭。是乃瞑眩也。以冷水灌面。或飲之則醒。或以冷水和麝香飲之亦佳。吐中有死黑血者佳。若有眞生血者危。宜急用麝香。以消其藥毒。語曰。瓜苗聞麝香卽死。吐後三五日內。當調飲食。省思慮。不可風。不可內。不可勞動。(以上吐後調理。)

## 醫藥漫談（續）

楊贊民

瘰癧爲體中碘質缺乏之病。碘質惟海中動植物含量最富。且皆有機質。山間最少。故稽中散曰。頸處險而癭。險、謂山險也。

據近日西人學說。人體最需要之滋養物質。莫過維他命。又謂米糠中含維他命甚多。是米糠之補力。強于白米矣。晉書。王戎猶子。體癡肥。戎令啖糠。肥愈甚。原來有此一段因果也。

以造米治腳氣。爲近世所發明。不知我國自宋時知之。朱晦庵素患足疾。所謂足疾。蓋腳氣也。平日惟食脫粟飯。至以此款客而櫻客怒。是既儉于自奉。而又合于養生之旨矣。

炭質體輕而浮。仲景治肺中寒冷。（乾薑甘草湯）以乾薑炮黑。蓋使其氣上浮入肺。以散寒耳。陳修園謂肺已虛不能驟受過辛之味。故炮之使辛味少淡。誤矣。

龍眼肉補血之功。遠在當歸熟地黃之上。即市上所售鐵劑。亦未能及之。余已歷試不爽。

凡狂厥之證。不外二端。（一）腦部充血（二）痰阻胃口。二者常能同時並見。若痰迷心竅之謬說。直不足齒數也。（完）

館址 上海浙江路清和坊對過（郵政信箱一八三四號）

每星期六出版一册

全年五十期連郵費二元四角 國外加半 郵票代洋九五折扣

# 衛生報

主編者 醫學家趙公尚

宗旨 鼓吹世界醫學大同 切實指導衛生方法 徹底說明醫學原理 解答一切疑難病症

中華民國十九年十月十八日出版　第二卷第三十期　發行者 上海衛生報館

THE HYCIENIG WEEKLY 780 CHEKIANG ROAD, SHANGHAI, CHINA

## 本期要目



## 生化湯與產後

秦丙乙

蘇浙風俗。婦人產後。必進生化湯數劑。不論有病無病。一概用之。醫家病家。咸奉為金科玉律。罔敢稍持異議。此風相沿。迄於今尚弗替焉。竊思藥以治病。無端服藥。斷無是理。况生化湯乃傅青主生化編之方。中彙藥共五味。即當歸川芎桃仁炮姜甘草是也。言明當治產後血塊腹痛。兒枕痛。血瘀停滯。惡露不下。等症。可知本方非產後婦女所概宜也明矣。果如方後所言。對證依服。自有利而無弊。然尚以藥品之過峻。非產後虛人所宜。而見棄於一般人。矧如世俗之以治百病也耶。世有以生化湯為產後通治百病之劑。甚有無故服之者。得非指鹿為馬。而捫燭扣槃之傳歟。

## 癥瘕證之經驗方

宋景儀

癥瘕之證狀。自古雖言之有詳。而療治之法。求其效果。殊鮮有也。考此證之得者。在婦女頗居不少。皆因衝中寒攻。瘀血凝聚。或脾胃虛弱。宿食停積。有之三焦不利。痰塊膠結。或家道困苦。操勞過度。憂鬱攻其心肝。氣逆積存臟腑。根柢結而病成矣。其積塊在腹中。按之有形。堅硬不移謂之癥。若積塊走動。忽聚忽散乃謂之瘕。凡罹此證。心中必然滿悶。輕者。其核按之猶軟。經氣之觸動。即覺疼痛。重者。結核如石。大小不一。且甚堅硬。而散聚無常者。其力亦猛。其痛皆劇。久則妨碍飲食。羸弱竟至不支。近年愚所見者。延醫診治。而用藥多欠妙術。又有不察人之氣脈虛實。妄言病根深固。以致誤於不治。亦有入西醫院。施治則以剖割。聞之殊屬驚心。蓋剖割者。覩夫十無一生。或有一生不死。滙損元氣。亦失常態。誠不啻如廢人矣。此情多有知之。非愚所誕言也。對於此證之問題。從前雖甚重視。但無一解之智。今則友人尹藎臣君。由衷中參西錄前三期內。搜獲一方。經驗特效。此衷中參西錄在天津東門裏。中西匯通醫社購買。係鹽山張壽甫先生所著。其究瘕研癥之証。處方用藥義理甚詳。治愈驗案亦屬不尠。而沙尖鎮電話局局長馬宗岳之夫人。年四十餘。身稱此證約二十年之多。癥瘕結於下腕。近益增重。愚與尹蓋臣君。聞之爲憐。趨觀其勢。雖弱不支。尚可調治。遂授以此方。令其安服。既煎用兩劑。飲食能進。又服八九劑病隨經下。積化如膿。劇疼亦止。服至三十劑。身肥轉強。己能操作。但餘積未消。令其續服。共用藥五十餘劑。病根始完全除淨。此藥名曰理衝湯。功偉可知。茲將其方。並原有之驗案。悉錄於下。俾世醫拯斯患者。咸爲指南可也。

理衝湯　治婦女經閉不行。或產後惡露不盡結爲癥瘕。以致陰虛作熱。陽虛作冷。食少勞嗽。虛證沓來。服此湯十餘劑。虛證自退。三十劑後瘀血可盡消。亦治室女月閉血枯。並治男子勞瘵。一切臟腑癥瘕積聚氣鬱脾弱滿悶。痞脹不能飲食。

生黃芪三錢　黨參二錢　於朮二錢　生山藥五錢　天花粉四錢　知母四錢　三稜三錢　莪朮三錢　生雞內金（黃者三錢）

用水三鍾煎至將成加好醋少許滾數沸服

服之覺悶者減去於朮。覺氣弱者。減三稜莪朮各一錢。瀉者以白芍代知母。於朮改用四錢。熱者加生地天冬各數錢。涼者知母花粉各減半。或皆不用。涼甚者。加肉桂（搗細冲服）烏附子各二錢。瘀血堅甚者。加水蛭（不用炙）二錢　若其人堅壯無他病。惟用以消癥瘕積聚者。宜去山藥。室女與婦人未產育者。若用此方。三稜莪朮宜斟酌少用。減知母之半。加生地黃數錢。以濡血分之枯。若其人血分雖瘀而未見癥瘕。或月信猶未閉者。雖在已產育之婦人。亦少用三稜莪朮。若病人身體羸弱。脈象虛數者。去三稜莪朮。將雞內金。改用四錢。因此藥能化瘀血。又不傷氣分也。迨氣血漸壯。瘀血未盡消者。再用三稜莪朮未晚。若男子勞瘵三稜莪朮亦宜少用。或用雞內金代之亦可。初擬此方時。原專治產後瘀血成癥瘕。後以治室女月閉血枯亦效。又間用以治。男子勞瘵亦效驗。大有開胃進食。扶羸起衰之功。內經有四烏鰂魚骨一茹蘆丸。原是男女並治。爲調血補虛之良方。此方稱師內經之意也

從來醫者調氣行血。習用香附。而不習用三稜莪朮。蓋以其能破癥瘕。遂疑其過於猛烈。而不知能破癥瘕者三稜莪朮之良能。非二藥之性烈於香附也。愚精心考驗多年。凡習用之藥。皆確知其性情能力。若論耗散氣血。香附猶甚於三稜莪朮。若論消磨癥瘕。十倍香附亦不及三稜莪朮也。且此方中。用三稜莪朮以消衝中瘀血。而即用參芪諸藥。以保護氣血。則瘀血去。而氣血不至傷損。且參芪能補氣。得三稜莪朮以流通之則補而不滯。而元氣愈旺。元氣既旺。愈能鼓舞三稜莪朮之力以消癥瘕。此其所以致也。體力過於瘦弱。脈象虛數者去三稜莪朮。以雞內金加重代用。猶可不傷其氣分也。（未完）

## 解食蟹毒法

食蟹誤中其毒。倉卒不知以何藥救治。可急用橘皮去絡煎湯。飲之即解。

雲茯苓六錢　磨蘇梗一錢沖　吳茱萸五分　川桂枝五分水炙　製半夏三錢

上桂心五分去皮研末飯丸另送

【效果】一劑大減再劑全愈。

▣肝木犯胃　張蘊石住常熟閭老坊

【病者】朱幼年七歲住花園弄。

【病狀】頻作乾嘔。嘔甚則嘔吐不止。口渴。湯飲拒入。所嘔皆水。味酸苦。色碧綠。頭昏。夜不能寐。苔少暈灰。舌紅。脉弦左甚

【病原】宿有是恙於五歲時。驚後得之。每發恆以雅片煙噴吸即定。前三日端午節食角黍半只。其恙復昨。噴煙不驗。旋延西醫打針。嘔吐依然。

【診斷】肝陰不足。肝陽上亢。犯胃。氣失下降。胆汁外洩也。

【療法】用連梅白芍。洩熱柔肝。代赭旋覆。重以鎮逆。竹茹橘皮。降胃化痰。石斛元參。生津止渴。磨枳實。運其中機。角黍灰以類消積。重用枇杷葉湯代水。所謂脾胃必先降肺。且肝又受制於肺也。

【處方】烏梅肉八分　旋覆花錢半　原金斛三錢　角黍灰三錢　酒炒川連二分

炙橘皮錢半　元參心錢半　磨枳實一錢沖　代赭石三錢　姜竹茹錢半

枇杷葉十片煎代水　右藥以匙緩緩送服

【效果】一劑即愈。

▣肝胃氣痛。　武賛周住東台枱樓鎮

【病者】蔡左年四十三歲住劉紀莊。

【病狀】胃脘時痛時止。痛則飲食不進。甚則嘔吐痰沫及食。
【病原】數年前曾與人鬥毆。氣鬱傷肝。木受鬱而土受刑。
【診斷】脉緊弦。苔淡微黃。乃肝胃失調。氣不下降。故欲上升而令痛嘔也。
【療法】首以鎮肝佐以和胃
【處方】代赭石三錢先煎　旋覆花錢半　大白芍三錢　雲茯苓三錢　姜半夏二錢
炒枳實八分　川楝子錢半　廣玉金錢半　廣藿梗錢半　降香屑八分
【二診】脉象較前平和。胃脘痛減。惟胸痞飲食不能多進。擬方仍宗前法進步
【二方】代赭石二錢研末和服　旋覆花錢半包　雲茯苓三錢　大白芍三錢　姜半夏三錢
製半夏錢半　炒枳實八分　橘皮絡各一錢　川楝子錢半　降香屑八分
北秫米三錢
【效果】兩劑全愈。

□瘀積胃脘　沈毓祥住崇明日新鎮

【病者】陸三郎。年二十九歲。住新河鎮北三里。業荳腐店。
【病狀】胃間有塊。不時作痛。初起甚小。漸積而大。症延十一載。塊大如碗。食不得入。
【病原】壯年負重太過。傷及胃中血絡。瘀積胃部。漸凝漸大。致成此症
【診斷】脈象沉濇。右關更甚。胃脘有塊。大如碗狀。不時作痛。夜間爲劇。顯有宿瘀凝結。
【療法】破瘀利氣。
【處方】西血珀一錢　桃仁泥二錢　當歸尾三錢　延胡索三錢　生錦紋三錢

赤茯苓三錢　降香末一錢　杭白芍二錢

【二診】服藥之後。約二句餘鐘。上則口吐黑矢。下則大便亦瀉黑矢。而胃間之塊頓消大半矣。

【二方】西血珀一錢　當歸尾二錢　桃仁泥一錢　降香末八分　生錦紋錢半

蘇木屑一錢　藏紅花一錢　延胡索二錢　沉水香五分　醉地鱉四只去翅足

【效果】連服二劑。大便又有黑矢瀉下。其塊盡消。病遂告安。後用養胃和陰法。爲善後之治。

錢大某住淮陰西壩楊家碼頭隄下恆德昌藥號

## ▣脾胃陽虛之食不運化

【病者】胡左。年四十二歲。淮陰王營鎭東鄉人。業私塾教讀。

【病狀】食物少納。食後不易運化。滿腹中時多痞塞。午後較甚。吞酸噯腐。甚則傾囊吐出。脈息弦細不調。

【病原】性本好靜。身體淸閑。再加情志不遂。悒鬱傷脾。脾胃運納之陽愈憊。致食下不易消化。前醫投以甘酸柔陰之藥。反致阻礙陽氣之旋轉。病益轉劇。

【診斷】參閱症象。雖係脾胃陽虛。實由命門火衰。命門眞火既衰。則不能煖蒸中宮。腐化水穀。水穀難於腐化。則脾胃之陽亦傷。脾胃陽氣既傷。則三焦因以失職。三焦失其決瀆之職。則淸無所歸而不升。濁無所納而不降。是故食物少而運化遲。吞酸噯腐。滿腹痞塞。皆係脾胃陽虛。陰濁格阻所致。

【療法】用補火丹以直接補命門之眞火。輔韭菜子。菟絲餅。沙苑子。以溫通下元之陽氣。用白朮山藥甘草料豆皮以和益脾胃之陽氣。茯苓以降濁。木香以利氣。當歸以和血。此方以溫通中下之陽爲主。俾命門火足。脾胃陽復。則水穀易於腐化。而吞噯傾吐諸症。不治自愈。此亦釜底添薪之一法也。

【處方】土炒白朮二錢　雲茯苓三錢　菟絲餅二錢　炒韭菜子二錢　酒炒當歸二錢

土炒懷山藥三錢　炒沙苑子錢半　煨廣木香八分　料豆皮三錢　水炙甘草八分

另用補火丹一服。藥前先以開水送下。

【二診】連服六劑。病勢未見復作。惟數年來舊恙。元氣難期驟復。照前方再服四劑。當本脾胃腎同治著想。擬立丸方緩圖。

【丸方】人　參五錢　土炒白朮一兩五錢　雲茯苓一兩　水炙甘草五錢　廣陳皮六錢

公丁香二錢　老吳萸二錢　菟絲餅六錢　茺蔚子四錢　料豆皮一兩

當歸身一兩　生　姜一兩　紅　棗二兩

【效果】丸藥服完。迄今年餘未發。而身體亦漸強矣。

【附錄補火丹方】石硫黃五錢。猪大腸五寸。洗淨。將硫黃打碎。裝入腸內。以綿將口紮緊。煨爛去腸。取硫黃研爲極細末。用糯米粉兩倍。滴水泛爲丸。如菉豆大。

武贊周住東台稽樓鎮

## ■中滿

【病者】張石年三十七歲。

【病狀】心中鬱結不舒。兩脇飽悶。飲食下喉。卽便嗔脹。消化遲緩。

【病原】久鬱氣虛。脾陽失其運化之權。

【診斷】症由鬱結日久。傷及正氣。運化失權。脘脇氣滯。勢同臌脹之漸。實緣氣滯之由。速宜解鬱。免爲不起之沉疴。

【療法】治以攻補兼施。以收速效。

【處方】明黨參二錢　雲茯苓五錢　蘿蔔子五分　六神曲五分　大白芍三錢

白芥子一錢　堅檳榔三分　炒枳殼三分　炒柴胡五分　製川朴三分

薏苡仁三錢

【效果】二劑後脹勢漸減。四劑後恢復如常。攻補兼施。遂收速效。

## ◻中滿

趙友如住鎮江張飯店巷

【病者】張左。年四十餘。

【病狀】每於飲食之後。胸中飽脹。腹部高大。臍漸突出。肢體亦漸浮腫而脹矣。

【病原】脾土之衰。腎火之寒。而成斯疾。

【診斷】症由飽脹。多服香燥之藥。取快一時。以致脾土重受其傷。而成中滿之症。肚大臍突。肢腫形如臌脹。乃香燥藥之造成者。中滿之症。實由於脾土衰。腎火寒。治失其法。遂成不救之症也。

【療法】治法以溫補扶土益火之劑。

【處方】人　參一錢　萊菔子一錢　淮山藥五錢　上肉桂三分　炒白朮三錢
炒苡仁三錢　炒穀芽三錢　鷄內金錢半　茯　苓三錢　大芡實五錢

【二診】連進溫補扶土之劑。中滿漸寬。仍以原法加減治之。

【二方】人　參一錢　大芡實五錢　炒苡仁三錢　萊菔子一錢　炒白朮三錢
穞豆衣三錢　块茯苓三錢　炒穀芽三錢　淮山藥五錢　上肉桂三分
鷄肉金錢半

【效果】前方連服三劑。中滿較寬。次方又服四劑。脹勢全除。奏效之速。全由扶土之功。若用消導之藥。則愈虛其虛矣。後以和胃理脾調理二週。飲食如常。精神恢復。

# 噎膈

□噎膈　趙友如住鎮江張飯店巷

【病者】李右年四十六歲。

【病狀】食入則吐。再食再吐。欲便不便。大小便俱不能出。目珠暴露。紅赤。兩脇脹滿。氣逆拂抑。求一通氣而不可得。

【病原】肝氣抑鬱過甚所致。

【診斷】上格不得入。下格不得出。乃生死危急眞關格之症也。

【療法】治以理肝之劑。以解久鬱。鬱解而關格自痊

【處方】大白芍五錢　柴胡三錢　廣陳皮一錢　天花粉三錢　於白朮五錢

蘇葉一錢　淮牛夕三錢　車前子三錢　當歸五錢　雲茯苓三錢

炒梔子三錢

【效果】前藥煎成。緩緩服之。吐後再服。以不吐爲止。連服五劑。上下俱通。調理兩週而愈矣。

□噎膈　徐人龍住嘉定西門

【病者】嚴右年四十八歲。

【病狀】上吐下結。氣逆不順。飲食不得入。溲便不得出。腹中作痛。手按之少可。脈濇而伏。

【病原】腎部虛寒。失其開闔之權。

【診斷】胃氣不開。與大小腸膀胱之所以閉結者。由於腎氣之衰也。胃爲腎之關門。腎之氣不上。則胃之關必不開。膀胱大小便亦由腎氣之化。腎氣不通於三經。則便溺何從而出。然則上下開闔之權衡全在乎腎也。

【療法】大補腎中水火。關格不治而自愈。

【處方】大熟地六錢　生白朮五錢　五味子五分　上肉桂一錢　人參一錢

茯神五錢。　淮牛夕三錢　車前子三錢　淮山藥四錢　麥冬六錢

【效果】連服二劑後。上吐止而下結亦開。再服四劑全愈。此方補腎中之水火。而又能通腎中之氣。氣足而關格開矣。

## □呃忒　張蘊石住常熟閑老坊

【病者】方左。年三十六歲。住北市心。

【病狀】自覺呃忒從中脘發動而來。其聲極大。約五分鐘即連作四五次。胸悶。略有痰吐。

【病原】素具痰濕體。嚋昔之夜。晚餐多食。當時腹中即覺不舒。至今晨忽起呃忒。

【診斷】脈左弦右緩。苔糙而厚。此痰食阻塞氣機往來之道。肺胃不降也。

【療法】運氣消積。降胃平肝。

【處方】代赭石五錢　旋覆花錢半　姜竹茹二錢　姜橘皮錢半　磨枳實五分

磨烏藥五分　姜半夏二錢　白蘆根一兩　枇杷葉三錢　磨沉香四分

大萊菔一個　竹瀝達痰丸二錢煎湯代水

【效果】一劑呃減。再劑便解而全愈矣。

## □呃逆

樂幼門住漢口球場正街

【病者】陳左年四十二歲住漢口三合街。

【病狀】呃逆不止。形色慘白。蒸蒸汗出。脈象虛浮。口渴苔白。

【病原】患瘧月餘。自購金雞霜丸服之無效。後由鄰人談及元花可止瘧。乃購元花四十文。亦不知重量。以紅棗胞食。服畢約三旬鐘。洞瀉三四次。瘧愈而轉爲痢。後又煮陰米（卽糯米煮熟陰乾者）半碗服之而瀉止。次日乃發呃逆。

【診斷】此因病者亂服藥餌。首服以元花伐傷脾胃。繼服以糯米粘滯難消。使胃氣不能暢達。

【療法】先以柿蒂三枚研末以黃酒冲服。又以二陳湯與丁香柿蒂湯合用。

【處方】陳　皮二錢　半　夏二錢姜製　茯　苓二錢　炙　草二錢　竹　茹二錢
乾　薑錢半　丁　香一錢　柿　蒂七個　砂　仁二錢

【二診】前方服畢。完全無效。見其蒸蒸汗出。形色慘白。正氣大虛之徵。非參蓍不能速效。當着病家買參一錢。病者赤寒祇取銅元一串至藥舖買歸東洋參一錢。餘着病者嚼細咽下。未及半錢而呃乃止。乃以十全大補湯與服。

【二方】正光結一錢　焦於朮三錢　雲茯神三錢　炙粉草二錢　提歸身三錢
大川芎一錢　杭白芍三錢　大熟地三錢　正小皮二錢炙　安邊桂五分

【效果】疊服二劑全愈。

## □衝氣呃逆

雷引之住金山錢家圩鎮

【病者】拳師楊青山年四十餘歲。河南省彰德縣人。現寓本鎮崇義學校。

【病狀】身熱不揚。呃逆頻作。脘中滿悶。飲食少進。二便亦少。延予診時。已呃逆四日夜矣。
【病原】久處北方。氣質高燥。初來江南多濕之地。一則水土不服。一則濕蒸易病。
【診斷】按脈右寸關沉數。舌苔厚膩。略有綯紋。以脈合症。係肺胃之間。伏邪素重。鬱而化熱。氣道因之不宣也。
【療法】姑以清肅肺金。觀其動靜。
【處方】北沙參三錢　生桑皮三錢　旋覆花二錢包　岱赭石四錢　全瓜蔞三錢
光杏仁三錢　炒川連五分　生紫菀三錢　生石膏三錢　原滑石三錢
新會紅錢半　刀豆殼三錢　鮮竹茹四錢　桃仁泥三錢
【二診】進一劑。呃逆如故。舌漸見乾。於原方將沙參瓜蔞滑石各加重一錢。另加鮮生地五錢。再服一劑。第三日復診。按脈右寸數而輭。左尺數而實。舌前半乾而歛縮。後半黃膩而厚。呃逆六七日不止。左脇作痛。熱仍不揚。二便仍少。顯係燥火上衝。肺金失其肅降之令。於病爲進。再倣增液承氣意以消息之。
【二方】北沙參六錢　大生地一兩　剖麥冬一兩青黛拌　生錦紋二錢　元明粉二錢
生甘草八分　單桃仁四錢　原滑石八錢　川楝子五錢　生石膏二兩
生紫菀五錢　京玄參八錢　川黃柏三錢鹽水炒　生枳實三錢　龍胆草錢半
【三診】進一劑。呃逆依然不止。精神疲憊異常。昨日尚能起坐講話。今則欲起不能。未數語。即垂頭似睡非睡。脈右數而輭。左尺沉細數。舌苔較昨更乾。捫之刺手。以脈症合參。腎水枯竭。已達極點。腎水枯則不能攝納衝陽。遂令衝陽之氣。有升無降。病情之重。已造極中之極。不覺束手無策。起繞病室而行。時其門人錢模遠君在側。頻頻問若何。予曰。去死已近。恐終不救。奈何。錢君曰。苟不幸。吾何以慰楊師遠道來遊之素願。更何以答上海紗布交易所舉師邢穎海先生介紹之雅誼。與其坐以待盡。毋寧含藥而亡。

或天不絕人。竟得入生出死。亦未可知。願先生一援之。予乃沉思良久。始入座握管。作最後一戰。生死關頭。在此一舉。

【三方】大熟地二兩　炒萸肉三錢　生淮膝五錢　原淮山一兩　天麥冬八錢
生赭石一兩　黑沉香八分　硃茯神四錢　北沙參一兩　靈磁石六錢
炒丹皮三錢　旋覆花三錢包　另用北沙參五錢　原麥冬五錢　兩味泡茶解渴

【四診】進劑後。呃逆漸得緩和。胸口並不膩滯。改方熟地加重一兩。淮膝加重三錢。天麥冬各加重二錢。赭石加重一兩。囑再進一劑。後復診。呃逆時作時止。精神較昨似振。今晨自思粥食。脈右仍軟。左尺弦數之象似乎稍減。舌苔尖上已脫。中根焦黃而潤。可見大劑養陰。似乎中肯。再宗前法進行。

【四方】老別尾三錢　大熟地二兩　天麥冬各八錢　原淮山一兩　炒萸肉三錢
炙龜板二兩　岱赭石一兩　淮牛膝五錢鹽水炒　姜半夏三錢　靈磁石一兩
辰茯神六錢　黑沉香一錢　柹蒂十枚

【效果】此方連進四劑。呃逆全止。舌亦濡潤。粥食每日能進兩碗。可以起床小坐矣。因方中別尾三錢。價值太貴。改用潞黨參六錢。除去磁石柹蒂。加入製首烏六錢。炒陳皮錢半。奎砂仁一錢。照方續進十餘劑而全愈。今能使棒矣。

## □翻胃

樂幼門住漢口球場正街

【病者】劉左。年四十二歲。住漢口西商跑馬場側。

【病狀】食後半日或三四句鐘。即吐。脈細而沉。形色暗晦。

【病原】病者向在汴落路開汽燈轍。至夜深。非俟車盡不能睡覺。熱天常露宿於外。以候車盡。冷時轍飲冷酒以禦寒去冬乃發此病。刻下加劇。飲食難進。始旋里養病。

【診斷】諒由飲食不潔。寒傷胃部。胃受寒而消化力減。飲食入胃。無力腐化。停滯於內。以致幽門瘀塞而狹窄。不能輸入小腸。故食入翻出。

【療法】用附子理中湯。以溫中壯陽爲法。

【處方】黑附子三錢　製黑薑三錢　焦於朮三錢　西光結一錢　炙粉草二錢
西砂仁二錢　紫猺桂一錢　薑半夏三錢　淡吳萸一錢　花青皮二錢
生　薑三錢　紅　棗三枚

【效果】一劑後。祇晚間微吐清水。仍照原單疊服二劑而愈。後以原方加黃芪五錢。共研細末。煉蜜爲丸。服完而精神形色復舊。

## 翻胃

趙友如住鎮江張飯店巷

【病者】劉左。年四十二歲。

【病狀】朝食暮吐。暮食朝吐。有時吐出一二日前所食之物。形神疲憊。遷延一載有奇。

【病原】相火不足。不能助脾胃以化糟粕。

【診斷】胃爲腎之關門。一切飲食入胃。全憑腎中水火既濟。以化糟粕。茲緣腎中眞火不足。以致飲食停滯一二日之久。尚能吐出原物。眞火之虧。顯然有徵。遷延既久。盡人力以冀挽回。

【療法】水火兼補。以期上下流通。或可轉危爲安。

【處方】上肉桂二錢　大熟地一兩　大白芍三錢　附　子一錢　山萸肉六錢
法半夏二錢

【效果】二劑後勢即減。四劑後吐全止。連服十劑。去肉桂附子。加淮山藥白朮等補土之藥。調理兩旬。即如常矣。

## □翻胃

趙友如 住鎮江張飯店巷

【病者】朱左。年四十五歲。

【病狀】飲食入胃。隨時即吐。勢必吐盡而後快。不飲不食。亦即不吐。大便艱澁。小溲短赤。

【病原】肝木素旺。脾胃受刑。

【診斷】脾胃運化水穀。全憑腎中眞水眞火之輔助。茲緣眞水不足。胃液枯槁。加以木火上炎。胃土復受其摧殘。勢必失其固有之權。遷延日久。大腸無水穀之灌漑。勢必由寬廣而至於細小。飲食入胃。更難推送下既不行。必積而上浮。不特上不能容而吐。抑亦下不能受而吐也。

【療法】大補腎中之水。以資灌漑。

【處方】大熟地二兩　全當歸一兩　菟絲子三錢　淮牛夕三錢　淮山藥一兩

潤元參一兩　甘枸杞五錢　車前子一錢

【二診】前方連服五劑。吐勢漸減。稍能納穀。仍以原方加易。

【二方】大熟地二兩　全當歸一兩　野於朮四錢　淮牛夕三錢　潤元參一錢

甘枸杞五錢　淮山藥四錢　菟絲子三錢　車前子一錢　雲茯苓三錢

鷄內金錢半

【效果】前方連服六劑。飲食入胃能留一二時之久。二方又服十劑。即能不吐。飲食漸能加餐。大便隔日一行。小溲如常而清矣。

中国近现代中医药期刊续编・第一辑

瓜蒂散方　瓜蒂一分熬黃　赤小豆一分

右二味。各別擣篩。爲散已。合治之。取一錢匕。以香豉一合。用熱湯七合。煑作稀糜。去滓。取汁和散。溫頓服之。不吐者少少加。得快吐乃止。諸亡血虛家。不可與瓜蒂散。

瓜蒂。本經云。苦寒有毒。主大水。身面四肢浮腫。下水。殺蠱毒。欬逆上氣。及食諸果。病在胸腹中。皆吐下之。別錄云。去鼻中瘜肉。療黃疸。時珍云。吐風熱痰涎。治風眩頭痛。癲癇喉痺。頭目有濕氣。藥徵云。瓜蒂。主治胸中有毒。欲吐而不吐也。宗奭時珍以爲甜瓜蒂。試之無寸效也。又有一種名梯瓜。其種殊少。而其形如梯。又有一種。如梯瓜。而皮上有毛者。其始皆太苦而不可食也。及熟則尤甜美。其蒂甚苦。有效可用。三才圖會所謂青瓜也。本邦(謂日本)越前之產。是爲良也。湯本氏云。余之經驗。瓜蒂爲苦味催吐藥。而刺戟粘膜之度弱。奪取水分之性強。所以爲催吐藥之上乘。用瓜蒂之法。以胃腸之逆蠕動。或其類似機轉爲標準。案。用甜瓜蒂催吐。須於瓜未熟時采之。新采味苦者良。若瓜熟而采。或陳久失味者。不效。此物資藥者或不備。以南瓜蒂代之亦得。

赤小豆。本經云。甘酸平無毒。下水腫。排癰腫膿血。別錄云。療寒熱熱中消渴。止洩痢。利小便。下腹脹滿。吐逆卒澼。甄權云。治熱毒。散惡血。除煩滿。通氣。健脾胃。案瓜蒂散係催吐劑。而赤小豆並無催吐之力。別錄且謂其能治吐逆卒澼。然則瓜蒂散之有赤小豆。殆如西醫所謂矯正藥。所以制瓜蒂之涌吐無度也。金匱赤小豆當歸散。則浸令芽出。治狐惑膿已成者。又治先血後便。則取其排膿止血也。仲景用赤小豆者。惟此二方。

古方選注云。瓜蒂散乃酸苦涌泄重劑。邪結於胸。不涉太陽表實。只以三物爲散。煑作稀糜。留戀中焦以吐之。能事畢矣。瓜蒂性升。味苦而涌。豆性酸斂。味苦而泄。恐其未必即能宣越。故復以香豉湯。陳腐之性。開發實邪。定當越而上吐矣。

生生堂治驗云。井筒屋喜兵衛之妻。發狂癇。發則把刀欲自殺。或欲投井。終夜狂躁不眠。間則脫然謹厚。勤於女紅。琴溪以瓜蒂散一錢五分。涌吐二三升。繼服白虎加人參湯。不再發。

又云。丹波屋九兵衛。年三十。遍身痲木。目不能視。口不能言。其人肥大而嗜酒。琴溪診之。脈澀而結。心下急。喜嘔。即與三聖散(瓜蒂防風藜蘆出聖惠方)六分。不吐。但暴瀉五六次。越三日又服。涌出可三升。自是目能見。口能言。兩手亦漸漸能動。後與桃花湯百餘貼而全已。

又云。桔梗屋某之僕。年二十歲。晡飯後可半時。卒然腹痛。入於陰囊而挺脹。其痛如剜。身爲之不能屈伸。顛傾悶亂。叫喊振伏。遽迎琴溪診之。其脈弦。三五動必一止。四肢微冷。腹熱如燔。囊大如瓜。按之石鞕。病者昏憒中欣然告曰。心下有物。如欲上衝咽者。琴溪聞之。釋然撫掌謂曰。得之矣。以瓜蒂散一錢。涌出寒痰一升餘。次與紫圓三分。瀉五六行。至夜半。其人入睡。達明。病如忘。居三日而自來謝。其神效如此。

## 薏苡仁之功用

李健頤

閩人云。『薏苡仁。朝服能滲濕利水補脾。夜服反能阻濕礙脾。』夫同是一物。功用相反。實無其理也。鄙人披誦本草數十種。皆無謂薏苡夜服能阻濕礙脾。又查閩中各名醫。亦曰不知其所以然也。然則所述薏苡夜服有阻濕礙脾之語。顯然庸工作俑。無稽之談。而非研究家之發明者也。惜時醫不肯用心研究。辨明其藥之功用如何。醫療作用如何。而乃盲從濫和。皆曰薏苡夜服能阻濕。一犬吠形。萬犬吠聲。以是服薏苡者。至夜時。懼服如虎。吁眞愚哉。蓋薏苡仁。服至胃中。即起醫療之作用。而由腸胃而入於三焦之油膜。即呈滲濕利水之功用。朝服夜服。奚有特異哉。望世人勿聽其說。而不敢服用也可耳。

## 腫症零話

秦丙乙

腫者肌肉浮滿也。有實腫。有虛腫。有寒腫。有熱腫。有風腫。有溼腫。

靈樞水脹篇。以按其腹窅而不起爲氣腫。按之即起。如囊裹水狀。爲水腫。後賢反其說。以爲按之窅而不起。此水在肉中。如糟如泥之象。未必如水囊之比。按之隨起。惟虛無之氣。其速乃然。獨陳氏修園。扶衷其說。最爲確切。畧謂氣行水即行。水滯氣亦滯。水氣同源。正不必拘執一說。又謂腫微則按之隨起。腫甚則按之不起。兩脇及轉動之處。按之即起。足面及膝股內側。按之不起。立論精闢。得未曾有。可謂發古人所未發。

腫症初起。目窠上微腫。如新臥起之狀。一身自覺重滯。小便不利。延久不愈。則溺閉氣喘。泄瀉囊縮。去死匪遙矣。

凡腫而小便自利。口不渴者。名陰水。屬寒。小便短少。口渴氣粗者。曰陽水。屬熱。

先腫於腹。後腫於肢。自上而下者。可治。先腫四肢。漸及於腹。由下而上者。不治。

腫症原因。不外腎脾肺三臟爲病。蓋腎虛則水無所主。脾虛則水無所制。肺虛則水無所化。水無所主。則逆而上溢。泛濫妄行。水無所制。則三焦浸漬。肌肉浮滿。水無所化。則壅塞經絡。氣粗喘息。此皆如環之勢。相因之理也。

治療腫症。厥分三大綱。一曰導水。一曰實隄。一曰補火。

腰以上腫。治之以發汗。腰以下腫。治之以利水。

腫症初起。通治有五皮飲。（茯苓皮。淡姜皮。大腹皮。桑白皮。陳皮。）隨所見而加減。爲治腫之權衡。古方有小青龍湯（桂枝。麻黃。白芍。五味。半夏。干姜。細辛。甘草。）立方嚴整。開治水之先河。五苓散。（桂枝。白朮。澤瀉。茯苓。豬苓。）短小精悍。雋永可喜。眞武湯。（附子。白朮。白芍。干姜。茯苓。）兼顧二陰。（太少）立方較深一層。此皆千古不磨之聖方也。

## 試驗疔瘡法

楊舒榮

凡頭面突起硬塊。紅腫癢木。令嚼生黃荳。或飲荳油。如氣香味甘肥而不作嘔者。或捉蜘蛛一只置瘡上。如蜘蛛鉗咬不放而不逃避者。乃係眞確火毒疔瘡。可按法施治。間有風熱竊襲皮膚。亦起硬塊。麻癢如疔。設不審確。貿然施治。則藥重病輕。反致僨事。可不愼哉。

舒按蜘蛛有毒。遇火毒之疔。如電吸般咬牢不放。（物理作用。）吸取毒邪。吸飽自墮。再換。以不咬爲度。則疔自愈矣。

主編者 醫學家趙公尚

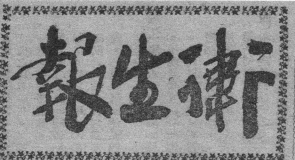

宗旨 鼓吹世界醫學 大同切實指導 衛生方法徹底 說明醫學原理 解答一切疑難病症

# 衛生報

館址 上海浙江路清和坊對過（郵政信箱一八三四號）

每星期六出版一册

全年五十期連郵費二元四角 國外加半 郵票代洋九五折扣

發行者 上海衛生報館

第二卷第三十一期

中華民國十九年十月廿五日出版

THE HYCIENIG WEEKLY 780 CHEKIANG ROAD, SHANGHAI, CHINA

本期要目



## 濕溫與石斛

秦丙乙

濕溫而用石斛。濕溫之危機也。亦石斛之不幸也。蓋溼乃重濁有質之邪。溫是氤氳無形之氣。濕而兼溫。溫且挾濕。宜症之抽蕉剝繭。而纏綿無愈期也。惟其如此。時下醫來。爲貫徹葉氏宗派。迎合病家心理計。習以殺人不見血之石斛。爲應酬方劑。川(川石斛)之不足。益之以金(金石斛)鮮(鮮石斛)之不已。繼之以霍(霍石斛)信手寫來。不一而足。變化錯綜。極五花八門之妙。於是乎輕者以重。劇者以危。撞壁推車。莫可挽救。我見夫病家之枉命於此者屢矣。夫石斛之爲物。平胃腎而清虛熱。若論其長。褒之爲玉液瓊漿可也。若言其短。貶之爲陰柔小人也。亦無不可。久病之後。胃陰大耗。虛煩不寧。納穀失馨。以之爲綏撫善後之師也。宜也。溫邪化燥。大渴大煩。脈細而數。舌光如鏡。以之爲救焚除灼之用也。亦宜也。乃當濕暑交蒸。伏邪迷漫之秋。宣之解之。猶苦不足。而竟重之以滋膩多陰之石斛。是唯恐邪之不盛而盛之。謂非胸無點墨。不恤以生命爲兒戲者。其誰信之。或曰。時醫習用石斛。誠有如我子所言者。但揆其心理。亦有因病勢之關係。迫不得已。而始一用者。又安得一概抹殺哉。則將應之曰。孔氏云。爲此詩者。其知道乎。爲其削趾適屨。而用所不當也。非然者如昌黎所云。玉札丹砂。赤箭青芝。牛溲馬勃。待用無遺。醫師之良。則是石斛果何負於濕溫也哉。素性率直。匆匆未加潤飾。矯枉過正。不免偏激。讀者明達。儻亦不厭其狂迂乎。

## 癥瘕證之經驗方（續）

宋景儀

(二)婦人年三十餘癥瘕起於少腹。漸長而上。其當年長者稍軟。隔年卽硬如石。七年之間。上至心口。旁塞兩肋。飲食減少。時覺昏憒。屢次服藥。竟分毫無效。後愚爲診視。脈雖虛弱至數不數。許爲治愈，授以此方。病人自揣其病斷無可治之理。竟置不服。次年病益進。昏睡四日不醒。愚用藥救醒之。遂懇切告之曰。去歲若用愚方。病愈已久。何至危困若斯。然此病尚可爲治。甚勿再遲淹也。仍爲開前方。病人喜信愚言。連服三十餘劑。磊落皆消。惟最初所結之病根。大如核桃之巨者尚在。又加水蛭(不用炙)一錢。服數劑全愈。

(二)婦人年二十餘。癥瘕結於上脘。其大如橘。按之甚硬。時時上攻作疼。妨礙飲食。醫者皆以爲不可消。後愚診視。治以此湯。連服四十餘劑。消無芥蒂。

(三)一媼年六旬。氣弱而且鬱。心腹滿悶。不能飲食。一日所進飲食不過兩許。如此已月餘矣。愚診視之。其脈甚微細。猶喜至數調勻。知其可治。遂用此湯將三稜莪朮各減一錢。連服數劑。即能飲食。又服數劑病遂全愈。

(四)奉省議員孫益三之夫人。年四十許。自幼時。有癥瘕結於下脘。歷二十餘年。癥瘕之積。竟至滿腹。常常作疼。心中怔忡。不能飲食。求爲診治。因思此證久而且劇。幸脈有根柢。猶可調治。遂投以理衝湯。加水蛭三錢。恐開破之力太過。參芪又各加一錢。又加天冬三錢。以解參芪之熱。數劑後遂能進飲食。服至四十餘劑。下瘀積若干。癥瘕消有強半。益三柳河人。因有事與夫人還籍。藥遂停止。閱一載腹中之積又將復舊。復來院求爲診治。仍照前方加減。俾其補破涼熱之間與病體適宜。仍服四十餘劑。積下數塊。又繼服三十餘劑。瘀積大下。其中或片或塊。且有膜甚厚若胞形。此時身體覺弱。而腹中甚鬆暢。恐瘀猶未淨。又調以補正活血之藥以善其後。

隔數月。益三又介紹同邑友人。王尊三之夫人。來院求爲診治。亦係癥瘕。自言樗積十九年矣。滿腹皆硬塊。治以理衝湯。爲其平素氣虛。將方中參芪加重。三稜莪朮減半。服數劑飲食增加。將三稜莪朮漸增至原定分量。又服數劑。氣力較壯。又加水蛭二錢。樗雞(俗名紅娘)十枚。又服二十餘劑。屆行經之期。隨經下紫黑血塊若干。病愈其半。又繼服三十劑。屆經期瘀血遂大下。滿腹積塊皆消。又俾服生新化瘀之藥。以善其後。

(五)少年因治吐血。服藥失宜。痃癖結於少腹(在女子爲癥瘕在男子爲堅癖)大如錦瓜。按之甚堅硬。其上相連。有如瓜蔓一條。斜衝心口。飲食減少。形體羸弱。其脈微細稍數。治以此湯。服十餘劑痃癖全消。

人之臟腑一氣貫通。若營壘連絡。互爲犄角一處受攻。則他處可爲之救應。故用藥攻病。宜確審病根結聚之處。用對證之藥一二味。專攻其處。即其處氣血偶有傷損。他臟腑氣血猶可爲之輸將貫注。亦猶相連營壘之相救應也。又加補藥以爲之佐使。是以邪去正氣無傷損。世俗醫者不知此理。見有專確攻病之方。若拙擬理衝湯者。初不審方中用意何如。君臣佐使何如。但見方中有三稜莪朮。即望而輕畏。不敢試用。自流俗觀之亦似慎重。及觀其臨證調方。漫不知病根結於何處。惟是混開混破恢集。若香附木香陳皮砂仁枳殼厚朴延胡靈脂諸藥。或十餘味。或數十味爲一方。服之有令人臟腑之氣皆亂。常有病本可治。服此等藥數十劑。而竟不治者。更或有浮火虛熱。而加芩梔蔞實之屬。則開破與寒涼並用。雖脾胃堅壯者。亦斷不能久服。此其貽害尤甚也。愚目擊此等方。莫不直指其差謬。聞者轉以愚好詆毀醫輩。豈知愚心之憤惋有不能自已者哉(完)

# 腹痛

□腹痛急劇　李澤園住汕頭中山路同濟醫院

【病者】鄭左。年廿五歲。住汕頭同濟路。

【病狀】民國十八年十月五日下午腹痛急劇。坐臥不安。以手捧腹。聲聲呼救。曰痛如刀刺。不可忍耐。

【病原】十月三日患感冒病。寒熱身痠頭痛。戒食粥飯。服解表劑。熱退人安。四日食薄粥二次。五日上午十點鐘。食米粥二盌半。兼服猪赤肉壹兩有餘。感冒初愈。胃力稍弱。食無制節。且不細嚼。吻圇吞之。所以腹急痛也。

【診斷】右脉沉小滑而有力。痛在腹部。乃因食停滯。甚則痛劇。

【療法】滯積不通。所以痛劇。施治之法。宜急攻。擬用小承氣湯。用厚樸溫中消食。枳實攻堅下氣。大黃通腸蕩積。

【處方】厚樸三錢　枳實三錢　大黃二錢

【效果】一服大便通而病愈矣。

□腹脹痛　吳少和住武漢

【病者】袁嫗。年五十二歲。漢口人。住美人街二十二號。

【病狀】大渴引飲。欲食瓜果。面赤睛紅。舌焦光絳。脈象洪數。大便多日未解。小溲點滴俱無。腹硬如石。不可近手。疼痛呼叫。聲達戶外。週身大熱。兩足如冰。病經月餘。疑係祟病。雖服藥兩劑。病勢有增無減。親屬力勸服藥。邀余診治。病家急問有無危險。余曰依我用藥則無險。問貴重藥品。大涼之劑。能與服乎。曰唯唯靜聽。

【病原】寡居有年。勤儉持家。有病待其自愈。素好祈禱。不信醫藥。未病非常作渴。飲茶甚多。飯蔬淡薄。大便結澀。是其內燥陰虧有由來矣。

【診斷】肺主一身之氣化。肺朝百脈。胃中血盛氣亦盛。胃爲水穀之海。肺胃爲藏府之綱領。故大熱必歸於肺胃。肺燥胃亦燥。故大渴引飲。肺與膀胱通。則膀胱之氣亦燥。故小便不出。腹中滿堅如石。故脹痛劇烈。應直斷爲燥熱蓄水之重證。

【療法】喻嘉言清燥救肺湯。正與此病相符。然腹脹太甚。正氣不支。乃不用石膏之重墜。嘔甚傷胃。津液消耗。乃重用鮮石斛以養胃陰。庶津液生而大氣轉。脹痛除而嘔吐止。

【處方】南沙參三錢　鮮石斛五錢　東阿膠三錢　大杏仁三錢　麥冬三錢
枇杷葉三錢　霜桑葉三錢　火麻仁一兩　生甘草三分

【二診】昨方頭煎服下。微汗出。小溲長。腹痛止。口不渴。效何其速。一時驚異。及服二煎。口渴腹痛諸證仍然。疑爲祟病。復禱於神。加倍許願。無效。病者謂服藥能取效一時。亦大快事。於是再延余診。細察情形。豈有同一藥也。時而效時而不效者乎。蓋頭煎藥汁盡出。二煎則無汁矣。故病復發。究竟藥雖對證。尙屬力薄。不能驅除病魔也。加犀角羚羊有情之品。以除大熱。

【二方】犀角汁三分　羚羊角汁五分　鮮石斛三錢　東阿膠三錢　大杏仁三錢
麥冬三錢　霜桑葉三錢　火麻仁一兩　甘草五分

【三診】諸證悉除。津液恢復。乃有痰涎稠粘耳。

【三方】清燥救肺湯。原方加川貝母。瓜仁。

【效果】聞之介紹人云。三方服後痰涎稀少。飲食增進。連日酬神還願忙碌不了云。

任希文住東横林下塘唐復盛號

## ▣腹痕痛

【病者】徐左。年四十二歲。本籍。業打銅。僑寓上海。

【病狀】腹中撑痕。甚時呼吸困難。一星期未得大便。胸悶胃呆。口膩泛噁。面目暗黄。舌苔白。脈細濡。因在申服藥少效。故遄歸本里。致病勢益增。

【病原】生冷内傷。中陽不振。寒濕凝阻。

【診斷】陰凝便閉。

【療法】壯陽光以消陰翳。則凍開冰融。腑道自通。

【處方】生附片三錢　上官桂三錢　於　朮二錢　南查炭一兩　炒六䌷三錢

炙廣皮四錢　雲茯苓一兩　炒澤瀉二錢

【效果】一方腑道卽通。腹痕全消。惟覺夜寐汗多。余卽將原方除附查與之。服後夜汗卽止。蓋生附人多畏其猛烈。猶如洪水猛獸。因無敢或用。豈知用得其當。眞聖藥也。

【説明】此症乃臟虛火衰。故爲生冷所乘。而致寒滿陰凝。然其本體之積弱。實爲該症之主因。用附桂與朮。重建中陽。以治其本。而用查䌷皮通其滯。苓瀉利其濕。以爲治標。庶標本雙取。而收萬全之功也。

任希文住東横林下塘唐復盛號

## ▣腹痕痛

【病者】邵右。年四旬。住朱家岸村。

【病狀】腹中撑痛。已十餘。年。時發時愈。近年來其發更密。刻發已四五月。尚困頓牀褥。肌肉日削。胃納日呆。時或肌灼大便艱難。痛極則吐。或吐食物。或吐痰沫。如不得吐。則必自探吐。得吐方快。痛時覺有硬塊。橫梗腹中。

【病原】自述在十餘年前。產後中爲乃夫嗜賭。致氣鬱不舒而發生。又操勞家計。五志內結。陰液消耗。致病患日深。正元日傷至於此極。

【診斷】血虛腹痛。已漸有入險。

【療法】補血化鬱。標本雙圖。

【處方】大熟地三錢 白歸身一錢 東白芍三錢 正川芎四錢 上官桂五錢
台烏藥一錢 炙廣皮錢半 甘杞子一兩 川石斛八錢 淮山藥一兩
福澤瀉五錢

【效果】二劑後。略覺寬鬆。撐痛得止。二月全安。

【說明】此係四物加味。蓋此症係血虛。故用四物。又因中陽已乏。故用官桂扶陽。而蒸化陰藥。以補四物中川芎之不足。又恐地芎歸三味力量單薄。故再加甘杞以協助之。然瘕氣不化。補之適足張寇。故用烏藥廣皮以化其氣。又以病患已久。胃陰亦乏。故用石斛山藥以養胃陰。更以澤瀉少許。微利腎氣。且爲陰藥入腎之引子。

# 腫脹

□腫脹

許半龍 住上海法界嵩山路三十二號

【病者】錢孫氏。浦東爛泥渡人。

【病狀】面浮肢腫。腹大如箕。胸悶咳嗆氣急。小溲不利。

【病原】脾腎兩虛。

【診斷】脈象沉細。苔白而膩。夫腎虛水氣上泛。變爲痰濁。阻于肺絡。則咳嗆氣急。脾虛生濕。濕鬱肌膚。則四肢浮腫。痰濕交阻。濁氣不降。則面目亦浮。水濕泛濫。中陽不運。則腹大。水不化氣。則小便不利也。

【療法】溫運脾腎。宣化濕濁。

【處方】熟附片一錢 炒白朮錢半 五茄皮二錢 川桂枝六分 炒澤瀉三錢

冬瓜皮四錢 淡乾姜六分 大腹皮三錢 漢防已三錢 連皮苓四錢

新會皮錢半 連皮杏仁三錢 車前子三錢炒

【效果】三劑腹大肢腫輕減。前方出入。旬日恢復健康。

□臌脹

張連生住大翔

【病者】計左。年十六歲。住嘉善天凝莊。

【病狀】遍體腫大。莫可名狀。喉間痰聲漉漉。氣麤。神識昏糊。四末冷。箸且時有抽搐。小便頻數。夜不得臥。脈象細滑。如是者已將及旬。故書所謂水病下爲胕腫大腹。上爲喘呼。不得臥者。標本俱病。一派陽無下陰濕瘀愈集。

【病原】由於陽微陰盛。水濕泛濫。先處中脘。後達肌膝積濕生痰。兼之先天孱弱運動及誦讀太過脾失鼓舞。絡道失宣。故風能中之。素問水熱六論曰腎者牝臟也。地氣上者屬於腎而生水液也。故曰至陰。又曰勇而勞甚則腎汗出。腎汗出逢於風。內不得入於藏府。外不得入於皮膚。客於玄府。行於皮裏。傳爲胕腫之症。

【診斷】前醫以麻杏石甘湯。參入羚羊鎮肝之品。均付泡影。嘗觀戶樞不蠹。流水不腐。此卽常動故也。脾乃積濕之所。苟失健則濕生痰瘀。而淸曠爲之迷蒙。神明由是蔽障。肝爲剛臟。失其機則木無生火之威。遂爲抽搐。不可拘於厥陽之紛擾。而投以鎮肝之品。矛盾也。氣化不及州都。病迺小便頻數。滑脈爲陽元氣衰。有痰之明徵。故經曰陽氣者若天之與日。失其所則夭壽而不彰。信哉斯言。孫思邈曰木離土則死。

【療法】先以運陽氣以散水濕痰濁。未識可能挽回否。既蒙寵招。勉以一方以冀天眷而已。謀事在人。事成在天也。

【處方】熟附塊六分　萹蓄艸三錢　地膚子三錢　大伏皮四錢　全瓜蔞二錢
葶藶子一錢　地枯髏三錢　木通錢半　旋復梗二錢去毛　川椒目四分
陳蒲殼一錢　蘇薄荷錢半　金絲蟬蜕兩隻　大豆卷四錢　生澤瀉六錢

【二診】遍體腫大之勢業已穌其十分之七。痰聲氣輈亦平其半。神識亦呈豁朗之象。肢體抽搐均相繼恢復。陽氣有離照之概。凝濕痰濁均露退化之漸。此皆屬於生機之佳朕也。再以前法增損。

【二方】全福梗三錢去毛　冬瓜子皮各二錢　生姜皮五分　澤瀉六錢炒　全瓜蔞三錢

猪赤苓各三錢　木通一錢　川椒目三錢　葶藶子一錢　大伏皮四錢

橘白絡各錢半　地膚子三錢　金絲蟹蟆兩隻　陳麥柴二十根切斷全煎　薄荷梗一錢

黃星樓住如皋西門秀水巷

【效果】逐漸向愈。

## 氣癥

【病者】唐右。

【病狀】頭額素有氣癭。胸脘兼患疼痛及脇肋腹皮繃急。臍突筋露。敲之如鼓。

【病原】因躁傷肝。木愈動愈升。脾土受困。失其運化之權。以致脹痛。

【診斷】書謂肝脈循乎兩脇。胃脈貫於胸中。內經曰。土位之下。風氣承之。蓋言在天為風。在地為木。木氣太過。土為木尅。所變之氣居中。故素問六元正紀大論曰。氣中則中是也。肝木躁極。則犯胃貫膈。胃脈實則脹。脾氣實則腹脹。脾與胃以膜相連。且主運行。故能為胃行其津液。脾不運。氣否而不泰。正邪相攻。兩氣相搏。乃合為脹也。腹皮繃急。臍突筋露。鼓之如鼓。脉象左關弦勁。右關帶緩。舌苔淡白。噯氣則舒。矢氣則鬯。癥脹已著。調治非易。

【療法】先議抑木扶土。

【處方】代赭石八錢　旋覆花二錢　仙半夏二錢　吳萸一錢　炙雞內金二錢

焦白朮三錢　摩沉香三分和服　摩鬱金三分和服　摩青皮三分和服　千搥木二錢

【二診】肝有橫逆之威。脾失乾健之運。肝侮脾傷。脾傷而臍突。回春曰。脹病亦謂癥脹。內經曰。肝病善痛。脾病善脹。脹未旬日。勢如覆箕。癥脹者。腹脹身皆大。大與膚脹等也。色蒼黃。腹筋起。此其候也。惟異於膚脹者。腹有筋起之別也。昨藥幸合機宜。痛減脹鬆。戒之在怒。再擬原法進步。

【二方】代赭石八錢　旋覆花二錢　淡吳萸一錢　三　稜三錢　焦白朮三錢

摩沉香三分　摩青皮三分　鷄內金三錢　高良姜五分　陳葫蘆五錢

【三診】木賴土培。土以木達。則木敷和而土備化。於是欣欣向榮。一有所偏。則人嬰非常之疾。今切左關脈仍弦勁。右關脈亦如前。蓋病木者脾必虛。故必健脾為主也。脈訣曰。脹滿脈絃。脾制于肝。氣道阻滯。升降失司。治以疎其血氣。令其調達。

【三方】土炒白朮三錢　麩炒枳壳錢半　扁豆衣三錢　製香附錢半　三　稜二錢

廣　皮錢半　廣木香一錢　代赭石八錢　雞內金四錢　陳葫蘆五錢

【四診】鼓脹。膚脹。腸覃。石瘕。諸證總由氣水相搏。血脈壅塞。中乏眞氣坐鎮。有所鍾聚而成形。然鼓脹屬脾。古有垂訓。內經曰。脾為諫議之官。又為運化之機。故納穀主胃。消穀主脾。又統稱為倉廩之官焉。夫脾位居中。而有生制之功。生者氣也。制者尅也。崇實其土。所以養木禦水。土敗木賊。肝助日橫。關津不利。則脹氣本無形。無所不至。此腹大中空而無物之由來也。肝病而於婦女尤甚。以女子肝無不鬱故也。自服藥後。脹勢漸減。臍突較平。乃入佳境之象。

【四方】廣木香一錢　土炒白朮三錢　三　稜二錢　雞內金三錢　炒白芍三錢

橘皮絡二錢　白茯苓三錢　冬瓜皮三錢　畢澄茄一錢　陳葫蘆五錢

【五診】疊進抑木扶土之法。肝平脾健。肝不平則脾不健。脾不健則脹不除。今得痛除脹減。皆是木返其本。土歸權衡。謹按脈象亦和。但大便不實。陽氣尚未週行。考古治脹名家。必以通陽為務。健脾為先。治宜倣其旨。

【五方】土炒白朮三錢　廣木香一錢　三　稜二錢　醋炒青皮錢半　畢澄茄一錢

霞天曲三錢　炒枳殼二錢　白荳蔻一錢　苡仁三錢　鷄矢白一錢置瓦上炙

【六診】昔史書圍韓救趙。以解其危。今抑木扶土。以輸其運。運化靈敏。則不治脹而脹自消矣。岐伯曰。夫脹者。皆在臟腑之外。胸腹者。臟腑之廓也。胸腹如匣匱。以藏禁耳。再守前方損益。

【六方】土炒白朮三錢　廣木香一錢　紫石英四錢　炒枳殼錢半　三稜二錢
薑黃二錢　熟附片一錢　醋炒青皮錢半　佩蘭梗二錢　雞矢白一錢置瓦上炙

【七診】脹者。由乎氣也。氣滯則痛。氣散則脹。先使肝木條達。中氣得有權衡。而成天地交通之泰。則痛脹何患之有。誠所謂千方易得。一效難求。經治以來。既獲奇效。當議原法進步。再服四帖。以杜流弊。

【七方】土炒白朮三錢　三稜二錢　畢澄茄一錢　炒枳殼錢半　薑黃二錢
霞天曲三錢　砂仁一錢　廣木香一錢　冬瓜皮四錢　陳葫蘆五錢

白光淇（仕常州福泰行轉 盧家巷鄭雪記）

## ■風水腫脹

【病者】林童。年十歲。

【病狀】遍體浮腫。脘腹膨脹。氣短喘急。小溲不利。脉浮濇。

【病原】疹後飲食不節。濕鬱化水。復招外風。痹塞肺氣。

【診斷】肺氣壅塞。氣道不宣。風水相激爲患。

【療法】開關門以取汗。潔淨府以利水。治法不外乎是。

【處方】炙麻黃五分　赤苓皮三錢　杏仁泥三錢　桑白皮三錢炙　大腹皮三錢
川通艸八分　嫩蘇葉三錢　廣陳皮一錢　飛滑石五錢包　乾浮萍八分
川桂枝五錢　海金砂四錢炒　乾姜皮五錢　冬瓜子三錢

【效果】連服五劑。腫勢大減。後用金苓五皮飲加減而愈。

## 蟲臌

陳立人 任浙江定海

【病者】吳左年二十五歲。

【病狀】單腹脹滿。四肢手足俱不浮腫。症經三載。形銷骨立。惟腹獨大。飲食能進。溲便如常。面急淡黃。有紅點紅紋發現。

【病原】或飲食不潔之水。或食不淨之物所致。

【診斷】單腹腫脹。經數年而無害。能飲能食。溲便如常。亦無他害。顯係非水臌氣臌之現象。且面色淡黃。有紅點紅紋。腹部間有一定之處作痛。非虫臌而何。

【療法】以殺虫逐瘀之品治之。

【處方】生白朮一兩　生甘草一錢　粉丹皮五錢　雷　丸三錢　生大黃六錢
蘿蔔子六錢　白　薇三錢　全當歸六錢　紅　花三錢

【二診】一劑服後。腹內作雷鳴。少頃下惡物滿桶。如血如膿。及形式不全之虫。或紫或黑。又服一劑。大瀉大下。腹腫全消。

【二方】潞黨參二錢　生白朮二錢　生苡仁五錢　廣陳皮五錢　淮山藥一兩
雲茯苓三錢　白芥子一錢　粉丹皮二錢

【效果】連服五劑。原方稍有出入。調理兩週。即失數年之重負。

# 疝氣

□疝氣　許半龍住上海法界嵩路三十二號

【病者】凌春泉住上海曹家渡。

【病狀】陰囊腫大如斗。少腹急脹。氣逆。小溲短少。

【病原】感寒濕而發。

【診斷】舌苔薄白。脉象弦硬。夫厥陰脉之走少腹。絡陰器。水濕之邪。循絡而入於厥陰。雖由於膀胱之虛。亦由於厥陰之寒也。

【療法】擬溫運三陰。逐濕下趨。

【處方】熟附片錢半　連皮苓五錢　仙半夏二錢　淡乾薑八分　上肉桂心四分

薄橘紅一錢　淡吳萸六分　陳橘核三錢　全福花錢半包　生白朮二錢

炒澤瀉三錢　車前子三錢炒　生　姜二片

【效果】四劑全愈。

□寒疝腹疼　羅燮元住沙市同善堂施診所

【病者】張德三君。蜀之資州人。年卅餘。合貿於沙市洪家巷口。開兩儀生旅館。

【病狀】初起腹疼絞痛。由臍及胸。手不可近。食則嘔逆。遍用順氣驅寒。雖則減輕。而時疼時止。寢坐不安。由是遷延兩月。毫無末減。乃延余治。其狀脈現沉弦。舌苔微白。不飲有津。顏面晄白。腹餒如饑。食少便結溲亦淸長。惟綿綿作痛。晝夜俱然。

【病原】體質中等。運籌多慮。暇輙葉戰。每至更深。寒氣由是襲入。直中三陰。乃成寒疝。

【診斷】大凡中寒之症。有內外因之別。其由內因者。眞陽素虛。兼失調節。瓜果寒漿。任意嗜食。日久微陽被沒。寒濕內生。先及於胃。暴則吐瀉。輕則腹疼。由於外因者。或因熱而迎風取快。或因奔馳利藪。而冒雨披霜。由是心體過勞。營衛空疏。抵抗力薄。寒乃乘之。或從肺腧入而干肺。則生寒咳。或從脾腧入而侵脾及腸。則生瀉疼。或從腎肝二腧入而干其本臟。則生寒疝腹痛。蓋五臟之系。均着於背。寒從背襲。其勢必然矣。今君既未傷於瓜果寒漿。又未披霜而冒雨。其寒又從何入。不知君好葉戰。輙自通宵。而兩足恆履地不動。當仲春陽氣上升。濕漸用事。入暮又爲陰中之至陰。衛氣値內。不能外行。寒氣下襲。足當其衝。蓋足之三陰經脈。皆從足入腹而受病。尤以足少陰爲最。因足心湧泉穴。爲腎脈之極底。循足內踝。與足厥陰肝循足內側。並行上股。過陰氣。抵少腹。此寒氣之循經入臟。凌肝犯腎。職是故耳。今君當其受病之始。其不覺者。良由正氣充足。猶能忍耐。惟是日積不足。月積有餘。待漸而積久。一旦暴發。遂不可遏。其初陽爲陰抑。生理尙足反抗。故痛則劇烈。久則元氣衰弱。神經麻痺。故痛則緩和。然痛雖緩而症則較重也。以致痛無休息。肢軟神疲。健運失常。胃納少進。其有用姜桂附而不效者。良以治不分經。且又雜用破氣之品太多。氣分愈傷。正氣愈弱。且辛燥傷液。腸臟亦枯而結。是認症雖明。處方不當。而欲速痊。安可得也。

【療法】方用富有揮發油之桂枝。興舊神經。降衝逆而壯肝陽。然桂枝降逆有餘。回陽不足。則佐以附子之壯腎。乾姜之煖。胡椒之温胃以助之。但恐温燥過甚。腸液愈枯。故又倍用苦味性平之白芍。弛緩神經。治痙攣而止腹痛。然白芍平肝有餘。滋液不足。則以當歸之濡血。蓯蓉之潤腸。大棗之和中以輔之。然而

# 傷寒今釋

陸淵雷

又云。北野屋太兵衛之妻。年五十。胸痛引小腹。踡臥支持。不堪其苦。一醫與藥。反嘔逆。遂藥食不下。又以為脾虛。與歸脾湯及參附之類。疾愈篤。琴溪即與瓜蔕散五分。涌之。翌日與梔豉加茯苓湯。數旬而痊。

又云。一男子。胸膈痞滿。惡聞食氣。動作甚懶。好坐臥暗所。百方不驗。如是者半歲。琴溪診之。心下石鞕。脈沈而數。即以瓜散涌痰二升餘。乃痊。

又云。緜屋彌三郎之妻。善笑。凡視聽所及。皆成笑料。笑必捧腹絕倒。甚則脇腹吊痛。氣為之不得息。常自以為患。請琴溪治之。與瓜蔕散上涌二升餘。後不再發。

**病脅下素有痞。連在臍傍。痛引少腹。入陰筋者。此名藏結。死。**

藏結之為病。未詳其審。己見百三十五百三十六條。此條痞在脅下。而痛引少腹。下入陰筋。則與百三十五條如結胸狀者。部位稍異。連在腸傍。痛引少腹入陰筋。程氏以為新得傷寒。誤行攻下所致。陰筋謂睾丸之系也。

以上十九條。皆論痞鞕一類。

**傷寒若吐若下後。七八日不解。熱結在裏。表裏俱熱。時時惡風。大渴。舌上乾燥而煩。欲飲水數升者。白虎加人參湯主之。**

金鑑云。傷寒二字之下。當有若汗二字。蓋發汗較吐下更傷津液為多也。汪氏云。時時惡風者。乃熱極汗多。不能收攝。腠理疎。以故時時惡風也。山田氏云。金鑑之說得之。宜補若發汗三字。前第十七條云。已發汗若吐若下。第二十五條云。更發汗更下更吐。第六十條云。若發汗若吐若下。皆有發字。此條為陽明病之淺證。未至胃實者。所謂陽明病者。汗出多而渴是也。本當在陽明篇中。以下二條及百八十四條皆然。熱結在裏表裏俱熱是因。時時惡風。以下是證。此為傷寒表邪熾盛。發汗若吐若下而不解。入結於裏者也。然未至成胃實。故其熱表裏熏蒸。且熱且渴。其時時惡風。亦以未成結實之故。蓋此條之時時惡風。次條之背微惡寒。皆因內熱熏蒸。汗出肌疎所致。是以不常惡而時時惡。非全身顯然惡。而但背微惡。其非表不解之惡寒可知也。案。白虎湯證為造溫機能散溫機能兩皆亢盛。然散溫不敵造溫之多。故表裏俱熱。汗出而煩渴也。所以加入參。前注多以為傷津液之故。蓋以發汗吐下為傷津液之原因。以煩渴引飲為傷津液之證候也。然白虎加人參湯證　本論共四條。其二條並無汗吐下之因。一條但言大汗出。金匱暍病篇一條。亦未經汗吐下。且煩渴引飲。本是白虎湯證。未可以此為用人參之標準也。今考仲景之用人參。凡有三種目的。其一為胃機能衰弱。理中瀉心之類是也。其二為強心腹脈。通脈四逆炙甘草之類是也。其三為傷津液。人參白虎竹葉石膏之類是也。三者皆以心下痞鞕為候。故吉益氏云。白虎加人參湯。治白虎湯證而心下痞鞕者。自有此說。而後人參之用法有一定標準焉。

## 腫症零話(續)

秦丙乙

治腫大目。約有六項。曰汗。曰滲。曰刧。曰肅。曰温。曰熱。

一、『汗』麻黃、桂枝、蘇葉、防風、柴胡、羌活、葱白、之類是也。

一、『滲』茯苓、豬苓、澤瀉、木通、防己、車前、通草、苡仁之類是也。

一、『刧』商陸、大戟、芫花、甘遂、牽牛子、白芥子之類是也。

一、『肅』葶藶、桑皮、蘇子、桔梗、象貝、枳實、枳殼、半夏、陳皮之類是也

一、『温』人參、黃芪、白朮、茯苓、五味子、半夏、陳皮、甘草、腹皮、五加皮、姜皮之類是也。

一、『熱』附子、天雄、肉桂、桂枝、干姜、細辛、吳茱萸之類是也。

腫症之脈本沉。沉者主水也。實大者生。浮虛者死。

臍腫突出者死。掌腫無紋者死。肚上青筋見者死。大便溏瀉者死。

患腫症者。忌鹽醬糖醋。生冷炙煿。蝦羊蟹雞豬麪。

腫症初起。有一驗方。頗著效力。法以燈草一大把。水四碗。煎至三碗。(萊菔子一兩。炒研。砂仁二錢。打。)將二味研末。傾入燈草湯內。稍沸即盛入壺內。徐徐飲服。服盡不效。再煎服如法。俟腹響屁出。小便清長。腫退即已。(完)

## 痘瘄熱證之治驗

李健頤

平潭東庠村。蕭某之妹。年二十八歲。素體強壯。肌肉肥胖。於上月廿六夜。忽大熱口渴。坐臥不寧。善嘔體倦。至廿八早。見有紅點隱隱皮膚間。服升麻葛根湯二劑。其點漸次加多。旋即紅赤稠密。形如蚊咬。繁瑣成片。次日忽乾焦紫黑。煩燥悶亂。舉家驚惶。莫衷一是。急來延余。診六脈沉數。重按有力。大便不通。顯係火毒太重。熱甚內攻。將成危症。急與凉膈散加白虎化斑湯。連追二劑。熱減大半。痘苗轉潤。根脚紅澤。墳然湧起。再與化斑湯合犀角地黃加紫草天葵紅花當歸等。清凉活血。(此是遵翁仲仁用清凉灌漿之法。)服後痘果變佳。陸續收靨。惟喉中隱痛聲啞咳嗽未愈。按痘當灌漿。見喉痛聲啞咳嗽者。是痘出肺竅。內亦成膿。毒壅肺窄。聲滯阻塞也。今已收靨。其聲當清。其痛當止。其所以聲不清。痛不止而兼咳嗽者。乃肺有餘毒。火灼津傷故也。即與甘露飲。加桔梗麥冬杏仁兜鈴服二劑。諸恙霍然。後因留連月餘。痂殼不落。復加面青浮腫。此因痘前服凉過多。損傷脾肺。氣血孱弱。元陽不足所致也。改用茯苓導水湯。加西洋參黃耆而收功。考蕭妹之症。設當時不知改用大凉解毒下便之藥。而仍用升麻葛根湯。則火毒愈熾。痘必加甚。以肌肉為戰場。熱毒與升發之藥。對壘交鋒。人體之皮膚臟腑。空受其害。猶二虎相爭。而鷄犬受災。危何待焉。由此觀之。痘瘄一症。宜活變通。應熱應凉。審證用藥。在臨時斟酌。古云。『走馬醫風寒。回頭治痘疹。』誠哉斯言也。

## 不藥之藥

沈仲圭

有病素不服藥者。不為無見。但須知得病從何來。當從何去。便是藥耳。如飢則食。食即藥也。不飢則不食。不食即藥也。渴則飲。飲即藥也。不渴則不飲。不飲即藥也。惡風知傷風。避風便是藥。惡酒知傷酒。戒酒便是藥。逸可以治勢。靜可以治躁。處陰以却暑。就燠以勝寒。衰於精者寡以慾。耗於氣者守以默。怯於神者絕以思。無非對病藥也。人惟不自知耳

食蝦蟹本無益有害。具特異質者且身發瘰塊。故宜忌食。

館址 上海浙江路清和坊對過（郵政信箱一八三四號）

每星期六出版一册

全年五十期連郵費二元四角 國外加半 郵票代洋九五折扣


# 衛生報


主編者 醫學家趙公尚

宗旨 鼓吹世界醫學大同 切實指導衛生方法 徹底說明醫學原理 解答一切疑難病症

中華民國十九年十一月一日出版　第二卷第三十二期　發行者 上海衛生報館

THE HYCIENIC WEEKLY 780 CHEKIANG ROAD, SHANGHAI, CHINA


本期要目



## 食蟹去胆可免蟹毒

王振新

對菊持螯。九雌十雄。正在上市之候。但不明去胆之食法者每多中毒。按古稱蟹爲無腸公子。妄也。何謂無腸。既有腸。當然有胆。蟹之生理上。凡寒毒蟲菌。微生物類。被蟹吸食後。經蟹胆之作用。除滋養其肌肉。餘則由腸排洩。故凡食蟹者。必須先去蟹胆。即不虞中毒。鄙人一家。數十年來。從未因食蟹而患病。即族中亦互相警戒。食蟹必先去蟹胆。至今亦從未聞有患蟹病者。查蟹胆不論雌雄。均生在蟹黃之中間。如將蟹剝開。即現有六角長方形之白肉一塊。因其形如鼈。故又名蟹鼈。爲外科中之聖藥。凡蟹小而胆大者。其吸收毒菌更多。間有大蟹而胆反小者。無論活蟹死蟹。祇要去胆。即無妨礙。蒸熟後。食時剝去其胆。即可無虞。無須活剝。食蟹去胆。即飲茶湯。亦不會患腹痛。蟹胆極甜。性又極寒。故凡胆之甜者必毒。如蛇胆亦甜。無毒之魚胆則苦。取出蟹胆。逾數小時。即堅硬如石。河豚必須去子。湖蟹祇要去胆。一樣原理。現在科學日精。如將蟹胆一爲化驗。即可知其醞毒之成分。再蟹胆顏色。如發青黑色。則此蟹決不可食。如誤食之。必中蟹毒。蓋此蟹必食多量之毒菌及毒蟲。蟹胆無力分秘。以致漲癟。故食蟹必須注視蟹胆之色白與否。亦最爲緊要也。

## 乾血癆之治驗

李健頤

侄女桂朱。現年十九歲。已許於蕭家。尚未于歸。家嫂素秉憤怒。語多喋喋不休。朱受其呶呶詈罵。由是抑鬱不樂。飲食日減。不知不覺。遂嬰乾血癆之證。自二月初旬起。病勢加增。頭暈體怠。胸脇痞脹。夜不成寐。口燥唇焦。月經不通。小腹急痛。是時余因岳母病篤。特往審視。致不在家。家兄延鄭姓醫診治。投與逍遙散。不特無效。且胸脹愈甚。又與平胃散。加東波蔻當歸尾。反見口渴煩熱。大便二三月不便。改用護胃承氣湯。服後通二三次。腹脹稍鬆。煩渴亦平。舉家欣慰。無如隔二日。又復如故。又復原方。亦如效。總不能除此病魔。留連三月餘。肢瘦如柴。坐臥艱難。痰湧氣急。輾轉床簀。呻吟不安。家兄專函追余回家。又與鄭醫連治月餘。皆無獲效。家嫂哀哀告余曰。病將半載。月經不來。莫是停瘀不病。乃與通經藥。仍然不效。夜間靜坐思索。如其用承氣而大便即能通利。不用即不通利。月經數月不來。顯然津液傷耗。血海枯竭。即如世所謂乾血癆之證。考乾血癆之原因。由於肝鬱不舒。相火沸騰。蒸灼血液。液乾腸燥。任脈受傷。波及子宮裏之天然血阻滯不行。血鬱不行。肝氣不舒。故胸腹脹滿。食物不納。經云絕食七日。胃氣必敗。其飲食減少。胃液大傷。故大便不通。由此推之。此證明明血乾所致。然仍無特效良藥。憂心惕惕。嗣閱本刊第一卷十四期。周良安君云。黑木耳有治乾血癆。所述黑木耳之功能。誠有至理。雖然此物有養陰生血之功。獨無通經行瘀補胃潤腸之力。不如再用三七之通經行瘀。黑櫓豆之補胃潤腸。尤爲善焉。蓋三七有通經行瘀而無耗液之害。黑櫓豆爲五穀中之豆。有補胃而無滋膩之弊。此方諒能對證。試用黑木耳二兩。黑櫓豆一兩。三七三錢。(研末)滾水冲燉。加冰糖一兩。勻二次溫服。服後胸腹頓覺寬舒。諸恙俱減其半。連服三劑。霍然而愈。觀此病留連數月。殆成沉疴。服此方僅僅一星期。效如桴鼓。眞莫名其妙。以是特將三味藥品。細心化驗。先用黑木耳蒸熬成膠。驗之乃知含有鐵質最多。次用黑櫓豆研細末。以水濾淨。其水面所浮之質。向太陽晒之。即多帶膠質。如胃液相似。其滯在水底者。多即有脂肪質蛋白質。及鐵質。故此二物。含有補血養胃。又以三七末掺豬血中。血即化爲水。可見三七通經破瘀之力最猛。三味合成一劑。功力更著。眞治乾血癆之神丹也。望世之婦女。有患同症者。請試用之。如再見有何種奇功。不吝賜敎。則可以證實此藥之特效。以爲公開研究之良品。是則余區區之所厚望焉。

✽ ✽ ✽

病久元傷。恐不足以資其駕馭。故又用參草飴糖。扶益正氣。俾統禦諸藥而各建殊功。如是而氣血之寒者得辛温而流通。腸液之枯者得辛潤而燥解。其痛有不霍然而已乎。經曰勞者温之。急者緩之。燥者濡之。其斯之謂歟。

【處方】桂枝尖三錢　生白芍三錢　老均姜三錢　生附子八錢　白胡椒三錢

潞黨參錢半　肉蓯蓉五分　大紅棗四枚　全當歸八分　炙甘草二錢

米飴糖三兩沖二次

以上各藥。先將附子洗去鹽汁。開水煮一時。再下諸藥。加水同煎。然後秘出。沖飴糖服。

【效果】一劑痛減進食。二診就原方減三分之一。遂霍然而愈。後用歸脾湯強健如初

## 癲狂

李健頤 住福建平潭安興藥棧

■癲疾

【病者】林左。年四十一歲。福建平潭籍。商業。住南街。

【病狀】兩眼視物朦朧不清。頭素暈眩。或大痛如頭大痛時。則心神不安。形狀癡呆。夜間則自言自語。或大笑不休。終夜不寐。白晝則隱伏床榻。畏人所覷。或連日鼾睡不醒。心脈急大力猛。舌質厚白微黃。

【病原】病者年近不惑。家頗小康。獨因膝下無兒。伯道空嗟。悲傷過度。日積月深。遂成斯疾。

【診斷】忘思亂想。心火沸騰。火炎腦海。然腦之充滿於頭蓋中者。司知覺運動之機能。茲因悲傷過甚。兼以夜間不得休養。以致腦筋大傷。知覺消失。而神所以不安也。

【療法】用天王補心丹淸火補心。白虎湯瀉胃中伏火。再加黃耆升提補腦。此爲補瀉兼施之法也。

【處方】大麥冬三錢　天門冬三錢　西洋參一錢　京丹參二錢　黑元參三錢

秦當歸錢半　大生地四錢　蜜棗仁三錢　遠志肉一錢　川黃栢二錢

肥知母三錢　生黃耆一兩　生石膏一兩　粉甘草八分

【說明】此方黃耆膏爲君。石爲臣。黃耆功能補腦。性帶升提。因恐其持火上沖腦宮。卽合白虎湯石膏重鎭之品。以制黃耆之升。此卽升降相濟。使火不亂。而神卽可歸舍矣。佐歸地三參涼心補血。知栢二冬淸熱育陰。益以棗仁遠志。甯心定志。甘草和中淸熱。按重用黃耆者。爲其成分有補腦汁最多。故用之以藉其背城一戰。以濟其功也。

【效果】初服卽見心神安適。繼將原方再服五劑而愈。

## 狂症　　陳柳湖住龍溪石碼大港墘

【病者】施海礬。年五十七歲。福建福州籍。鹽務局長。住石谿。

【病狀】夜煩不寐。語言無倫。飲食亂進。時作呼囔。聲壯氣盛。溺赤唇乾。脈象弦數。舌苔灰黑。

【病原】善飲洋酒。喜戀花柳。公務過勞。三月初復感風寒。先服西藥。後就中醫。症延四匝月有六日矣。

【診斷】元陽素虧。眞陰被刼。非育陰養液。恐難奏功。

【療法】據經云。肝氣盛則多言。心火炎則亂語。特用黃連阿膠鷄子黃湯。合三才湯以滋以養之。

【處方】黃　連二錢　貢　膠二錢　白　芍三錢　黃　芩錢半　雞子黃一枚

洋　參一錢　生　地四錢　麥　冬四錢

【效果】一劑神氣頗淸。言語少靜。唯夜間臥未甚安。舌苔尙灰黑。再投原方。則大見功効。諸症漸除。後以多水

飲卽以六君子湯數劑收功。現食量大進。倍見精神矍鑠矣

## ■中毒發狂

錢雙呆 住金山錢家圩

【病者】何九務。年三十餘歲。業木匠。住鄉間。

【病狀】目赤口渴。狂躍而昏不識人。復頻以兩手抓挖胸際。脈數。舌紅而乾糙礙手。兩邊薄白。

【病原】始因下痢赤白。日夜只十數次。並無寒熱。胃納略減。每日仍勉強出門作工。支持四五日。不堪其苦。而又不肯延醫診治。聞人言罌粟花能止痢。乃一時健忘。誤購風茄花許多。以求愈情切。亟煎濃湯頓服數碗。逾時卽發狂。昏迷。然自此下痢竟止。

【診斷】此症完全由誤服熱毒品而發生。致全身血脈沸騰。血行加速。腸胃暑濕。亦因燥熱而瘀結不行。毒熱上衝。心臟與腦神經。乃受強烈之刺激。由興奮而痲醉。故發狂而又昏不識人也。

【療法】症危矣。事迫矣。爲今之計。惟有急進涼血解毒。以撲燎原之火。通利胃腸。以抽釜底之薪。並重其分量。多煎待冷。不拘時刻。頻頻與服

【處方】鮮生地一兩　眞川連八分　湖丹皮四錢　單桃仁六錢　淨銀花五錢
生錦紋三錢　生枳實三錢　生甘草八分　燕竹葉卅片　鮮蘆根尺許

【效果】一劑大便通潤。昏狂頓減。一場風波。霎時平息。病家以險象已去。不再延診。聞五六日後。卽能起床步行。而痢亦自此愈矣。

## 失眠

## □失眠

宋大仁住上海南市

【病者】李左。廣東銀行分行總理。住賓樂安路。

【病狀】入夜失眠已久。甚則心悸。脈象弦小。苔薄膩質光。

【病原】睡眠者生活現象之樞紐。代償機能之要務。由神經系之運動作用。因疲勞物質起積蓄。達一定度時減弱於中樞神經及大腦之興奮性。於是發生睡眠作用。今用腦頻繁。神經衰弱。偶感外界刺戟。縈迴腦際。此失眠之所由來。

【診斷】卽古人所謂心陰虛。而心陽亢。不能下交於腎之象。

【療法】擬育陰益腦。和胃安神。精神猶須調節。佐藥力之不逮耳。

【處方】蛤粉炒阿膠三錢　川雅連三分　大白芍二錢　炙甘草八分　硃茯神三錢
柏子仁三錢　酸棗仁三錢炒研　水炙遠志一錢　仙半夏二錢　珍珠母四錢
北秫米四錢包　夜交籐三錢

【二診】去珍珠母。加上肉桂。潼蒺藜各二錢。

【效果】連服三劑而愈。

## □不寐

黃雨巖住汕頭老媽宮前允安堂

【病者】萬聯興客行古公醉君之妻。廣東梅縣籍。住張園內。

【病狀】日夜均不得寐。已經廿餘天。無片刻合眼。略一合眼。則汗出心驚。精神頹喪。不能行坐。視物不明。怔忡痞悶。稍聞聲響。卽驚極欲絕。手足冷痺。夜時兩足抽搐而不自知。食少無味。兩脈沉微而略數。

【病原】小產之後。身體虛弱。過服補劑及黑錫丹所致。諸治不愈。而西醫則屢進大量安眠之西藥。亦毫無效果。

【診斷】心腎不交。陰虛陽浮。而挾痰飲。

【療法】用張夫子壽甫安魂湯合加味連阿復劑法。

【處方】生龍牡各五錢杵細　木茯神三錢　龍眼肉六錢　生赭石四錢研末　酸棗仁四錢

清半夏三錢　新會皮一錢　童阿膠四錢　生白芍三錢　大生地六錢

破麥冬三錢　山萸肉五錢　夜交藤三錢　鷄子黃二錢

【效果】二劑後。即得安眠。各症輕減。再服數劑而愈。

■不寐　張蘊石住常熟閣老坊

【病者】狄左。年二十七歲。教員。住通河橋。

【病狀】徹夜不寐。煩躁易怒。苔少尖絳。脉細微數。

【病原】素有遺精。近因積勞失寐。初服西藥極效。今則不靈。昨自服半夏秫米湯。亦不驗。今已第七日。

【診斷】此腎陰虛。心火旺。非中樞不和也。

【療法】宜以阿膠滋腎之陰。川連熄心之火。雞黃媾通上下。龍牡濇精安魂。雖寥寥數味而已。面面顧到矣。

【處方】阿膠珠一錢　生龍骨齒各四錢　左牡蠣一兩　川黃連二分甘草水炒

【效果】一劑見效。三服全愈。

## 遺泄

## ■遺泄　趙友如住鎮江張飯店巷

【病者】李左年四十八歲。

【病狀】遺精二載形銷骨立入夜咳嗽燒熱。咽乾頭目暈眩。腰痠骨楚。脉細若無。舌赤無苔。飲食減少。

【病原】早年色慾過度眞陰虧損

【診斷】遺精二載累治無效以致入夜燒熱。咽乾咳嗽。頭目暈眩。腰痠骨楚。已成虛損之象將覆之舟挽回甚非易易所幸尙無盜汗或有一線生機

【療法】補眞陰塞漏巵以期應手乃吉

【處方】大熟地四錢　川黃柏一錢鹽水炒　青蒿梗二錢　生白芍三錢　左牡蠣一兩先煎
生鱉甲六錢　白歸身二錢　煅龍骨三錢　元武版六錢先煎　厚杜仲三錢
甘枸杞三錢　猪脊髓二錢

【一診】前方連服三劑。遺精減少。頭目較清。

【二方】原方加大芡實三錢蓮鬚三錢

【三診】前方服五劑精神稍振遺精次數十愈其八。

【三方】原方再服五劑。

【效果】先後共服三劑遺精全止。咳嗽燒熱亦愈。原方去青蒿鱉甲。龍骨黃柏。加黨參三錢淮山藥五錢調理月餘而愈。

## ■陰虛遺泄。　秦丙乙住上海南市

【病者】張左年約二十餘住小東門。

【病狀】夙患遺泄已近一年。腰肢痠軟。心悸頭暈。精神頹唐。幾於每夜必遺。無夢不泄。

【病原】相火有餘。腎陰不足。

【診斷】診脈六部細數。左手尤甚。顯見相火亢強。迫腎精以妄行。思想無窮。所欲不遂。此本症之所由來也。至腰肢精神之爲病。乃本症必有之兼證。

【療法】擬先寧火。作育陰潛陽之圖。以覘其後。

【處方】大生地三錢　細川斛三錢　肥知母錢半鹽水炒　川黃柏一錢鹽水炒　茯苓神各三錢硃砂拌

九製眞首烏三錢　山萸肉一錢　左牡蠣四錢　花龍骨四錢煅　白蓮鬚一錢

帶殼砂仁六分　新會皮錢半鹽水炒

【二診】服藥兩劑。次數稍稀。胃納尙佳。誠屬幸事。所慮厚膩之味。穀納一有失警。用藥將無辦法矣。再擬清澀並進爲治。

【二方】明天冬二錢　大生地三錢　製首烏四錢蒸　花龍骨四錢煅　左牡蠣五錢煅

抱木神三錢　桑螵蛸三錢炙　遠志肉一錢炙　金石斛三錢　剪芡實三錢

白蓮鬚一錢　熟萸肉二錢　水泛六味丸三錢包

【三診】遺泄得止。妄夢亦少。心悸亦減。眩暈未除。二便尙調。夜有盜汗。仍宗原意。

【三方】前方去六味丸。桑螵蛸。加土炒潞黨參錢半。砂仁大熟地三錢。浮小麥三錢。

【四診】偶値感觸。遺泄止而復來。具徵精關之不攝。腎氣之不固。藥治之餘。尤貴清養。正虧火盛。深慮入損。盜汗津津。胃納見呆。病勢至此。顧此失彼。左支右絀。守原意再進一籌。建中而扶脾。實土以隄水。力挽狂瀾。藉爲中流砥柱。

【四方】野台黨二錢土炒　嫩綿芪四錢清炙　大生熟地各三錢鹽水炒　土炒仙居朮錢半　東白芍錢半土炒

花龍骨四錢煅　左牡蠣六錢煅　淮山藥三錢炒　製女貞錢半炙　甘杞子三錢炒

抱木茯神三錢　翦芡實三錢　新會皮錢半鹽水炒

【五診】服前方三劑。遺泄又得稀減。胃納略佳。惟神情蕭索極矣。

【五方】前方加白歸身三錢鹽水炒　金櫻子三錢包　白蓮鬚一錢

【效果】三月之後。服藥幾百帖。痼恙漸痊。精神轉佳。胃納大旺。再期月而其病若失。

王蘭文住武進湖塘橋

## ■遺精

【病者】陳左。籍貫江蘇武進。職業教員。

【病狀】入夜潮熱。黎明盜汗。頭目暈眩。舌光色絳。脉細數。

【病原】腎水不足。龍雷不藏。陰不斂陽。遺泄頻頻。

【診斷】症脈相參。下元根蒂頗虧。勢慮轉變損怯

【療法】宗古聖有夢治心。無夢治腎法。以滋水柔木而潛龍雷。尚望節慾以佐藥力。

【處方】山萸肉二錢　懷山藥三錢　抱茯神三錢　粉丹皮二錢　煅牡蠣四錢

芡實四錢　煅龍骨二錢　炒白芍二錢　酒歸身二錢　厚杜仲三錢

川石斛三錢　生甘草五分　炒金櫻子三錢

【效果】連服兩劑。遺精得止。後又調理三十餘劑。得以全愈。

# 淋濁

## □淋濁

王蘭文 住武進湖塘橋

【病者】賀左年三十二歲。船戶。

【病狀】小便頻數。不得通快。溺時莖中若刺。脈數。

【病原】濕熱下滲膀胱。宣化失司。發爲白濁

【療法】宜以分利膀胱。清肝滲濕。

【處方】黑山梔二錢　六一散五錢包　建澤瀉二錢　細生地五錢　木通艸各一錢

車前子三錢　川黃柏一錢　川萆薢二錢　龍胆艸一錢　淡竹葉卅張

赤茯苓三錢　燈艸五尺

【效果】服五劑小便通快。痛亦全愈。

## □白濁

秦丙乙 住上海南市

【病者】朱左年二十三歲。

【病狀】溲濁淋漓。腰膝酸痛。

【病原】始染花柳。繼因肝腎兩虧。以致纏綿。

【診斷】青年病多由花叢所染白濁。症難逃柳巷之媒。始而淋漓。溺受刺痛。繼因遷延腰膝痠疼。要除斯疾之痛苦。須先清心寡慾。倘仍直迷而不悟。何能正本清源

【療法】初起舌苔薄膩。姑從清利入手。徐圖根本。

【處方】粉萆薢二錢　生草梢八分　赤茯苓三錢　生苡仁三錢　建澤瀉三錢鹽水炒
石蓮肉一錢　塊滑石三錢　川方通一錢　竹茹錢半　炒車前三錢
絲瓜絡三錢　淡竹茹錢半

【二診】溲濁依然淋瀝。腰膝痠痛未蠲。蓋根已深。難圖速效。仍從前意進退。

【二方】小生地三錢　細川斛三錢　川萆薢三錢　菖蒲片八分　石蓮肉一錢
赤茯苓三錢　炙遠志一錢　生艸梢一錢　福澤瀉三錢　福橘絡一錢
川通草一錢　原滑石三錢

【三診】溲濁較少。色亦轉黃。腰膝痠痛稍鬆。前法既獲小效。再宗原意進步。

【三方】大生地三錢鹽水炒　淮山藥三錢　川黃柏八分鹽水炒　石蓮肉一錢　肥知母錢半鹽水炒
粉萆薢三錢鹽水炒　赤白苓各三錢　懷牛膝二錢鹽水炒　生艸梢一錢　福澤瀉三錢鹽水炒
塊滑石三錢包　細木通一錢　福橘絡一錢

【四診】白濁減而未盡。腰膝痠痛已差。胃納失馨。擬再進一步。

【四方】大生熟地各三錢鹽水炒　淮山藥三錢　左牡蠣四錢煅　遠志肉一錢炙　甘杞子三錢
赤白茯苓各三錢　生白朮一錢　建澤瀉三錢鹽水炒　川萆薢三錢鹽水炒　石蓮肉一錢
橘皮絡各一錢　生熟苡仁各三錢　生熟谷芽各三錢

【效果】十劑全愈。

孔幼儒住揚州西門外

## ■熱淋。

【病者】楊左年十九歲。

【病狀】小便短赤。溺受刺痛。坐臥不安。廢寢忘餐。
【病原】小便澀熱。
【診斷】濕與熱蘊蓄膀胱。以致氣化不宣。溺受刺痛。
【療法】清熱利濕
【處方】海金砂二錢　扁　蓄三錢　滑　石一兩　川黃柏二兩　木　通一兩
赤　苓二錢　小生地一錢　甘草稍一兩　通　草一錢
【效果】一劑熱清。二劑痛止。三劑全愈。

# 癃閉

羅燮元 住沙市同善堂救濟院

□癃閉

【病者】謝敬輝。年廿餘。璧山人。住江津之通泰門。業鍋號。
【病狀】初患泄瀉。繼成癃閉
【病原】常喜涉足章臺。冶遊無度。時當初秋。晏客又縱於酒食。遂至便泄腹疼。醫以胃苓湯加芩、連、查、粬、通、滑、出入數劑。泄雖減而轉增後重。並成癃閉。日夜數十行。點滴難出。呻吟床蓐。勢甚垂危。余與該號有交誼。適赴津購貨。甫至其號。乃聞渠已病臥六日。余自作引薦。叩病求診。渠正無法。即延余療
【診斷】診其脈沉緩無力。面白微汗。苔薄白有津。胸痞不食。既患後重。又患溺癃。小腹疼脹。轉輾難安。幾欲求死。索閱前方。初用行氣清利以消食。現用小柴胡加胆梔通滑以利溲。余謂分消去食。初步固宜。其後理應探源而治。未有如是之脈與症。而屢利可以求通者。且柴胡之升散。梔胆之苦降。俱不利於腎虛。據余所見。君常涉足花叢。腎本受傷。今又縱飲酒食。誤用苦寒。敗胃傷脾。竊及於腎。由是少陰失職。開

闔無權。陽爲寒遏。氣機不宣。則前成癃閉。後作下重。勢必然也。

【療法】眞陽衰弱。非振其腎陽。不足以化其氣。水道不通。非疏其决瀆。則無以通其溺。然用溫腎之八味。乃柔中之剛。既不利於便溏。又不利於氣滯。東垣之滋腎。乃陰中之陽。亦不利於陽微。又不利於胸痞。爰思溫腎之中。兼以利導。則有金匱之瞿麥丸。乃思其意而不泥其方。與眞武湯去姜加瞿麥木通廣香煎湯。送服五苓散。以振腎陽而通决瀆。是爲臟腑並治。並另用鹽炒。運其少腹。以助藥力之不及。

【處方】川附塊三錢　生白芍三錢　雲茯苓四錢　生於朮二錢　廣木香一錢　瞿麥穗三錢　淮木通二錢　五苓散每次三錢煎湯送服　外用食鹽半斤炒熱。盛杯內布包運小腹輪換。

【效果】剛服一次約兩時久。溲卽微通。一盞便安枕就眠。不若往夜之不寧也。次晨復診。去五苓散。單用眞武前法。改用生葱生艾。炒熱輪流運腹。令欲溲時。亦不可止運。聽其溲床乃可。如此氣化通而後患絕矣。果藥未終劑。剛運二次。而溲卽長通。少腹頓回原狀。便能出店交易也。衆咸以爲神。繼以連理湯調其脾胃。使食漸進。再以歸脾滋心脾而善其後。一旬健倍過常。

## ▣小便不通

孔幼儒住揚州西門外

【病者】何左。年三十九歲。

【病狀】小便不通。甚則點滴不出。非常悶急。心煩意躁。渴甚思飲。飲後小便愈急。更不得出。

【病原】心火亢極。移熱小腸。

【診斷】小腸之開闔。貴乎心腎之氣相通。今心火亢熱。清氣不交於小腸。小腸無陰。何能傳化。以致膀胱閉塞。

【療法】瀉心火。利膀胱。

【處方】麥　冬六錢　雲茯苓四錢　蓮子心一錢　車前子二錢

【效果】一劑後。小便卽通。三劑全愈。

# 傷寒今釋

陸淵雷

白虎加人參湯方

知母六兩。石膏一斤碎。甘草二兩炙。人參二兩（上篇及玉函皆作三兩）粳米六合。

右五味。以水一斗。煮米熟。湯成。去滓。溫服一升。日三服。此方立夏後立秋前乃可服。立秋後不可服。正月二月三月尚凜冷。亦不可與服之。與之則嘔利而腹痛。諸亡血虛象。亦不可與。得之則腹痛利者。但可溫之當愈。

方及方解用法。已見第一卷中。彼無此方立夏以後六十二字。此六十二字非仲景原文。而玉函千金千金翼外臺俱載之。故存而不删。內臺方議。問曰。活人書云。白虎湯惟夏至發可用。何耶。答曰非也。古人一方對一證。若嚴冬之時。果有白虎湯證。安得不用石膏。盛夏之時。果有眞武湯證。安得不用附子。若老人可下。豈得不用硝黃。壯人可溫。豈得不用薑附。此乃合用者必需之。若是不合用者强而用之。不問四時。皆能爲害也。

傷寒無大熱。口燥渴。心煩。背微惡寒者。白虎加人參湯主之。（千金千金翼外臺俱作白虎湯）

白虎湯證之病理。因造溫機能亢盛於內。故口燥渴而心煩。因散溫機能亢盛於外。故汗出而脈洪大或浮滑。然造溫機能亢盛時。可比平常增至三倍以上。散溫機能亢盛時。不過比平常增至二倍而止。因散溫不敵造溫之多。故體溫昇騰。表裏壯熱。雖云表裏壯熱。然因皮膚儘量放溫之故。其肌表之熱。反不如麻黃證大青龍證之盛。此條與麻杏甘石湯條皆云無大熱。蓋謂肌表之熱不甚壯。非謂病之性質無大熱也。故白虎湯證。爲身熱汗出煩渴。脈洪大浮滑。不惡寒反惡熱。其有時惡風。或背微惡寒者。則因汗出肌疎。且體溫與氣溫相差過遠。故時或洒然而寒。與太陽病之惡寒不同。此條所言。係不完具之白虎湯證。若津液過傷。心下痞鞕者。乃加人參。

金鑑云。傷寒身無大熱。口中和。背惡寒。附子湯主之者。屬少陰病也。（少陰篇二百八條）今傷寒身無大熱。知熱漸去表入裏也。口燥渴心煩。知熱已入陽明也。雖有背微惡寒一證。似乎少陰。但少陰證口中和。今口燥渴。是口中不和也。背惡寒非陽虛惡寒。乃陽明內熱熏蒸於背。汗出肌疎。故微惡之也。

傷寒脈浮。發熱無汗。其表不解。不可與白虎湯。渴欲飲水。無表證者。白虎加人參湯主之。（千金千金翼外臺俱作白虎湯）

脈浮發熱而無汗。則是散溫機能絕不亢盛。卽非白虎湯所主。表不解。謂有惡寒頭痛身疼等證也。仲景戒人不可與白虎湯。是必有疑似白虎之證而誤投白虎者。殆以其人煩渴之故。然煩渴無汗表不解者。是大青龍證。非白虎證。必也渴欲飲水而無表證者。然後可與白虎。又加心下痞鞕者。然後可與白虎加人參。徐氏傷寒類方云。無汗二字。最爲白虎所忌。

以上三條。論白虎加人參湯之證。

# 衛生漫談

孫家驥

提倡衛生之目的。在預防疾病。解除痛苦。造成社會健全份子。欲使國家民族達到強盛之地位。非講求衛生不可。但衛生之事宜。殊為複雜。如皮膚之衛生。筋肉之衛生。骨之衛生。衣服之衛生。食物之衛生。飲料之衛生。家屋之衛生。街道之衛生 學校之衛生。溷厠之衛生。以上種種。今就管窺所及。詳列於後。

▲皮膚之衛生

人之身體。為筋骨肉三者之組織。人所共知也。然而保護筋骨肉者為何。非皮膚耶。故皮膚亦為人身重要之區。豈可不講求衛生也。若不講求衛生。則汗液、皮脂、上皮、鹽類、塵埃、脂酸，等等。積合於汗管及皮脂腺之口。使失其排洩之作用。其害甚大。然則非謀衛生之道不可。如水浴。亦皮膚衛生之一種。但水浴之時。亦當宜合法。若不合法。其功效等於零。如入浴之溫度。在攝氏三十三度。為溫浴。二十八度。為冷浴。二十度。為寒浴。以溫度浴為最合宜。因其皮膚受溫水之刺激。而垢膩即消。垢膩既除。而身體即覺舒服。同時並使血管漲大。由身體之內部導引血液於外部。心機之作用。益增活潑。並能使體溫昇高。而汗腺皮脂腺之開口。同時擴大。分泌作用益盛。如疥癬。頭瘡。濕疹。白禿瘡。及一切皮膚病之叢生。皆由於衣帽之不衛生。故衣之交換。不可不勤。他人之帽不宜妄戴。因有傳染之故也。但人之易感冒風寒。傳染他病。此由於皮膚未受長期之練習。而練習之法。亦不可不知也。當春夏秋冬之時。用冷濕布巾。每日早晨之際。拭擦全身。亦有用冷水浴者。因冷水刺戟皮膚。一時開銷。其汗腺及皮脂腺之開口。又收縮血管。由身體之外部驅逐血液於內部。心臟之動作。益增活潑。呼吸之作用亦因此而增加。浴畢之後。由身體之內部返附多量之血液於外部。並增進皮膚之機能。故皮膚初呈之時。而色蒼白。繼呈潮紅之色。然則冷浴之目的。非在除垢膩也。在能活潑內部機關之動作。催進皮膚之機能也。如體質素弱之人。不堪冷浴。若強勉冷浴。非徒無益。而反有害也。但余雖曰。冷浴能強健身體。亦非一兩日所能達到目的。決不可抱五分鐘之熱度。一時豪性也。

（未完）

# 洋蟲之功用

吳菊人

前有友人李旭初君問洋蟲究竟有什麼功用。就我所知的。今寫在下面。按洋蟲一名九龍蟲。余長姊書貞。十六歲春間。偶患貧血癆瘵。得友人黃君贈蟲數千。每於晨間。空心用陳酒。吞服十條。後果漸愈。兼治傷痛。服法同上。其驗如神。春間新聞報快活林上鄭逸梅君。曾作一篇。題為吞三三萬六千枚九龍蟲之老人。內云『老人少壯喜武。暴戾鬥狠。為人所傷。隱隱作痛。年事漸高。痛楚愈甚。花甲後。傷劇發。不能行動者兼旬。或告吞九龍蟲可治瘀傷。試之果效。自是廣蓄此蟲。日服十枚。數十年來。從不間斷。年來腰腳特健。飲食勝常。非蟲之功。曷克臻此哉。』故此蟲日服。有益無害。既能療症。又補人身。洵益蟲也。

凡嗜飲或軀幹肥矮者。其血壓較高。血管易損。易發中風。宜先事預防。

館址 上海浙江路清和坊對過（郵政信箱一八三四號）
每星期六出版一冊
全年五十期連郵費二元四角國外加半郵票代洋九五折扣

# 衛生報

主編者 醫學家趙公尚
宗旨 鼓吹世界醫學大同 切實指導衛生方法 澈底說明醫學原理 解答一切疑難病症
發行者 上海衛生報館
第二卷第三十三期
中華民國十九年一月十八日出版
THE HYCIENIG WEEKLY 780 CHEKIANG ROAD, SHANGHAI, CHINA

本期要目



## 便艱芻言

秦丙乙

大便燥結。艱於排洩。乃腸胃枯槁。津液不充之徵。亦陰虛血弱。一切疾病之漸。事雖小端。所關綦大。安得輕易視之。夫飲食入胃。半隨中焦以化津液。半由二腸而轉排洩。新陳代謝。運化無窮。以資生而養命。此腑行之作用也。人之腸壁。有黏液之脂肪質。乃津液所化成。此質愈多。則飲食之糟粕。（糞滓）自應時而下。不失常度。茍非飲食失節。蹈未至積滯難解者。乃或者肉慾過度。房勞不節。水愈虧而木愈旺。火愈熾而精愈衰。更相爲患。陰液失充。致腑行不爽。而便泄常艱。此其原因一也。素體瘦弱。賦稟內熱。或遺傳於父母。或恣嗜乎烟酒。攝養乖方。津液不足。此其原因二也。烟霞深客。芙蓉君子。罌粟爲餐。雲霧是處。傷津耗血。日熬煎於不知不覺間。此其原因三也。年高血弱。腸胃燥結。津液不生。傳道失職。亦有新產婦人。失血過度。眞陰涸竭。排洩爲難。此其原因四也。綜上四端。始知便艱一症。其大概原因。可以陰虛血少。水虧火盛。八字該之。患者茍長此失治。將諸恙蠭起。不一而足。惟以言治療。至感困難。因此項病症。誠非旦夕間所能解決。藥物者半。人力者半耳。

## 小兒疾病之預防

艾波

有許多病是傳染的。如果一個人而得了這種病。則將傳染給他人。譬如天花。則凡與他接觸的人。除非種過牛痘"都有染此病的危險。再如傷風。一家中如有一個小孩患之。則他人亦將因此而波及。

以小孩同成年的人相比。則小孩容易受到傳染病。尤其傷風。咳嗽。麻疹。喉痧。以及百日咳之類。因爲如此。所以對於患這些病的人。應當令小孩們與之隔絕。以防傳染。

小兒的夭折。大多由於腸病及肺病。而此種疾病。又大多因小兒傳受到了病菌而發生。往往成人所患的傷風病。由小兒患之則便成爲喉炎及肺炎。

（未完）

# 傷寒今釋

陸淵雷

太陽少陽併病。心下鞕。頸下強而眩者。當刺大椎肺俞肝俞。愼勿下之。

此條與百五十條。皆論太少併病而用刺法者。百五十條所舉諸證。有太陽。有少陽。此條所舉。皆是少陽證。頸項強爲柴胡。與太陽證之頸項強痛不同。詳中篇百四條。成氏方氏皆以頸項強爲太陽。非是。百五十條戒發汗。云發汗則讝語脈弦。此證戒下。而不言誤下之變證。考百五十八條云。太陽少陽併病。而反下之。成結胸。心下鞕。下利不止。水漿不下。其人心煩。即是此條之注脚。太少併病兩條。經文戒汗下而用刺法。然柴胡桂枝實爲對證之方也。餘詳百五十條。

太陽與少陽合病。自下利者。與黃芩湯。若嘔者。黃芩加半夏生薑湯主之。

有發熱惡寒頭項強痛之太陽證。又有口苦咽乾目眩之少陽證。是爲太少合病。太少合病。本主柴胡桂枝湯。今自下利。則病之重心在腸。而無胸脅苦滿心下痞鞕上衝等證。故於柴胡桂枝湯中去柴胡桂枝人參生薑半夏。爲黃芩湯。使藥力專一。以治其腸炎也。若嘔者。仍用半夏生薑以止嘔

成氏云。太陽陽明合病自下利。爲在表。當與葛根湯發汗。(中篇三十四條)陽明少陽合病自下利。爲在裏。可與承氣湯下之。(陽明篇二百六十二條)此太陽合病自下利。爲在半表半裏。非汗下所宜。故與黃芩湯。以和解半表半裏之邪。嘔者胃氣逆也。故加半夏生薑。以散逆氣。

## 黃芩湯方

黃芩三兩　芍藥二兩　甘草二兩炙　大棗十二枝擘

右四味。以水一斗。煑取三升。去滓。溫服一升。日再。夜一服。

傷寒六書云。黃芩湯。治發熱。口乾鼻燥而能食者。拔萃方云。芍藥黃芩湯。(即黃芩湯)治泄利腹痛。或裏急後重。身熱。久不愈。脈洪疾。及下利膿血稠粘。吉益氏云。黃芩湯。治下利。腹拘急而心下痞者。類聚方廣義云。黃芩湯加大黃。治痢疾。發熱腹痛。心下痞。裏急後重。便膿血。若嘔者。黃芩加半夏生薑湯中加大黃。湯本氏云。大腸加答兒赤痢等。皆有裏急後重之證。此乃體工之天然妙機。欲驅逐腸內毒物而來得故也。當此之時。不論所下有無膿血。即須加大黃。以助體工之不足。下膿血者。因腸粘膜受細菌毒素之刺激而發炎。炎性產物停滯。炎竈蔓延。粘膜血管破潰所致。亦須加大黃。以消炎而蕩滌其毒質。至裏急後重既除。膿血既止。若無他種需要。即宜除去大黃。

## 黃芩加半夏生薑湯方

黃芩三兩　芍藥二兩　甘草二兩炙　大棗十二枚擘　半夏半升洗　生薑一兩半(一方三兩切)

# 調經

## ■先期經多

王孟圓 住松江東門外六十九號

【病者】張右年二十六歲。

【病狀】經來先期甚多。

【病原】腎中水火俱旺

【診斷】火旺則血熱。水旺則血多。乃有餘之症。似乎勿藥。然而火過旺則子宮熱。似難受孕。惟恐爍及男精。過者損之亦既濟之道也。

【療法】稍清其火而不瀉水。

【處方】丹　皮二錢　大白芍三錢　黃　柏五分　茯　苓二錢　地骨皮三錢

青　蒿二錢　熟　地三錢

【效果】連服三劑火清而水亦平

## ■先期經少

徐人龍 住嘉定西門

【病者】王右年三十四歲。

【病狀】經來先期祇有一二點卽已。

【病原】火旺水虧。

【診斷】經來先期火旺之徵。點滴不多。水虧之兆。欲期既濟之功。須當補偏救弊。

【療法】不必瀉火專補其水而火自平。

【處方】元　參一兩　白　芍五錢　阿　膠三錢　生　地一兩　麥　冬五錢

地骨皮三錢

【效果】連服四劑而經調矣。

## ▣經前腹痛

王潤之住九江西門口

【病者】馮右年二十三歲。

【病狀】經期前腹痛數日後經行其色紫黑成块。

【病原】肝火鬱結。

【診斷】經前腹痛所行紫黑之块。乃肝中火鬱不揚、拂抑其氣而痛生。然經滿則不能內藏。而肝火焚燒內逼。經出而火亦隨之。以致紫黑成块。乃水火兩戰之象也。

【療法】宣鬱調經。

【處方】大白芍五錢　製香附一錢　白芥子一錢　全當歸五錢　川鬱金一錢

粉甘草二錢　炒柴胡一錢　粉丹皮五錢　淡黃芩一錢　炒梔子二錢

【效果】此方乃補肝解鬱退火。連服四劑而愈矣。

## ▣經行寒痛

張溯源住浙江定海

【病者】毛右年二十六歲。

【病狀】經水將來。臍下作痛。狀如刀刺。寒熱交作。所行如黑豆汁。既而經來因之無娠。

【病原】邪正相爭

【診斷】婦人有任衝二脈居於下焦。衝脉爲血海。任脈主胞胎爲血室。皆喜正氣之相通。最惡邪氣之相犯。經水由二經而外出。寒經之氣瀰滿於二經之外。勢必兩相爭而作痛矣。

【療法】温臍化溼。

【處方】生白朮一兩　巴戟天五錢　淮山藥五錢　白扁豆三錢　雲茯苓三錢

白　菓十枚。　蓮　子卅粒連心。

【效果】在經前十日連服四劑而邪去經調。並可種子也。

## ■經來斷續

張溯源住浙江定海

【病者】沈右年三十五歲。

【病狀】經來或斷或續。或前或後。無一定之期。

【病原】肝氣鬱結

【診斷】肝鬱則腎亦鬱。腎鬱而氣自不舒。前後斷續。正腎氣之或通或閉耳。

【療法】開肝腎之鬱。卽所以定經期之流通也。

【處方】白　芍一兩　大熟地五錢　炒柴胡五分　當　歸一兩　淮山藥五錢

茯　苓三錢　黑荊芥一錢　菟絲子一兩

【效果】二劑後經水淨。四劑後而無斷續之弊也。

## ■血崩

孔幼儒住揚州西門外

【病者】張右年二十七歲。

【病狀】一時暴崩。雙目黑暗。昏暈於地。

【病原】虛火冲擊。

【診斷】血崩而至於黑暗昏暈血去已盡氣存可知徒以上濇之藥恐難奏全功。

【療法】兼補氣血引血歸經而收斂之。

【處方】大熟地一兩　綿黃芪三錢　全當歸四錢　生白朮一兩　潞黨參四錢

黑乾薑二錢

【效果】二劑後崩卽止連服十劑永無後患。

孔幼儒住揚州西門外

## ▣妊娠血崩

【病者】李右年二十四歲。

【病狀】受孕三月徒然血崩而胎亦隨墮。

【病原】房幃不愼酣戰所傷。

【診斷】古有胎訓所以愼房幃而保胎元玆因久戰而崩乃氣虛不能斂血雖欲保其胎而無由也。

【療法】補氣止血。

【處方】潞黨參三錢　雲茯苓二錢　山茱萸二錢　白歸身二錢　炙甘草一錢

遠志肉一錢　大熟地五錢　厚杜仲三錢　五味子十粒　生白朮四錢

【效果】連服十劑血止崩愈

江士先住遂昌城區南里

## ▣氣虛不能化血經水淡白

【病者】施右年三十六歲住南京石壩街。

【病狀】面白肌瘦體倦無力飲食減少懶於語言兩脈虛弱舌苔淡白。

【病原】因小產二三月後。經水猶未如常。不時流白淫而色淡。前醫均謂白帶。屢進燥脾利濕之劑。以致症日加劇。病體愈形不支。

【診斷】氣虛不能化血。是以經水淡白。若長此遷延。雖無疼痛之苦。終有暗耗之虞。

【療法】擬用人參養營湯法。補養心脾。以營爲水穀之精氣。脾得以主之。

【處方】別直參錢半另蒸冲　炙黃芪錢半　於朮錢半土炒　歸身錢半　酒芎錢半

巴戟一錢去心酒炒　茯苓一錢　廣皮一錢　炙草一錢　桂心五分去粗皮研

遠志五分去心蜜炙　五味五分炒杵

用清水煎。姜棗引服。

【效果】連服五劑。淡白之經水已止。面色較前紅潤。飲食亦增。仍用原方去巴戟肉。加熟地錢半。川芎一錢。又服三十劑。月經復來不過不多。而色稍淡耳。

林漢祥 仵汕頭潮卓寮頭益世藥房

## □虛寒閉經

【病者】陳氏。年三十四歲。廣東興寧籍。作工。

【病狀】脈遲微細。面色青黃。遍身浮腫。自幼怕食生冷等物。

【病原】前五日適經來時。出外作客。因路上甚熱。服仙人果(興寧俗名乃草果草熬成者俟冷出賣)二小碗。卽覺身熱腹冷。初不爲意。及回家經已不來。腹痛身腫。延醫服通經止痛消腫藥不效。乃請余治。

【診斷】經來服仙人果而閉經。蓋血遇冷卽凝也。前醫用通經藥之意本不致誤。但因加消腫止痛之味。隨致無功。今祇用通經之藥。經通則腫自消。痛自止矣。

【療治】用山甲、紫苑、山稜、莪蒁、寄奴、以通經。復加川芎、赤芍、當歸、砂仁、以調補之。

【處方】煅山甲錢半　紫　苑錢半　山　稜錢半　莪　蒁錢半　當　歸二錢
益母草二錢　川　芎錢半　赤　芍錢半　劉寄奴錢半　砂　仁五分

【二診】服五劑而腫消痛止。經通。但面色青黃。精神疲倦。夜間譫語。非用補劑不可。擬投下方爲丸治之。

【二方】益母草三兩　熟　地一兩　當　歸二兩半　川　芎兩半　酒　芍兩半
酸棗仁兩半　茯　苓兩半　黨　參二兩　白　朮兩半　香　附一兩
元　胡五錢　炙　甘五錢
共研末。蜜丸。每日早晚服三錢。紅米酒、或大棗湯送下。

【效果】此丸服完。精神大佳。乃令其再照方取服。今已康健如常矣。

白光淇住常州福泰行轉盧家巷鄭雪記

## 倒經

【病者】沈右。年二十四歲。

【病狀】經停五月。內熱眩暈。腹痛隱隱。每月鼻紅一次。甚劇。脉細弦。

【病原】經行之際。偶因動怒傷肝。遂致經脈逆轉。

【診斷】肝火載血。血隨氣行。失其順行之常。不能順注衝任。而反上溢清竅。此倒經也。

【療法】夫血以上爲逆。下行爲順。急宜以清營降火。平肝順氣。俾逆者順而激者平。

【處方】銀紫頭一錢　地骨皮二錢　白朮芍各錢半炒　白蒺藜三錢　蘇薄荷錢半
赤茯神三錢　丹　皮三錢　黑山梔二錢　石決明一兩　川石斛三錢
丹　參二錢　炒棗仁三錢　生甘草五錢　夏枯草三錢　酒歸身一錢

【效果】服逍遙散加減十餘劑。倒經乃愈。永未鼻衄發生。

## ■經行乳痛起核

祝懷萱 作蘇州護龍街

【病者】王右。年二十餘歲。住雙林巷。

【病狀】經行超前。每逢行前八九日。兩乳起核作痛。必俟經淨後數日始核消痛止。病起已有一載。舌苔中黃尖絳。脈形弦數。頭痛痰灰少寐易怒。有時經至乳痛稍輕。則喉蛾痛發。

【病原】三年前曾產子。未周歲而殤。鬱鬱寡歡。又誤服辛溫偏方。致患是症。

【診斷】陰分素虧。肝氣抑鬱。五志過極。皆從火化。辛溫之品。尤易刼陰動火。乳絡通肝經。將行時。肝氣升逆。氣入乳絡。鬱而成核。不通則痛。經淨後肝氣漸平。鬱於絡者。亦得疏通。故核消痛止。有時乳痛輕而轉發喉痛者。乃亦因肝火上亢所致。徵之近頃西國內分泌學。各腺體有交互關係。信然。

【療法】當益肝之體。抑肝之用。擬滋水涵木法。複以清疏之品。俾遂其條暢之性。則鬱者舒而逆者平矣。

【處方】大生地四錢　杳白芍二錢　大貝母四錢　旋覆花錢半　京元參三錢
粉丹皮二錢　生石决八錢　金橘葉八分　當歸鬚二錢　黑山梔錢半
竹二青一錢　生香附一錢

【二診】十劑。經行乳痛較減。核起亦小。喉痛不甚。惟面紅乏寐。便閉多怒。

【二方】原方去香附橘葉。加入北沙參三錢。龍膽草八分。甘菊一錢。

【效果】十劑後便通得寐。經來諸證均愈。適交冬令。原方增入滋陰之品。加重分兩。煎膏日服。喉痛亦許久未發云云。

## ■經來嘔痛

黃雨巖 作仙頭老媽宮前允安堂

【病者】大埔張益三君之妻。年四十九歲。日本產。住至街安頭萬聯興。

【病狀】經來已數日。腹痛甚劇。橫連腰部。上連安肋及肩背。徹夜疼痛不休。且須屈其手足。跪俯床中。以枕墊腹部。任其疼痛而嘔。苦狀難言。所嘔之水。味苦而多。微咳。食少。兩脉沈伏。

【病原】從前每逢經來。則必腹痛不可忍。初經西醫在胸部打針。則立愈。但屢屢復發。因而身體漸弱。而打針之功效亦漸失。病則日進。幸去年服鹿茸所合補藥丸而愈。現因欲返日本省親、不意途次汕頭。舊病又復發。經數醫不效。服去年鹿茸丸及參茸不效。請西醫打針治療亦不效

【診斷】肝絡瘀鬱。胃氣上逆之症。

【療法】擬用温經合旋覆金鈴複劑法。和肝胃而驅絡瘀。

【處方】高麗參二錢半另燉冲　破麥冬三錢　旋覆花二錢　川當歸錢半　淸半夏三錢
延胡索錢半　生白芍二錢　吳茱萸二錢　金鈴子錢半　酒川芎八分
小川連四分　鮮橘絡二錢　粉丹皮錢半　茜草根二錢　靑葱管七支

【效果】一劑痛止。夜得安眠。三劑全愈。調理一星期。乃首途赴日。後數月由日返汕。亦不復發。而其子某則在船次患暑温病。已經數日。船抵步後。卽請鄙人診治。亦一藥而愈

李健頤住平潭安義藥棧

## ◻白帶

【病者】周太太。年三十歲。福建閩侯籍。住平潭縣署。

【病狀】畏寒畏熱。頭眩腰痠。食欲不振。小腹隱痛。帶下赤白。如粘膠之狀。淋漓不絕。口燥。脉緩

【病原】自去冬起。見皮膚燥痒。抓破之處。卽灌膿成顆。釀爲膿疥。內服清熱解毒。外用殺蟲防腐而愈。愈後一月餘。覺小腹隱痛。赤白帶下。遂由發生

【診斷】必係素體內熱夾濕。濕毒外發於肌膚。卽發疥瘡。今因濕毒內收。毒氣下注於胞宮。流於帶脉。帶脉受傷。約束之權失職。濕蒸熱蘊以成帶病。

【療法】宜清化濕以療其本。運脾固濇以治其標。用金鎖固精丸加減。改爲湯劑。

【處方】新蓮鬚二錢　煅龍骨五錢　左牡蠣一兩　蘇芡實五錢　白蒺藜三錢
樗椿皮三錢　建蓮子三錢　金櫻子三錢　川萆薢三錢　車前子二錢
肥知母二錢

【效果】連服四劑而愈。

孔幼儒住揚州西門外

## ■白帶

【病者】胡右。年二十八歲。

【病狀】終年累月下流白物。如涕如唾。臭穢不堪。腰痛。面黃肌瘦。精神疲倦。

【病原】肝氣抑鬱。脾陽不振。土衰不能勝溼。以致濕熱爲病。

【診斷】肝鬱脾虛。濕氣不化而下陷。帶脈受損。不能約束。色白氣穢。乃濕勝火衰。此之謂白帶是也。

【療法】治以補脾土舒肝木。

【處方】土炒白朮四錢　淮山藥八錢　炒柴胡四分　廣陳皮五分　蒼朮一錢
潞黨參二錢　荊芥四分　車前子錢半　生甘草八分　大白芍四錢
法半夏一錢

【效果】二劑後。症勢減輕。五劑全愈。

孔幼儒住揚州西門外

## ■赤帶

【病者】張右年三十五歲。
【病狀】帶下色紅似血非血。
【病原】肝火濕熱。
【診斷】症因憂慮傷脾。鬱怒傷肝。於是肝火內熾。脾土受刑。不能運化濕濁。以致蘊結帶脈之間。肝火燒焚肝血不藏。亦滲乎帶脈之內。脾氣不能約束濕熱隨氣下陷。與血並行。察其形狀似血非血乃濕與血混成之狀。不能兩分也。所以謂之赤帶。
【療法】治以平肝清熱。
【處方】大白芍六錢　阿膠三錢　丹皮三錢　淮牛夕二錢　全當歸六錢
生地五錢　黃柏一錢　製香附一錢　大黑豆一兩　紅棗六枚
【效果】連服三劑。病勢大減。又服四劑。而全愈矣。

## ■黃帶

孔幼儒住揚州西門外

【病者】吳右年四十二歲。
【病狀】帶下色黃其氣甚腥。
【病原】任脈濕熱。
【診斷】下焦蓄熱。津不化精而化濕。夫水色白而火色紅。今濕與熱合。變紅而不能返白。故不得煎熬成汁。變爲黃色。是爲黃帶。乃任脈之濕熱也。
【療法】專補任脈之虛。以利水濕。
【處方】淮山藥一錢　大芡實一錢　川黃柏二錢　車前子一錢　白果十枚

【效果】連服四劑。而奏奇功。此方兼治白帶。

■經後下濁不孕

祝懷萱 住蘇州護龍街

【病者】李右。年卅餘歲。住大蕩里。

【病狀】經事落後。行後一二日。必腹痛下濁成塊。如葡萄大者數枚。冰冷異常。六七年未受孕。脈沉緊。

【病原】該鄉均結蒲包爲業。工作時席地而坐。寒濕之邪。襲於胞宮。

【診斷】下焦陽氣素虧。致寒濕着而不去。經行時子宮內分泌液增多。被其凝沍。亦從寒化。故結濁塊而冷。

【療法】宜溫煖胞宮爲主。參化濕濁爲引。蓋下焦溫度既增。則氣血周流。寒濕自化。亦即益火之原。以消陰翳之意。

【處方】肉桂心四分　黑姜五分　廣木香八分　小茴香八分　烏藥一錢

韭白根二錢　廣艾絨一錢　砂仁八分　茯苓三錢

【效果】來診適逢經行初淨。服方四劑。病不少減。覆診囑仍以原方連服。每月七八劑。約逾三四月。又來診據述諸證全愈。經忽過期旬餘。略有惡阻象。是已叶熊羆之夢矣。按以上類似之症。數見不鮮。大都鄉婦居多。投以此方加減輒效。

# 胎前

## □妊娠惡阻

沈濟成住平漢路祁家灣西下沈家灣

【病者】余四子媳。年廿一歲。住本宅。

【病狀】妊娠五月。腹間震動。得飲食卽嘔吐。甚至不飲食。亦乾嘔不已。脈兩寸均現促象。關尺滑數。因日久未治。漸不能起。

【病原】初次妊娠。羞與人知。體雖不適。猶操女紅。前兩三個月時。曾患嘔吐。詢之內人。始覺爲妊娠惡阻。予半夏赭石各三錢。煎服卽安。後又患之。仍予前藥。亦獲效。今已五閱月矣。腹部漸大。胎已成形。因勞動過度。復患嘔吐。欲予前藥。恐與妊娠有碍。延至六七月之久。所患愈甚。

【診斷】平人氣統血。血攝氣。何病之有。惟妊娠者。血因蔭胎而衰弱。氣因無制而上逆。往往滴水不能下咽。此有關性命之危候也。與其束手待斃。曷若背城一戰。況有故無殞。經垂明訓。試予大力之藥以挽回之。

【療法】仍投鎭逆降墜之赭石爲君。佐以降逆止嘔之半夏。因恐與胎有碍。特用整塊西洋參以獲衞之。庶爲有制之師。不得誅伐無過也。

【處方】生赭石四錢研細　法半夏三錢泡洗　西洋參二角切小塊不煎

右藥三味。將二味煎湯。徐徐送下小塊洋參。

【效果】用二藥汁。將洋參小塊送下。甫飲一口。卽不嘔吐。迨藥服畢。而飲食進矣。且胎亦無恙。

【說明】近賢張壽甫原有赭石半夏治惡阻一法。以赭石質雖鎭墜。性非開破。合半夏之降逆止嘔。用于兩三

## 本報編輯部啓事

逕啓者。本報素以採取經驗良方。介紹衛生方法爲宗旨。茲由本館特約撰述員。覓得邗江名醫郜紹琴先生家傳喉科秘方十種。均屬萬試萬驗。有意想不到之效力。郜君年近古稀。臨症四十餘年。醫學精深。內外各科。經驗宏富。數十年來。活人無算。爲邗上素著之名醫。且有慈善之心志。并創設濟貧送診施藥所。遠近求診者。日必百人。施醫送藥。不取分文。茲經本館特約撰述員。親謁要求。公開濟世。幸郜君欣然俯允。先將喉科內服外敷秘方十種。抄錄見示。誠千金不易得也。固本館之幸。亦愛讀本報者之幸。茲敍其緣起如此。并向郜君誌謝。

## 公開十個喉科秘方

郜紹琴

### △(一)紅腫吹喉散

【功用】統治一切初起喉症。咽關疼痛紅腫。無論有無寒熱。皆系風寒風熱所伏。將此藥頻吹患處數次。即吐出涎水。自能疎風清熱。痛止腫消而愈。并治喉蛾喉癬。以及風火牙痛。無不神效。如覺咽中有痰。即用『利痰清咽噙化丸』(方藥見下)以代吹藥尤效。

眞犀牛黃末一錢四分　眞西琥珀末一錢二分　白殭蠶末七錢(以荊芥防風銀花連翹各一兩。煎半杯濃汁。將姜蠶泡透晒乾。再泡再晒。計九次。以文火畧焙研末。過篩留細末用。凡製姜蠶。宜在暑天。因易晒易乾。)雞蘇薄荷末六錢(生晒研末。過篩留細末用。)全骨牌草三十二片(生晒研極細末如一次研不細再晒再研即細。骨牌草。殊難尋覓。或用土牛膝三錢代之亦可。惟功效稍遜耳。)馬牙硝末七錢　馬勃末四錢　上硼炒末七錢　大梅片七分

右藥如法泡製。各爲細末。共入乳缽。輕手研勻。乳至極細無聲爲度。用磁瓶收存。勿經風受潮。以年久氣純爲貴。

### △(二)白腐吹喉散

【功用】凡風寒風熱喉症。以及時喉疫喉白腐。甚則喉風喉痧。破爛疼痛。危險異常。速將此藥多吹患處。吹後即吐出涎水。立能消腫。脫腐定痛。藥品珍貴。幸勿輕視。如再用『利痰清咽噙化丸』(方藥見下)功效尤速。如便秘再服『清咽導熱奪命丹』(方藥見下)更著奇效。

磨犀角汁一錢五分　磨象牙汁一錢五分(此二味以松蘿茶泡水。在大端硯上磨取濃水。攤入磁盤內。以風吹乾。不用日晒。以鴨翎掃下。即成細粉。在秋燥天氣易辦。)人指甲末一錢(要右手次指中指。餘指不能用。以文火畧焙研細。)眞老熊丹一錢五分(眞者辟塵。乃能退腐。僞者腥臭勿用。文火焙。研末。)朴硝末一兩(先將硝入沙罐內煮化。用白萊菔一個切片。生甘草二錢。擘切二三段。共煎數十沸。去蘿菔甘草。再煎至水將乾時。將硝移貯於沙盆之內。置於西北風口。即凝結成霜。以竹刀刮下。研爲研末。此藥在冬寒天易辦。)骨牌草三付(此草極難尋覓。或用土牛膝六錢代之亦可。須生晒研極細末。)

人中白一兩（火煅研細過篩。去粗末。）粉甘草三錢（生晒研細末。過篩去粗末。）大梅片一錢（研末）

右藥按時依法預製。用磁瓶收好。至修合時。再共入乳鉢。輕手研勻。成爲極細末。磁瓶收存。勿經潮濕。陳久者佳

△（三）紅腫破爛吹喉散

【功用】主治一切喉症。凡咽關腫痛。破潰腐爛。甚則口中腥臭。速將此藥頻吹患處。吐去痰涎。定能清熱敗毒。去腐退紅消腫。屢試屢驗。藥料珍貴。實爲上品妙方。再用『利痰清咽唅化丸』（方藥見下）取效尤速。如便秘并服『清咽導熱奪命丹』（方藥見下）更著奇效。

大濂珠二錢（用兒乳泡七日。每日換乳一二次。研爲極細末。）上犀牛黃末二錢　烏魚胆五個（要冬天收取。在簷下風乾。如非冬令。則胆易臭爛無用。用時以文火焙研。）鷄內金十六個（要不落水者。將鷄內金中汚垢。以竹刀剔去。晒乾在新瓦上略焙。研爲細末。）蟬衣二十四個（取翅足齊全者。先洗去泥沙。晒脆研細末。）西瓜霜五錢（在深秋時。用西瓜數個。破頭留蓋。略去瓜內瓤子。以芒硝數斤。分裝瓜內。將瓜蓋蓋上。放入竹籃內。掛于北簷透風處。俟秋風大起時。即吐白霜。刮下研用。）粉兒茶五錢（研末過篩。去粗末。）水飛青黛末二錢

以上各味。如法照製。各爲細末。再加入『紅腫吹喉散』五錢（方藥見上）『白腐吹喉散』一兩（方藥見上）共入乳缽輕手研勻。再研至無聲爲度。磁瓶收好。勿經風受潮。陳久者良。

△（四）喉齒通用外吹散

【功用】統治一切喉症。紅腫疼痛。口舌牙痛諸症。凡初起在二三日之內者。無不神效。一經吹搽。定能止痛消腫。并能消散項間腮部結腫。遮腮時毒。以及頭痛頭風。將此藥摻於藥店普通紙膏藥上。貼患處立愈。

淨薄荷尖六錢　川黃柏四錢五分　蘆薈三錢　細辛四錢五分　白芷三錢　上川黃連三錢　射干三錢　白姜蠶三錢　山豆根三錢　製乳香一錢二分　製沒藥一錢二分

以上各味。生晒不見火。共研末。過篩留細末用。再加上犀牛黃一錢二分大梅片一錢二分　水飛青黛一錢五分眞雄精二錢　元明粉三錢　硼砂三錢此六味均各研爲末。合前藥末。共入乳缽內研勻。乳至無聲爲度。磁瓶收好。勿經潮濕。

△（五）利痰清咽唅化丸

【功用】統治一切時喉疫喉。以及喉閉喉風紅腫。白腐潰爛喉痧。甚則咳嗽喘急。迷悶痰湧。症勢危險。速將此丸五粒。或十粒。症重可用至十五粒。開水化服。功能利痰消腫。去腐定痛。屢著奇效。此乃救命靈丹。藥品珍貴。藥味和平。修合尤難。誠爲寶貴之品。兼能入口唅化。以代吹藥。并治走馬牙疳潰爛。口唅代藥。神效無比。凡疫喉盛行之際。平人唅化三四粒。有保喉防疫之功。幸勿輕視。

磨犀角尖汁一錢　磨羚羊角尖汁一錢（照前白腐吹喉散磨犀角法。）眞雄精一錢（生研細末。藥店明雄勿用。）上硼砂二錢（生研細末。）上犀牛黃二錢（生研爲末。）水飛青黛五錢　眞熊胆一錢五分（文火烘。研細末。）陳胆星二兩（生晒研末。）粉兒茶一錢（生晒研末。去粗留細。）薄荷尖一兩（生晒研末。去粗留細。）

右藥共入乳缽內和勻。酌加白蜜調和。以手爲丸。如豌豆大。以風吹乾。再將此丸用皮紙包好。放入石灰缸內。將丸內潮氣拔盡。然後用白臘殼裝成。每殼五粒。永遠不壞。愈陳愈良。（未完）

主編者 醫學家趙公尚

宗旨 鼓吹世界醫學大同 切實指導衛生方法 徹底說明醫學原理 解答一切疑難病症

館址 上海浙江路清和坊對過 （郵政信箱一八三四號）

每星期六出版一冊

全年五十期連郵費二元四角 國外加半 郵票代洋九五折扣

# 衛生報

中華民國十九年十一月十五日出版

第二卷第三十四期

發行者 上海衛生報館

THE HYCIENIG WEEKLY 780 CHEKIANG ROAD, SHANGHAI, CHINA

## 本期要目



## 盜汗之研究

李健頤

盜汗一症。時醫皆謂爲陰虛。故多用補陰固濇潛陽之藥。如屬陰虛。補陰之藥。正是對症良方。然盜汗亦有因於濕熱者。濕熱內蒸。若投與補陰之藥。助桀爲虐。反增其禍。豈不慎哉。蓋濕爲水分過多。如衛氣堅固。腠理緻密。濕邪無從發泄。鬱於肌膚。即爲水腫。衛氣虛疎。捍衛無權。濕熱相蒸。熱氣內迫。乘衛虛以外出。爲自汗。衛氣晝行於陽。夜行於陰。濕屬陰邪。邪甚相抗。隨衛氣以行於陰。即爲盜汗。如西醫所云。水分過多。流溢於靜脈。汗竅開發。水不容納故也。此症治法與陰虛盜汗判如天壤。陰虛以補陰爲主。如參耆龍牡阿膠白薇之屬。濕熱以清濕爲本。如薏苡滑石茯苓沙參麥冬豆卷之屬。苟陰虛以治濕熱之藥。則陰愈竭。而汗愈甚矣。濕熱以治陰虛之藥。則濕邪滋滯。而汗反增矣。差之毫厘。謬若千里。爲醫者豈可不小心研究乎。然濕熱所異之點。必見小便短赤。舌苔厚滑。脈緩滯數。口不甚渴。而陰虛之症。則異斯。其脈洪大。小便長白。舌苔光絳。可以分別之。審證用藥。自不致悞。

## 風寒咳嗽之治法

時逸人

咳嗽一症。外之六氣。內之五臟六腑。皆足令人咳。內經論咳之旨。分別十二經。受邪之狀。言之甚詳。玆所述者。惟風寒之一種耳。

經曰。形寒飲冷則傷肺。肺臟受病。未有不咳者。現狀爲惡寒。發熱。頭痛咳嗽。胸悶，或有汗。或無汗。或喘。或小便不利。在古方治之者。以大小青龍湯酌用。鄙意爲普通人說法。酌訂一通用方。以俾實用。

荊芥　橘絡　桔梗　赤苓　蘇葉　川玉金　前胡　炒建曲　身疼加秦艽。胸悶加大貝。廣皮。汗透去荊芥。蘇葉。頭痛甚加川芎。白芷。脘滿加枳殼。咳甚加川貝末。紫菀。喘加。杏仁。滑石。熱甚加知母。

# 傷寒今釋

陸淵雷

右六味以水一斗。煑取三升。去滓。溫服一升。日再。夜一服。

醫方集解云。黃芩加半夏生薑湯。亦治膽腑發欬。嘔苦水如膽汁。證治要訣云。治太陽少陽合病。頭痛腰痛。往來寒熱。胸脇疼痛而嘔。吉益氏云。治黃芩湯證而嘔逆者。

傷寒。胸中有熱。胃中有邪氣。腹中痛。欲嘔吐者。黃連湯主之。

凡病變機轉。上部易以熱。下部易以寒。胃在上。腸在下。故胃多熱而腸多寒。胃痛稱陽明。腸病稱太陰。(太陰多係小腸病與左脅內之脾臟無關說在太陰篇)故曰陽明燥金。太陰濕土。此條卽胃熱腸寒之病。胃熱故欲嘔吐。腸寒故腹中痛。不云胃熱而云胸中有熱。不云腸寒而云胃中有邪氣者。古人疏於解剖。略於脩辭故也。程氏云。此等證皆本氣所生之寒熱。無關於表。故著二有字。金鑑云。傷寒邪氣入裏。因人藏氣素有之寒熱而化。此則隨胃中有寒。胸中有熱。而化腹中痛欲嘔吐。故以是方主之。丹波氏云。病源候論冷熱不調候曰。夫人榮衛不調。致令陰陽否塞。陽并於上則上熱。陰并於下則下冷。上焦有熱。或喉口生瘡。胸鬲煩滿。下焦有冷。則腹脹腸鳴。絞痛泄利。宣明論曰。腹痛欲嘔吐者。上熱下寒也。以陽不得降而胸熱欲嘔。降不升而下寒腹痛。是升降失常也。

黃連湯方

黃連三兩　甘草三兩炙　乾薑三兩　桂枝三兩去皮　人參二兩　半夏半升洗　大棗十二枚擘

右七味。以水一斗。煑取六升。去滓。溫服。晝三夜二。疑非仲景方。(成本作溫服一升。日三服夜二服無疑。非仲景方五字。玉函亦無。)

丹波元堅云。此方自半夏瀉心變來。然彼冷熱在一位而相結。此冷熱異其位。故彼則要藥性溫涼混和。所以再煎。此則要溫涼各別立功。所以淡煑而不再煎。此方愚常用治霍亂吐瀉腹痛。應效如神。蓋以其逐邪安正。能和陰陽也。湯本氏云。本方卽半夏瀉心湯。以桂枝易黃芩。而增黃連之量。方意亦頗近似。故不特治欲嘔吐。亦可療下痢。吉益氏云。黃連湯。治心煩心下痞鞕。腹痛嘔吐上衝者。方輿輗云。黃連湯。治腹痛有嘔氣者。蓋此腹痛。自心下至臍上痛者是也。臨治之際。當明察所痛之部位而處方。

以上三條。論太少合併。并及上熱下冷之證。

傷寒八九日。風濕相搏。身體疼煩。不能自轉側。不嘔不渴。脈浮虛而濇者。桂枝附子湯主之。若其人大便鞕。(原注一云臍下心下鞕)小便自利者。去桂加白朮湯主之。

個月胎未成形之時。斷無不效。但戒五六個月胎已成形者。則萬不可服。余因仿仲聖旋覆代赭湯意。借洋參之善補氣者以監制之。且令切小塊。用二味藥汁徐徐送下。庶嘔吐止而胎無損。何則。當二藥降墜。洋參之功用猶隱。及人參升提而嘔吐之患已平。且可駕馭二藥不得過于降墜以致墮胎也。倘與同煎必難收效。蓋一降一升故也。

## ■孕婦氣淋

施惠賓 住樂清西鄉老馬道

【病者】陳婦年十八歲。住浙江樂清馬道。

【病狀】舌苔微黃。臍下呆悶脹痛。水道濡滯不通。脈細數。

【病原】審察病者性喜安逸。惡勞動。且日前曾服酸甘之品。漸致身體疲倦。小便澀滯。

【診斷】此脾被濕困氣滯致之。

【療法】擬投四苓湯加沉香蓮葉陳皮。理氣利濕。蓋氣本於水。濕屬氣凝。濕清氣化。則水道通而為尿。

【處方】赤茯苓三錢　生白朮二錢五分　結猪苓二錢　福澤泄錢半　水沉香錢半
廣陳皮八分　新蓮葉一錢

【二診】一劑水道通。臍下痛減。惟舌苔微黃。再從原方。補入清熱之品。

【二方】赤茯苓三錢　生白朮二錢五分　結猪苓二錢　福澤瀉錢半　水沉香錢半
廣皮白八分　川黃連八分　淡黃芩錢半

【效果】三劑後全愈。

## ■孕婦浮腫胎動不安

談禹九 住江蘇海門聚陽鎮

【病者】施右年三十六歲。住啓東縣東昌鎮西南。

【病狀】懷孕四月納食無味。肢體倦怠。身體四肢及頭面俱腫。

【病原】脾陽不振。脾陰有虧。肺氣從革。不能運氣於膚表。

【診斷】夫胎之所以長者。全賴乎氣以益之。血以養之。今肺脾受病。則胎亦不固矣。緣肺脾之所以受病者。皆由於肺脾之虛也。蓋脾虛則濕邪乘機而入。況肺爲脾之子。母既有病。而子豈有不病乎。故成浮腫。

【療法】補脾之陽。益肺之氣。則水濕不致泛濫。而胎亦安矣。擬自製振陽益氣湯。方用白朮蔻仁陳皮茯苓以振脾陽。黨參綿芪蘇梗木香益其肺氣。柴胡升麻味薄性陽。能引脾胃之清氣行於陽道。歸身養血。甘草和中。

【處方】炒白朮二錢 陳廣皮二錢 潞黨參三錢 老蘇梗三錢 軟柴胡一錢
炙甘草五分 白蔻仁八分後入 雲茯苓五錢 炙綿芪三錢 廣木香八分後入
綠升麻五分 當歸身三錢

【效果】四劑痊愈。

白光淇 住常州福泰行轉盧家巷鄭雪記

□孕婦中風

【病者】王右年二十一歲。

【病狀】懷麟五月。陡然跌仆成中。不省人事。舌強不語。口吐白沫。脈細數。舌紅絳。

【病原】素有頭痛目眩。肝腎臟陰本虧。水不涵木。內風上旋。挾痰熱阻于廉泉。堵塞靈竅。

【診斷】恙勢已入危途。況更兼懷孕之體乎。

【療法】急宜育陰熄風。開竅滌痰。仿經旨有故無殞之意。冀重轉效什一。

【處方】霍石斛三錢 天竹黃錢半 抱茯神三錢 烏元參三錢 石決明一錢

生甘草八分　陳胆星錢半　炒遠志錢半　燈　艸五尺　蔞皮仁各三錢
淡竹瀝二匙　嫩鈎尖三錢　蘇合丸一粒　至丹寶一粒

【效果】一服後症勢卽轉。繼以平肝化痰之劑數帖而安。

白光淇住常州福泰行轉盧家巷鄭雪記

■孕婦轉脬

【病者】薛右年三十歲。

【病狀】忽然腹痛胎墜以致小便點滴不通。

【病原】懷麟五月。偶攜重物。以致壓胞。

【診斷】此轉脬症也。禍至迅速。

【療法】以補中益氣合茯苓升麻湯。升舉重胎。俾胎不下墜。則小便自通矣。

【處方】柴　胡八分　炙升麻八分　車　前三錢炒　黃　芪三錢　赤茯苓三錢
萆　薢三錢　歸　身三錢酒炒　焦　朮錢半　生　草五分　通　草八分
廣　皮一錢　黃　柏二錢　苧麻根五錢　燈　草五尺

【效果】二劑而胎升小便亦通。

■慣患小產

江士先住遂昌城區南里

【病者】徐右年二十九歲。住南京罵駕橋。

【病狀】懷胎五月。不時腹痛漏紅。大有欲墜之狀。稟之中氣不足。有似下陷。兩脈微細。右尺按之不起。舌淡紅微苔。

【病原】墜胎四次。症狀略同。均在四五個月前後。檢閱從前所服之方。無非八珍加砂仁艾葉。或膠艾湯保產無憂之類。

【診斷】脾腎不足固不待言。而其關鍵。尤在命門。命門爲女子繫胞之所也。

【療法】氣血兩虧由虛生寒。實因命門火衰。火衰則不能助其化育胎焉得而不墜。惟有大劑溫補子宮得以常煖則胎自有日長之勢。

【處方】別直參錢半 炙 芪錢半 於 朮二錢土炒 熟 地二錢 當 歸二錢
川 芎錢半 鹿角膠錢半另燉冲 補骨脂錢半 杜 仲二錢姜汁炒 川續斷錢半酒炒
艾 葉一錢 炙 草一錢

【效果】三劑而安。即囑其照原方每星期服一劑。後孕足月而生。母子安全。

## ■胎痿不長

祝懷萱住蘇州護龍街

【病者】陳右年三十餘歲。住唯亭。

【病狀】每屆懷孕至七八月間。驟覺腹中不動。約四五月即產胎已有浮腐之狀。如是者計有三次。且均係男胎。此次有妊四月。無他病象。僅腰部微痠。大便帶糖。兩脈軟滑。

【病原】素體瘦弱。農家操作過勞。又無美食營養。先後天均不足。

【診斷】娠屆六七月時。如果實之生樹枝。方在成熟之頃。正須吸收充分養料。始能長大。且固。設此時樹本無力挹注。則果實靡不萎而落矣。

【療法】古云欲令兒壽。當治其母。胎固繫於腎。而滋養於脾。宜治脾腎爲首要。擬黃耆黨參白朮山藥。以補氣健脾。歸身白芍生地杜仲。以養血固腎。參入砂仁陳皮蘇梗荷蒂。以和胎氣。兼化補藥之滯。

【處方】黃 耆錢半 懷山藥三錢 大生地四錢 陳 皮一錢 黨 參錢半

歸身二錢 杜仲三錢 蘇梗一錢 於朮二錢 奎白芍二錢
砂仁八分 荷葉三枚

【效果】每月配服七八劑。至九月餘得產男孩甚茁壯。逾二年又懷妊數月。來商預防之法。囑仍以舊方配而服之。

朱炳熙 住首都南門外慈湖鎮

## □妊娠大小便不通

【病者】謝石年二十歲。住慈湖鎮東太來村。

【病狀】妊娠四月因勞力胎氣下墜。大便不通。少腹脹痛欲死。苔淡口中和。脈沉細而微數。

【病原】胞胎下墜。壓迫膀胱。氣閉不通。

【診斷】小便點滴全無。以致少腹脹痛。乃膀胱爲胞胎所壓。氣閉不通。名曰轉胞。

【療法】升提探吐。以開上竅。而下竅自開矣。

【處方】全當歸一兩 川芎五錢 升麻錢半 柴胡錢半

【二診】前藥煎服後。片刻。以指探喉令吐。小便稍通。

【二方】原方加潞黨參三錢。復令探吐。

【效果】前方連服三劑。小便如注。大便亦通。

# 產後

□產後暈厥

榮頌賢 住吳縣南北橋鄉北甲村

【病者】沈玉居夫人年三十歲。住無錫蕩口鎮。

【病狀】產後經旬。惡露止而暴下。以致陰不戀陽。陽氣衰亡。陡然暈厥。四肢作冷。自汗淋漓。現暈厥雖平。而神倦氣怯。不堪言狀。胸部悶懣。少腹撑脹。口渴不多飲。唇齒乾燥。脉來虛細而數。略帶滑象。兩尺更軟弱無力。舌糙黃中灰。

【病原】始因食滯。致肝胃不和。故曾見脇痛噯氣之象。產後則陰虧于下。陽越于上。此乃虛中夾實。實中夾虛。

【診斷】正虛邪實之候。治之實屬棘手。危機畢露。最易氣血渙散。陰陽交脫。

【療法】昔賢謂一虛一實者。先治其虛。後治其實。所謂養正則邪自除也。當大劑溫補攝納。

【處方】上交桂五分　舂砂仁五分拌炒　靈磁石八錢　東白芍錢半　大生地四錢

煅龍骨七錢　製附片四分　炙龜版五錢　煅牡蠣七錢　黃耆皮錢半

辰茯神三錢

【二診】昨進益陰扶陽。爲交鈕陰陽之計。茲得四肢稍暖。夜寐尚安。自汗漸收。胸悶略適。今晨又下惡露數塊。即見火升煩悶。揭去衣被之象。口渴喜冷飲而不多。唇有血垢。舌糙灰。脈象較昨有力。兩尺仍然軟弱。由乎陰虧于下。火現於上。陰陽二氣不能交鈕。下寒上熱。仲景所謂戴陽重症也。夫寒屬眞寒。熱乃假熱。治當益陰。再擬昨意損益。冀其出險入夷。

【二方】製附片三分　原金斛三錢　炙鱉甲五錢　上交桂四分　煅龍骨七錢
炙龜版五錢　東白芍二錢　煅牡蠣七錢　紫石英一兩　大有耆二錢
大生地四錢　老山吉林人參鬚七分

【三診】兩進益陰扶陽引火歸源之法。現得四肢轉温。形神大振。種種險象。皆得一一告退。誠幸事也。刻診脈象弦滑而數。舌尚灰垢。口渴不多飲。胃納不馨。虛熱時衰。此元陽雖回。陰液未充。內經所謂陰虛生內熱也。

【三方】西洋參七分　東白芍二錢　生鱉甲五錢　原金斛三錢　淮小麥三錢
新會白一錢　黃耆皮二錢　煅牡蠣五錢　辰茯神三錢　石決明八錢
潼夕莉錢半　香穀芽三錢

【四診】虛熱漸退。大便已行。所下皆屬粘膩宿垢。口渴緩。煩悶平。種種見象。皆是向安之兆。據述寤寐之間。尚屬不安。乃係血虛而神怯也。略有咳嗽。亦由虛熱刑金所致。脈來弦滑。舌垢已化。大波之後。正氣不克即復。切宜愼寒暄。節飲食。自可陰平陽秘。康復如常也。

【四方】西洋參八分　京川貝二錢　抱木茯神三錢　原金斛四錢　新會白一錢
青龍齒四錢　北沙參三錢　叭杏仁三錢　炙鱉甲五錢　潼夕莉錢半
香穀芽三錢

【效果】四劑全愈。

## ■產後發狂

沈濟成（住平漢路郝家灣西下沈家灣）

【病者】族右年廿六歲住孝感八角樓

【病狀】新產數日忽然發狂與食則食與飲則飲不與則不食不飲溲利便秘動輒罵詈不避親疎甚至持刀妄殺偶失防將自己右腿戳傷長數寸深寸餘

【病原】病家距余村約十里許素未開通見種種怪象以爲邪祟初禳解繼延巫鎮魘循至旬餘始邀余診

【斷診】六脈沉數而濇苔黃燥氣粗聲揚合參症象知係瘀結少腹胃有實熱故現等等危候治之得法或可挽救

【療法】擬仿金匱產後法以胃有實熱主大承氣恐熱去而瘀絡存以腹中有瘀主下血湯徒治血又遺其胃姑予大承氣去硝略加血分藥先撤胃熱再治其瘀

【處方】西錦紋三錢　陳只實一錢　川厚朴一錢　全當歸二錢　京赤芍二錢
桃仁泥錢半　甘草錢半　熱童便半杯冲服

【二診】連服二帖胃熱漸平狂亦稍衰遂改生化大承氣法重用生化以去瘀合大承氣以急下存津

【二方】全當歸三錢　正川芎錢半　桃仁泥二錢　陳只實二錢　川厚朴一錢
錦紋黃二錢　風化硝錢半　黑姜炭八分　熱童便一杯冲

【效果】服二帖後大便下燥屎甚多小便下瘀血亦不少遂霍然全愈復予清熱逐瘀等味以善其後

陸耀熙 住江蘇崇明油車橋施乾茂號

## 口產後血崩

【病者】張秀三之妻蔣氏年三十四歲住崇明大通河

【病狀】產甫二星期形肉盡脟兩目不開言語近聞隱隱遠則無聲瘀露至今未絕竟成盆塊渴喜涼飲面色

淡白無神。

【病原】甫產之際。穩婆動手徹胞。傾血成盆。至今未息。邇來血若雨條。色淡且鮮。因渴食過西瓜二枚。熱仍不退。穀納不進。

【斷診】亡血者不華於色。形肉虛胖。渴喜涼飲。猶如陽明實熱。審察之際。則為非火有餘。乃陰不足之症。經旨無實實無虛虛。此其義也。血屬陰。靜定而有常。今下血過多者。由于氣虛之不攝故也。目不得開者。亦因于蹻脈之不和。經旨蹻氣不榮。日則不能開合是也。細審病情。辨別產例。血色鮮而大下者。決非峻補不可。然峻補之品。當以補氣為先。氣為血帥故也。氣固則血亦固。氣泄則血亦泄。邇時腹中不疼。斷無瘀血作祟。良可知矣。

【處方】東洋參五錢　黃耆四錢蜜炙　全當歸三錢酒洗　白芍三錢酒炒　人參三七三錢

大熟地四錢　白朮三錢土炒　黃柏三錢鹽水炒　紫河車三錢　炙甘草四分

五味子五分炒　生姜六分炮

【效果】一劑下漏大減。連服一劑。諸恙即安。

【方解】仿黃耆補氣湯能治陰虛陽旺之症。故加以東參。益助黃耆之力。引之以當歸。使血得歸經。無亡陽之歎。參之白朮甘草。有補脾之功。能使脾氣得旋。則太陰有統血之職。冀血其無妄溢而下耳。用三七河車者。三七概謂其有止血之功。而實則塡隙之功。河車即胞衣。取其以胞益胞。仍歸其舊濁矣。此察其手探胞衣之損傷也。鹽炒黃柏者。能濇下焦血管之口。火炮生姜者。能使新血引之歸經。五味子一味。其形象腎。五味俱備。惟以酸鹹為多。蓋肺主出氣。腎主納氣。使肺腎有出納之功。如此一溫一補一濇一收相須成功也。

## ■產後行房

盧震春 住江蘇如皋群丞巷

【病者】張婦年廿三歲如皋人。

【病狀】右脇有筋一條牽引少腹疼痛惡露至今不斷望其面無血色白且微靑爪甲亦然呻吟之聲達於戶外以手捫腹惟喪氣不已。

【病原】方產數日伊夫卽欲行房初不允固強之卒未能免如斯者三次此時子宮溫度尚未復元又爲寒氣乘虛而入幾成癆瘵。

【診斷】脈象沉而且細舌苔水白此乃寒氣襲於胞中與瘀血相搏以致苦痛乃爾余曉之曰須愼防損症恐難挽回。

【療法】用祛寒行瘀法。

【處方】當歸尾三錢小茴香錢半煎水炒　杭白芍三錢淡吳萸八分煎水炒　製香附錢半　西紅花八分酒洗　靑陳皮錢半
炒桃仁三錢　熟附子錢半　上紫油桂八分研末和服　川玉金一錢　台烏藥錢半
大丹參三錢　炒黑荊芥錢半　炮姜四分　澤蘭葉錢半

【效果】照方服至十帖惡露卽盡右脇之筋亦除但腹仍微痛手指稍有抽搐盜汗間作良以血虛不能榮養肝木陰分大傷故也擬柔肝養血法用花龍骨五錢左牡蠣五錢石决明五錢生白芍五錢烏梅二錢陳阿膠四錢廣橘絡一錢淡蓯蓉三錢綠蕚梅錢半服兩帖病乃痊面色如常人精神暢爽體健亦康強如初矣。

## ■產後心悸夜夢

談禹九 住江蘇海門聚陽鎮

【病者】張右年三十二歲。住江蘇海門。日新鎮。商業。
【病狀】神色衰奪。頭暈心悸。夜寐多夢。
【病原】恙由產後元氣未復。
【診斷】此乃營陰不足。水不上承。火不下降。
【療法】丹溪云產後清虛之體。雖有百病。總以固本為先。今從其意。擬投歸脾湯加減。佐以養營等品。以冀本固而枝葉茂也。蓍朮甘草固本。遠志茯神棗仁甘溫酸苦以補心。白芍阿膠以養營血。牡蠣澤瀉丹皮。滋陰降火。蓮子紅棗清心補脾。
【處方】炙綿蓍三錢　遠志肉一錢　生熟棗仁各三錢　炒白芍一錢　粉丹皮一錢
炙甘草五分　炒白朮二錢　硃茯神三錢　建蓮子三錢　阿膠二錢
煅牡蠣四錢　鹽水炒澤瀉三錢　紅棗三枚
【效果】服二劑全愈。

## □產後血腫

白光淇住常州福行轉盧家巷鄭雪記

【病者】倪右年三十二歲。
【病狀】大腹膨脹。紅筋顯露。臍突溲濇。氣短喘急。脈細弱。
【病原】產後氣阻血痺。惡露與水濕混合。蓄為腫脹。
【診斷】脾不制水。腎不約水。水與血合。泛濫橫溢。莫可遏止。恙勢危險萬分。
【療法】用藥如用兵。無糧之師。利在速戰。急用大劑利水消腫。仿破釜沉舟之意。

【處方】葶藶子三錢　芫　花六分　飛滑石五錢包　粉甘遂八分　大　戟八分
廣陳皮一錢　桑白皮三錢炙　車　前三錢炒　川通艸八分　大腹皮二錢
官　桂四分　赤苓皮三錢　製附片五分　鎊沉香四分

【效果】三劑而腫勢退。繼服金匱腎氣丸而愈。

## ■產後便數

祝懷萱住蘇州護龍街

【病者】顧右。年近四十。住胭脂橋。

【病狀】新產第一朝。瘀下不多。小溲頻數。痠痛片刻難安。半日許約有數十次。胸悶背寒。脉象弦急。

【病原】娩子後胞衣阻滯不下。或傳以方法。用竹管塞其一端。令產婦盡力吹氣。迸掙良久。胞竟得下。病亦繼起矣。

【診斷】臨盆之後。氣分已虧。用力吹氣。氣從下趨。胞雖得下。而下趨之氣不克上返。膀胱括約筋已被其刺激。不獲禁固。故溲數。太陽經氣下趨。膀胱以爲救濟。故背惡寒。中宮大氣下陷。故胸悶。脉弦急者。臟氣紊亂。神經起反應也。

【療法】氣下趨者。舉而上之。瘀內阻者。消而下之。所幸產時甚快。病又初起。元氣未甚虧耗。祇須輕劑撥亂返正。用生化湯加味。

【處方】全當歸二錢　炙　草四分　山查炭三錢　小川芎五分　單桃仁一錢
澤蘭葉一錢　黑　薑五分　荆　芥八分　失笑散三錢

【效果】一劑即愈。

# 公開十個喉科秘方

（續）　邰紹琴

## △（六）吹喉碧玉散

【功用】咽喉紅腫紫赤疼痛。白腐潰爛。甚至時邪憒亂。發痧發癍。大便秘結。一切積熱口糜齦爛。舌瘡喉閉。水漿不下等症。或誤服熱藥。煩妄譫狂。速用此藥二三錢。涼開水和服。幷多吹喉中噙化徐嚥。以代吹藥。極有消腫退腐導熱之功。幷治走馬牙疳。舌疳諸症。外塗內服。均能立效。又治風火患目。紅腫疼痛太甚。數日不愈者。開水化服立愈。

粉甘草一兩（用整枝切三四段。以長流水在沙罐內煎一二沸。去甘草留水煮犀角。）烏犀角片三兩（用文絹縫一小口袋。將犀角裝好。入甘草湯內。再煮數十沸。俟犀角汁出盡。去犀角留水。煮以下四味藥。）芒硝末二兩　馬牙硝末二兩　生石膏末一兩　寒水石末一兩（即以犀角甘草水。煮此四味末藥。以新竹著不住手。將藥攪勻。俟水將乾狀。如麵糊。即用文火再和下藥。）水飛青黛一兩（必俟上藥狀如麵糊。再入青黛末和勻。即須離火。）

以上各藥煮好和勻。移貯於大口沙盆內。須嚴冬之時。在西北風口。便易凝結成霜。用竹刀刮下。入乳鉢內輕研極細。以磁瓶收存。久藏不壞。

## △（七）開關吊痰吹喉散

△孕婦忌用

【功用】喉閉一症。最為危險。其現象喉關疼痛。或紅或赤。或白腐腫閉。痰聲如鋸。口噤不開。痰涎閉塞。湯藥難進。命在頃刻。速將此藥多吹喉內。立刻吊出痰涎碗許。腫閉自開。實為救急仙方。如再服『緊急喉風丸』（方藥見下）以通大便。『利痰清咽噙化丸』（方藥見上）以代吹藥。功效尤速。

烏犀角片一錢（研末）焰硝一兩（研末）（此二味共入乳鉢內。再加工研細。）殭蠶細末四錢　雄精細末四錢　磨金果欖汁四錢（將汁貯盤中。晒乾刮下。）大梅片末五分

以上各味。分研極細末。再共入乳鉢內。輕手合研和勻。磁瓶收存。永久不壞。

## △（八）清咽導熱奪命丹

△孕婦忌服

【功用】凡腐爛疫喉。頭面渾身痧疹。其色紫赤神煩。氣急口渴灼熱。譫語便秘。脈象數大。舌赤痰熱上壅。此為疫毒邪熱深重。流佈三焦。津傷液耗。傳變內陷。命在須臾。速將此丸六錢。開水輕煎去渣服。功能清三焦之積熱。消胸膈之熱痰。立刻起死回生。如大便未行。病勢未減。仍當再服。屢著奇效。幷治風水牙痛。走馬牙疳。風熱患目。赤紅腫痛。諸藥不效者。將此丸煎湯去渣。一服即效。

鎊烏犀角片三錢　鎊羚羊角片三錢　蘇薄荷三錢　連翹一兩五錢　板藍根一兩五錢　元參一兩五錢　元明粉三兩　錦箱黃三兩　甘草八錢　炒山梔一兩五錢　苦桔梗八錢　研牛子一兩五錢

右味不見火。生晒研末。水泛為丸。如小菉豆大。以硃砂為衣。晒乾磁瓶收存。每服三錢。或五錢。以開水送下。及入藥煎均便。

## △（九）緊急喉風丸

△孕婦忌服

【功用】凡緊急喉風喉痧。白腐痰涎壅塞。煩擾譫狂。或神呆昏陷。諸般危險之症。命在頃刻。湯藥不及。速將此丸四粒。多則八粒。開水送下。倘藥難下嚥。用開水化服。庶可開關通閉。起死回生。再議進藥施治。兼治小兒瘡毒內陷。腹脹神糊。及疔毒漫腫無膿。走黃發狂。均極神

效。

大巴豆三十六粒（去壳去油。淨取霜。研細以滴醋拌晒七次。再研細。）川文蛤二兩（搗破洗）山茨菇二兩（去皮）黃玉金二兩二錢（此四味均生晒不見火。分研爲末。）

右味如法炮製。分研成末。再入乳鉢內研勻。加開水少許。最兒滴醋。在石臼中杵千餘次。以手爲丸。如豌豆大。晒乾用白臘壳裝好。每壳內裝四粒。永久不霉不蛀。

### △（十）時喉外敷藥

【功用】一切喉症痰邪深重。發洩無門。每多項外腮部。結腫如核疼痛。速將此藥用白蜜調塗腫處。自能消散。而喉痛自能減輕矣。兼消一切外症。初起紅腫疼痛。及暑天熱癤腫毒。均用白蜜調塗神效。

川黃柏一兩　錦箱黃一兩　姜黃一兩　炒香附末五錢　製乳香四錢　製沒藥四錢（以上六味不見火生晒。共研爲極細末。）上犀牛黃五分　飛硃砂二錢　大梅片一錢（以上三味分研爲末）

右藥共入乳鉢內。研爲極細末。以磁瓶收存。勿受潮濕。（完）

## 小兒疾病之預防（續）

艾波

有識的父母決不使患有傷風及咳嗽的人與他們的子女相近。也不使此種人去撫抱他們的子女。凡室中有人患病。則不論此人患的什麼疾病。不可使小兒進這室內。患肺癆病的人決不可與小兒接近。肺癆一病。有傷小兒的生命。如小兒而與患有肺癆病的人接近。則雖時間短促。已足以致小兒於死地。未滿四歲的小兒。絕對不能與肺癆病者接觸。惟人是否患有肺癆。他人不易猜料。所以爲父母的最好不令未滿四歲的的兒童與那傷風咳嗽的人相近。

與小兒接吻。最足以傳染肺病。所以愼勿使他人與小兒接吻。嚼物而喂給小兒。或拿自用的匙和著以菜喂給小孩。也是傳染疾病的捷徑。所以無論何人。尤其是病者。不可不注意此事。

倘若一個小兒患傷風或咳嗽。則不得令其他小兒與之相近。倘若小孩的是痲疹。喉痧。或百日咳。則應當把這小孩另外睡在一間房內不令其他小兒進來。如果你又要照顧病孩。又要照顧無病的小兒。則你在病孩的房內時。應當加上件外衣。於離房時把這衣服脫下。並須把手洗得清潔。

（完）

主編者 醫學家趙公尚

館址 上海浙江路清和坊對過（郵政信箱一八三四號）

每星期六出版一冊

全年五十期連郵費二元四角 國外加半 郵票代洋九五折扣

# 衛生報

宗旨 鼓吹世界醫學大同 切實指導衛生方法 徹底說明醫學原理 解答一切疑難病症

發行者 上海衛生報館

中華民國十九年十一月二十二日出版

第二卷第三十五期

THE HYCIENIG WEEKLY 780 CHEKIANG ROAD, SHANGHAI, CHINA

本期要目



## 白濁之研究

朱叔屏

□發生 患白濁者。多由交合而來。或由於狎妓。或因於伉儷之傳染。公用便壺。或公用浴布等。雖能傳染。其數較少。若女子在洗滌陰部時。以不潔之布揩拭。而傳染者。爲數不少。故一家之中。如有一女子患白濁者。其餘婦女。切不可於同一器內洗滌陰戶。即拭布亦不可合用。宜各人自備。

□病證 初發時。尿道口及龜頭等處。知覺與平常稍異。時覺微癢如有虫行。會陰部發痛。睪丸牽脹。尿道發癢。陰莖易於勃起。小便頻數。尿道外口唇。遽爾腫起。尿道口黏膜發紅。小便後。膈稍久。即有稀薄膿水。膠黏尿道口之兩唇而封閉。如此一二日後。龜頭部覺有灼熱。常覺刺痛。色如白乳之膿。淋漓不斷。多而且厚。亦有黃色。或黃綠色。以後漸次較重。陰莖之勃起愈甚。淫情亦大發。疼痛甚劇。臥不得安。小便艱難。如係女子。始則在傳染病毒之處。稍稍發癢。起似痛似淫之感情。繼則小便時。自覺灼痛。病勢更進。小陰唇即紅腫。洩膿少許。漸又加多。至於子宮發炎。如是八九日後。諸症漸退。歸於消散。如不加治療。成爲慢性白濁。

□慢性 急性白濁。逾星期不治。或治之不得法。即成爲慢性。陰部各器官。畧無腫脹。亦不發生其他痛苦。惟小便較常人爲濁。晨起尿道口略有膿液而已。或有以爲病愈。不加攝生。一逢交接。暴飲勞役。感冒以後。膿液多而且厚。症象加重。患者乃起恐怖之心。稍稍調理。數日又輕。如此增減迭更。經過甚爲遲緩。

□傳變 以上所述。病人已非常受累。然病毒僅在尿道內作祟。尚未波及他部。若久而不愈。必移傳深處。續發他病。如淋毒潛伏於節骱則成風。匿跡於心瓣膜。則成心疾。如由精系而延入精囊。則侵蝕卵丸。致碍及生育。或發生膀胱之疾。腎臟之潰膿。尿管之攣閉。而貽害無底。

□盲目 患白濁者。其尿道內之膿液。有

傳染性。如不愼而染手指。觸及於目。成爲白濁流淚眼。此種目疾。每易失明。終身成爲盲人。有生而盲者。大半由於母親患白濁病。當其離母胎時。由子宮通過陰戶。白濁染於兒目。遂爲盲者。入世而不見世情。可憫亦可悲矣。

■豫防　白濁之症。均由宿妓而來。預防之第一法。即不宿妓。尋花問柳者。謂與妓女交合。套如意袋。不可久戰。交後即小便。或滴藥水於尿道內。可免傳染。此事猶未穩妥。妓女有毒者。其傳染之能力。不在乎接觸時間之長短。時間久長。固足爲患。時間短者。亦易引渡。用如意袋。不但喪失眞正之快樂。而破壞之後。功用盡失。交合後即小便。法至簡單。效力亦微。至於滴藥水於尿道口。功效固大。然非普通人所能爲。吾故謂預防白濁。莫妙於絕足花柳場中。若謂交合有道。可以預防。則彼好作章台遊者。有恃無恐。肆淫無忌。受害愈大矣。

■攝生　(一)務須安坐靜養。少勞其心力。如以職業關係。不能過於安逸者。宜避免劇力運動。如疾馳。遠行。騎馬。踢球等。均屬大忌。(二)病中行房。最爲大忌。否則有性命之憂。且害及妻妾。切宜戒之。(三)一切稗官小說。凡涉及淫穢。易於引起春情者。概禁看閱。(四)食物宜愼。凡辛辣之品。及生冷而不消化物。皆不宜進。白濁初時。勿多飲茶水。臥前更宜留意。否則膀胱脹滿。陰莖易於勃起也。(五)大便最須通暢。如果便結宜投輕瀉之藥。若服鹽類瀉劑。溺時痛必加甚。避之。(六)包皮及尿道口。宜清潔。忌濕潤。每日宜用藥水洗滌該部。

■治療　白濁之治療。初起較易。若成爲慢性。則難於爲力。初起時。下列四方。可以酌用。

(一)海金沙散治白濁小便淋瀝。及下焦濕熱。氣不施化。或五種淋疾。癃閉不通。海金沙。木通。滑石。瞿麥穗。通草各錢半。光杏仁。麩炒。各二錢。右作一服。水二鍾。燈草二十莖。煎至一鍾。食前服。

(二)神效琥珀散。治石淋。白濁。珀琥。用桂心。滑石。大黃微炒。葵子。膩粉。木通。木香。磁石。(火煅酒淬七次水飛)各半兩。共爲細末。每服二錢。用燈心葱白湯調下。

(三)石葦散治氣癃不通。小便淋結。臍下作悶疼痛。以石葦。(去毛)。赤芍藥。各半兩。白茅根。木通。瞿麥。芒硝。葵子。木香。各一兩。滑石二兩。右藥爲每四錢。水一鍾。煎至六分。去滓。食前溫服。

(四)五淋散治氣。砂。血。膏。勞五淋。赤芍藥。山梔子。各五錢。赤茯苓。三錢。當歸。甘草。黃芩。各錢半。右六味。入燈心煎服。

又華澄茄。性溫。宜於慢性白濁證。若久不愈者。可用華澄茄六瓦(每瓦合中量二分六厘四毫)和以骨湃波三瓦爲稠膏。分三次服。一日盡。

本館代售

葉勁秋先生主編之現代名醫驗案該書取材嚴謹記載詳確已出四集每集洋一角合購四集祗減售售三角寄費加一

## □產後冬溫似瘧

羅燮元 住沙市救濟院施診所

【病者】張書田君之內室年二十有餘。其夫服務稅關科員。住沙市寶塔中關。

【病狀】產後感寒。初起作厥。繼則微汗咳嗆。惡寒發熱。苔白質赤。鼻流淸涕。惡露未盡。小腹時疼。

【病原】時值冬令坐蓐。兩朔不生輾轉牀第。遂感嚴寒。胎雖取下。而驟然變痙。因夜無醫。穩婆遂以參湯灌服。厥雖回而寒熱乃作。

【診斷】按產後宜溫。世多祟尚。不知產後血既下多。孤陽易亢。設一旦不慎。感寒外束。衞氣反抗。不早疏泄。勢必風火交爭。鬱而爲熱。煎熬津液。成痙發厥。常見不鮮。若但執產後宜溫。而用生化等劑。是未有不害事者也。杳今正坐蓐。歷時過久。且屬冬令。寒易襲入。今秋雨澤愆期。燥氣尤甚。且體又陽強。是以寒從外受。伏熱被遏。寒熱交爭。漸從熱化。表不撤則涕淚頭疼而惡寒。熱上蒸則口燥而咳嗽。熱潮瘀血未淸則腹疼。神經緊張則發厥。脈浮而數。白苔舌赤。風熱顯然。茲先撤表。法用辛涼。佐以和肝。是爲至要。旋覆花湯合桑菊飮加味主之。

【療法】方用葱白通陽。薄荷散風。竹葉連翹淸其肌。旋覆花杏仁療其咳。桑葉蘆根肅肺之燥。甘草桔梗開胸之痞。古拜散疏表而不傷津。失笑散逐瘀而不傷血。茜草入肝通絡。桃仁去瘀生新。引以童便之鹹降。並制辛藥之過散矣。

【處方】旋覆花二錢　猩絳草二錢　桃仁泥三錢　冬桑葉三錢　淨連翹三錢

杏仁泥二錢　蘇薄荷一錢　炒荊芥錢半　苦桔梗二錢　水竹葉三錢

粉甘草一錢　鮮蘆根八寸　炒黑豆一勺　小葱白四莖

另研炒蒲黃二錢。血靈脂一錢。熱童便和上藥冲服。

【二診】昨用辛涼輕散。涕雖已而鼻衄轉加。寒雖減而潮熱轉甚。咳渴心煩。舌赤脉數。足見熱伏甚深。寒從熱化。不但氣燥火已燎營。非用重劑辛涼。焉能熄熱。乳子宜清。昔賢有例。茲師金匱竹皮大丸法。以葦莖湯加味主之。

【二方】冬桑葉二錢　杏仁泥二錢　淨連翹三錢　炒荊芥一錢　杭菊花二錢
東瓜仁二錢　苦桔梗二錢　鮮茅根五錢　玄胡索二錢　粉甘草一錢
水竹茹二錢　生石膏五錢　川楝子四枚　紫丹參三錢　鮮蘆根八寸
酒淋豆一勺　桃仁泥三錢

【三診】寒罷衄解。咳渴如故。而日晡寒熱往來。每按時至。此乃肝風內升。腠理拂鬱。衞氣不疏。有如瘧狀。肺燥胃熱。咳嗽無休。杯水車薪。似難有濟。仍師前法。佐以疏機。

【三方】冬桑葉三錢　竹柴胡三錢　廣青蒿二錢　東瓜仁四錢　桃仁泥二錢
杏仁泥二錢　杭菊花二錢　生石膏五錢　苦桔梗二錢　紫丹參三錢
粉甘草一錢　鮮蘆根八寸

【四診】咳渴雖減。惟日晡潮熱如故。而時重時輕。切脈浮數。小腹猶疼。足見炎炎之火。非一朝可除。若能堅持前法。終當盡淨。仍以葦莖加味。必觀厥效。

【四方】桃仁泥二錢　杏仁泥三錢　東瓜仁三錢　瓜蔞仁三錢　生石膏四錢
廣青蒿二錢　嫩白薇二錢　冬桑葉二錢　紫丹參三錢　粉甘草一錢
鮮蘆根八寸

【五診】口雖不渴。似覺少津。而潮熱未退。咳亦未愈。足見肺胃熱深。遽難撲滅。再用前法增減。

【五方】四方去石膏加天花粉四錢　地骨皮三錢　枇杷葉三錢

【六診】咳漸減。津略生。而潮熱仍有。知肺胃雖淸。肝陽猶熾。是宜專淸少陽。歛其木火。毋爲旁惑。溫燥妄投。以青蒿鱉甲湯加味。

【六方】廣青蒿二錢　炒鱉甲三錢　大生地三錢　炒知母二錢　粉丹皮二錢

生牡蠣三錢　生蛤粉三錢　冬桑葉二錢　瓜蔞仁二錢　嫩白薇四錢

【七診】諸症遞減。而面赤顴紅。總仍不退。深揆其故。乃由眞陰被刦。水虛火旺。陽乃奔騰。理宜略變方針。主以滋潛。使陰平陽密。火自不升。法丹溪補陰丸例。

【七方】炙龜板四錢　生牡蠣四錢　炒鹽柏三錢　炒知母二錢　大生地四錢

嫩白薇三錢　酒白芍三錢　淮牛膝三錢　杭寸冬三錢

【八診】昨用滋潛。未及終劑。熱已頓減。可見古人成法。並不我欺。但身雖涼。而時有燥咳。津少。此緣眞陰未劇回復。仍循前法圖之。必觀厥效。

【八方】全當歸二錢　大生地四錢　炒白芍二錢　炙龜板四錢　東阿膠二錢

杭寸冬三錢　炙紫苑二錢　枇杷葉二錢　生牡蠣四錢　川尖貝二錢

炙甘草二錢

【九診】歷旬以來。諸症至此。始乃頓退。可見漸進不已。終當撲滅。然而大敵雖除。元氣未易驟復。是以氣未和則面腫。肺未淸則痰凝。胃不和則臥不安。而食少進。凡此種種。皆宜撫綏肅肺和中。是爲至要。其餘莨朮拂鬱氣機。則非余所知也。

【九方】生沙參三錢　杭寸冬三錢　川尖母二錢　天花粉三錢　炒白芍三錢
東阿膠二錢　瓜蔞仁二錢　炙紫苑二錢　東瓜皮四錢　炙甘草一錢
生蛤粉三錢　鮮蘆根八寸

【十診】病態如前。

【十方】同上

【十一診】咳除食進日漸告痊。惟神疲多倦痰或略有。面目虛浮尚未盡退。此營衛之未遽調亦胃氣之未全復也。法宜甘淡切禁溫補善後起居尚祈珍攝

【十一方】蘇條參三錢　雲茯苓三錢　廣橘絡二錢　杭寸冬三錢　生苡仁五錢
東瓜皮四錢　生扁豆三錢　枇杷葉三錢　淨棗仁二錢　柏子仁二錢
炙甘草二錢　生川斛二錢　大紅棗四枚

【效果】此方連服數劑。飲食恢復。彌旬康健倍常。至民十六年。復產一子。今已數歲也。

## ■新產發熱

李澤園住汕頭中山路同濟醫院

【病者】石君之夫人劉女士。年廿四歲。廣東潮安人。

【病狀】產後發熱不惡寒。頭不痛。口不渴。脉滑有力。

【病原】丙寅年四月廿申刻產兒之後。血多人昏。用熱醋薰鼻不止。乃啥高粱酒一大口。急噴其面。產婦頓形慄狀。其血卽止。人始安定。

【診斷】四月廿二日臨床診治。見其指甲毫無血色。亡血之證顯然。然其脉兩手皆滑而有力。細研究之。始悟啥酒噴面之時。百脉盡束。則有瘀血留滯經絡也。

【療法】擬用逐瘀生新法。用桃仁丹皮川芎以去其瘀血。當歸益母草能生新血以助逐瘀之力。

【處方】桃　仁二十粒　丹　皮三錢　川　芎錢半　益母草七錢　當　歸二錢

【二診】連服二劑。脉細軟。熱大減。

【二方】當　歸六錢　川　芎二錢　益母草三錢　炙　艸五分

【效果】三劑全愈。

## □產後傷食夾濕熱

沈毓祥住崇明日新鎮

【病者】方薛氏。年三十六歲。住本鎮後街。

【病狀】胸膈脹痛。嘔吐食物。出蚘三條。日晡神倦。聲音不揚。按脉數大。舌現膩苔。微罩灰色。

【病原】分娩甸餘。勉強起床。詢得廢曆八月二十三夜將交四更。食雞子兩枚。至五更後。其夫又至鎮上購熱團子三枚與食。迨至午後。遂現上述諸症。

【診斷】產後氣血兩虛。脾土亦弱。食入太多。不易消化。此脹痛嘔吐之所由來也。其所以有此熱度者。由於既產之後。多飲過熱湯茶。及衣被過厚所致。此即先賢所謂夾食溫者是矣。

【療法】用保和湯消導積滯。以治其本。芩連苦寒。以清其熱。觀其舌有膩苔。內必兼挾濕邪。稍佐淡滲以治其標。症屬產後。再加歸芍以和其陰分。

【處方】萊菔子三錢　焦麥芽四錢　廣陳皮二錢　山查肉三錢　陳枳殼錢半麩炒
姜半夏一錢　雲茯苓三錢　六神曲二錢　姜川連一錢　炒淡芩二錢
杭白芍二錢　當歸身二錢　建澤瀉三錢

【二診】服藥之後。腹中轆轆有聲。痛勢下移。遂得安眠。翌日午後。臍部作痛。手不可按。舌泛黑苔。大便不行。此係積滯雖得下移。尚未送出肛門。阻於大小腸交界之間。

【二方】萊菔子二錢　六神曲二錢　炒麥芽三錢　陳枳實二錢　山查肉二錢
廣陳皮一錢　項川連一錢　淡黃芩錢半　生錦紋三錢　提芒硝二錢冲入
火麻仁四錢。全當歸三錢。

【效果】又服藥後大便有黑矢瀉出。舌上黑苔稍退。又服二劑後。大解黑矢已盡。舌黑亦淨。腹遂不痛。病即告安矣。

## □難產

陸耀熙住江蘇崇明油車橋施乾茂號

【病者】沈冠卿君尊閫。崇明籍。業上海花布大商。

【病狀】難產四天。先出一手。橫于腹中。穩婆用利刀將一手割下。已一晝夜矣。

【病原】產母云。今乃初產。先醫大進人參。後邀西醫。西醫必欲剖腹。復問西醫。其兒雖死。剖腹母命如何。答曰剖者亦死。不剖亦死。驚惶而邀余治之。

【診斷】產例之因。本屬觀乎虛實兩端。尊閫之峻補出乎範外。是症血不虛。氣太旺。所以橫生倒產之厄見矣。倣吳氏轉天湯法。參以實者瀉之之品。可望痊安。

【處方】升　麻四分　牛　夕三錢鹽水炒　光桃仁三錢　當歸尾一兩　川撫芎八錢
麝　香五厘　熟　地八錢　柞木枝一兩　萊服子六錢　炙甘草四分

【效果】一劑而胎轉。再劑而即產。產母無恙矣。

## □血虛難產

李健頤住福建平潭安興藥棧

【病者】林婦。年二十二歲。福建平潭籍。住福清東門外。

【病狀】孕已足月。連日腹痛。腰痠益甚。頗似正產。今已四日。尙未臨盆。且腹痛加劇。體怠神疲。面靑唇白。手指冷痹。服保產無憂散。及開骨散各二劑。仍然罔效。

【病原】据病者述自八月懷麟以來。曾經漏紅二次。服膠艾四物湯而愈。以後只覺腹中胎兒鼓動。比前力弱。而體健如常。故不爲慮。

【診斷】漏紅二次。衝任虧損。血不足以養其胎。胎氣大弱。胞裏枯澀。不能順送胎兒。胎兒在內鼓動。故腹痛之劇。遷延四日。血益衰弱。故體疲面靑手指冷痹。

【處方】綿黃耆一兩　熟地黃八錢　川腦芎五錢　秦當歸八錢　大黨參三錢
敗龜板一兩　懷牛膝三錢

【效果】服二劑。果獲順產無憂。

## ■小產後心痛

羅理璇 住浙江黃巖橫街鎭中和醫室

【病者】尙婦。年三十四歲。浙江黃巖。住馬尙村。

【病狀】心窩作痛。難忍。喊痛聲震鄰家。甚至有死不復生之勢。大小腹脹悶。嘔惡狂躁。面目浮腫。脈遲緩而弱。舌苔白濕稍膩。形神兩委

【病原】平素體質中等。榮養頗佳。日前勞傷小產。而發各種險症。

【診斷】此係惡露不行。經絡阻滯。逆衝心胸而作脹悶使然。

【療法】急宜祛瘀行經。以防瘀血入心而發喘滿。尙可圖救。

【處方】全當歸三錢　川芎二錢　益母草三錢　單桃仁二錢　黑炮姜錢半
川澤蘭二錢　潛五靈一錢　生蒲黃一錢　生香附二錢　延胡索二錢

原紅花一錢　白蔻仁八分研冲

【二診】服前方二劑。疼痛浮腫均減氣膈通暢。因病者討食給稀粥少與之。睡片時卽仍發疼痛。恐有積食。診脈看舌與前無稍差異蓋非積食也。彼中土陽衰不能運化飲食。恐有蛔虫逆上所致。

【二方】全當歸三錢　川芎二錢　廣陳皮錢半　生香附錢半　延胡索二錢

五靈脂錢半　使君子錢半　白雷丸一錢　淡干姜一錢　川連四分與干姜同搗

廣木香八分　川椒八分　春砂仁八分研冲　益母草二錢　川澤蘭二錢

肉桂一錢冲

【三診】據患者自述。服前方一劑。吐出蛔虫四五條。諸恙悉痊。大小腹脹暫時作痛。食慾不振。六脈仍遲緩、舌苔白濕。問其大便自未產至今。已八天于茲矣。余思此症非全因惡露不下積滯作痛。今瘀血已行。亦有時作痛且常痞脹。蓋產後大便未去亦一大原也。隨用瀉葉三錢枳殼錢半空腹服下待瀉後服藥

【三方】淡附片錢半　全當歸三錢　川芎二錢　炒處朮錢半　單桃仁二錢

益母草錢半　炮姜錢半　廣陳皮一錢　春砂仁八分研冲　姜夏錢半

藿香葉八分　生香附錢半　白茯苓錢二

【四診】服前方二劑。全身氣血通暢。心腹飽悶疼痛一概均愈。且胃口開能思飲食。診六脈遲緩而細。舌苔仍白濕。惟身體疲軟。心悸稍有痰飲耳。以脈參症。明是中土陽虛。氣血不足使然。丹溪先生云。產後百脈空虛。當大補氣血爲先。況彼係勞傷小產。尤宜急急補養。免致變發他症。方用附子理中湯合香砂二陳湯加當歸川芎等。令服二劑。

中国近现代中医药期刊续编·第一辑

【四方】淡附片錢半　西潞黨三錢　焦處朮錢半　姜半夏錢半研　廣陳皮錢半
白茯苓二錢　淡干姜一錢　廣木香八分　春砂仁八分研冲　全當歸三錢
川芎二錢

【五診】服前方二劑。身體日見康健。漸能步行。但舊有之頭痛。有時發作。令腰背脊骨尾閭間。似有下墜之象。心胸處有假消如飢餓狀。飲食後則不覺。診之脈沉遲而虛。舌白濕。明是氣血大虛。神經衰弱故也。治宜十全大補湯。加厚杜仲川續斷。黑驢膠。兔絲子。令服數劑。

【五方】西潞黨三錢　白茯苓二錢　焦處朮錢半　炙甘草一錢　當歸身二錢
川芎二錢　生白芍錢半　大熟地三錢　厚杜仲三錢　川續斷二錢
黑驢膠三錢冲　兔絲子三錢

【效果】連服前方四劑。諸症皆愈。飲食加增。恢復原態。

## ■小產下血

沈濟成 住平漢路祁家灣西下沈家灣

【病者】吳右。年近不惑。住本鄉。

【病狀】產後壯熱。汗多。口渴。苔黃。兩脈寸關沉弦而數。尺伏。小便下血無度。

【病原】素體羸弱。氣血兩虧。因感秋燥。胎墮下血。延某醫二次。俱予補澀之品。致血下成塊。病日加甚。及邀余診。已氣息奄奄。臥不能起。按脈甫畢。其夫問脈有根否。余曰有根。不然何以能治。答曰。前醫云無根。先生云有根。脈不同乎。余熟思之。乃曰。彼以尺部為根。下血不已。尺部自然無脈。余以沉候為根。既謂寸關沉弦而數。脈自有根。是以與彼不同耳。

【診斷】血被熱灼。下行無算。致胎墮。莫保非大劑清熱養津。去瘀生血。恐難挽救。

【療法】擬投增液合生化法。重用生地元參為君。清熱養血。合生化湯以去瘀生新。服後有效再商。否則另請高明。

【處方】鮮生地四錢　元參四錢　全當歸三錢　正川芎錢半　桃仁泥一錢
干姜炭四分　粉甘艸錢半　苦酒半杯冲　熱童便一杯冲　徐徐服之不拘時刻。

【二診】服一帖下血緩。熱渴衰。尺脈漸起。重按亦能應指。因將前方分量減輕。加紅花棗皮。

【二方】鮮生地三錢　元參三錢　全當歸二錢　正川芎一錢　桃仁泥八分
鮮紅花一錢　浄棗皮二錢　干姜炭三分　粉甘草一錢
苦酒童便各半杯冲。徐徐服三帖再商。

【三診】連服三劑。脈症俱平。惟瘀未盡。能食稀粥。令禁油膩黏滯等物。復於前方加減。令多服之。

【三方】全當歸二錢　正川芎一錢　桃仁泥六分　鮮紅花一錢　干姜炭三分
生地炭二錢　元參二錢　粉甘艸一錢　熱童便半杯冲

【效果】又徐徐服六劑。血止食健。日以鮮蔬糜粥調之。四旬後始獲全愈。

【說明】語云。小產較大產更苦。何以故。大產乃瓜熟蒂落。自然之道。若小產。非受種種戕賊。不至墮下。如此婦素體多火。值秋燥墮胎。其為熱傷也可知。狀現汗多口渴苔黃。其為熱傷也又可知。兩脈寸關沉弦而數。小便下血不止。其為熱傷也更可知。某醫反予溫補收澀之品。可謂孟浪已極。余主增液之生地元參。以本經云治產乳。故重用之。減麥冬者。因漿多性滯。恐與有瘀者不合。惟生化湯既能去瘀。又能生新。與生地元參同用。乃為有制之師。庶可獲益而無害。出入加減。不離增液生化者。正此意也。

中国近现代中医药期刊续编·第一辑

# 兒科

□小兒急驚　張蘊石住常熟閶老坊

【病者】張幼年四歲住黃倉橋。

【病狀】神昏迷睡四肢口鼻冰冷頭有微汗二便閉結苔中板白脈伏指紋青晦漸及命關。

【病原】晨起猶嬉戲無恙至十一點鐘忽然惡寒戰慄旋嘔膩痰兩口卽兩手抽搐遍體汗出乃卽昏睡已經推拿無效。

【診斷】此風寒由太陽直入厥陰鼓痰上冒機竅被阻症極危篤。

【療法】先以勾藤湯下回春丹熄風定驚繼以桂枝白芍和衛撤邪菖胆竺黃醒蒙宣竅旋覆轉運氣機茯苓淡滲利水二陳化痰枳蔞攻積內外兼治。

【處方】先用小兒萬病回春丹三粒研末以勾藤三錢煎湯灌送再服下藥。

東白芍錢半桂枝四分同炒　天竺黃一錢　法半夏錢半　炒枳實錢半　陳胆星六分

旋覆花錢半　化橘紅錢半　九節菖六分　白茯苓三錢　全瓜蔞三錢

【效果】一劑全愈是兒於今春患腦膜炎症已形危險余投大劑滋陰潛陽五帖而安爰附誌於此。

□小兒急驚　蕭介青住漢口大郭家巷至德堂藥局內

【病者】趙金勝之子年半歲北直人住漢口保和口里東成雜貨店樓上。

【病狀】週身狀熱時刻嘔吐四肢瘈瘲泄瀉綠黑色臭水口熱作渴。

【病原】趙在沔陽仙桃鎮糧台當差因公携眷返漢此子在途受暑感風抵漢卽病身微發熱延某幼科診治。

誤用辛溫藥劑。服後半日。症象加重。由余友吳君葆初介紹。丐余往診。時已半夜。察其指紋粗。青少紫多。已近命關。舌苔黃潤。

【診斷】此乃暑風急驚。

【療法】診時瘈瘲甚急。余用香油自塗於右手大食中三指。用三指輕輕捺揑病兒總筋。（大便之前腎囊之後。生枝起端之處。）計二十分鐘。瘈瘲卽止。

【處方】施以介潛類陽祛風清熱健脾銷暑諸品。

生牡蠣三錢　青龍齒三錢　石決明四錢　生龍骨三錢　抱茯神二錢
生山藥三錢　蘇薄荷一錢　滁菊花一錢　扁豆衣三錢　鮮竺茹二錢
龍膽草三分　鮮蘆根四錢　細生地四錢　鐵鏽磨水取水煎藥

【效果】服藥後諸證均瘥。翌午抱至馬路遊嬉。復感受風。身體微熱。又予清涼解表輕劑乃痊。

## ■小兒暑熱急驚

江士先 住遂里城區南里

【病者】詹某之孫。二歲。住松陽古市鎮前街。

【病狀】兩指風氣紋色青紫。將出三關。舌苔焦黃。壯熱神昏。形呆直視。兩手抽搐。溲赤便閉。牙關緊急。已不能吮乳矣。

【病原】時當盛夏。受暑發熱。誤投辛溫解表所致。

【診斷】熱極生風。津液被刼。勢成急驚之候。

【療法】急投杭種德紫雪丹二錢。分二次用。著撬開牙齒。開水調下。隨後進以消暑清心之劑。

【處方】犀角四分開水磨冲　羚羊角四分開水磨冲　古勇連四分　天竺黃一錢　飛滑石錢半

# 傷寒今釋

陸淵雷

濕爲六淫之一。此條及下條皆論肌表之濕。是爲外濕。外濕者。因空氣中水蒸氣飽和。汗液不得蒸發。停積於肌表所致。健康人之排汗量。平均一晝夜有二磅之多。勞力之人及夏日。猶不止此。然皮膚上不常見汗滴者。以其一出汗腺。卽蒸發成氣。飛散於空氣中故也。黃梅時節。或潮濕之地。空氣中水蒸氣常有飽和狀態。於是汗液之已出汗腺者。不得蒸發。未出汗腺者。阻於腺口。未蒸發之汗。不得復出。則成濕病。濕雖屬於外感。其實外界水分。決不能透皮膚而客於人體。不然。篙工舵師。漚麻洴澼。日與水居。奈何不見其病濕耶。

丹波元堅云。風濕者。太陽病而兼濕邪是也。得病之初。兩邪相合。以濕性濡滯。故數日之間。猶流留骨節。而其衞虛。其寒亦甚。治宜溫發。八九日三字。當與風濕相搏句易位看。傷寒五六日中風。及婦人中風七八日云云經水適斷者。俱同例也。舉不嘔不渴者。蓋以旣經數日。人疑其邪陷。然病猶在表。故揭此二候。以爲裏無邪之徵矣。金鑑云。不嘔不渴。是無傷寒裏病之證也。脈浮虛濇。是無傷寒表病之脈也。脈浮虛主在表虛風也。濇者主在經寒濕也。身體疼煩屬風也。不能轉側屬濕也。乃風濕相搏之證。非傷寒也。與桂枝附子湯溫散其風濕。使從表而解也。如其人有是證。雖大便難小便自利。而不議下者。以其非邪熱入裏之鞕。乃風燥濕去之鞕。故仍以桂枝附子湯。去桂枝。以大便鞕小便自利。不欲其發汗再奪津液也。加白朮。以身重著。濕在肉分。用以佐附子逐濕氣於肌也。

## 桂枝附子湯方

桂枝　四兩去皮　附子　三枚炮去皮破　生薑　三兩切　大棗　十二枚擘　甘草　二兩炙

右五味。以水六升。去滓。分溫三服。

吉益氏云。桂枝附子湯。治桂枝去芍藥湯證。而身體疼痛。不能自轉側者。又云。當有上衝證。此方與桂枝去芍藥加附子湯同。而治與方名異。徵方下云徵惡寒。此方下云身疼煩。惡寒輕。疼煩重。獨在附子多少也已。雉間煥云。今稱痛者及上衝難降者主之。皆宜白朮。

## 去桂加白朮湯方

（金匱名白朮附子湯。千金翼名朮附子湯。外臺名附子白朮湯。）

附子　三枚炮去皮破　白朮　四兩　生薑　三兩切　甘草　二兩炙　大棗　十二枚擘

右五味。以水六升。煮取二升。去滓。分溫三服。初一服。其人身如痺。半日許復服之。三服都盡。其人如冒狀。此以附子朮併去皮肉。逐內氣未得除。故使之耳。法當加桂四兩。此本一方二法。以大便鞕小便自利。去桂也。以大便不鞕小便不利。當加桂附子三枚恐多也。虛弱家及產婦。宜減服之。（法當加桂以下五十二字金匱無）

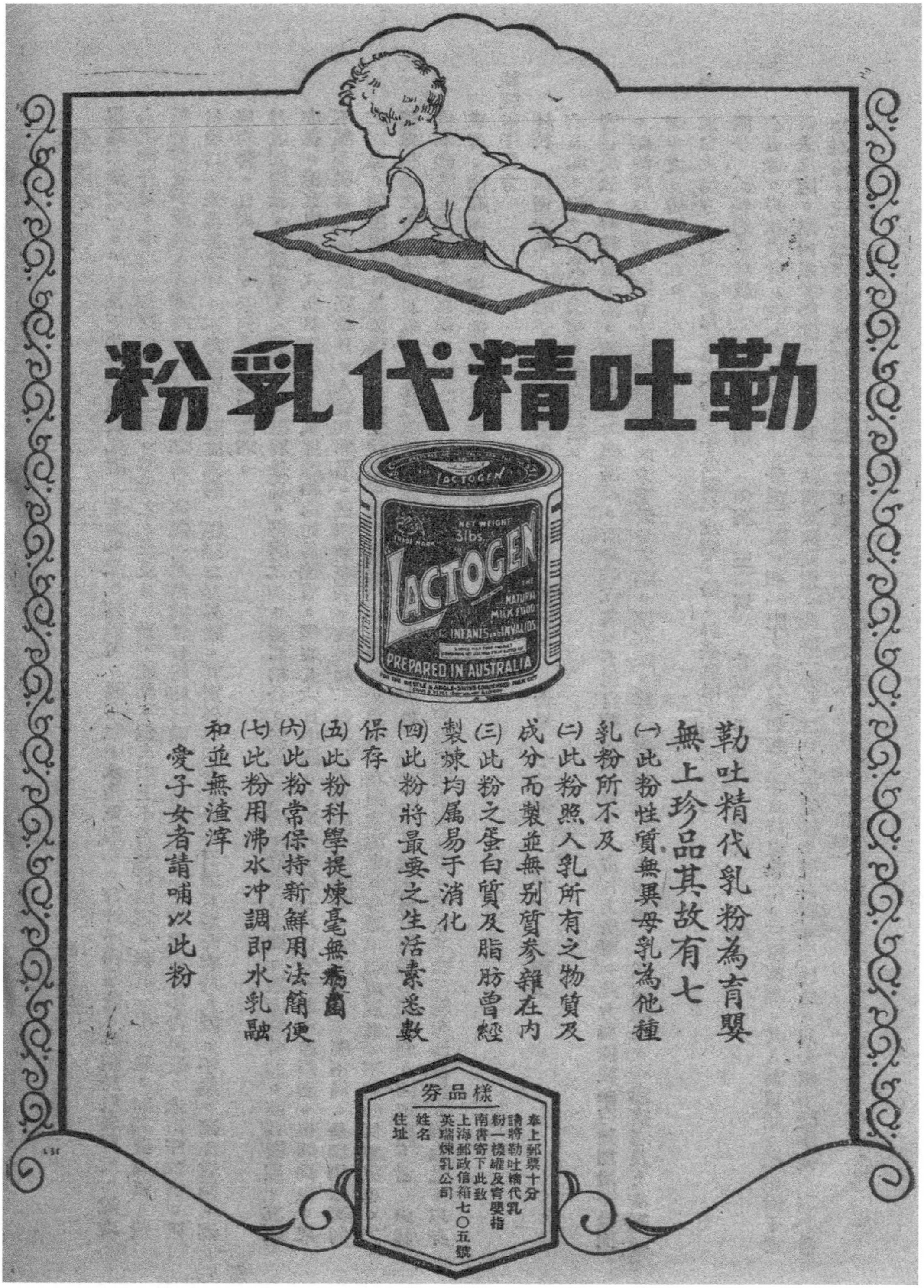

勒吐精代乳粉
LACTOGEN
NET WEIGHT 3lbs.
LACTOGEN
THE NATURAL MILK FOOD
INFANTS INVALIDS
PREPARED IN AUSTRALIA
勒吐精代乳粉為育嬰
無上珍品其故有七
(一)此粉性質無異母乳為他種
乳粉所不及
(二)此粉照人乳所有之物質及
成分而製並無別質參雜在內
(三)此粉之蛋白質及脂肪曾經
製煉均屬易于消化
(四)此粉將最要之生活素悉數
保存
(五)此粉科學提煉毫無黴菌
(六)此粉常保持新鮮用法簡便
(七)此粉用沸水冲調即水乳融
和並無渣滓
愛子女者請哺以此粉
樣品券
奉上郵票十分
請將勒吐精代乳
粉一樣罐及育嬰指
南書寄下此致
上海郵政信箱七〇五號
英瑞煉乳公司
姓名
住址

館址
上海浙江路
清和坊對過
（郵政信箱一八三四號）

每星期六出版一册

全年五十期連郵費二元四角
國外加半
郵票代洋九五折扣

# 衞生報

主編者
醫學家趙公尙

宗旨
鼓吹世界醫學
切實指導大同衞生方法
徹底說明醫學原理
解答一切疑難病症

發行者
上海衞生報館

第二卷第三十六期

中華民國十九年十一月二十九日出版

THE HYCIENIG WEEKLY 780 CHEKIANG ROAD, SHANGHAI, CHINA

## 本期要目



## 結胸與痞之鑑別

李健頤

傷寒論云。『病發於陽。而反下之。熱入因作結胸。病發於陰。而反下之。因作痞。所以成結胸者。以下之太早故也。』是結胸之症。由於陽熱之邪。盤踞表分。不用解表。而悞與攻下。以致胸膈空虛。陽熱乘之。熱結胸膈。硬固不解。即見心下硬滿。短氣。煩燥。喘滿。心中懊憹。或項強如柔痙狀。或胸中高起。或腹內拒痛。或舌上燥渴。或日晡小有潮熱。或從心下至小腹硬滿等症。然此皆爲陽熱之實症。故宜大小陷胸。下其胸中之熱結。熱除而結胸自愈。若痞者。則異是也。蓋痞之症。屬於陰。陰邪悞下以成。此與陽邪結胸不同。陽邪結胸。屬實症。故宜攻下。用大陷胸湯。陰邪痞滿。屬虛熱。故不宜用攻下之藥。只可用瀉心湯等。瀉其虛熱之痞。考痞症。但滿按之不痛者。結胸滿而硬痛者。虛實判然。療法天淵。豈可不分別而攏混治者哉。傷寒論曰。『傷寒五六日。嘔而發熱者。柴胡湯證具。而以他藥下之。若心下滿而硬痛者。此結胸也。大陷胸湯主之。但滿而不痛者。此爲痞也。柴胡不中與之。宜半夏瀉心湯。』又云。『傷寒大下後。復發汗。心下痞。惡寒者。此表未解也。不可攻痞。當先解表。表解乃可攻痞。解表宜桂枝湯。攻痞宜大黃黃連瀉心湯。』（惟此因大便硬。故用大黃。雖然。又恐大黃性猛。過入胃中。故宜績之絞汁。取緩其性。而速下也。）可見痞滿之症。有表症未解。須先用柴桂解表。然後用瀉心等劑疎裏。若未經攻下。而見痞滿。即非眞痞。是痰食凝滯所致。亦不宜用攻下之藥。苟悞用之。必變爲眞痞。且結胸與陽明胃家。迥然不同。胃實雖亦由悞下所致。然胃家實。是屬於中焦。治在中焦。庶近乎理。胸屬上焦。熱結於胸。故宜用陷胸。滌除上焦之熱。如用承氣。是過其位。害即立至。況痞之屬於虛熱。豈可悞用攻下之藥者乎。顧世人不究結胸。與痞之原理。每見結胸。而用瀉心。痞症而用陷胸。或者承氣亂投。以是結胸愈固。而非痞變成眞痞。毫厘謬之。慨害繁多。鄙人因之有感。故詳別之。以資研究。

## 產後血暈急救法

沈仲圭

婦人生產以後。常有血暈之症。急救之法。鐵錘燒紅。淬以米醋。取烟熏鼻。須臾卽甦。此法方書載之。老嫗習之。幾同民間療法矣。惟世人僅讚其奏效之神。莫明其用意所在。則稍解科學之士。必目爲倖中。而未敢一試。爰本所知。畧釋如左。

所謂產後血暈者。並非惡血上衝。乃分娩之際。血液麝集腹部。腦中起急性貧血所致。故暈厥之時。口張手撒。面白脉微。虛脫症狀。顯露於外也。醋之主要成分爲乙酸。Chzcooh遇驟熱。則分解而生猛烈之酸臭。取此氣刺激產婦之嗅覺神經。能使下部多量之血。復返於上。（嗅覺神經受乙酸之刺激。而傳達於中樞神經。中樞神經之興奮。而誘起末稍神經之感應。使四肢肌膚之微血管收縮。則管內之血因受迫而囘注於腦矣。）則厥逆頓止。神志自淸。惟當注意者。熏鼻時間不得過長（以二分鐘爲限）否則。有崩壞赤血球而中毒之虞。

又此法不但治產婦血暈。其他因失血太多。（如吐血血崩）而虛脫者。亦可用之以救急也。

## 杭州廣濟集之良方

▲錄新聞報

杭州湖墅廣濟集以吾國患瘋狗毒蛇咬傷者。時有所聞。每瘋狗咬傷一人。卽喪一命。雖西醫亦均束手。乃製成已戌靈丹。歷年配製。分寄各處施送。治愈瘋狗毒蛇咬傷之人極多。現該集又合成一料。分寄上海海格路範園葉公館。上海海格路六七八號謝公館。及杭州湖墅觀音橋汽車站郭寅初站長三處存儲。如有人被瘋狗毒蛇咬傷者。可書明詳細住址及傷勢輕重。向各該處函索。卽便寄送。不取分文。此外又有製就西瓜霜淡甘石兩味。存儲該集。（杭州湖墅觀音橋八號樓宅）。以備各界之函索云。玆分錄其方藥如次。

■已戌丹　當門子三錢七分五厘。老式腰黃（卽好雄精水飛淨）一兩五錢九分六厘。犀黃一錢五分。上梅冰片三錢三分。貴州山慈菇六錢。製浮水甘石五錢四分。製西月石三錢四分五厘。製西瓜霜四錢九分八厘。

右藥分兩必須秤準。不可稍有輕重。先以各藥分研極細秤勻後。再合研裝入磁瓶或玻璃瓶。用火漆封口。勿令洩氣。如有人被瘋狗毒蛇咬傷。用銀針頭將丹以清水黏上。點兩大眼角。一日點三四次。三五日爲度。一面酌量吞服。傷量者用丹五厘。以厚樸湯送下。重者用一分。最重者二分。並用丹外敷傷處。三五日卽毒消傷愈。永不再發。

■製浮水甘石方　揀頂上浮水甘石一兩用童便淬煆三次後。再用荊芥一錢五分。大黃四錢。白芍二錢。穀精草四錢。防風二錢。大戟二錢。薄荷八分。蒼朮三錢。銀胡四錢。蟬退三錢。五味子十粒。甘草一錢。歸身三錢。白菊二錢。連翹二錢。淡牙硝一分。

以上各藥。合煎濃汁一大碗。用甘石煆紅。淬於藥汁。再煆再淬。以汁盡爲度

（甘石用銀罐武火煆。）

■製西瓜霜方　以大西瓜一個。將蒂剖開。用淡牙硝塡滿中心。用大磁器盛貯。至冬天將瓜汁用雪水煎透。濾去渣。煎成汁。以細布袋先納入淡爐灰。（爐內之灰除煤類外凡柴山草穀草所燒者皆可用先以清水澆過數次卽爲淡灰）再以所濾硝汁加入。濾至白色。仍以收硝法收霜。

陳膽星四分　炒枳殼二分　薄　荷四分　鈎鈎籐一錢　飛硃砂四分

生甘草五分

【效果】一劑熱退驚止。二劑全愈。後用養陰清補而安

【說明】驚風古無是名。乃從俗也。蓋小兒臟腑脆弱。腠理未密。六淫之邪。最易侵犯。數日內治療爲貴。一經藥誤。未有不成驚者。醫者愼之。

【備考】小兒病愈。予欲返里。其母曰病誠愈矣。夜間啼哭不安何也。時値清晨。其母適哺小兒乳。予與詹某係至交。不妨趁其哺乳時而細察之。小兒旋吮旋哭。旋哭旋吮。其母之乳袋癟甚。予曰此豈病哉。乃無乳也。其母曰誠然。平日乳本欠缺。兒病六日。夜焦灼萬分。因此乳更少矣。適廚房飯鍋滾。卽以米飲一盞飼之。啜啜不休。復與一盞始止。急囑其覓乳媽代哺之。一夜安然。吁其母毫無養兒知識。如此瑣屑事猶勞醫生。醫生亦誠苦矣。

### □吐瀉將成慢脾

曹介夫住臨淮關河北西渡口後邊

【病者】耿孩。住鳳陽府北門外十里鋪。

【病狀】嘔吐泄瀉已延半月。面色淡白。脈紋青黃。身熱肢涼。躁不安寐。縱寐而口目亦不能合。舌尖生刺微紅。舌本厚膩而黑。大腹脹滿。瀉後較鬆。頃刻復脹如故。脹而瀉。瀉而脹。日夜約有廿次。觀其所瀉之物皆不甚消化。前醫仍以消導寒涼品治之。豈不違在田先生意旨耶。

【病原】後天不足。運化失司。暑滯伏於先。寒邪客於後。

【診斷】脾腎俱虧。陰陽並傷。十月嬰兒。慢驚可慮。愼之。

【療法】急擬回陽斂陰。脾腎雙補法治之。

【處方】熟附片一錢　熟地炭三錢　土炒白朮錢半　西枸杞三錢　別直參二錢
安桂心三分　炮姜炭五分　炒淮山藥三錢　山萸肉三錢　伏龍肝八錢煎湯代水

【效果】二劑全瘳。　　蕭介青住漢口大郭家巷至德堂藥局內

■小兒痲後喘咳息肩鼻扇

【病者】陳玉山子。年三歲住黃波縣東冷江垸。

【病狀】惡寒微熱。神識昏憒。咳喘氣逆。息肩鼻扇。兩目無光。察其指紋青黑粗露。已過氣關。舌苔色白。

【病原】痲出後念餘日。咳嗽頻仍。乳難多納。加以凍雪就醫。在途感寒。

【診斷】此乃內痰外寒之重者。

【療法】用小青龍湯加蔞、貝、山藥、杏仁。

【處方】痲　絨一錢醋煮炒透黑　嫩桂枝八分　淡乾薑八分　京半夏二錢　炙甘草一錢
光杏仁二錢　生山藥三錢　川貝母二錢　括蔞皮二錢

【效果】服藥一劑。病即轉輕。繼服二劑。諸證均瘳。因久病脾弱。用七味白朮散以善其後。服二劑痊癒。

■痧痲下利　　錢同增住常州化龍巷一一八號

【病者】楊左年七歲住武進南運橋。

【病狀】壯熱不退。無汗口渴。痧痲透而不暢。咳嗆譫語。煩懊不寧。大便泄瀉黃水。次數甚密。舌佈黃膩苔。脈象滑數。

【病原】感受時温。透發痧痲。見點二日。冒風受涼。邪火中逼。呈內陷之象。

【診斷】時邪痰火。鬱於肺胃。因風涼而內竄。致神昏泄利。形勢急迫。亟亟表裏雙解。庶可出險入夷。

【療法】宗仲聖協熱下利例治用葛根黃芩黃連湯加開肺化痰清熱之品。

【處方】粉葛根錢半　酒　芩錢半　荊　芥一錢　連翹壳三錢　竹　茹錢半

黃　連六分　桔　梗一錢　枳　壳一錢　冬桑葉錢半

【二診】一劑下利頓疎痲疹暢透身熱咳嗆稍減再宜清宣上中。

【二方】桔　梗一錢　白杏仁三錢　山梔衣一錢　象山貝三錢　茅　根五分

白　薇錢半　瓜蔞皮三錢　連翹壳三錢　淡黃芩一錢

【三診】二劑痧痲已回熱退未清咳嗆尚作大便已實肺胃餘邪痰火猶未化靖宜再清肺泄熱之治。

【三方】杏　仁三錢　生蛤壳五錢　地枯羅五錢　生　草五分　葦　莖五錢

花　粉三錢　海浮石三錢　白通艸五分　象　貝三錢　鮮枇杷葉五片

【效果】三劑全愈

## ■小兒疳積

錢同增住常州化龍巷一一八號

【病者】方幼三歲住武進廟巷。

【病狀】暮熱泄瀉肚腹膨脹臍凸形羸色萎脈濡細數指紋淡白舌微膩苔

【病原】因保姆乳水不足哺食不調起初感風發熱失於治療延及半載津液消亡肌肉瘦削脾胃損傷積聚不運致成疳積。

【診斷】宿積在脾脾陰消耗又經久瀉脾陽不振輸化無權急宜升陽益胃健脾導滯緩緩圖功。

【療法】擬啓脾消積法脾土健運則積滯自化津液來復尤須注意飲食寒喧每日宜規定時刻頻哺稀粥以養胃氣。

【處方】銀柴胡一錢　南沙參三錢　炒建麯三錢　清炙草五錢　大白芍五錢
稻　蓀一握　胡黃連五分　炒於朮五錢　山査炭三錢　川石斛三錢
炙雞金五分
【二診】三劑。大便轉實。暮熱亦輕。形神較振。脾傷未復。原方加減。
【二方】南沙參三錢　川石斛三錢　新會皮一錢　山査炭三錢　生熟穀芽各三錢
野於朮錢半　白藊豆三錢　清炙草五分　炙鷄金錢半
【三診】五劑。熱退。腹部稍癟。大便已實。形肉漸充。爲擬肥兒糕方
【三方】野於朮一兩炒　福建麯五錢　焦鍋巴二兩　香粳米半升　淮山藥二兩
白藊豆一兩　雞內金一兩　陳蒼米半升
右藥共研細末。做糕。椒鹽白糖均可。每次食五六片。
【效果】照方調理二月。全愈。

## □疳積傷目

林漢祥 住汕頭興甯赤砂嶺樹德學校

【病者】張幼。男。年約三四歲。廣東興寧籍。
【病狀】面黃肢瘦。飲食無味。好食生米炭炒等物。目略腫痛。而生膜點。
【病原】飲食失調。致成疳積。而因家貧無力延醫診治。至今業將三月。乃由疳積而傷目。
【診斷】宜一面調胃使食。一面醫治目痛疳積。
【療法】擬用下列三方。以散方療治疳積。使開胃飲食。貼方水方治目痛。三方并進。以收事半功倍之效。
【散方】製爐甘石三錢　雞內金三錢　寒水石三錢　製硼砂二錢　辰　砂五分

梅　片三分共研末。每服三分。每日午晚二次。用雞肝煎水冲散服。

【水方】每晨取谷精草一兩。猪肝一兩。煎服。

【貼方】每晚臨睡時取谷精草（生者）搥爛。浸蜜和梅片。人乳敷目上。

【製甘石法】先備鹽滷。童便。米酒。米醋四味。於砂鍋中。（四味多少視甘石兩定。大約甘石一兩。四味共二兩）然後放甘石於火炭爐中久燒。（至透為度）取起放入砂鍋內四味中淬之。然後即連砂鍋放爐上文火焙乾聽用。

（按）無鹽滷生鹽亦可。童便要壯健無病食五谷的。約十歲左右方算為童。切勿誤會取食奶的。

【效果】服貼共十餘日。即目明積除而思食矣。

【聲明】此散方為余家之所秘傳者。療治疳積。百發百中。然其功效。全在甘石一味。故若製不得法。則全失效力。敝人為救濟小兒起見。特照方慎重製就發賣。每瓶大洋一角。可服二次。每兩大洋一元。寄費外加。汕頭關埠寨頭德濟藥房。亦有出售。

劉惠民（住沂水東關塘子汋街中醫協會）

## ▣痞積

【病者】戚繼全。年十四歲。沂水南鄉人也。

【病狀】左脇下生痞年餘。精神衰痿。食慾不振。遍身發黃。痞滿腹大如斗。肌肉瘦削。發熱惡寒。毛髮焦枯。咳嗽出汗。全身浮腫。六脈數熱。勢危甚。

【病原】該病因瘧疾未愈。誤食生冷粘滯食物。感受驚恐。致食物停滯。而傷脾胃及肝臟。初則寒熱往來。家人以瘧疾未愈。延醫處方。用截瘧方。服一劑而愈。後至月餘。飲食減少。腹時痛時止。又遲月餘。按其腹方知左脇有塊如石。患者之家人用化痞膏外帖。內服湯劑與丸藥若干。終未見一效。遂成此病。有人謂伊之莊飲水之井上有柳樹與平柳樹甚多。考此兩種樹木質橫斜。嗜生木瘿。根深潛入水底。所含毒菌與水化合。小兒好飲冷水。此莊年來患此病者不可勝計。自伐樹後。其病漸少。余想此樹之原質與該疾患不為無關也。

【診斷】患者早有鬱滯兼胃弱之病。發瘧疾數月後。又服截瘧藥一劑。致留熱淤於臟內。脾受寒濕。胃又停滯食物。方成斯疾。余即用大父偲橋公。二大父與儒公之平生經驗集內之痞積立愈丸。當有大效。此方即為療痞疾之根本法也。

【療法】痞積立愈丸內之藥有皂礬之峻劑。以開其積聚。米醋有散淤除癥之功。沒藥有通十二經。散淤開結定痛消腫之能。並有棗肉之緩和。和百藥。補脾胃。潤心肺。調營衞。方內雖有峻劑。而棗肉佐之。使藥力和緩而永久。即不猛烈也。

【處方】皂礬六兩　沒藥二兩　棗肉用適宜之量。修製為丸。

【製法】將皂礬六兩。沒藥二兩。放砂鍋內。用陳米醋一斤。炒九次。以醋炒盡為度。沒藥用燈芯草炒去油。製好研細粉和棗肉為丸如豆大陰乾忌日光放磁瓶內收用

【服法】每日清晨服七粒至十粒為極量。四五歲之小兒可服五粒。成人服十粒至十二粒。服時用白糖水送下。服後腹微痛。至二日後大便見黃白各色之痢。即其驗也。輕者十日即愈。重者月餘即瘥矣。百試百驗。慎勿輕忽也。

【衛生】忌生冷粘滯食物。無鱗魚。辣物。猪頭肉。酒。煙。茶葉。蕎麥麵等。慎勿憂鬱氣怒驚恐。常作輕便運動。飯後散步於野外。以呼吸新鮮空氣為宜。

中国近现代中医药期刊续编・第一辑

【效果】每日照法常服。連服半月餘。其病若失。今已強壯如常矣。余家以此方施治。活人無算。方雖簡單。功效頗著。不敢自私。特公之於世。以便同好者之研究耳。語云。藥不論貴賤。治病者良。實非虛語也。

## ◻乳積兼感風寒

錢尙言（住崑山玉山市第四街一一八號）

【病者】李姓。女性。六個月。住崑山半山橋街。

【病狀】始則咳嗽不爽。夜份微熱。汗不能出。近更神倦如迷。淚易成眵。納乳減少。左手指紋風關色紫。舌糙苔白半干。便閉溲少。已經十日。

【病原】富家之女。衣厚衾暖。汗孔常疎。在嚴寒下雪之時。處高堂大廈之中。不免風寒易襲。致體温鬱遏不宣。且所雇乳母。體格肥胖。乳汁太多。嬰孩胃小。收縮力弱。因之停積發熱。

【診斷】病在肺胃氣份。屬表裏之症。病名停乳感寒。有鬱久生熱之象。

【療法】擬先用辛藥散邪。少佐涼潤通降。使其汗出便通。免釀痰迷心胞之危症。

【處方】薄荷尖八分後下　鹽橘紅八分　光杏仁三錢去尖打　酒炒淡枯芩八分　白池菊三錢

前胡三錢　炒枳殼三錢　枇杷葉二片去毛　嫩雙鈎三錢　象貝母三錢去心

桑白皮三錢　眞苦桔梗八分

【二診】二劑後。神清便通。舌質轉潤。惟汗仍少。苔仍白。痰乳雖化。表邪未清。既經鬱熱已退。當在前方中除去清涼。用辛藥和之。

【二方】紫蘇葉三錢　雲茯苓三錢　嫩雙鈎三錢　眞苦桔梗八分　姜半夏三錢

炒枳殼三錢　代赭石三錢打細　通草五分　新會皮三錢酒炒　陳胆星四分絹包

光杏仁三錢去尖打

【效果】二劑後全愈。

## 脾鬱致疳

施惠寰 住樂清西鄉老衕衕

【病者】黃左年七歲浙江台州籍航業住溫州東門。

【病狀】面黃腹痛身體有時發熱睡中突起握拳口微渴大便閉舌苔黃白脈弦而數。

【病原】溼瀉後服紅棗串柿扁豆等味而病益劇遷延彌月。

【診斷】此脾濕未清誤服補品致土鬱木勝大小腸中所積糟粕被風熱薰熘蠕蠕生蟲矣蟲愈積則脾胃愈傷遂成疳熱。

【療法】擬通陽明疏厥陰先消後補。

【處方】川連八分　枳殼四分　金鈴子錢半　查子二錢　赤芍二錢
檳榔一錢　蕪荑八分　赤苓錢半　木通八分

【二診】三劑蟲出頗多腹痛握拳症象卽減但舌黃口渴體尙熱原方去鈴子赤芍赤苓加淸寧丸蓮葉。

【二方】淸寧丸二錢　枳殼五分　川連八分　查子二錢　檳榔八分
蕪荑八分　蓮葉一錢　木通八分

【三診】二劑下黑糞五次初下夾蟲繼下如沙泥積塊一般舌黃口渴體熱俱淸改投理脾制肝冀治面黃肌瘦。

【三方】白茯苓二錢　白朮錢半　炙粉草八分　廣陳皮五分　雞內金一錢
新蓮葉一錢　白芍錢半　淡均薑五分

【效果】連服七劑愈後服四君子湯以收功。

中国近现代中医药期刊续编・第一辑

## ■小兒喉風

錢同增住常州化龍巷一一八號

【病者】陳姓。五歲男。無錫籍。住武進府直街。

【熱狀】咳嗽。喉間痰聲。如鋸如曳。呼吸喘促。面頰紅赤。舌布膩苔。脈象滑弦。

【病原】外感燥邪。多食香甜雜物。邪鬱化火。食鬱化痰。痰火上壅。阻遏肺部。

【診斷】肺爲痰所壅、爲火所灼。是以氣喘痰鳴。聲如破竹。症勢有喘閉之險。

【療法】先用鮮土牛膝連根帶葉。（俗名牛膝饅頭草。又名方梗對節草。爲野生植物。）搗汁。隔湯燉溫。灌服。探吐痰涎。頓見輕鬆。卽服湯劑。

【處方】白前錢半　炙蘇子三錢　葶藶子二錢　竹瀝五錢加姜汁一滴　鮮石菖蒲錢半
射干一錢　萊菔子三錢　白杏仁三錢

【二診】一劑。嘔吐痰涎甚多。大便二次。黃粘氣喘已平。喉間痰聲漸息。身微熱。咳嗽。舌根膩苔。再爲廓淸餘邪痰火。

【二方】桑葉錢半　蘇子三錢　萊菔子三錢　瓜蔞皮三錢　竹茹錢半
杏仁三錢　大貝三錢　廣鬱金錢半　江枳殼一錢

【效果】前方服二劑、去蘇子萊菔。加玉竹甘艸、又服二劑、卽愈。

## ■鵝口瘡

樂幼門住漢口球場正街

【病者】黃姓乳子。生甫旬日。住漢口球場正街。

【病狀】舌生白厚苔。啼哭不乳。

【病原】夜晚兒多啼哭。亦不吮乳。次晨抱出。始見滿口白苔、揩刮不去。

【診斷】此兒生於七月之間。該母懷孕時曾患熱病。諒由先天遺熱。此爲鵝口瘡之象。

【療法】以玄參生地清其熱。以銀花連翹甘草解其毒。以薄荷宣疏桔梗上浮。外以冰硼散搽舌。另用甘草水洗之。

【處方】玄　參八分　生　地一錢　銀　花八分　連　翹八分　桔　梗八分
甘　草五分　薄　荷三分

煎湯一茶碗。不分次數。徐徐灌之。外先用甘草水洗淨口腔。後將冰硼散搽之。冰硼散乃屬古方。無須另錄。

【效果】一藥而痊。將搽藥甫搽二次。而舌苔成片吊落。

## ■冬月濕瘖

錢尙言 住崑山玉山市第四街一一八號

【病者】郁男。年十歲。住崑山東門外大街。

【病狀】詢由寒熱起似類瘧。後寒勢漸輕。每至夜必身熱。無汗。十日外。經醫用豉葛薄荷銀翹梔芩知母象貝。杏陳苓瀉。醫歷二人。皆一派辛涼袪風泄熱苦寒直降腸胃。已服六劑矣。病家問醫欲發瘖否。彼等曰無之。日夜擁水瓶蓋厚衾而臥。待余至。已經二旬。見病仍不解。且耳聾納呆。胸悶溲少。切脈右弦左緩舌根薄黃。白瘖項間已隱隱欲出。但極稀少。

【病原】口鼻吸受霧露雨濕。鬱伏于脾胃之表。肌肉胸中之間。因濕爲中土之氣。脾胃爲中土之臟。冬月之有此濕病。是有其病而無其氣。卽爲伏邪。且濕在二經之表者。多兼少陽三焦。所以形寒身熱。每夜必發初有新寒引動。更似類瘧。後則鬱久漸熱。形寒漸輕。納少耳聾胸痞溲少。皆屬濕邪蒙閉淸陽。延及三焦見證。

【診斷】此爲濕邪尙未久延。傷及氣液。汗出不徹之故。鬱在氣份。失于宣劑開泄。幸不傳及他經。而從衛份發白㾦也。病名伏邪濕㾦。

【療法】當用輕宣之劑。開泄氣份之邪。冀其腠開。邪從汗出。其晶色白㾦。亦由此而透達矣。

【處方】老蘇梗三錢　白蔻仁五分打後下　連翹殼錢半　雲茯苓三錢　廣藿香五錢

光杏仁三錢去尖　澤瀉錢半　川通草五分　廣陳皮錢半酒炙　生苡仁三錢

炒枳殼錢半

【二診】二劑後。白㾦滿佈。汗出甚旺。胃納可進粥一碗。苔薄溲長。惟夜間身熱尙熾。白㾦則偏左脇腹部。間水色不充。脈息仍弦。外受之濕。因正氣被虛。不能一汗而解。倘停一二日。能再汗而愈。是在乎藥之調和其間也。再從葉香岩先生法治之。

【二方】紫蘇葉錢半　廣陳皮錢半　製香附三錢　香荳豉三錢　青防風錢半

茯苓三錢　炒枳殼錢半　香葱管六支後下　姜半夏錢半　白蔻殼錢半

一面囑飲熱粥。以助藥力。

【效果】三劑後。汗又出。夜熱退淨。漸漸向愈矣。

◻急性肺炎　黃雨巖住汕頭老媽宮前允安堂

【病者】姚姓女孩。年三歲。潮州籍。住崎碌。

【病狀】壯熱徹日不退。而四肢冷逆。熱度百零四度強。喘促鼻煽。肩聳胸高。大汗大渴。鼻有微涕。苔白脈數。

【病原】時維五月。本市濕溫症。流行頗盛。此孩因過食荔枝。夫荔枝最助濕熱。今內外合邪。熱益獗而壅胃攻肺。故支氣管遽爾發炎。

【診斷】急性肺炎。此孩有生命之險。

【療法】急進大劑白虎湯。速清肺胃之熱。以遏炎炎之勢。略佐宣濕降逆。以孤熱勢。但症屬危險。下午仍須復診。

【處方】生石膏八分搗細　肥知母四錢　青子芩三錢　杏仁泥四錢　白茅根二錢
苦木通五分　清半夏六分　化橘紅四分　石菖蒲六分　（上午方）

【二診】一劑後。手足卽溫。白苔亦退。但壯熱喘促。鼻煽胸高如故。而鼻涕反乾。是濕邪雖去。而肺液亦乾也。症已瀕危。非大劑莫救。

【二方】生石膏二兩搗細　肥知母六錢　淸炙甘三錢　原淮山六錢搗碎　杏仁泥四錢
大生地三錢　白茅根三錢　（同日下午方）

【三診】一劑後。喘促鼻煽。肩聳胸高。已愈十之五六。口渴略止。鼻有清涕。腹亦知飢。但壯熱不退。手足亦熱。病已轉關。可以無險。

【三方】生石膏二兩搗細　肥知母六錢　淸炙甘三錢　原淮山六錢搗碎　杏仁泥四錢
大生地六錢　浮萍錢半　白茅根三錢

【效果】一劑後。熱退喘平。諸恙全愈。

## ▣痘瘡

孔幼儒住揚州西門外

【病者】李幼年三歲。

【病狀】身熱口渴。兩目如醉態。尙未見點。

【病原】先天胎毒。

# 傷寒今釋

陸淵雷

丹波元堅云。裏有濕者。大便滑洩。小便不利。此其常也。今大便堅小便自利者。知是濕惟在表。而裏素有熱。（案當云外濕裏燥若素有熱不得用附矣）因去桂不用。然既無桂。則殊少外散之能。故易之以朮。方後曰附子朮併走皮內。則此方之朮。是爲發表濕。而不爲燥脾。明矣。仲景之時。朮無蒼白之分。未知其所用爲何。然在今世。則二朮隨宜爲妙。如此方及甘草附子湯。並用蒼朮。正見其效。尾臺氏云。小便自利。猶言小便不禁。朮附子茯苓。皆治小便不利自利。猶麻桂之治無汗自汗也。吉益氏云。去桂加朮湯。治桂枝附子湯證。而大便鞕小便自利。不上衝者。雉間煥云。去桂加朮湯者。卽白朮附子湯也。曰大便鞕小便自利者去桂加朮。大似不可解者。且用附子方多。而獨稱服後身痺如冒狀。則瞑眩爲甚。亦可怪。因屢試附子。瞑眩則效速。而合蜜則如神。人皆知之。又用此方。其人大便鞕。則瞑眩大奏功。粗似合蜜者。若以桂苓芎藥類加此方以用之。或用之大便不鞕之人。則瞑眩稍少。得效亦微。然則大便鞕者。附子成功之機也。病解而大便亦通。此是附子餘力所及也。蓋桂苓芎有降衝逆。解拘攣。壓動悸之力。故胸腹開爽。瞑眩直差。此無他。藥氣走而下。以不暇止而攻病故也。甘草大棗之甘。則緩其急而停憇於藥氣。令不得走。故朮附逞力以追逐水氣。此所以瞑眩也。小便自利者。水之積。甚於不利。故溢出者也。

風濕相搏。骨節疼煩。掣痛不得屈伸。近之則痛劇。汗出短氣。小便不利。惡風不欲去衣。或身微腫者。甘草附子湯主之。（疼煩．成本作煩疼是）

山田氏云。此比前條一等重而兼水氣者。故小便不利。或身微腫。方中有朮。爲是故也。和久田氏云。掣痛者牽引痛也。近之謂手近痛處也。汗出者。風濕相搏也。短氣者呼吸急迫也。小便不利者。氣衝逆而不下降也。惡風不欲去衣。明其重於尋常惡風也。以有汗出短氣。乃表證之衝逆急迫。故用桂枝甘草。又有惡風骨節疼煩小便不利等證。故用朮附。附子分量多者。以其不但外證劇。且有內寒也。凡有內寒者。右小腹結聚。腹皮必軟弱。

## 甘草附子湯方

甘草二兩炙　附子二枚炮去皮　白朮二兩　桂枝四兩去皮

右四味。以水六升。煮取二升。去滓。溫服一升。日三服。初服得微汗則解。能食汗止腹煩者。將服五合。恐一升多者。宜服六七合爲始。（二升玉函作三升金匱及成本汗止作汗出無將字爲始作爲妙千金翼作爲愈）

吉益氏云。甘草附子湯。治骨節煩疼。不得屈伸。上衝。汗出惡寒。小便不利者。雉間煥云。治後世所謂痛風歷節風。手近之則痛劇者。

外臺第十九卷風濕門。引古今錄驗附子湯。卽本方。主療亦同。方後云。驃騎使吳諧。以建元二年八月二十六日始覺如風。至七日。卒起便頓倒。髀及手皆不隨。通引腰疼痛。通身腫。心多滿。至九月四日。服此湯一劑。通身流汗。卽從來所患悉愈。本方不用生薑。既有附子。今加生薑三兩。

# 瘟疫時症之經驗方

汪友松錄

## (一)避疫平安散

猪牙皂三錢半　正硃砂二錢半　蘇薄荷二錢　北細辛三錢半　白芷一錢　明雄黃二錢半　藿香三錢　枯礬一錢　桔梗二錢　法半夏二錢　防風二錢　木香二錢　貫衆二錢　陳皮二錢　甘草二錢

以上十五味。共研極細末。磁瓶固封。切勿洩氣。此藥耑治瘟疫時症。忽然腹痛。手足厥冷。面色青黑。上吐下瀉。霍亂抽筋急痧等症。先用一二分吹入鼻內。通其關竅。後用生薑五片。煎水一杯。冲散溫服。輕者一錢五分。重者三錢。小兒減半。症過重者。多服無妨。服至止痾定痛平安爲止。此藥和平不烈。服後安睡片時出汗即愈。孕婦忌服。是藥鄙人經送數載。救人以數千計。確有起死回生之功。海內諸善長及富貴人家製合一料。以備不虞。如能施送。尤爲莫大功德。獲福無量焉。

## (二)神效八厘散

硼砂三錢(要白如雪者)　辰砂二錢　木香二錢　丁香二錢　沉香二錢　當歸二錢　甘草二錢　生軍二錢　巴豆霜一錢

右藥九味。俱不要見火。各味共研細末。磁瓶收貯。不要洩氣。凡患痢疾者。只用八厘。用開水吞下。即下大便而愈。重者再用八厘。無不全愈。此方愈人無數。效驗如神。此藥一料。可濟百餘人。所費不過銀洋幾角。倘樂善諸君。合備施送。則功德眞無量矣。

# 飲食之衛生

沈仲圭

飲食爲養命之根源。亦爲疾病之媒介。是則衛生之道。不可不講也。爰錄丁仲祜食物衛生八條於左。以便世人之効法焉。

(一)朝起時。晚睡時。毋食食餌。(朝起時。胃中宜略饑。晚睡時。胃神經宜使休息。以防惡夢縈擾。)

(二)食時毋屢飲湯水。(多飲湯水。胃汁稀薄。難于消化。)

(三)食前食後毋入浴。及過用腦力。與夫劇力運動。(恐血液無暇消化食物。)

(四)食物宜細嚼之。毋使堅硬之物。納於胃腸。

(五)膳事畢。宜刷齒。毋使食物留滯其間。發爲惡臭。卒至齒骨腐爛。

(六)飲料宜煮沸。毋令雜質及微生物。混入血液。爲疾病媒介。

(七)糖果餅餌。列於市肆。內含毒質。與市脯同。

(八)鹽糖菸酒香料之屬。烹調精美之物。宜撙節適度。味神經貪而不舍。胃腸積滯。年齡之脩短係焉。

館址 上海浙江路清和坊對過（郵政信箱一八三四號）

每星期六出版一冊
全年五十期連郵費二元四角 國外加半 郵票代洋九五折扣

主編者 醫學家趙公尚

宗旨 鼓吹世界醫學大同 切實指導衛生方法 徹底說明醫學原理 解答一切疑難病症

發行者 上海衛生報館

# 衛生報

第二卷第三十七期

中華民國十九年十二月六日出版

THE HYCIENIG WEEKLY 780 CHEKIANG ROAD, SHANGHAI, CHINA

本期要目



## 衛生漫談

孫家驥

▲筋肉之衛生（續三十二期）

人體之組織。由筋骨肉三者而成。筋骨肉之組織。由多數細胞組織而成也。然則筋與肉。居人身之一大部分。故欲想強壯身體。非發達筋肉不可。欲發達筋肉。非運動不可。古人不云乎。戶樞不蠹。流水不腐。人體何獨不然。但運動之時。因筋肉中之血管膨脹。血管膨脹。則血液之流通必多。可以滋養筋肉。故能使之發育也。如農人終日勞動。（卽運動也）身體非常強健。膏粱之子弟。手不拾介。儘多羸弱。此卽運動能強健身體。不運動則不能強健身體之明證乎。然而運動之種類甚多。茲區其如後。

(1)柔軟體操（包含呼吸運動）
(2)器械體操
(3)兵式體操
(4)國技
(5)足球
(6)網球
(7)籃球
(8)台球
(9)賽跑
(10)自由車
(11)鐵啞鈴
(12)游泳
(13)散步

但吾人運動之時。亦當有所注意。如衣服不可狹窄。狹窄恐妨礙血管之擴張。四肢及頭胸腹等部。宜一齊運動。不宜偏於一處。（如做呆功夫者。單用頭部或用兩手。練習等等。）若偏於一處。則一處筋肉反而受傷。若運動之後。精神疲倦之時。不宜勉強運動。非休息不可。運動若至呼吸追促。脈細弱不正。或一分鐘之時間。約一百二十至以上。此時卽宜停止。或用腦力之後。或酒後。飯後。及飢飽之時皆不宜運動。但運動要有一定之時間。於身體方無損傷。其時間。以午前。午後。各一小時最爲合宜。運動之後。不宜驟脫衣服。防其感冒之故。然而運動不宜過猛。過猛非徒無益。而反害之。故一切猛力之運動。最爲危險。如筋骨扭折。變成殘疾者有之。血管破裂變成肺病者。亦常有之。如此終身受害。可不愼哉。鄙人所云筋肉之衛生。爲運動家不可不知也。

▲骨之衛生

飛艇所以能航空。賴其機器之能力。人之所以能行走動作。完全賴其骨幹耳。若飛艇無機器。可以航空乎。人身無骨幹。可以行走乎。則人必應之曰。不能。此自然之理也。或謂余曰。飛艇雖有機器。而若無煤油之能力。可能航空乎。人雖有骨幹。而無皮、膚、筋、肉、臟、腑、可能行走動作乎。然則吾所謂飛艇無機器不能航空。人無骨幹不能行走動作。乃言其飛艇之機器。與人身之骨幹。較其牠爲重要之故。非言其無牠物。亦能航空行走動作也。細心思之。人無骨幹。有路而不能行。有事而不能作。可能稱爲人乎。骨幹既知爲人身之最重要。而不可少者。當然非設法保護不可。保護之法。非講求衛生不可。衛生之法。可分四種言之。

(一)每日早晨之際。擦牙靜面之後。並未進食。用開水一大茶碗。食鹽少許。冲服。每日如此。則骨幹必一日強健一日。身體必隨之強健。考內經云。『鹹生腎。腎生骨。』即此義意。但晚間忌服。服則人反受害。俗云。『每早吃碗鹽水湯。猶如吃碗人參湯。晚食一碗鹽水湯。猶如吃一碗毒砒霜。』

(二)每日早晨初起之時。及晚間臨臥之際。最宜運動(如練習潭腿之拳術等等)以一小時爲止。久之則骨幹必強健。若不運動。終日俯伏案頭寫字看書。又無休息之間。久而久之。則脊柱之骨。因之彎曲。不可攏身。遺患終身。最可痛恨。考其原因。皆由於少運動之故。但彎曲未久。尚可挽回。其治法。宜先去其終日俯伏之壞病。再作正當之運動。若彎曲根深蒂固。非用副木矯正之不可。

(三)小兒幼時。決不能坐高椅高橙。橙椅過高。則兩足必高懸不能着地。使足部重量。全支於大腿。而腿部之骨。不能担負其重量。變爲彎曲者有之。又有一種。當小兒未能行走之際。爲父母者。迫不及待。強使學步。心以爲快。而不知小兒幼時。下肢骨幹不能受其重量。遂變爲彎曲者。亦常有之。此種來因。爲家長者。應當注意。豈可輕視耶。

(四)吾國素有纏足之陋風。當女子五六歲時。皆所不免此罪。即用布纏於兩足。使骨斷足小。有路不能行。有事不能作之目的而後已。民國以來。提倡男女平等。國家當局。曾下令禁止纏足。文風開化之地。此種陋習。則早已剷除。則吾內地。文化落後。一般愚夫愚婦。土劣官僚腐化份子。皆曰。此種命令。殊不合法。若不纏足。則上等之人與下等之人。有何別乎。對於形色。亦不美觀。不如纏足之美觀。以吾之感想。此種土劣官僚腐化及干犯法律者。敢公言保存陋風。有不平等之說。非打倒不可。以掃除障碍。實行骨之衛生。海內同胞以爲然否。

(未完)

**更　正**

本報三十三期『公開十個喉科秘方』內第二題『白腐吹喉散』中眞老熊『膽』誤刊『丹』字又三十四期『公開十個喉科秘方』內第六題吹喉碧玉『霜』誤刊『散』字特此更正

【診斷】身熱口渴。乃外部引動先天伏毒。以致內熱蒸騰。兩目如醉。勢將出痘。

【療法】治以表散解毒之劑。

【處方】荆　芥炒三分　當　歸三錢　大麥冬二錢　天花粉一錢　柴　胡八分

陳　皮五分　生甘艸一錢　象貝母二錢

【二診】前方一劑後見點。

【二方】仍以原方加黨參一錢。

【三診】點已見齊。熱勢亦減。

【三方】原方去荆芥柴胡。加黃芪一錢。金銀花三錢。

【四診】顆粒鮮明。已有清漿。

【四方】生黃芪一錢　大麥冬二錢　金銀花三錢　潞黨參一錢　陳廣皮五分

粉丹皮一錢　全當歸三錢　生甘草六分

【五診】顆粒圓明。漿漸濃厚。

【五方】仍以原方連服一劑。

【效果】藥後順適。至結靨後。連服敗毒之劑三帖。卽痊。

## ■險痘

方友梅住湖北江夏

【病者】吳幼年五歲。

【病狀】痘現六日。忽變黑色。頭頂陷下不起。飲食入口卽吐。其勢危險。

【病原】先天胎毒。

【診斷】小兒體質純陽。陽氣驟然漓散。以致症變莫測。幸有一線眞陰。或可挽回萬一。勉擬一方。以盡人力。

【療法】方用起死救兒丹。

【處方】人　參一錢　金銀花一兩　全當歸三錢　生甘草一錢　元　參一兩
生白朮二錢　麥　冬三錢　茯　神三錢　荊　芥二錢　天花粉二錢

【二診】一劑後黑色轉紅。

【二方】原方再服一劑。

【三診】頭頂下陷已起。顏色紅潤。飲食能入。

【三方】人　參一錢　粉丹皮錢半　生白朮二錢　黃　芪一錢　金銀花五錢
粉甘草六分　當　歸二錢　元　參五錢　天花粉二錢

【四診】顆粒圓滿。稠漿已足。

【四方】原方去人參。連服二帖。

【效果】此病能愈。出人意表。倘於陷時置之不理。或治不得法。鮮有能生者。

# 喉科

□產後疫喉

邵紹琴住揚州

【病者】萬雯軒如夫人。

【病狀】產後五朝。身熱三日。有汗口渴。咽關赤腫破爛。疼痛滿腐。脈來沉細而數。苔白如粉。舌色紫絳。神志不清。煩擾無寧。惡露點滴不行。綿綿腹痛。膚間隱有紫赤痧點

【病原】萬雯翁亦知醫理。初以惡露不行。用生化湯。又以喉痛身熱。疑爲風寒。見其苔白脈沉。進荊防葛根甘桔輩。均不效。而病增重。

【診斷】新產之後。氣血兩虛。伏邪因外感而觸發。以致爲白喉疫喉。夫疫喉爲流行溫病。當以脉証爲憑。何可臆斷。觀其身熱有汗口渴。溫象已屬顯然。脈象沉細。爲火邪內閉之象。所謂陽証見陰脈是也。苔白如粉。乃火極似水。證諸舌色赤絳明者。更可知矣。至神糊煩擾。特恐邪入心胞。惡露爲熱阻而不行。痧點因熱灼而紫赤。據此脈症。乃爲產後疫喉。症勢凶險。將有閉陷之憂

【療法】法當辛涼透化。佐以開閉洩熱救陰。兼顧產後行瘀爲治。以銀翹散犀角地黃湯二方。擇取藥品加味主之。

【處方】銀花二錢 赤芍二錢 桃仁二錢 丹皮二錢 敗醬草三錢

連翹二錢 薄荷一錢 生甘草三分 蠶沙錢半 桔梗一錢

另加部製吹喉碧玉霜三錢。入藥和服。再用神犀丹二粒。藥前服一粒。藥後服一粒。均用開水化服。吹

藥用部製紅腫破爛吹喉散吹之。

【二診】自服藥後。得汗熱淡口不渴飲咽關仍是赤腫。白腐未增。神清擾平。諸症雖略見退步。惟苔轉黃垢。脉轉浮數。痧點密佈鮮紅。惡露所行紫黑。此疫邪蘊毒已開閉陷可免所慮者火勢鴟張傷津涸液特恐熱極生風。熱深厥深新產之體正不敵邪最易滋變治宜前方加減兼用增液救陰及清咽導熱奪命丹上開下導爲法。

【二方】銀　花二錢　元　參三錢　麥　冬三錢　桃　仁二錢　赤　芍二錢
連　翹二錢　丹　皮二錢　敗醬草二錢　苦桔梗一錢　生甘草三分
鮮生地一兩杵汁兌服　午前煎服。

午後用部製清咽導熱奪命丹六錢。開水輕煎去渣服。外用部製紅腫破爛吹喉散吹之。

【三診】昨用上開下導諸法。得溏漿大便日夜七次身熱全清咽關紅淡腫消。潰破疼痛仍甚腐退未盡舌苔黃垢前半已去脈象小數。痧點色淡。惡露所行瘀鮮相雜。據此則藥合病情已得生機須防餘氛復萌仍照前方加味更易。

【三方】元　參三錢　細生地三錢　甘　艸三分　赤　芍錢半　麥　冬三錢
銀　花二錢　敗醬草錢半　丹　皮錢半

另用部製吹喉碧玉霜三錢。入藥和服外以部製紅腫破爛吹喉散吹之。

【四診】服藥後又得溏漿大便數次咽關腐退間吐痰涎。黃苔全退新苔已生脈平痧點色淡。惡露仍行。神志安寧。眠睡如常已知飢索粥觀此餘氛可清惟產後之體飲食起居宜愼。治從育陰清熱法主之。

【四方】西洋參錢半　元　參二錢　赤白芍各錢半　甘　草三分　蔞　皮三錢

麥　冬二錢　細生地三錢　丹　皮錢半　大貝母三錢　鮮藕肉三片
枯荷葉錢半

另用郘製利痰淸咽唅化丸七粒。唅化嚥津以代吹藥。

【五診】咽關腐退肌生。痧點淡化。如無惡露仍行。刻已起床小坐。日夜進粥五六碗。所謂勿藥爲中醫。最是善後要策。用參麥淸養肺胃。用藕肉荷葉以代產後生化湯之去瘀生新法

【五方】西洋參三錢　麥　冬三錢　生藕肉四片　枯荷葉錢半　水煎服

【效果】未服五日痊癒如常

## □陰火上升之喉症

郘紹琴住揚州

【病者】朱右年五十六歲。

【病狀】咽關疼痛潰破無皮。不紅不腫。身無寒熱。恙經三旬之久。艱於飮食。每日進稀粥數碗。舌苔淡白。脈象沉小。而左三部尤甚。平時大便稀溏。因病久而神疲已極。

【病原】初延喉科診治。用甘桔湯加荊芥防風不效。改用銀翹散。以及養陰淸肺湯猪膚湯。又覺胸悶多痰。兼用吹藥珠黃散錫類散等。輾轉三旬所患愈甚

【診斷】據脈論症。身無寒熱。非風寒風熱之喉症。咽關潰爛而不紅腫。白腐更非疫喉。又非肺胃積熱可知。再證諸脈小苔白便稀神疲。其爲龍雷沸騰。陰火上升。不能歸海之象。已無疑議矣

【療法】主方系桂附八味丸。引火歸源。此方雖佳。嫌其板實不靈。而重濁矣。擬師其意而不用其方。前賢有肉桂黃連米飮爲丸。交通心腎之法。夫心腎卽水火也。姑借用之。且寒熱幷用。藥味似覺和平耳。

【處方】上肉桂心三錢研末上川連一錢煎湯拌肉桂末晒乾米飮爲丸。如小菉豆大。再加米粉爲厚衣。取其

入胃緩化。藥力直行下焦。每早淡鹽開水送服三十粒。連服旬日。以觀進退。外以整塊肉桂去皮切片。約錢半重。用白蜜泡透。微炙乾。每用少許。噙口嚥津。以代吹藥。

【效果】照方連服一星期。咽喉潰破全癒。苔宣脈平。飲食增加。改用桂附八味丸調理常服。

■喉痧

潘玉藻 住江蘇海門長來鎮天和堂

【病者】崔左。年二十歲。住海門。

【病狀】痧疹隱約不宣。咽喉紅腫作痛。大便溏泄。身熱無汗。咳痰不爽。胸中作痛。

【病原】陰虧時邪外襲。

【診斷】脈來浮數。舌白尖紅。痧隱不透。以致咽喉紅腫而痛。顯係陰傷易感外邪。乃喉痧之重症。

【療法】治宜疎表利咽。肅肺化痰為法。

【處方】蘇薄荷八分　金銀花二錢　光杏仁三錢　粉葛根錢半　連翹殼二錢
象貝母三錢　淡豆豉二錢　淡竹葉錢半　化橘紅錢半　粉丹皮錢半
黑山梔錢半　炒牛蒡二錢　淨蟬衣八分　鮮枇杷葉三片去毛包

【二診】藥後汗泄。痧疹滿佈。大便不溏。惟咽喉紅痛。咳痰加甚。症雖轉機。仍宗原法加易。

【二方】蘇薄荷八分　苦桔梗一錢　鮮石斛三錢　粉丹皮錢半　光杏仁三錢
象貝母三錢　淡竹葉錢半　生地四錢　炒牛蒡二錢　化橘紅錢半
連翹殼二錢　粉甘草八分　赤白芍各錢半　枇杷葉三片去毛包

【效果】服二帖。痧疹大透。諸症皆愈。

■白喉

張蘊石 住常熟閘老坊

【病者】孫右年十三歲。住百歲坊。

【病狀】氣逆音嘶。痰聲咳呷。喉關腫脹。白塊白條滿佈。身熱不揚。頭頸微汗。苔少舌紅。脉細弦數。

【病原】經運動後入夜卽身熱。喉覺小痛。次日痛減。而喉中介介如梗狀。微有痰聲。視之已起白腐。服癍杏甘羔湯一劑。勢乃鴟張。

【診斷】肺腎陰虛。温邪內蘊化火。循經燔灼。方其初起。火未得風。勢猶未熾。迨乎表散一投。少陽之風勃動。於是火乘風勢。風助火威。熖及陽明。則將胃中之濁蒸變而爲腐熖。及肺金則將陰中之液熬煉而爲痰。肺胃淸曠之區。頓成燎原之局。

【療法】治宜壯水制火。淸鎭定風。若遽予凉遏。則火愈熾。風愈狂矣。

【處方】大生地五錢　大麥冬三錢去心　烏元參三錢　原金斛四錢　京川貝三錢

大白芍三錢　生甘草八分　黛蛤散一兩　桑葉錢半蠶食過孔多者　鮮靑果汁兩粉匙

乾猪膚一兩煎湯去淨浮油代水

【效果】一劑症象依然。兩劑痰聲漸低。氣逆漸平。汗亦不出。服至九劑。白塊化淨。而音亦亮矣。始終守方。益信古人之不我欺也。

錢大某住淮陰西壩楊家碼頭隄下恒德昌藥號

■梅核氣

【病者】章左年二十六歲。灌雲人。農業。住東南鄉。

【病狀】喉間如有物阻。吞不入。吐不出。脉象沉鬱不暢。兩關皆弦。

【病原】悒鬱日久。咽嗌不利。

【診斷】此肝氣上冲於會厭。致升降之機紊序。釀成梅核氣症。

【療法】治以開降。

【處方】旋覆花三錢布包　苦杏仁三錢去尖皮　黃玉金二錢　梔　子錢半　牡丹皮三錢

金鈴子三錢　蘇　梗三錢　廣橘絡一錢　粉甘草五分　金橘葉一錢

【二診】一劑咽嗌覺利。病衰什一。

【二方】用原方去蘇梗橘絡加牡蠣三錢。

【效果】十餘劑後始愈。

## □梅核氣

王道明住四川成都

【病者】張右二十六歲。

【病狀】咽中如有物阻塞。吐之不出。嚥之不下。有時刺刺作痛。飲食減少。抑鬱不舒。舌苔薄白。脈來弦滑。間或氣逆多痰。

【病原】肝失條達。

【診斷】素來性急。據述每有不遂意之事。卽鬱鬱不樂。遷延日久。以致成疾。如物梗喉。吞不能下。吐不能出。乃肝木失於條達。以致氣鬱不舒。此卽梅核氣是也。

【療法】疏肝解鬱。舒氣化痰。

【處方】製香附錢半　瓜蔞皮三錢　川玉金一錢　桔　梗一錢　大貝母錢半

雲茯苓三錢　製半夏二錢　海浮石二錢　粉甘草六分　枇杷葉二錢包

磨青菓核一匙兌服

【效果】連服三劑。喉部較舒。再服五劑卽愈。

# 齒科

## □走馬牙疳　趙友如住鎭江張飯店巷

【病者】李幼年三歲。

【病狀】身熱牙齦腐爛勢有穿腮之象右腮已現紫黑斑。

【病原】陽明之火上沖。

【診斷】痧後槩食堅硬及香燥食品以致胃火上沖勢若燎原牙齦腐爛是名牙疳恐有穿腮之虞不易挽救也。

【療法】內服三黃湯加減外搽金棗丹。

【處方】生大黃二錢　生石羔一兩　金銀花三錢　川連五分　肥知母二錢
黑山梔錢半　黃柏一錢　元參三錢　粉甘草六錢
外搽金棗丹

【效果】一劑服後潰勢即止連服三劑兼搽金棗丹一週始痊。

## □牙衄　朱明之住松江城外

【病者】張左年三十七歲。

【病狀】牙縫出血二日不止。

【病原】陰虛熱極所致。

【診斷】體質素弱。陰液久虧。以致血熱妄行。時發時止。此名牙宣。又名牙衄。若不急治。難以挽救。

【療法】表裏兼治。

【處方】生　地三錢　大麥冬二錢　福澤瀉二錢　粉丹皮二錢　連　翹錢半
赤　苓錢半　潤元參三錢　淮山藥三錢　黑山梔二錢　蘆　根一兩
外以豆腐渣敷患處。

【效果】連服二劑。血止。調養一週。精神如常。

## ▣骨槽風

趙友如（住鎮江張飯店巷）

【病者】李右。年四十八歲。

【病狀】左牙齦陰痛。月餘。初起不紅不腫。現已潰爛。口不能開張。似覺惡寒。

【病原】風寒襲於齒部。

【診斷】前醫誤認風火。治以清涼之劑。以致遷延日久。纏綿不已。潰爛膿稀。成多骨。

【療法】治以陽和湯犀黃丸。

【處方】大熟地一兩　麻　黃五分　製乳沒各五分　鹿角膠三錢　炮　薑五分
炙僵蠶二錢　上肉桂一錢　甘　草一錢
每日服犀黃丸二錢。

【效果】原方略有加減。調治一月始愈。外以陽和膏貼患處。

# 眼科

## □花白翳陷

康煥章 住餘姚周巷鎮

【病者】李左。年四十歲。浙江寧波籍。洗染業。住滬靜安寺路。

【病狀】二目氣輪紅絲滿佈。風輪白翳蝕瞳。眼痛流淚。頭疼。視渺。六脈弦數。

【病原】神經衰弱。屢感風邪。不慎調治。燙衣竭視。煤火薰觸。以致翳膜蝕瞳。漸將失明。

【診斷】風邪入裏。肝熱陰虧。

【療法】擬投蘇紅洗肝散。涼血袪翳法。並點康製重明膏。

【處方】鮮生地六錢　甘菊花二錢　全當歸錢半　生甘草八分　川芎八分

京赤芍錢半　杜紅花八分　蘇薄荷八分後入　白蒺藜二錢去刺　蟬衣一錢去泥

防風一錢　蘇木一錢

【二診】內服外點。紅絲已盡。痛減淚止。翳陷淸深。擬補肝腎。佐以袪翳。

【二方】大生地五錢　製首烏三錢　當歸身二錢　淡天冬二錢　甘菊花錢半

淮牛膝三錢鹽水炒　防風錢半　潼蒺藜三錢　白蒺藜二錢　甜杏仁三錢去皮尖

炒枳殼五分　黃草石斛四錢

【效果】連服五劑。並點康製推雲膏。光線復明。

## □凝脂翳變

康煥章 住餘姚周巷鎮

【病者】戎左。年五十一歲。業農。住姚北鄉間小村烏橇廟。

【病狀】二目胞輪紅腫。白睛純赤。風輪生障白色。肥嫩如脂膏之凝。踮踏高低。光線渺茫。離步須扶以行。眵淚稠黏如膿。頭目疼痛似擊。惡寒便秘煩躁。胃呆。脈象二關弦數。苔色黃膩。

【病原】田間終日工作。精力已疲。適值小陽氣候。風邪正易內犯。而上乘空竅。加以鄉間習俗。目病每以火眼視之。循延八九日始就診。

【診斷】翳膜者。風熱重則有之。翳當瞳前。肝經盛實。非大劑清熱滌腸不爲功。

【療法】擬投四順清涼飲。攻守兼施。庶可去邪輔正。外點康製八寶膏。

【處方】根生地四錢　西當歸錢半　京赤芍錢半　川芎八分　眞川連五分
龍膽草一錢酒洗　淡黃芩錢半酒炒　生錦紋三錢　桑白皮二錢　炒枳殼八分
生甘草八分　車前子三錢包　軟柴胡五分　防風錢半

【二診】三劑後。大便暢潤。諸恙已逝大半。今邪將去而正則損。擬少進滋陰養血。以助肝腎。

【二方】細生地五錢　西當歸錢半　黑元參三錢　提麥冬三錢去心　淡天冬二錢
地骨皮二錢清炒　粉丹皮錢半　肥知母二錢去毛　甘菊花錢半拌炒　東白芍二錢
生甘草六分

【效果】三劑諸恙悉除。點康製月華膏而光復。

【附註】按此症初起。病者多不及防。先由風輪起障。如稱星。微黃。澀痛熱淚。越二宿不治。隨致腫痛難忍。眵多不堪。再加便秘。惡寒日甚。一日延至四五日。凝成如脂膏。若當初起一二日。即投以辛涼疏表（桑葉菊花杏仁甘艸桔梗荊芥防風薄荷黃芩）之劑。則可望一劑而平。不致闖禍。如時至上述之形症。亦

中国近现代中医药期刊续编·第一辑

# 傷寒今釋

陸淵雷

以上二條。論風濕相搏。係雜病。非傷寒。故亦在金匱痙濕暍篇中。互詳金匱今釋。

**傷寒**脈浮滑。此以表有熱。裏有寒。白虎湯主之。（原注臣億等謹案前篇云熱結在裏表裏俱熱者白虎湯主之又云其表不解不可與白虎湯此云脈浮滑表有熱裏有寒者必表裏字差矣又陽明一證云脈浮遲表熱裏寒四逆湯主之又少陰一證云裏寒外熱通脈四逆湯主之以此表裏自差明矣千金翼云白通湯非也）

程氏云。讀厥陰篇中。脈滑而厥者。裏有熱也。白虎湯主之。（三百五十四條）則知此處表裏二字爲錯簡。裏有熱。表有寒。亦是熱結在裏。鬱住表氣於外。但較之時時惡風背微惡寒者。少倏忽零星之狀。山田氏云。林億程應旄二說。考徵明備。引援詳確。宜拳拳服膺。表有寒。以時時惡風。（百七十六條）背微寒。（百七十七條）及厥冷（三百五十四條）等證言。裏有熱。以脈滑大。（本條及人參白虎諸條）譫語腹滿。（二百二十八條）發熱汗出。（二十八條）身重（二百二十八條）而喘。（無明文）咽燥（百七十六條百七十七條）口苦（無明文）等證言。蓋舉因略證者也。案白虎湯之證候病理。已詳上文人參白虎諸條。此條脈滑而厥。是白虎證之變例。亦舉疑似證而略其主證也。表有寒。非謂有寒邪。但熱聚於裏。不得外達耳。

白虎湯方

知母六兩　石膏一斤碎　甘草二兩　炙粳米六合　上四味。以水一斗。煑米熟。湯成去滓。溫服一升。

煑法當有闕文。外臺第一卷引千金翼云右四味。切。以水一斗二升。煑取米熟。去米內藥。煮取六升。去滓。分六服。日三服。

吉益氏云。白虎湯。治大渴引飲。煩躁者。又云。治手足厥冷。或惡寒。自汗出。譫語者。手足厥冷而胸腹熱劇者。大煩渴。舌上乾燥。欲飲水數升者。大熱心煩。背微惡寒者。暑病。汗出惡寒。身熱而渴者。胸腹熱劇。或渴而如狂者。（原注本方內加黃連六分）

醫學入門云。白虎湯。治一切時氣瘟疫雜病。胃熱欬嗽。發斑。及小兒疱瘡痧疹伏熱等證。痘證寶筏云。痘已發未發。或胃火偏盛。面紅齒燥。口臭脣乾。煩渴齘齒咬牙。夾斑夾疹。均宜白虎湯。或獨用。或兼用。類聚方廣義云。白虎湯。治皮疹大熱譫語。煩渴引飲脈洪大者。又治齒牙疼痛。口舌乾而渴者。又治眼目熱痛如灼。赤脈怒張。或頭腦眉棱骨痛。煩渴者。俱加黃連良。兼用芎黃散。時以紫圓攻之。又治狂症。眼中如火。大聲妄語。放歌高笑。登屋踰垣。狂走不已。大渴引飲。晝夜不眠者。亦加黃連。隔三五日。用紫圓一錢至一錢五分。取峻瀉數行。又日用灌水法。必效。若難用下藥者。唯用灌水法可也。

醫學綱目云。孫兆治一人自汗。兩足逆冷至膝下。腹滿不省人事。孫診六脈。小弱而急。問其所服藥。取治皆陰病藥也。孫曰。此非受病重。藥能重病耳。遂用五苓散白虎湯十餘帖。病少甦。再服全愈。或問治法。孫曰。病人傷暑。始則陽微厥而脈小無力。醫謂陰病遂誤藥。其病厥。用五苓散利小便則腹減。白虎解利邪熱則病愈。凡陰症脛冷則臂亦冷。汝今脛冷臂不冷。則非下厥上行。所以知是陽微厥也。

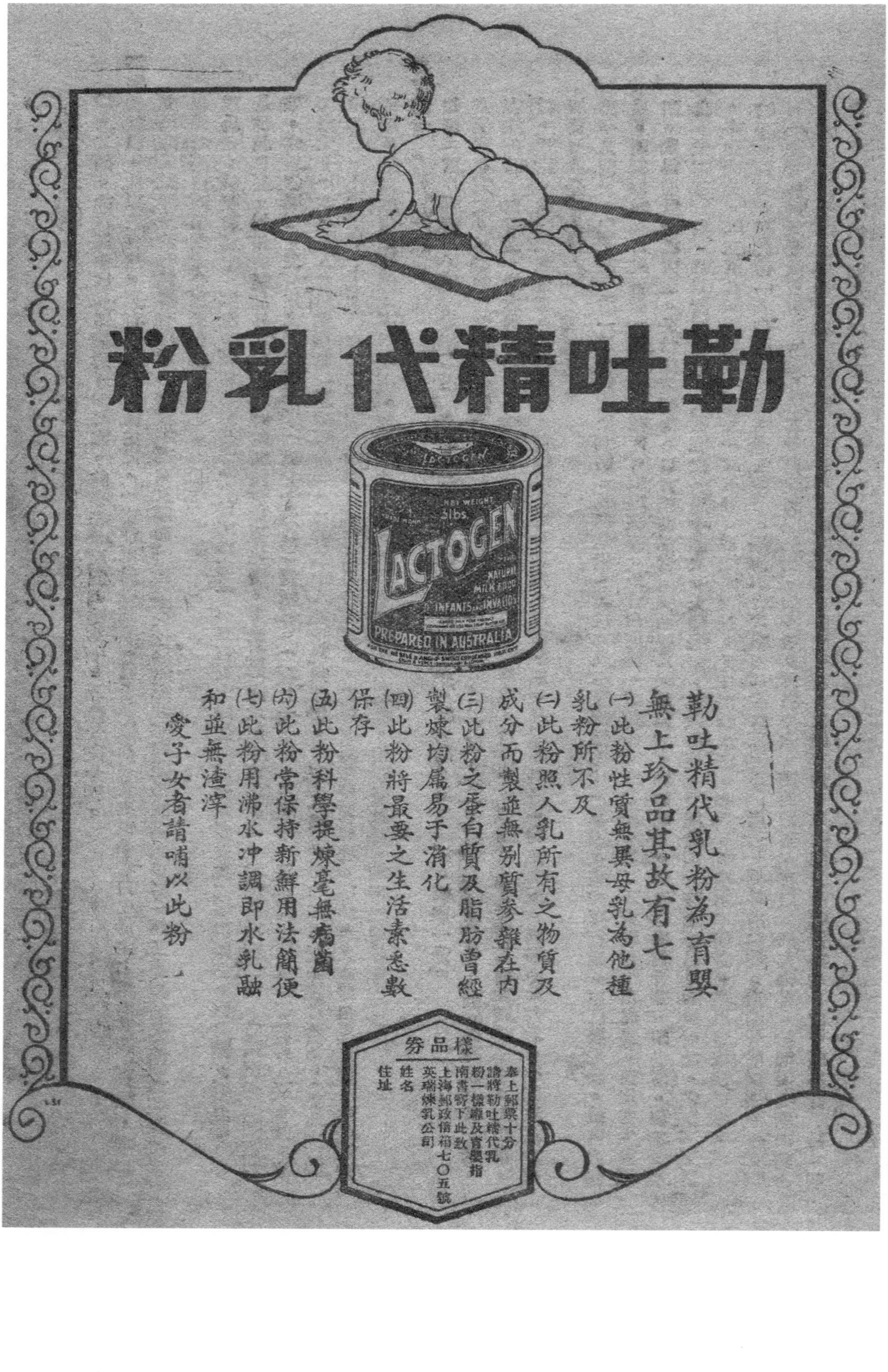
勒吐精代乳粉
LACTOGEN
PREPARED IN AUSTRALIA
勒吐精代乳粉為育嬰無上珍品其故有七
(一)此粉性質無異母乳為他種乳粉所不及
(二)此粉照人乳所有之物質及成分而製並無別質參雜在內
(三)此粉之蛋白質及脂肪曾經製煉均屬易于消化
(四)此粉將最要之生活素悉數保存
(五)此粉科學提煉毫無病菌
(六)此粉常保持新鮮用法簡便
(七)此粉用沸水冲調即水乳融和並無渣滓
愛子女者請哺以此粉
樣品券
奉上郵票十分請將勒吐精代乳粉一樣罐及育嬰指南書寄下此致
上海郵政信箱七〇五號英瑞煉乳公司
姓名
住址

館址
上海浙江路清和坊對過
（郵政信箱一八三四號）

每星期六出版一册
全年五十期連郵費二元四角國外加半郵票代洋九五折扣

# 衛生報

主編者
醫學家趙公尚

宗旨
鼓吹世界醫學大同
切實指導衛生方法
徹底說明醫學原理
解答一切疑難病症

中華民國十九年十二月十三日出版

第二卷 第三十八期

發行者
上海衛生報館

THE HYCIENIC WEEKLY 780 CHEKIANG ROAD, SHANGHAI, CHINA

## 本期要目



## 衛生漫談（續）

孫家驥

### △衣服之衛生

▲衣宜少　不宜過厚

▲夏宜白　冬日宜黑

▲宜寬大　不宜狹窄

保護骨、幹。爲筋與肉。保護筋肉。爲皮與膚。保護皮、膚。爲衣與服。故衣服與皮、膚筋、肉、骨、幹、皆有唇亡齒寒之關。豈可缺少也。若人無衣服。失其保護之作用。則寒、熱、溫、暖不知。虛邪賊風隨之。侵入皮膚。皮膚受傷。而筋、肉、骨、失其保護。因此使人疾病。不能生存於世。非衣服之能力乎。然則衣服雖有此種保護能力。而不講求衛可不講求生。其害亦等於無衣服也。故吾同胞。豈衛生乎。講求衛生之法。不外下面三種。

（一）或曰。人之易感冒風寒病。皆由於受寒涼所至。所以受寒涼。皆由於少穿衣服。故衣服宜多不宜少。多則無害。少則有害。豈可不慎。此常人之同情也。以吾之理想。則不然。人之所以易感冒。皆由於衣服過厚所至。非衣少之故。則人必反對此說。多穿衣服。豈有感冒之理。吾可答曰。衣服過厚至感冒之由。因其衣服厚。最易出汗。久汗則毛孔常開。皮膚軟弱。即失其抵抗之能力。故成感冒常病。即此意義。如吃丐家貧之人。終日跣足露體。當在嚴寒之際。雖有綿衣。而內裏之綿花。非常呆板。鶉衣百結。薄而不溫。身體並未見有何種障礙。富貴之家。全身輕裘。手足皆有爐火。每日與紅日着伴。而常見其感冒。此非衣服過厚有害之明證乎。但衣服不宜多穿。亦不宜過少。以適當爲合法。豈可不注意及此。

（二）凡服裝亦宜講求衛生。若不合於衛生。則疾病叢生。必所不免。如合衛生。則疾病必定減少。此爲定理。如在冬日。而外面服裝。以毛織、綿織。其顏色。以黑爲合衛生。夏日外面服裝。以絲織、麻織。其顏色以白爲合衛生。並且美觀。而裏面襯衫。不問夏冬。皆以白色爲合衛生。夏衣宜白。冬衣宜黑。因其白色之吸熱力弱。於黑色二倍有餘。及此意也。而內裏之襯衫。夏冬皆宜白色。因其垢膩有無。最易分別。並能催促人們走入清潔之途。人清潔。則疾病因此減少。實本身之幸福。亦有人之心理。治襯衫。專用黑色。雖有垢膩。亦不能分。故交換因之懶怠。並以爲經濟辦法。則懶怠之性成。久而久之。搔癢異常，就發生種種皮膚瘡病。欲去不能。必殊痛恨。不知用黑色治襯衫之害。但用黑色治造襯衫亦可。決不可看不出垢膩。就不用水洗之。亦不可抱眼不見爲清主義。以爲妥當。故非常常用沸水滌除垢膩。以免發生殘疾爲宜。

(三)衣服之尺寸。亦宜講求合法。如衣服不可狹窄。因狹窄。則皮膚受其壓迫。使血行發生障礙。又如我們纏足、束胸、與泰西之束腰。以爲美觀。而不知束帶過緊。則內臟受其壓迫。遂至發生種種直接間接之弊害。直接如腸胃陷於消化不良。間接如肺臟妨害其呼吸之作用。其害甚大。而人之頸部。尤宜注意。若頸部狹窄。其害尤酷。蓋頸部與頭部相接近。頸部壓迫。則頭部之靜脈之鬱血血液之還流困難。而頭部血液還流困難。則頭部必發生疼痛。頭部疼痛。則損害全體之健康。此上三點。爲男女同胞。尤當注意。(未完)

## 凍瘡之治療法

俞步卿

冬日手足患凍瘡。既癢且痛。頗覺難忍。可用瓦楞子殼研末。以麻油調敷患部。極有效驗。

(按)瓦楞子善於軟堅消腫。故有此效。若已經潰爛者。可加龍骨末少許。尤易收口。誠屢試屢驗之良法也。

## 牙痛驗方

姚原逢

將草烏頭與細辛。共爲細末。先以冷水漱淨口齒。用手指點藥擦牙。吐去涎沫。即愈。但藥切不可嚥下。

(按)草烏頭辛熱搜風。細辛辛溫散風。故此方治風痛頗有效。設火痛則不效

## 本館編輯部啓事

逕啓者。本報自三十三期刊登邵紹琴先生『公開十個喉科秘方』以來。疊接讀來函贊美。惟該方藥品珍貴。且按時修合。一時殊不易辦。要求本館轉商邵君。可否定價分讓。以便臨症救急應用。本館素以讀者要求爲己任。特函懇邵君。已得其回覆。云『本所各項藥品。專爲濟世施藥而用。承示定價出賣。礙難遵行。倘蒙善士贊助藥緣。却有此定章。可以奉贈。以便諸善士濟世所用。該章程係分甲乙丙三等。甲等捐助六十元以上者。奉贈喉科各藥大瓶十種。乙等捐助四十元以上者。奉贈喉科各藥中瓶十種。丙等捐助二十元以上者。奉贈喉科各藥小瓶十種。此係普濟存心。并不計該藥價之價值。非營業謀利者可比。藉達諸同志之雅意云爾。』邵君地址爲『江蘇揚州多子街濟貧送診施藥所』諸君可直接通函接洽。本館恕不轉達。倘祈 諒鑒。

非服上述之藥所可療也。

## ■黃液上冲　康煥章 住餘姚周巷鎭

【病者】勞左年三十歲。業小販。住虞北崧廈。

【病狀】二目白睛紅脹痛連頭腦。入夜爲甚。左目風輪下際。坎位之間。神膏之內。顯現黃色膿炎。儼似甲根白巖。勢將冲破風輪而致枯突。口乾煩熱。大便秘結。按脈二關洪大。舌苔黃燥。

【病原】終日奔波。時感熱邪。而平素多食膏粱厚味。有以致之。

【診斷】此乃經絡否塞。陰陽離間。脾胃被灼。熱毒上攻。

【療法】擬內服通脾瀉胃降火滋陰爲急治。外點康製珠黃散。退炎止痛。

【處方】潤玄參三錢　茺蔚子三錢　生石膏六錢　提麥冬三錢　淡天冬二錢
肥知母二錢去毛炒　車前子三錢包　條黃芩錢半酒炒　防風錢半　玄明粉錢半冲
西錦紋四錢

【二診】三劑後。大便通順。紅痛少減。黃膿漸下。乃餘邪尚在之徵。仍從原意出入。以防復熾。

【二方】鮮生地五錢　茺蔚子三錢　黑元參三錢　肥知母二錢去毛炒　黃芩錢半酒炒
提麥冬三錢去心　淡天冬二錢　車前子三錢包　生石膏五錢　玄明粉一錢冲
西錦紋三錢酒製

【效果】二劑後。黃膿盡退。紅痛亦除。光線未復。點重明膏一週全愈。

## ■胞生椒瘡　康煥章 住餘姚周巷鎭

【病者】徐左年二十五歲。住上虞下觀。業農。

【病狀】二目上下胞腫。白睛赤絲絆繞。眵多眊燥。沙澀難睜。時癢時痛。扳翻上下瞼視之則生椒瘡。纍纍趷踏不平。紅硬如刺。

【病原】初病天行赤眼。因循失治。熱邪鬱伏肺脾。漸致眊燥無光。

【診斷】風熱留戀肺脾血滯聚而成瘡

【療法】先投荊防薄翹以涼膈膏梔芩地以清脾。少得其效。可再商焉。此症最易延長。非靜心調養不可望愈。並外以三稜針迎瘰頭輕輕刺出惡血。點推雲膏

【處方】荊芥穗錢半　防風錢半　蘇薄荷一錢後入　青連翹二錢　山梔子二錢

生石膏六錢　黃芩錢半酒炒　細生地四錢　京赤芍錢半　生甘草八分

引加燈芯念莖每段長約五寸

【二診】椒瘡少平。眵糊癢痛合減。此伏邪已去。而瘀滯未通。今擬投導滯清熱。以望消澌。

【二方】細生地五錢　西歸尾錢半　赤芍二錢　黑山梔錢半　青連翹二錢

香白芷八分　防風錢半　生甘草八分　黃芩錢半酒炒　西錦紋三錢酒製

杜紅花八分

【效果】三劑後。椒平八九。然睛傷未已。點重明膏。每日服藕汁一茶杯。炖溫飲之。共四週全平。

【附註】按此症卽西學稱『脺瘢炎』。大多名之曰砂瘰。眼治之頗爲瑣煩。非專心至致。或週年半載。竟不得全愈。東西醫者。咸厭惡之。甚有令其獨處。斷絕往來。而現今政府亦有嚴厲之防衛。究其致病之原。率由病風熱後。失治內壞。及不潔所傳染。故通都大邑爲尤甚。蓋人烟稠密。塵沙飛揚。一人病風熱而成此症。由之傳十。傳百。而至千萬人。永無斷絕之望。可不懼哉。亦有病火眼風邪未祛。遽進補品以致邪伏

內竄者。凡得此病。以上方投之。百無一爽。輕者。第一方服三四劑可愈。重者二方先後進服。卽一時不能全愈。必可減輕病勢。惟須靜心點服。戒愼衞生。總有痊愈之日也。設既病此症。因循自誤。不加戒愼。剉擦而致血翳包睛。睫毛倒入。終成痼疾者。亦比比耳。

## □天行赤熱

康煥章 住餘姚周巷鎮

【病者】汪左。年三十六歲。住餘姚泗門鄉。業農。

【病狀】左目胞腫。涕淚交流。惡寒發熱。入夜頭痛難眠。風輪星翳數起。氣輪鮮紅如桃。右目亦隨之將起。六脈浮數。苔薄黃。

【病原】種植過勞。精神疲乏。熱邪乘而侮之。

【診斷】三焦浮燥。感受流行時氣。症屬實熱。

【療法】擬投驅風散熱飲。羌防芎薄以驅風。梔子大黃以散熱主之。

【處方】川羌活八分　防風錢半　正川芎七分　薄荷一錢後入　靑連翹二錢

當歸尾錢半　京赤芍二錢　牛蒡子一錢炒　黑山梔錢半　生甘草八分

西錦紋四錢

【二診】二劑後。形症漸除。星翳已退。氣輪赤腫未消。眵多燥結。治擬治金煎出入。

【二方】潤元參三錢　眞川連六分　天花粉二錢　桑白皮錢半　全覆花錢半絹包

甘菊花錢半　焦枳殼六分　光杏仁三錢　車前子三錢包　黃芩錢半酒炒

防風錢半

【效果】二劑後。睛紅全消。眵來未盡。用雪梨搗汁飲之。點重明膏而愈。

## □背幃赤爛

康煥章 住餘姚周巷鎭

【病者】鄭少年。十九歲。業農。住姚北鄭巷竹山里。

【病狀】二目背幃上下左右赤爛。痛癢。眵糊黏結。睫毛墜落。無時泣出。時痊時劇。六脈浮緊。苔白滑。

【病原】自穉年患火眼失治。貪食甘腥。父兄未與求醫。雖間有醫治。亦一暴十寒。調理不謹。又不願嘗藥。永無清寧秀美之日。經年累月。一延十餘載。勢成殘疾。今年長。覺目病之苦。始肯專心至致。

【診斷】爛屬濕。癢屬風。風熱蒸則癢而泣出。濕熱淫則爛而多眵。探其故。則風熱沁入肌膚耳。

【療法】此症失治已久。一時難以取效。今擬針灸入手。並內服外塗。灸眼杪左右魚尾穴。（卽去小眥三分。摺縫中閉目取之。）用陳艾如菉豆大。各灸七壯。針睛明。攢竹。太陽。風池。合谷等穴。塗康製綠雲油膏。點止淚八寶丹。內投杞菊飲子。荊防芷菊薄荷。疏風邪也。天麻青菊連翹。燥濕熱也。當歸枸杞。和肝。甘草密蒙理脾。三面夾攻。庶可望其漸愈。

【處方】奎枸杞錢半　甘菊花二錢　西當歸二錢　明天麻一錢　蘇薄荷一錢後入
青葙子三錢　香白芷一錢　淨連翹三錢　粉甘草七分　密蒙花二錢
防風錢半　荊芥錢半

【二診】四劑後。眵淚漸止。癢爛亦減。擬再針前穴。服六君子加味主之。

【二方】製玉竹四錢　仙露夏錢半　於白朮錢半土炒　浙茯苓三錢　清甘草八分
新會皮錢半　眞川連五分酒洗　製茅朮錢半　蘇薄荷八分後入　防風錢半
清炒竹茹三錢

【三診】五劑後。諸恙已愈八九。睫毛新產。惟赤色尙未全除。仍擬前方增刪。

中国近现代中医药期刊续编·第一辑

【三方】仙露夏錢半　浙茯苓三錢　新會皮錢半　清甘草八分　製玉竹三錢

炒薏仁四錢　於白朮二錢土炒　薄荷梗八分　黃草石斛三錢　防風錢半

【效果】前方五劑。赤爛全愈。從此十載殘疾。還他本來面目。計灸一次。針三次。點服二月餘收效。並令服米仁紅棗煮粥代飲。以補脾燥濕。

## ▣迎風冷淚

康煥章住餘姚周巷鎮

【病者】陳左。年四十二歲。業商。慈谿人。

【病狀】二目淚腺失司。迎風冷淚潛出。無紅白外障。惟視物矇昏霧。異常形瘦。動作自汗。

【病原】腎肝素虧。血液不足。風邪所傷。已延二載。

【診斷】水木虛損。竅竇不密。風邪引出其淚。倘再延誤。液將潛竭。恐成內障重症。

【療法】宜先針睛明。太陽。大小骨空等穴。內投溫補養血。祛風培木。

【處方】當歸身二錢酒洗　炒白芍二錢　炙甘草一錢　雲茯苓三錢　潞黨參三錢

冬白朮錢半土炒　川撫芎五分　北細辛四分　廣陳皮一錢　官桂八分

淡乾薑八分　鮮姜一片　黑棗三枚

【二診】四劑後。自汗已收。迎風淚止。昏霧未清。恐淚腺未固。再針前穴。擬再服桑麻丸四兩。每日三錢。淡鹽湯送下。

【效果】復針二次。服丸湯診治四週後。靜養半月全愈。

## ▣星陷羞明

康煥章住餘姚周巷鎮

【病者】楊洪炳。年四十歲。無錫籍。在滬共和書局印刷部。任校對員。

【病狀】二目陷翳白星時現時隱怕熱羞明大小眥赤脈忽紅忽退六脈重按沉數。

【病原】秋毫錯誤。竭視校勘。陰虛火動。風邪易入不愼調治經久不愈

【診斷】水虧火旺肝熱血衰清陽被抑故有羞明翳障等患。

【療法】擬先投益陰湯方以二活升陽三黃去熱助腎二明療翳歸知行血瀉火得效非易姑試服之。

【處方】川羌活五分　香獨活八分　眞川連六分酒洗　眞川柏一錢鹽水炒　條黃芩錢半酒炒

西當歸二錢　肥知母二錢去毛炒　甘草稍八分　九孔石決明四錢　馬蹄決明三錢

北五味七粒

【二診】二劑後赤脈星翳漸隱羞明依然擬投助陽活血法。

【二方】綿嫩義芪錢半　文元參三錢　細生地五錢　防風錢半　西當歸二錢

生甘草八分　青連翹二錢　綠升麻四分　軟柴胡八分　蔓荊子三錢

條黃芩錢半酒炒　杜紅花一錢

【三診】二劑後羞明已愈陷翳少退擬補肝腎佐以祛翳。

【三方】大熟地八錢白蔻仁二分同搗　白歸身二錢　製首烏三錢　潼蒺藜三錢　白蒺藜二錢

淮牛膝二錢鹽水炒　甜杏仁三錢　甘菊花二錢　陳枳殼八分麩炒　黃草石斛三錢

防風錢半

【四診】三劑服罄陷翳將平。仍由原方加淡天冬三錢。令再服五劑。又繼服進呈還睛丸四兩。每晨二錢。開水送下。

【效果】共計診治點服四週全愈。

中国近现代中医药期刊续编・第一辑

## ◻石灰入目

康煥章 住餘姚周巷鎮

【病者】王左。年念歲。業泥水匠。住姚北朗霞里。

【病狀】因搗石灰。偶一不愼。冲入左目。黑睛受傷。白瞳隨生。胞臉腫脹。視物無形。疼痛不已。蓋石灰熱性有毒。正當爆烈之際。勢更凶猛。矧乃輕脆之體。豈可受此激刺乎。

【診斷】灰毒傷睛。

【療法】急取螃蟹白沫。用毛筆時時蘸塗黑珠。止痛去灰。內以淸毒活血主之。

【處方】細生地四錢　西歸尾錢半　京赤芍錢半　焦山梔二錢　甘草稍八分
童木通八分　靑連翹二錢　淡竹葉二錢　杜紅花八分　蘇木壹撮
引用韮菜地上蚯蚓泥式兩。煎湯代水。澄去泥。入右藥。煎沸服之。

【效果】服藥三劑。蘸點蟹沫。痛止腫消。光線未復。點珠黃散二旬而全愈。

## ◻白濁害眼

康煥章 住餘姚周巷鎮

【病者】胡左。年二十三歲。業鞋匠。住餘姚臨山衛。

【病狀】二目胞腫如桃。難張。眵多似膿稠黏。強令開眼。驚見黑睛白瞳滿佈。瞳神微突。光線全無。睛頭脹痛。發熱便秘。下焦白濁已久。小便淋漓刺痛。六脈洪大。苔白膩。

【病原】血氣方剛。精水有虧。既染白濁。不知淸潔。溺後將最毒濁菌。由手黏而傳睛。蓋下焦虛損。上竅自昏。則溺後不免以手揩擦之。

【診斷】腎經虧耗。濕濁上薰。淸竅昏朦。毒菌外傳。

【療法】症達險境。如木焚成炭。尠料可取。姑念壯年。擬投如減八正散。通膀胱結熱。導濕濁下行。外用硼酸粉。

融液洗淨祛毒殺菌點珠黃膏。

【處方】飛滑石二錢包 甘草稍八分 童木通五分 車前子三錢包 焦梔仁二錢

西錦紋三錢 瞿麥三錢 萹蓄三錢 引加燈芯草念莖每段約長五寸

【二診】二劑後。腫退眵少。寒痛亦瘥。睛紅依然。白障未走。而小便刺痛則減去不少。宜再服清火逐毒劑。

【二方】龍膽草一錢酒洗 眞川連六分 細生地四錢 京赤芍二錢 西當歸錢半

正川芎五分 車前子三錢包 生甘稍八分 炒枳殼八分 西錦紋三錢

木賊草二錢 桑白皮錢半 淡子芩錢半酒炒 北防風錢半

【三診】三劑後。腫消赤退。眵少痛止。濁雖清而障未盡。突已平而光略減。擬復進補腎祛翳。

【三方】全當歸二錢 東白芍二錢 提麥冬三錢去心 淡天冬二錢 潤元參三錢

地骨皮二錢炒 粉丹皮二錢 肥知母二錢去毛炒 根生地四錢 甘菊花二錢

白蒺藜二錢去刺炒 清甘草八分

【效果】三劑後。光復而障不全除。點互運膏二週。本屬無料可取。今能照常做工。亦不幸中之大幸也。

## ◻目矇虛症

黎志寧住廣東梅縣城內茂先藥局內

【病者】侯右。年五十歲。梅縣梅塘人。

【病狀】兩目上下瞼內微紅。多眵。視物不明。

【病原】由悲憂氣惱而起。

【診斷】脈象左關尺二口尤弱。此肝腎不足也。目之竅在肝。目之源在腎。肝藏血。目得血而能視。肝腎不足。故視物昏朦。

【療法】用當歸川芎以養肝血。甘杞熟地補肝滋腎。兔絲子蒙花明目。黨參益氣補中。陳皮除痰。雙補肝腎。而視物明矣。

【處方】當　歸三錢　川　芎錢半　甘　杞二錢　熟　地二錢　兔絲子二錢
蒙　花錢半　黨　參二錢　陳　皮一錢

【效果】服三劑而愈。

### ■頭痛傷目

黎志寧同上

【病者】張楊氏年三十餘歲。梅縣東廂堡人。

【病狀】左目眼眶之上。忽然發爲藍黑色。每早晨六時及十二時。又夜間六時及十二時。頭必痛。過時則微痛而咳。

【病原】先由經水不調而起。

【診斷】無痛時則脈行如常。頭痛時則脈象弦而洪。

【療法】婦人以血爲主。血足則無恙。血熱則木氣亢。氣上逆而頭痛目痛生焉。今以白芷葛根散陽明之邪。羌活入太陽而理遊風。柴胡散熱升清。川芎歸尾和血平肝。桑皮黃芩清熱。荆芥連翹搜風熱。天麻谷精止痛。

【處方】白　芷一錢　葛　根二錢　羌　活一錢　柴　胡錢半　川　芎一錢
歸　尾錢半　桑　皮二錢　黃　芩錢半　荆　芥二錢　連　翹錢半
天　麻一錢　谷　精三錢　水煎服

【效果】服三劑而痛卽止。減去天麻一味。加甘草和中。服一劑而愈。

■咳久目赤　　黎志寧同上

【病者】熊左。年七歲。梅縣西廂堡人。

【病狀】兩目白珠。初紅一點。久則眼眶俱黑。

【病原】由外感風寒而咳。已將一月矣。

【診斷】右寸脈遲數。肺爲病也。經云五臟六腑之精華。皆上注於目。今咳不已。故目亦爲累。

【療法】川貝黃芩化痰淸熱。欵冬陳皮散風止咳。連喬牛旁淡竹淸胃解毒。桔梗蘇子降氣。

【處方】川　貝錢半　黃　芩錢半　欵　冬二錢　陳　皮一錢　連　喬一錢
牛　旁錢半　淡　竹一錢　蘇　子錢半　桔　梗二錢

【效果】五劑全愈。惟眼眶黑色。延至二週方散耳。

■目腫實症　　黎志寧同上

【病者】黃左。年十九歲。梅縣瑤上堡人。

【病狀】左目紅腫熱痛。眼脂溢出。羞明怕日。

【病原】平時多食熱毒之物而起。

【診斷】脈象右寸口有力。而白珠盡紅。此火來尅金也。風熱盛。故腫痛。而神膏受尅。不能抵抗外來陽光。故羞明。

【療法】葛根川貝以淸胃敗毒。連喬消腫。黃芩以淸上焦之熱。姜蠶去風。谷精止痛。酒軍導熱下行。

【處方】葛　根二錢　川　貝錢半　連　喬二錢　黃　芩二錢　姜　蠶一錢

谷精二錢　酒軍錢半

【二診】病已向愈。

【二方】前方加桑皮三錢。枳殼八分

【效果】患者病及一旬矣後來求診。予給一方服二劑而病輕。服第二方二劑而全愈。

## □目澀

黎志寧同上

【病者】古左年六十歲。梅縣西痲堡人。

【病狀】兩目大小眥及白珠微紅。目矇而澀非常之苦。

【病原】此翁年老而健。每夜間抄書過度所起。

【診斷】脈象左寸口微數。

【療法】用麥冬川連澤瀉木通梔子瀉心火。連喬菊花清心明目。荊芥花粉解毒。

【處方】麥冬一錢　川連六分　澤瀉一錢　木通一錢　梔子錢半
連喬一錢　菊花一錢　荊芥二錢　花粉錢半

【二診】紅勢稍減。原方增損。

【二方】麥冬一錢　川連五分　黑山梔錢半　甘枸杞三錢　粉甘草六分
連翹一錢　菊花一錢　荊芥一錢　谷精珠二錢

【效果】服三劑而全愈。

# 耳科

□腎虛耳聾　朱懋軒 住漢口

【病者】方左年三十八歲。

【病狀】耳內響如蟬鳴。語聲稍低。即不能聽聞。

【病原】腎虛耳聾。

【診斷】色慾過度。腎水虧耗。以致耳鳴重聽。

【療法】治以培養腎陰。

【處方】肥知母二錢　淮山藥四錢　甘枸杞二錢　川黃柏二錢　山萸肉二錢

菟絲子二錢　大熟地二錢　粉丹皮半錢　粉甘草八分

【效果】連服五劑。外以靈磁石豆大一決。研細。穿山甲一分。燒研。綿裹塞耳內。口含生鐵一块。耳中如風雨聲即通。

□耳內膿血　郭紹仁 住鎮江九如巷

【病者】劉右年二十三歲。

【病狀】耳內腫痛膿血淋漓。臥不安忱。

【病原】肝火濕熱爲患。

【診斷】濕邪久鬱。夾肝火而釀膿血。以致耳竅腫痛。夜臥不安。飲食減少。

# 傷寒今釋

陸淵雷

成績錄云。一丈夫患疫。經二十餘日。譫語不識人。舌上黑胎。遺尿。不大便。午後煩熱悶亂。絕食數日。兩脚痿弱。足生微腫。甫涯診之。與白虎湯。兼用黃連解毒散。黃連黃芩梔子大黃一方無大黃有黃蘗）不日而全愈。以有遺尿微腫。故不與承氣湯生生堂治驗云。西洞院竹屋街北。近江屋某兒。中暑。身灼熱煩渴。四肢解惰。一醫與白虎湯。二旬餘日猶不效。琴溪曰。某氏之治非不當。其所以不治者。以劑輕故也。卽倍前藥與之。計一帖重十錢。須臾。發汗如流。至明日善食。不日而復故。湯本氏云。石膏非用大劑則不效。中神氏之言信然。

痲疹一哈云。豚兒年二旬。發熱三四日。疹子咸發。稠密乾燥而紫黑色。舌焦脣裂。煩渴引飲。煩悶不能眠。譫語如見鬼狀。不省人事。按其腹。熱可灸手。脇腹微滿。大洩難。小洩不利。因作白虎湯服之。盡十帖。諸證盡安。疹子收。身熱猶未退。胸腹滿悶。大便不通。五六日。兩目暗然。晝不見物。更作大柴胡湯服之。又兼與芎黃散。時以紫圓攻之。每服下利數行。無慮五十日所。乃全復故。湯本氏云。此症自始卽可與大柴胡加石膏湯。

此條疑當厠於人參白虎湯諸條之前。

傷寒脈結代心動悸。炙甘草湯主之。

脈有歇止者。名結代。說在下條。心動悸。玉函作心中驚悸。卽西醫所謂心悸亢進也。心悸亢進之原因不一。本條證。則因血液虛少。。心臟起代償性搏動與奮所致。金鑑云。心動悸者。謂心下築築惕惕然。動而不自安也。若因汗下者。多虛。不因汗下者。多熱。欲飲水。小便不利者。屬飲。厥而下利者。屬寒。今病傷寒。不因汗下而心動悸。又無飲熱寒虛之證。但據結代不足之陰脈。卽主以炙甘草湯者。以其人平日血氣衰微。不任寒邪。故脈不能續行也。此時雖有傷寒之表未罷。亦在所不顧。總以補中生血復脈爲急。通行營衞爲主也。丹波元堅云。金鑑心下築築云云。心下字不妥。當是虛里膻中動築。張氏類經論虛里跳動。以純甘壯水之劑塡補眞陰。其說甚精。足以發此方之理。宜參。案、丹波說是也。虛里卽巨里。巨里者胃之大絡。貫鬲絡肺。出於左乳下。其動應衣。見素問平人氣象論。膻中通常指胸中。亦兩乳中間之穴名也。虛里膻中動築。謂心臟及大動脈之搏動顯著於外。爲炙甘草湯腹候之一。

炙甘草湯方

甘草四兩炙　生薑三兩切　人參二兩　生地黃一斤　桂枝三兩去皮　阿膠二兩　麥門冬半升去心　麻仁半升　（成本作麻子人）大棗（三十枚擘（成本玉函作十二枚）

# 痙病小言

秦丙乙

（痙之證象）痙之爲言強也。其證身熱足寒。頸項強急。目赤頭搖。惡寒胸悶。口噤背反。臥不著席。

（痙之脈象）痙病脈象。自寸至尺。三部堅直緊弦。倘脈沈而細。爲重症難治。

（痙之原因）造成痙病。有三大原因。一、太陽病發汗太甚。一、風邪病誤下之。一、瘡家誤汗之。三者雖異。而脫液傷津。筋脈失養則一。推之婦人產後。亡血過多而成痙。亦莫可外此理者。

（痙之種類）痙病有二。曰剛痙。曰柔痙。剛痙無汗而惡寒。柔痙有汗而不惡寒。

（痙之治法）痙病而至於角弓反張。足攣齒齘。陽明燥化。少陰火亢。邪已入裏。止爭頃刻。可與大承氣湯以急下之。下之所以瀉其熱而救其津也。若本證在將成未成之際。大承氣不中與也。剛痙宜治以葛根湯。柔痙宜治以栝蔞桂枝湯。

（痙之變證）痙病既成。不可發汗。汗之其表愈虛。惡寒愈甚。脈亦由弦緊而變爲屈曲如蛇。顯蹇翕失馬。未始非福。倘一汗之後。其腹驟然脹大。正是可喜之象。蓋風寒之邪外解。而痙邪獨下行故也。當此時也。其脈亦浮而不沈。緩而不弦矣。乃診其脈不能轉吉。依然如蛇。或且反增伏弦之象。此則表病未除。裏證轉盛。仍難免致痙之患矣。

大承氣湯、芒硝、大黃、枳實、厚朴。

括蔞桂枝湯、括蔞根、桂枝、白芍、甘草、生姜、大棗。

葛根湯、葛根、麻黃、桂枝、甘草、白芍、生姜、大棗。

附註　篇中所述。悉本金匱。不涉他書。乃採自拙著讀書劄要金匱類。

館址 上海浙江路清和坊對過（郵政信箱一八三四號）

每星期六出版一冊

全年五十期連郵費二元四角 國外加半 郵票代洋九五折扣

# 衛生報

主編者 醫學家逍公尙

宗旨 鼓吹大同世界醫學 切實指導衛生方法 徹底說明醫學原理 解答一切疑難病症

發行者 上海衛生報館

中華民國十九年十二月二十日出版

第二卷第三十九期

THE HYCIENIG WEEKLY 780 CHEKIANG ROAD, SHANGHAI, CHINA

## 本期要目



## 國醫治療傷科之特長

余擇明

處今之世。西醫之勢力日漲。國醫之勢力日縮。良以西醫之技能手術實較國醫為精良。為不可掩之事實耳。而在國醫自處。以及社會觀察。亦莫不曰。國醫精內科。西醫精外科。其信然歟。

然而未必然也。國醫治療金刀傷。實有特長。請為愛讀者一告之。當知余言之不謬。

西醫之治療金刀傷也。一則曰消毒殺菌。再則曰制腐防腐。綜其治法。不過藥水之洗滌。藥水之塗布。始則殺菌。繼則收斂。以期菌無從生。收斂庶不致為害。夫法非不善也。且日日更換。以清潔患部。是尤為善法中之善法。不可不拜服西醫之治法。精密而又周詳也。

顧國醫之治療金刀傷也。法至繁夥。人各有法。書各有方。而余所最推崇者。為清代盧福堯氏之鐵扇散一方。方用象皮五錢（切薄片、用小鍋焙黃、使之乾而不焦、）生龍骨五錢。（上白者）陳石灰、寸柏香、松香、（同寸柏香同化、打勻、傾水中、候冷取出）白礬、（入鍋蒸透）各一兩。共研末。貯勿洩氣。過受傷出血如注。摻藥急𦊆。血凝結痂。無痕無瘢。不可使傷者坐臥煖地。夏宜涼處。冬忌火烘。倘不流血。則不必用扇。無論傷重。收效亦速。此為最佳之方。惜其價畧昂。不能普及耳。

此方治傷之特長。在施用之後。立即結痂。止痛止血。並不釀膿。不須如西醫之日日更換。多延時日。以余觀之。西醫消毒之法。雖甚周密。然日日更換。創口時露於外。反多與細菌以傳染之機會。所以西醫治療傷科。往往發炎。未嘗不以此而敗事。若此方則一治即愈。毋須費如許手續。不與以傳染機會。此余所以稱為國醫之特長也。

其次則當推程山齡氏之天下第一金瘡藥。方用雄豬油一斤四兩。黃蠟、松香、各六兩。乳香、沒藥、（並箬烘去油）、血、竭、兒茶、各一兩。銀粉、（炒篩）、四兩、樟腦三兩。冰片、麝香、各六分。研細。先將猪油、松香、黃蠟、三味熬化。濾去渣。待冷。入藥末攪勻。貯勿洩氣。敷傷處。能立時止血。並不作膿。此方較前方爲易製。且效力甚宏。實較西法爲妥穩。讀者盍一試之。

# 研究國產藥物吾人應有之破壞與建設

沈濟蒼

吾國藥物。有數千年之歷史。傳流迄今。效力彰明。活人無算。處茲西潮洶湧時代。雖感風雨飄搖。而猶巖然存在。不爲撓折者。良有以也。西醫以吾國藥物之有效者。競相採購。提煉精液。即指爲彼之新發明。甚至有吾國本草經所已言之藥效。經西醫知之。改易其說。亦即指爲彼之新發見。由此推之。可知西藥之效。不及吾國藥物於萬一。蓋西醫多感於其所用之藥爲無效。乃進而使用吾國靈效之藥。其鐵證也。

吾國藥物之起源。近人多聚訟紛紜。莫衷一是。不可不下詳細之研究。眞切之解說。源流既明。乃可從事整理。或破壞。或建設。頭頭是道。不致盲從。庶幾國產學說。得以納入軌道。纖悉成眞。何至授人口舌。終日與人呶呶置辯也。

吾國史載。『神農嘗百草。以療民疾。一日而遇七十毒。』蓋謂藥物之源。始於神農氏。實則非也。神農氏備嘗辛苦。爲民除害。此其志之所向。或則有之。但藥物之起源。仍爲民衆自然之發現。決非神農遍嘗而得。如云一日而遇七十毒。則十日當遇七百毒。百日當遇七千毒。以一人之身體。當如許之毒藥。神之又神。爲事理所必無。矧乎古代地面。多半蔓草荒烟。人跡渺然。嶺南西蜀。產地遼闊。何能走遍天下。以嘗百藥。至於神農本草經一書。爲秦漢後人。集藥物之大成。著書傳後。假托神農。以爲行世之具。別無深意。然而因此竟以假作眞。將錯就錯。致後世疑竇莫釋。聚訟紛紜。亦可慨已。

上古之民。智識未啓。對於耕織牧植。皆非所知。其生活設備。異常簡單。其食料除禽獸魚甲之外。草木樹皮。無不採而啖之。而藥物性之草木。亦在其內。食之後身體上起種種變化。乃知其異點。或於病時。食至某種藥物。而其疾頓愈。經數次吻合之試驗。遂注意藥性之草木而認定之使用之。用之既久。成爲良方。積之既多。成爲本草。是故吾國之本草。爲曾經無數人之試驗與集合而成之本草。換言之。即從經驗而成之本草。絕非從理論中得來者也。

神農本草經。爲吾國最古最著之出版物。所載各種藥物之效用。既由經驗而來。當然不明其理。故多直截敘其效用。不加理論。此其率直處。近頃本草書籍。充斥於市類。皆宋元以來之醫家所著。以五行釋藥效。以陰陽配藥性。一派虛无玄妙之論。轉將藥物之本色。欲蓋彌彰。推知本經之說理處。亦爲彼輩所妄增者。本經疏證洪序云。『宋金元以來。著本草者數十家。其言愈多。其道愈歧。其說愈新。其旨愈晦。』誠爲至理名言。吾人研究國產藥物。既知以前種種晦塞。萬不能人云亦云。強不知以爲知。須知模糊之論。在今潮流之下。實難出大門一步。然則當以科學方法。解釋吾國數千年來萬試萬靈之藥效。乃不得不有相當之破壞與建設。茲得計劃有五。如能循序漸進。或有革新之希望。說之如下。以供採擇。

（未完）

【療法】治以平肝理濕。

【處方】眞杭菊錢半　生苡仁四錢　象貝母二錢　冬桑葉二錢　粉丹皮二錢

車前子錢半　大白芍二錢　連　翹二錢　赤　苓二錢　晚蠶砂二錢

滑　石三錢

【效果】連服三劑外用石榴花瓣瓦上焙硏加冰片少許吹入耳中三五次卽愈。

## ■耳後耳下發

蕭介靑住漢口大郭家巷至德堂藥局

【病者】家母本張年七十三歲。

【病狀】右邊耳後耳下發腫結核大似雞卵。痛如刀割。牽及齒牙痛搖。飲食難進。四肢厥逆。週身惡寒。咳嗽痰多。不渴。

【病原】平素陰虛火旺。體胖多痰。間發頭風。精神尙健。因操勞過度。謀慮憂思。無時或釋。初起耳後搯中潰爛流水用硼酸軟膏加黃碘少許調貼患處三日後潰爛處卽愈旋卽齒痛不半日耳後耳下漫腫急足催余由漢歸此時切得六脈浮數。望其舌苔灰黃

【診斷】此乃火毒外發。陰虛水虧。不濟火者。

【療法】嘗讀各家外科書惟洞天奧旨治耳後發言之精詳。今師其意依原方加減施之。

【處方】台黨參二錢　生箭耆伍錢　金銀花五錢　大熟地三錢砂仁五分拌炒　女貞子三錢

早蓮草三錢　冬桑葉二錢半　滁菊花二錢半　白　當　歸二錢　撫川芎錢半

大麥冬二錢桑皮一錢煎水炒　白桔梗一錢　粉甘草二錢　法半夏錢半

【效果】清晨六句鐘服藥十一句鐘。痛止八九。飲食能進。惟齒搖稍礙而已。隨照原方服藥四劑。諸證痊癒。

【說明】參、耆、二花爲君。以補氣托毒。除熱消癰。熟地、桑菊、爲臣。滋陰清火。息肝祛風。當歸行血止痛。川芎開鬱去瘀。爲之佐。甘、桔、散寒清熱。桑、麥、祛熱銷腫。爲之使。咳嗽痰多。加製半夏之降消。

## ■耳痛

程魯南 住浙江遂昌

【病者】張左。年三十八歲。

【病狀】兩耳腫痛。內流清水。久久變爲膿血。身發寒熱。耳內如沸湯之響。或如蟬鳴。

【病原】膽受風火之邪。

【診斷】膽氣不舒。而風邪乘之。火不得散。盖胆受風火之邪。燥乾胆汁。徒用祛風散火之劑。而胆汁愈乾。胆火愈熾。風借火威。火愈焚燒。而耳病轉盛矣。

【療法】治以溫膽湯

【處方】白　芍五錢　柴　胡一錢　元　參五錢　石菖蒲八分　當　歸五錢

炒山梔二錢　天花粉三錢

【二診】前方連服三劑。痛勢較減。

【二方】原方加桑葉三錢。杭白菊錢半。

【外治】石首魚枕骨煆研極細末。加冰片吹入耳中。

【效果】半月中服藥十劑始痊。

# 鼻舌科

孔儒如 住揚州西門外

## □鼻衄

【病者】陳左。年二十三歲。

【病狀】鼻左出血。一日夜未止。勢甚危急。

【病原】血熱妄行。

【診斷】用腦過度。或受暑熱。卽發此次血出一晝夜不止。百藥罔效。危險之至。

【療法】清熱涼血。先以燈心一莖。醮香油燒少商穴。

【處方】大生地三錢 山萸肉一錢 蓮子肉二錢 澤瀉一錢 柏子仁一錢去油
粉丹皮一錢 淮山藥二錢 艾葉一錢 鮮荷葉一張

【效果】燒少商穴後。血卽立止。煎方連服三劑。以杜復發。

## □酒皶鼻

黎志寧 住廣東梅縣城內茂先藥局內

【病者】陳左。年二十三歲。梅縣東街人。南洋業商。

【病狀】初患鼻端微赤。不甚注意。後往南洋謀生。而鼻端由紅赤變爲紫黑。波及顏面上。發生化膿性。狀似癩瘋。

【病原】係由于平時飲酒過度而起。

【診斷】脈象微數。舌苔薄而黃。濕熱內蒸也。

【療法】用葛花枳椇子銀花以除濕解酒。黃芩連喬桑皮以瀉火清熱。枝子以去三焦之火。荊芥散結。

【處方】葛　花二錢　枳椇子一錢　銀　花二錢　黃　芩錢半　連　翹錢半

桑　皮三錢　枝　子一錢　荆　芥錢半

【外用方】硫　黃二錢　輕　粉一錢　雄　精五分　陀　僧八分　白附子二錢

共研末用水調勻。夜間將藥搽于患處早晨洗去。

【效果】患者纏綿七載。中西醫治無效。前年回家求診。予以內服外治二旬而全愈。

## □舌脹

張蘊石住常熟閣老坊

【病者】蔣右年五十四歲。住南豆巷。

【病狀】舌脹滿口。不能言語。喉中痰聲漉漉。以手示意。並不作痛。大便閉結。脉右部數滑。左弦。苔不能視。

【病原】由寒熱後咽喉阻痛卽赴南涇堂仲氏專科醫治吹以紅藥回家又自吹一次移時忽覺舌脹不適至今晨其脹益加。

【診斷】此肺胃風熱。與少陰鬱火相煽。挾痰上升所致。

【療法】急急清熱洩火豁痰通其大便以折其上炎之勢。

【處方】生山梔三錢　黛蛤散一兩　瓜　蔞四錢元明粉四錢打　霜桑葉錢半　大連翹三錢

川　連四分　鮮竹瀝二兩冲　經霜萊菔三錢　生石羔五錢生草五分薄荷五分同研　硼　砂一錢

左牡蠣一兩　淡竹茹錢半　淡　竹　葉錢半

右藥煎好。以麥柴管緩緩收服。

【效果】一劑腫勢頓減。再劑於平。大便亦暢舒。又投清化痰熱之劑。不日全愈。

# 外科

## □腦疽

丁樹滋 住南通縣餘西

【病者】杜成祿。年七十二歲。江蘇如臯籍。現在本市。

【病狀】生於正腦後髮際下深陷中。狀如覆杯。根盤散漫。色紫疼痛。飲食無味。壯熱口渴。舌微黃而膩。脉象細數。瘡口細孔如蜂房。膿出不快。

【病原】老年氣血衰弱。陽氣獨盛。濕熱凝結於肌腠之間。不能托毒外出。以致胃氣受戕。飲食無味。

【診斷】腦疽濕毒內竄。久恐膿出不暢。潰愈深大。一旦毒陷。致成險候。

【療法】宜排膿托毒。使膿易出。免致逗留貽患。兼調和脾胃。使飲食易於消化。方保無虞。

【處方】生綿芪三錢　全當歸二錢　炒白朮二錢　潞黨參三錢　雲茯苓二錢

廣橘紅一錢　細生地三錢　香白芷一錢　甘草節八分　京赤芍一錢

淨銀花二錢

【外用】迅風掃籜散。黑虎散。敷於瘡口上。用三妙膏貼之。四圍以束毒金箍散。解毒紫金丹。葱蜜汁調敷。

【效果】數日後膿出暢快。腐肉盡脫。繼用生肌散收口。不浹旬而愈。此症始終未用升降。專以消毒化膿爲法。並未敢以惡毒之藥。增其痛苦。侵犯脾胃。所以得告全愈。

## □腦疽

丁樹滋 住南通縣餘西

【病者】張陳氏。年七十六歲。住本市鄉間土地堂河西。

【病狀】生於腦旁連耳後腫痛。他醫於瘡口誤用毒藥。疼痛難忍。脈象濇滯。夜不成寐。症勢險惡。
【病原】由毒藥誤治。兼之年邁精血已衰。未病前鋤草田中。烈日薰蒸。久之熱結血分。壅於經絡。以致毒發釀成大症。
【診斷】瘡毒藥毒一齊走發。非內外解毒不可。
【療法】今擬內服清熱解毒一法。使毒從外泄。尚可得生。
【處方】生黃芪四錢　大貝母三錢　潤元參三錢　京赤芍一錢　淨連翹三錢
甘草節八分　玉桔梗一錢　金銀花三錢　甘菊花一錢　靑防風八分
當歸尾一錢　淡黃芩一錢　淨蟬衣八分
外用黑虎丹八將散互相敷之。上用膏蓋。旁用紫金錠。温茶磨敷。兼用莜麪陳小粉（葱白同煎炒黃去葱）和白芨藤黃芙蓉葉。搗汁調敷於紫金錠之上。
【效果】根腳逐漸收小。腐肉脫去換珠黃生肌散不一月而功收。

## ■陰發背　丁樹滋住南通縣余西

【病者】季羣之子。年二十八歲。舵工爲業。住居河南。
【病狀】右半背腫起。上至肩髃。下至腰膂。背肉腫軟如棉。按上則下凸。按下則上起。不紅不熱。病已逾月。脈象虛弱。右關略起。面色恍白。形容憔悴。臥床不起。症勢頗惡。
【病原】病起時卽發寒熱。背部沉重。日漸延腫。以爲久臥肉浮。而不知其爲外瘍也。醫作內傷治。後改服滋陰藥。均無效驗。
【診斷】勞力傷筋。濕熱內蘊於肌肉膜腠之間。病名陰發背。屬太陰脾經。按之上下棉軟。已爲潰大之候。若再延悮。恐不可收拾矣。

【療法】速以刀破之。破後出稀膿臭水。擬用排膿內托法治之。倘得內膜不傷。膿水轉厚爲幸。

【處方】生箭芪四錢　炒白朮二錢　生苡仁三錢　東白芍二錢　潞黨參三錢
雲茯苓二錢　香白芷八分　生熟谷芽各二錢　金銀花二錢　赤荳芽三錢
白歛一錢　官桂五分　粉甘草八分　當歸尾一錢　紅棗三枚
另用琥珀蠟礬丸。一兩每服一錢。逐日輪服以護內膜托毒外出

【效果】後以補劑調理月餘而愈。

■陰發背　趙友如住鎮江張飯店巷

【病者】孀母嚴氏現年八十三歲。患時六十二歲。

【病狀】體質素壯。體胖多痰。對心處漫腫。皮色不變。亦不痛。惡寒。腫處對徑約六七寸。週圍一尺五六寸。胸悶多眠。飲食不思。但寒無熱。舌苔白滑。

【病原】濕痰素重。

【診斷】濕痰凝聚。發爲陰疽。不紅不痛。漫腫旬餘。乃痰凝濕滯。腠理閉塞。以致惡寒。自述腫處麻木不仁。勢將內潰。是名陰發背。

【療法】治以開腠理化濕痰。陽和湯主之。

【處方】大熟地六錢　上肉桂一錢　炮薑五分　附片五分　鹿角膠二錢
粉甘草六分　麻黃五分　白芷八分

【二診】前方連服三劑。惡寒已減。患部中心紫黑色。腐肉所幸膿稠。

【二方】仍以原方連服五劑。

【三診】腐肉如鴨卵大一團用淡鹽水洗後。四週以金花散先行摻上。以護好肉後以金素丹摻腐肉之四週。貼以陽和膏。

【三方】仍照原方不更。又服二劑。

【四診】揭去膏藥稠膿滿佈洗以鹽水。腐肉四週已起，施以刀剪。去其腐肉十分之五，仍以金花散金素丹次第摻之。陽和膏依舊照貼。飲食能稍進。

【四方】原方去附子減熟地三錢。加白朮二錢

【五診】剪去腐肉十分之八摻九一丹貼陽和膏。

【五方】生白朮三錢　上肉桂六分　生甘草六分　生綿芪二錢　法半夏二錢

香白芷八分　全當歸二錢　廣陳皮一錢

【六診】腐肉已盡。以九一丹生肌散合摻仍貼陽和膏

【六方】原方不更。

【效果】如法醫治兩月始痊。症係純陰。亦所常見。最奇者始終未覺稍痛。愈後至今。屈指二十一年。今年八十三歲。精神頗健。

■石疽　陸賢鼎住江蘇海門聚陽鎮西

【病者】黃右年五十二歲。江蘇海門。聚陽鎮西南。

【病狀】生於右頸。已有半載。初起核形如錢。皮色如常。堅硬如石。既不覺痛。亦不介意。迨至今春三月中。核形漸大如桃。痛甚難堪。惡寒納減

【病原】由於肝經鬱結。以致氣血凝滯經絡。而成此症。

【診斷】此屬頑疲之症。難消難歛。古今雖有治法。終屬敗症。但不可棄而不治。

【療法】擬投瀉肝活血化毒消堅爲法。蓋木喜暢達。而惡結。今乃肝經鬱結。故用龍胆草甘菊花。以平肝火。火平鬱結自解。更用橘絡川芎當歸白芍者。通經活血之意。然血得流通。經絡不致凝滯。所謂痛者不通。不通者痛。况銀花得甘草能解百毒。爲瘡疽聖藥。昆布牡蠣消核輭堅。而昆布與甘草本屬相反。今乃並用。冀其激之以輭堅。白芷其性升散。爲頸項引經。且與當歸爲使。如皂核者。辛散開泄。利竅枯腫。另有小金丹治。詳於仿單。外貼圍藥。藥方詳列於後。

【處方】龍胆草一錢　川撫芎一錢　全當歸三錢　銀　花二錢　昆　布一錢淡
甘菊花一錢　福橘絡一錢　炒白芍一錢　生甘草一錢　生牡蠣四錢
白　芷一錢　皂　核五枚　小金丹一粒去殼先服

圍藥方（一料計）用藥次序順次而下。

（一）金消散　生南星二錢　川　棓一錢　白　芨一錢　川草烏各一錢　狼　毒一錢
生半夏一錢　白　芷一錢　月　黃一錢　附　子一錢　鬧陽花三錢
冰　片少許　上藥共研細末聽用

（二）活血丹　月　石二錢　硃　砂一錢　檀　香三錢　乳　香一錢　血　竭二錢
寸　香三分　冰　片五分　右藥共研細末

（三）丁桂散　丁香肉桂各等分共研細末

【效果】連服三劑。核與疼痛均減去其半。外用圍藥。恐其藥力不足。又換一張。用藥次序。仍依前法。後照前方服四五劑。此症痊愈。

## ■附骨疽

丁樹滋 住南通縣餘西

【病者】曹右。年十四歲。住岸北。

【病狀】大腿外側。在膝上三寸。患附骨疽。皮色不變。瘡眼細如麥桿。孔深寸餘。膿水淋漓。面色㿠白。言語輕微。脈象細濇。飲食不暢。步履艱難。形狀痿癯。

【病原】據述患已逾年。內外醫治無效。日漸衰弱。勢延損怯。

【診斷】先天不足。以致下元虛損。毒生附骨。久不收口。恐成瘡漏。

【療法】宜培補脾腎。使氣津暢旺。血脈調和。尚可免冀萬一。姑擬十全大補湯加減治之。另用六味地黃丸四兩。香砂六君丸四兩。輪流服之。

【處方】大熟地四錢　潞黨參三錢　生綿芪三錢　全當歸三錢　東白芍二錢
炒白朮二錢　雲茯苓二錢　炒川芎一錢　生苡仁三錢　大粉草八分
宣木瓜錢半　淮牛膝二錢　廣橘紅錢半　官桂四分　縮砂仁四分
絲瓜絡二寸　紅棗三枚　生姜一片

【效果】外用化管拔毒散治之。旬日後。膿水逐漸減少。繼用生肌拔毒散。互相用之。調理月餘而愈。

## ■乳癰

丁樹滋 住南通縣餘西

【病者】季銘臣妻。年二十三歲。住本市河北八甲。

【病狀】產後右乳紅腫。延醫診治。妄用刀針毒藥。以致毒串胸肋腋下。上脇串一孔。深寸餘。膻中穴串一孔。斜深乳之上部。深八分。而乳頭之下一孔。亦深八分。上半身腫痛。奄奄待斃。呻吟床蓐。不能起坐。語言輕微。脈象微細。膿出不快。手稍按重。人卽昏暈。

【診斷】產後營陰已虧。乳出不暢。蒸乳爲患。斯時倘爲消托。何致延蔓若此。

【療法】今姑擬托毒護膜養營一法。倘得內膜不破。尚可慶生

【處方】生箭蓍四錢　全當歸三錢　大生地三錢　大粉草八分　雲茯苓三錢
澤蘭葉錢半　京元參二錢　浙貝母二錢　橘紅錢半　橘絡八分
阿膠二錢　白芨一錢　白芷一錢　象牙屑一錢　琥珀二錢
罌粟殼二錢　陳蓮蓬殼一個・蒲公英三顆

【效果】外用黑虎丹紅靈丹互相摻之。痛漸止。膿漸少。腫漸消。用生肌藥而收功。

## ■筋癧

丁樹滋住南通縣餘西

【病者】季保。年三十六歲。傭工於本市王同茂。

【病狀】患筋癧年餘。一生於琵琶骨下空陷中。一生乳下。一生大腿外側。牙關緊張。色蒼而滯。脈象緩濇。瘡口深陷。膿水淋漓。更數醫無效。

【病原】據述因上年暑月天時燥熱。每晚必就河中沐浴。至秋初遂患是症。其牙關緊張者。實因向患骨槽風故也。

【診斷】暑熱熏蒸於外。復受水濕侵入皮膚。流注經絡而成。

【療法】擬健脾和榮疎筋活絡一法

【處方】炒白朮二錢　生苡仁三錢　細生地三錢　赤白芍各一錢　全當歸二錢
茯苓皮三錢　白蒺藜三錢炒去刺　淮牛膝二錢　宣木瓜錢半　白扁荳二錢

絲瓜絡兩段　嫩桑枝二尺煎斷

另用小金丹三粒　琥珀蠟礬丸一兩　每日輪服

【效果】外用八寶紅靈丹。黑虎散同敷之。次用九一丹加龍骨川連太乙粉等敷之。收功再用珍珠散加象皮末。雞內金等敷之。不一月而愈。愈後牙床脫落。而口能張開矣。

□舌下痰胞　丁樹滋住南通縣餘西

【病者】陶小元。年三十四歲。陶工爲業。

【病狀】舌下泛起白泡。大如核桃。妨於飲食。語言不清。有時脹痛。脉象微細。起坐如常。

【病原】操作過勞則傷脾。脾失運行。凝結痰涎。發於廉泉。以致腫起爲泡。病名痰包。非蓮花舌也。

【診斷】心火不能下交。腎水不得上滋。加之過勞傷中。痰滯成泡。並非難治之症。稍一錯認。恐有脹大爲患。

【療法】急宜刺之。不使脹大。破後流黃水。以中白合冰硼散同吹之。即時消散。內服化痰清火之劑。

【處方】旋覆花錢半包　淨連翹二錢　京元參二錢　浙貝母二錢　麥冬二錢去心

橘紅一錢　橘絡一錢　全瓜蔞三錢　石菖蒲一錢　玉桔梗八分

江枳殼錢半　粉丹皮二錢　生粉草八分　燈芯廿寸

【效果】日漸向愈

□濕熱蘊結於胸膺之外瘍　丁樹滋住南通縣餘西

【病者】曹蘭生。年五十六歲。住河南九甲。

【病狀】胸部生瘡。形容憔悴。色蒼面黃。身俯而不能直立。瘡口時流膿水。蔓延於右乳之上。季肋之下。胸膛之前。共有七孔。皮不紅腫。瘡口細如線香。膿水皆從肌膜中滲出。脈象緩濇而滯

# 傷寒今釋

陸淵雷

右九味。以清酒七升。水八升。先煑八味。取三升。去滓。內膠烊消盡。溫服一升。日三服。一名復脈湯。

地黃。本經云甘寒無毒。主傷中。逐血痺。塡骨髓。長肌肉。作湯除寒熱積聚。除痺。療析跌絕筋。生者尤良。別錄云。主男子五勞七傷。女子傷中胞漏下血。破惡血。溺血。利大小腸。去胃中宿食。飽力斷絕。補五臟內傷不足。通血脈。益氣力。利耳目。生地黃大寒。治婦人崩中。血不止。及產後血上薄心。悶絕。傷身胎動下血。胎不落。墮墜踠折。瘀血留血。鼻衄吐血。皆擣飲。藥徵云。地黃。主治證及水病也。湯本氏云。據諸本草之說。知地黃有止血利尿。強壯強心。解熱鎮欬。鎮靜鎮痛等諸作用。臨床上應用。則以血脫血虛。卽貧血虛弱。臍下不仁為主目的。煩熱及其他症狀為副目的。

阿膠。本經云。甘平無毒。主心腹內崩。勞熱。洒洒如瘧狀。腰腹痛。四肢酸痛。女子下血。安胎。別錄云。療丈夫小腹痛。虛勞羸瘦。陰氣不足。時珍云。療吐血衄血淋尿血。腸氣下痢。女人血痛血枯。經水不調。無子。崩中帶下。胎後產後諸疾。湯本氏云。阿膠之止血作用。限於血液之凝固性減弱。血管壁弛縱。血液之滲透亢進。因而出血者。本藥為一種粘滑藥。其緩和包攝作用。能緩解組織之緊張。或包攝糜爛面。其滋潤性能醫組織之枯燥。凡由此等原因。而發疼痛。出血。排膿。尿利減少或頻數。欬嗽等。亦本藥之主治也。

麥門冬。本經云。（本經作麥虋冬）甘平無毒。主心腹結氣。傷中傷飽。胃絡脈絕。羸瘦短氣。別錄云。療身重目黃。心下支滿。虛勞客熱。口乾燥渴。止嘔吐。愈痿蹶。強陰益精。消穀調中。保神。定肺氣。大明云。治五勞七傷。安魂定魄。止嗽定肺痿。吐膿。湯本氏云。麥門冬係粘滑性消炎藥。且為鎮欬強心強壯利尿藥。

麻仁。本經云。甘平無毒。主補中益氣。別錄云。治中風汗出。逐水氣。利小便。破積血。復血脈。乳婦產後餘疾。士良云。潤五臟。利大腸。風熱結燥及熱淋。湯本氏云。本藥中含植物性脂肪油。故為粘滑性緩下藥。兼有緩弱消炎作用。

丹波元堅云。素常上焦液泛而不能任邪者。主炙甘草湯以滋養之。此方金匱附方載治虛勞。又治肺萎。俱足見其潤養之功。且經中藥之濃煑者。莫如本湯。及桂枝加芍藥生薑人參新加湯。豈陶氏所謂補湯欲熟之義歟。案此湯及金匱膠艾湯。皆水酒合煑。二方俱有地黃阿膠。知地黃阿膠得酒也。方輿輗云。此仲景治傷寒脈結代心動悸之聖方也。孫眞人用之以治虛勞。王刺史用之以治肺痿。凡仲景諸方。通變如此。此方之妙。在於脈結代。故一名復脈湯。不論何病。但脈結代者。先用此方。析言之。則脈來緩。時一止。復來者。結脈也。結者。止而卽還。不失至數。但少有耳。代者。止而復還斷而復動。此絕彼來。相代之義也。結代雖少異。治方惟此一方。故結代連稱。此脈大病得之。可畏之甚。平人時時見此脈。則藥力可以斡旋。昔人云。有病見之難治。若氣逆得之則無憂。確言也。此湯金匱引千金翼。今閱翼。標復脈湯。註云仲景名炙甘草湯。蓋後世調氣血。補虛勞不足諸方。似多從此方生出。勿誤藥室方函口訣云。此方以心動悸為目的。凡心臟血不足。則氣管動搖而悸。（案動搖而悸者非氣管淺田氏不知解剖生理故也）心臟血不能激動血脈。時或間歇。則脈結代。此方滋養心臟之血。潤流脈路。不但治動悸而已。卽人迎邊血脈凝滯。氣急促迫者。亦效。此數年之經驗也。

# 衛生漫談（續）

## △食物之衛生

孫家驥

食物爲生活之要素。日常不可缺少。若缺少。則不能生存於世。俗云。「一日無食則飢。三日無食則病。七日無食則死。」經書亦云。「得穀則昌。失穀則亡。」此皆自然之理也。但世人則知食物爲生活之要素。而不知要講求衛生。若不講求衛生。其害於無食物同等。或曰。講求衛生。每日非食一克蘭姆之蛋白質。否則榮衛之補充不足。身體必漸衰弱。生活卽難以長久維持。惟有食肉類。上白米等物可也。因肉類最富於蛋白脂肪等質。上等白米。因其最易消化。滋味甘而且美。又可以增進食慾。種種優點。非蔬菜、糙米、所能及也。或曰。講求食物之最合衛生者。莫若蔬菜、糙米、之類也。非肉類所能及也。而蔬菜、糙米、之類。雖不如肉類多含蛋白、脂肪、等質。滋味甘美。考其優點。較肉類多矣。今將肉類之缺點。述其大畧而言之。

凡肉類多含蛋白脂肪等質。消化最難。往往蓄積腸胃之間。變爲痢疾症者有之。或積蓄於腸管之內。以致蛋白質醱酵。發生中毒症亦有之。此其缺點也一。肉類最易腐壞。若食其腐壞。其毒尤甚。此其缺點也二。肉類常含有多少之尿酸。若多食肉類。則體內之尿酸必定增加。往往引起尿酸中毒之症。此其缺點也三。如肉類常含有鈎縧蟲、及旋毛等蟲。魚肉則常含有廣節裂頭縧蟲、及箆形二口蟲之類。此其缺點也四。肉類亦能介紹病菌之害。據歐洲之調查報告。每百頭牛中。平均患結核之牛有五。此患結核病之牛。能由其肉。介紹該病於食肉者之身。此其缺點也五。以上五種缺點。爲蔬菜等類。皆無一點嫌疑。上所云。肉與蔬菜等類。各有其優點。以吾之理想。蔬菜爲食品之衛生。而肉類亦爲食品之衛生。蔬菜與肉。皆可云爲衛生之食品。則有配合得當與不得當之分。得當則爲衛生。不得當則爲不衛生。今再言其得當與不得當。如當炎夏之際。需熱較少。蛋白、脂肪、等質。本非所宜。冬日嚴寒之時。需熱較多。反以多食爲合宜。因其保體溫之故。但肉中之筋肉。（卽俗云。瘦肉。）最不宜食。因其中有毒菌之故。此種毒菌。雖受極熱之溫度。亦不易消滅。夏月以蔬菜爲合宜。冬日則不合宜。因其不及肉類多含蛋白、脂肪、等質。對於保體溫則不及肉類多多。據近代科學界之發明。人類食物中。除以上肉類與蔬菜外。尙有一最重要之維他命。功能維持健康。免除疾病。如缺此物。易罹脚氣。及營養障礙等病。而維他命以皮糠蔬菜果類最多。而我國豪富之家。多講求衛生。亦多食上等之白米。以其最易消化。而不知反不衛生也。因白米中含維他命最少。不如糙米含多量之維他命。故白米與糙米。其害利有天淵之別。故同胞豈可不注意耶。

（未完）

### 預防煤毒

北地多用煤火禦寒。每屆冬令。最易中煤毒。如夜間於火爐中投棗數枚。其毒卽免矣。

館址 上海浙江路清和坊對過（郵政信箱一八三四號）
每星期六出版一冊
全年五十期連郵費二元四角 國外加半 郵票代洋九五折扣

# 衛生報

主編者 醫學家趙公尚

宗旨 鼓吹世界醫學大同 切實指導衛生方法 徹底說明醫學原理 解答一切疑難病症

中華民國十九年十二月二十六日出版

第二卷 第四十期

發行者 上海衛生報館

THE HYCIENIG WEEKLY 780 CHEKIANG ROAD, SHANGHAI, CHINA

## 本期要目



## 研究國產藥物吾人應有之破壞與建設（續）

沈濟蒼

（一）宋元而後。以陰陽五行。支配藥物功效。當痛加剪闢。

宋元而後。以陰陽五行支配藥物功效。於各種本草書籍中。皆能見之。

五味　酸屬木入肝。苦屬火入心。甘屬土入脾。辛屬金入肺。鹹屬水入腎。

五色　青屬木入肝。赤屬火入心。黃屬土入脾。白屬金入肺。黑屬水入腎。

陰陽　氣為陽。味為陰。厚者為純陽。薄為陽中之陰。味厚者為純陰。薄為陰中之陽。辛甘發散為陽。酸苦湧泄為陰。鹹味湧泄為陰。淡味滲泄為陽。輕清升浮為陽。重濁沉降為陰。清陽出上竅。濁陰出下竅。清陽發腠理。濁陰走五藏。清陽實四肢。濁陰走六腑。

浮沉　輕虛者浮而升。重實者沉而降。味薄者升而生。氣薄者降而收。氣厚者浮而長。味厚者沉而藏。氣味俱厚者。能浮能沉。氣味俱薄者。可升可降。酸鹹無升。辛甘無降。寒無浮。熱無沉。

其餘如五行相剋。子母相應。無非以意會。以人命維繫之醫術。形同兒戲。在古代頗盛行此種學理。但至今仍墨守舊章。固執不化。致吾國數千年來之醫學。毫無寸進。良可慨已。凡有志於國醫者。當謀所以昌明改革。此等處當痛加剪闢。勿使盤旋於胸中。一面當趨重化驗。考其成分。一面參考生理病理。說明藥效。其理通而其道備矣。（間有以陰陽五行。支配藥物而有效者。是適合之巧。非五行之功。尤宜考求實在。勿使永遠模糊。影響受人詆毀。

（二）當參考生理病理。說明藥效。

如何以生理病理。說明藥效。曰。病有病理。用藥治之。即欲其恢復健康。合乎生理。如傷寒太陽病。其人汗不出。體溫鬱積於皮膚表層。乃發熱。此發熱是病理。此症用麻黃開汗孔。放散體溫。得以熱退而身和。即屬合乎生理。直截了當。痛快淋漓。正不必嘮嘮叨叨。大兜圈子。更不必以陰陽五行解釋之。徒使人玄惑不解。誠無謂也。

(三)搏採民衆效方。

今人對於方藥。粗製濫造。無多奇特之出品。古方則不然。蓋皆經驗之方也。仲景著傷寒論勤求古訓。搏採衆方。其意可知。惟傷寒金匱等書。更五胡十六國之亂。曾經散佚。其所謂衆方者。當不止此。後人好談醫理。不務實學。必尙有多數經驗效方。流散於外。巫覡穩婆。轉拾得一二佳方。以爲啖飯之地。然彼輩無醫學知識。不善用其方。反致貽害病家。可以斷言。理宜搜求而歸納之。詳加研究。則收效之宏。自不待言。民間單方治病。亦輒以神效特聞。未始非古代流傳之驗法。凡吾醫界。宜隨時隨地。留意收羅。則將來之發現正多。毋以爲小節而忽之也。

(四)研究泡製及改良方法

古代醫者。必自採藥材。爲人治病。愼重將事。毫無苟且。㕮咀泡製之法。甚爲講求。今則設有藥舖。與行醫分爲兩事。各不顧問。亦不負責。藥效泡製。極不重視。甚至有藥味之貴重者。替以贋鼎。不惟有害病家。即於醫學前途。勢必危機四伏。長此以往。其害正不知伊於何底。故必思糾正之法。力謀改良。監督藥舖。並款以罰鋼之條。以儆傚尤。一面當鳩集志士。創辦大規模之製藥廠。化驗提揀等皆系之。步驟既正。成功自易。惟獨木難撐。衆擎易舉。尤賴國家之能提倡獎勵。否則又豈談何容易哉。

(五)注意生藥之種植

吾國藥物。以植物類居多。而其產地。遠在西蜀嶺南。非惟運輸費時。且產數甚微。勢必供不應求。價格招高。僞物充塞。補救之法。惟有試辦藥物之種植。庶幾可以隨手拈來。用之不竭。有謂種植之地土。有宜有不宜。亦爲一應有之問題。惟聞日本近來頗注意漢藥。並移去種植。成績甚爲優良。故此層或可無疑點矣。(完)

# 煤氣毒與急救法

方菊影

爲燃爐取煖。致中煖毒斃命之新聞。每至冬令。數見不鮮。此輩都屬缺乏衛生常識者流。殊可憫也。爰畧述煤炭爐禦寒之害。與急救法。深望閱者廣事宣傳。庶枉死城中可減新鬼。

■炭氣之害　煤炭一經燃燒。即發出一種炭氣。倘無烟囪導洩室外。則呼吸之即可使人昏暈。嘔吐。頭痛。心弱。終則窒息氣閉。血運停止而死。故無論煤爐炭爐。尤其是煤球爐。必在室外燃燒。否則至少限度。亦須開一窗扇。使空氣流通。

■急救之法　倘有人已中煤炭氣之毒。唯一急救法。須立刻洞開窗戶。將病人移至露天。解開胸前衣鈕。用人工代引呼吸法。使已閉之呼吸囘復。一面延醫生急救。或速送醫院。切忌仍閉窗戶。多人麕集一室。七張八嘴。濫用藥餌。但其人僅呈昏暈狀態。飲以一小匙白蘭地。或高粱酒。則尙無妨。總之先決問題。必須使其吸收新鮮空氣。其他則應立請醫生指導爲妥。

【病原】據述曾患黃疸。愈後服補藥太早。以致釀成是症。初發於右乳之下。紅腫散漫。醫用外消藥。罨其毒不使外出。後月餘。方發。近三年來。中西醫治無效。

【診斷】濕熱誤補。毒由厥陰肝經發出。而爲外瘍。尙屬易治。乃瘍醫罨藥。截其出路。以致濕遏於內。勢必橫竄經絡。他醫或指爲井疽。或稱肋疽。皆似是而非。所以延久不愈也。

【療法】宜清濕熱。宣通脈絡爲治。另用琥珀蠟礬丸二兩。每服一錢。護膜托毒。防毒內陷。

【處方】綿茵陳三錢　焦山梔三錢　生苡仁三錢　白通草一錢　宣木瓜錢半
橘紅錢半　橘絡一錢　炒白朮二錢　生棉萆三錢　雲茯苓三錢
澤蘭錢半　炒銀花二錢　地丁草二錢　冬瓜仁一錢　冬瓜衣二錢
絲瓜絡兩段

【效果】不一月愈其三四。惟季肋下縫。一孔深五分。在骨縫中。不易收口。治經三月餘。方克告成。今則強健如平人矣。

### ■橫騎毒

呂伯達浙江嵊縣益瑞藥號

【病者】徐左。年十九歲。住新昌東區。

【病狀】初起寒熱交作。次日右邊腿腹交界之際。發生一瘍。紅腫疼痛無頭。舌苔薄膩。脈象左尺虛弱。

【病原】結婚太早。以致身體羸弱。精神不振。症發前一日。天正陰雨。步行遠道。感冒風濕。且久行傷筋。夜卽惡寒發熱。

【診斷】眞陰本虧。外感風濕。內傷筋血。而成是症。幸爲時尙早。正可消散。諒不致敗潰。

【療法】宜調營衞。和氣血。以化其滯。外佐消散之敷藥。

【處方】全當歸三錢　西赤芍錢半　化橘紅一錢　象貝母二錢　生義茋三錢
蜜銀花錢半　香白芷二錢　生甘節一錢

【外敷方】用紅殼竈鷄（俗名蟑螂）舊竈上多有之。捉取肥大者。和食鹽搗爛貼患處。

【效果】照方敷服一劑已消。敷藥可勿再用。祗再服一劑竟收全功

張樹勛 住鎮江焦北部天廟

## ▣通心瘡

【病者】劉孩年齡三歲。

【病狀】舌尖之下中筋生瘡。如碗豆大。潮爛白腐。吮乳作噁。腹痕便溏。面黃神頓。內熱溲赤。聲啞不能啼哭。脈象細數。舌光無苔。

【病原】乳母多食辛辣煎炒之物。小兒吮乳。熱毒由胃傳入心胞上升。舌下生瘡。色白如珠。經七日之後。白色變黃。則熱毒尤甚。若見腐爛。則毒氣內陷。治之不易。亦能殞命

【診斷】小兒初生。全賴乳汁以養。乳汁之原料。全賴飲食。飲食清淡。則乳汁亦清淡。飲食辛辣。則乳汁亦辛辣。夫小兒脾胃柔嫩。吮此辛辣之乳汁。釀成痰熱。傳入心胞。循經上升。結毒舌下。（心經上絡舌下）故舌生瘡。胃氣主降而司納穀。胃病則吮乳作噁。脾氣主升而司運化。脾病則腹痕便溏。肺主發聲而司呼吸。熱痰遏伏。則聲啞不能啼哭矣。平人舌上薄白苔者。乃胃中之生氣也。今無苔者。爲痰熱所遏。胃氣不能上布故也。

【療法】導心火而化脾溼。外摻珠黃散。清熱敗毒。

【處方】小生地四錢　木　通一錢　生甘艸八分　川　連五分　象　貝　母三錢
滑　石三錢　藿香梗二錢　法半夏錢半　橘紅白各一錢　炒穀麥芽各四錢

乾荷蒂二角

【二診】連投四劑。嘔吐痰濁甚多。舌苔漸布。熱退溲清。吮乳不吐。便結不溏。瘡口依然。音聲不揚。

【二方】南北沙參各錢半　象貝母三錢　生甘艸八分　桑　葉三錢　橘白紅各一錢

細木通一錢。　藿香梗二錢　杏　仁三錢　燈　心五尺

【三診】白腐退。瘡口縮小。聲音亦揚。前方既獲效機。無庸更章。仍守原意加減。

【三方】連心麥冬二錢　南北沙參各一錢　茯　神三錢　橘　白一錢　細　生　地三錢

生　甘　艸八分　藿　梗二錢　燈　心五寸　細木通八分　炒麥冬芽各四錢

【效果】內症皆退。瘡口日漸大好。停湯藥而專外治。經過兩星期矣。始獲痊愈。

李健頤住福建平潭平與藥棧

■疥瘡

【病者】林某。年二十歲。福建晉江。藉業工。住平潭街。

【病狀】濕疥發於遍體。兩手指縫更多。浸淫作痒。膿瀋濃黃。口燥苔黃。

【病原】常穿晒後衣服。並久居卑濕之地。

【診斷】久處卑濕之一地。其體素有夾濕可知。復加晒衣不經陰涼。暑氣內伏。着體即受其氣。衛分之微絲血管。蘊讓憤鬱。變生一種微蟲。蟲穿成疥。濕甚作痒。熱氣腐化。即蒸成膿。

【療法】疥屬皮膚病。毒在衛分。故宜解表。却風而化濕熱。

【處方】荊芥穗二錢　北羌活一錢　白蘚皮三錢　苦　參三錢　川山甲錢半

炒枳殼一錢　秦當歸一錢　連　翹三錢　稀仙草二錢　山梔子二錢

生甘草八分

【塗方】枯明礬　三仙丹　冰片　大楓子　樟瑙　川大黃　雄黃
蛇床子　石硫黃　川椒　上藥各等分共研細末調茶油塗疥上

【效果】內服外塗一星期而收功

呂伯逵住浙江嵊縣益瑞藥號

## ■膿疥

【病者】朱左年十七歲住新昌東區。

【病狀】每至盛夏必發濕瘡四肢更甚瘡均肥大多膿少癢多痛愈而復發如是者四年矣。

【病原】鄉間書塾學生終日伏案攻讀不尙體育衛生因之血脈沉滯且體氣肥盛痰濕甚多少運動則脾濕不化故至盛夏則蓄蘊濕熱而發。

【診斷】脾主肌肉又主四肢至夏而發根紅多膿四肢尤甚爲脾經蓄熱而成之明證

【療法】清熱利濕以理其源外敷殺蟲敗毒之品以助藥力之不足

【處方】大生地三錢　茅蒼朮三錢　鳳丹皮一錢　川黃柏錢半　帶皮苓四錢
金銀花二錢　陳廣皮一錢　生甘節一錢

【外敷方】乾蜈蚣三條　川黃柏三錢　猪板油二兩　雄黃末二錢　大楓子肉三錢
將猪板油切成條餘藥勻撒其上外捲以火紙用精松明柴燃之有油滴下用器接盛候去火毒聽搽甚效

【效果】照方敷服一星期已瘥後再服五劑迄已三年未見復發。

呂伯逵住浙江嵊縣益瑞藥號

## ■瘡後浮腫

【病者】呂左年廿歲住新昌東區。

【病狀】偏體大瘡已久。瘡愈繼以浮腫氣急。胃不納穀。脈象虛數。
【病原】大瘡久纏。欲求即愈。大施敷藥。餘毒內攻。適內臟現虛。夾陽明虛熱上升。而成浮腫。
【診斷】勢成瘡蠱。與泛泛水腫不同。
【療法】急宜調其正氣。佐以利濕。尤須忌鹹。
【處方】炒黨參二錢　焦冬朮三錢　福澤瀉二錢　帶皮苓四錢　廣陳皮一錢
大腹皮二錢　堅梹榔錢半　炒米仁三錢　焦甘草一錢　鮮生薑皮二錢
【效果】連服三劑。腫退氣平。再三劑全愈。

姚華青 住浙江遂安城東街

□人中生疔

【病者】王右。年四十二歲。浙江遂安籍。住城中。
【病狀】人中偏右生一疔。眼面均腫。口唇痲木。與嚼生黃豆不見腥氣。
【病原】多食辛辣煎炒。血中蘊毒。
【診斷】症勢危急。宜大劑清血解毒。
【療法】擬先進六神丸十粒。嗣進蟾酥丸三粒。(用葱白搗爛包好酒下)再煎服下方。
【處方】紫花地丁草五錢　野菊花三錢　生知母二錢　生甘草一錢　淨銀花三錢
紫背天葵子一錢　浙貝母二錢　蒲公英四錢　白毛姑三錢
【效果】次日少瘥。連進三劑而愈。

曾壽民 住揚州舊城十巷

□肺癰

【病者】程左。年三十六歲。住邵伯。業律師。

【病狀】病起客秋。今春未愈。精神慵倦。形瘦食減。晡寒夜熱。咳嗽日輕晨重。聲音不揚。痰中常帶粉紅。間有腥味。側眠於左。兩脉洪大。所閱諸方。初用荆防蘇杏金沸草散未效。繼用秦艽扶羸湯紫菀湯百合固金六安煎百花六君等法。症仍如故。至揚就醫。余診斷肺癰。肺葉未致大損。擬方內有麻黄。其病者默默余又囑曰。若至戰寒脇痛。肺葉已潰。目前其病如斯。不得不用重劑。程君唯唯。又延半月復來。自述服藥罔效。病勢加甚。右脇已痛。咳則曳引尤劇。其他症狀如前。

【病原】肝火素旺。腎水本虧。內煩其心。外勞其形。每至冬令咳嗽。喜食厚味辛辣。又悞服滋補之劑。

【診斷】風傷皮毛。熱傷血脉。痰濁蘊結肺俞。日久釀濃爲癰。清肅之令不行。再延頗慮成瘵

【療法】擬用麻杏石甘湯加味。先冀退熱。

【處方】西麻黄五分　粉甘草五分　青防風一錢　法半夏二錢　射　干二錢
光杏仁二錢　信前胡一錢　牛蒡子三錢　雲茯苓三錢　白桔梗錢半
粉石膏五錢　蘇　荷錢半　鮮枇杷葉二片去毛包紮

【二診】共服三劑。咳嗽漸輕。寒熱退淨。據此症情。已獲奇效。今再擬千金葦莖湯增易以善其後。

【二方】活水蘆根二兩　冬瓜仁三錢　光杏仁二錢　雲　茯　苓三錢　京川貝母三錢
薏苡仁三錢　桃　仁二錢　白桔梗錢半　鮮枇杷葉去毛包紮三片　魚　腥　草三錢
鮮梨皮一兩

【三診】肺癰將愈未愈之際。易於失血。務望不可勞碌。愼重風寒。因肺臟最嬌。肺葉初長。不過油膜包血。若稍不愼。油膜震破。即時吐血矣。今氣味不淸。肺熱仍重。

【三方】金銀花三錢　魚　腥　草二錢　冬　瓜　仁三錢　鮮梨皮二兩　薏苡仁三錢

川貝母二錢　鮮枇杷葉去毛包紮二片　蘆芽根二兩煎湯代水飲之

【效果】先後共服二十多劑。痰內腥氣全解。飲食如常乃愈。

【說明】此法主治風温之病。汗出而喘無大熱者用此主之。余就學興化時。屢見趙海仙江澤之兩位先生。借以治肺癰。常獲奇效。至今試之果然。

## ◻肺癰

黃星樓住如臯西門秀水港

【病者】朱扶九。年三十九歲。業商。住如臯西門外。北蘇家橋。

【病狀】發熱咳逆。胸中隱隱痛。吐痰腥臭。或帶膿血。舌苔黃膩。神疲納減。溺短且赤。

【病原】是年仲秋。天氣旱燥異常。因到唐家閘辦米數次。往來皆是汽車。初受風熱。於不覺。越旬餘而發病。醫以羌活、桂枝、豆豉、防風等温散藥治。至夜嗆咳愈劇。未能平臥。痛楚難忍。來延予診。

【診斷】其脈右寸左尺。皆現滑數。滑爲血實氣壅之候。數爲風鬱熱盛之象。知係風熱留戀肺中。不與呼俱出。而與吸俱入。熱過營分。血爲之凝滯。故胸中隱隱痛也。熱聚而肺潰。故吐痰腥臭或帶膿血也。肺病則津液停貯。得熱灼而爲痰。侵肺不已。兼風性上行。故咳逆也。風邪傷于皮毛。鬱而與陽爭。爭則蒸而爲熱。故發熱也。肺居華蓋之項。又主一身之氣。導引糟粕以行於大腸。出納清氣以出濁物。肺失清肅之能。則濁氣壅而不化。故舌苔黃膩也。積濁伏熱。阻遏正氣不暢。脾土不運。不能輸精。臟腑因之皆弱。故納減神疲也。肺腎爲腑仰之臟。本有金水相生之意。所以肺氣恒下行於腎宮。猶據天河之上源。以注崑崙而入龍門。以匯於海也。肺受邪干。其氣不利。則三焦決瀆無權。故溺短且赤也。今所幸者。未見口鼻虛張。尚可療治。

【療法】內經曰。其高者。因而越之。法用桔梗湯。除風清熱。取桔梗枳殼開提利氣爲君。瓜蔞杏仁黃芩滌熱行

痰爲臣。當歸桑皮散瘀和血爲佐。貝母防己通滯解結爲使。風除則熱自清。熱清則氣自利。氣利則痰行血和是毒解而痛可蠲矣

【處方】桔　梗錢半　枳　殼錢半　瓜蔞皮三錢　杏　仁三錢　黃　芩錢半
當　歸一錢　桑　皮錢半　貝　母三錢　防　己錢半

【二診】稍能平臥。時仍煩躁。發熱較減。咳痰腥痛。納穀不增。精神不振。胸中隱痛未鬆。金匱以肺脈數實者爲肺癰(實卽滑也)癰者壅也。風熱濁痰。壅塞肺中。封住肺氣。議以洩實下濁法

【二方】葶藶子二錢　枳　殼錢半　杏　仁三錢　桃　仁二錢　當　歸一錢
貝　母三錢　苡　仁三錢　冬瓜仁三錢　滑　石三錢　大　棗二枚

【三診】已得平臥。表熱漸輕。內熱尚蒸。咳痰仍然腥臭。中府猶疼。渴喜涼飲。偶吃柿子頗適。蓄肺癰之成。本由於風熱蘊結不解。惟是風熱不解則上焦不行。下脘不通。胃氣熱熱氣薰胸中。故內熱也。治法仍守原意出入

【三方】生石膏一兩　苡　仁三錢　桃　仁錢半　冬瓜仁三錢　魚腥草一錢
金銀花三錢　桑　葉三錢　川鬱金錢半　貝　母三錢　葦　莖一兩去節

【四診】大便一次。色絳而稀。胸中安舒。飲食增多。舌苔漸化。脈象亦較和緩。痰味減其強半。而咳尚甚。肺熱雖瀉。肺陰未復。先脈滑數。轉爲和平。循序漸進。誠屬佳象。法宗前方。參以滋陰

【四方】生膏石六錢　麥　冬三錢　紫菀茸錢半　知　母三錢　茯　苓二錢
元　參三錢　桑　葉三錢　甘　草一錢　天花粉二錢　葦　莖一兩去節

【五診】內熱已清。咳嗽亦寧。痰中仍有腥味。腥味一日不解。膿卽一日未淨。欲提其膿。必補其氣。氣虛則不足

以提膿。膿久不淨。有土憊金殘之虞。

【五方】空沙參三錢　麥冬三錢　生芪皮二錢　百合三錢　元參二錢
紫苑茸錢半　生地黃三錢　茯苓二錢　甘草一錢　糯米三錢

【六診】諸恙向瘉。腥痰大減。須慮肺癰尚未收口。愼勿勞動。遣懷於栽花種竹之間。是爲靜養調理之法。醫三養七。信不誣也。再輔藥餌以善其後。自能復元。

【六方】空沙參三錢　百合三錢　川貝母錢半　麥冬三錢　欵冬花錢半
紫苑茸錢半　糯米三錢

【效果】服四劑全瘉。

## ■瘰癧

邵逸琴住浙江定海大校場

【病者】張右。年三十六歲。

【病狀】頸項瘰癧。堅硬如石。形如貫珠。有潰有未潰。膿水淋漓。延已半載。

【病原】痰凝氣滯

【診斷】症緣平素肝旺。偶因所欲未遂。以致氣鬱不舒。痰凝氣滯。釀成瘰癧重症。頸左纍纍如貫珠。膿水淋漓。形銷骨立。延經半載。勢成怯症

【療法】疏肝化痰。兼補脾土。

【處方】大白芍五錢　天花粉三錢　淡附子一片　蒲公英三錢　生白朮五錢
茯苓四錢　粉甘草一錢　紫背天葵五錢　炒柴胡錢半　廣陳皮錢半

【二診】前方連服六劑。症勢已減一二。既獲微效。仍以原方煎服。

【二方】原方服十劑

【效果】前方加減調治月餘始愈。後以六君逍遙以善其後。

# 傷科

## 彙集古今各科靈驗單方

此方專治跌傷、壓傷、打傷、刀傷、鎗傷、割喉、弔死、驚死、溺死等症。如在三日以內。雖死未硬。身體棉軟者。均可灌救。此方在道光初年曾救磁州地震壓斃人民甚衆

### ◘傷科回生第一仙丹

活地鱉蟲　又名簸箕蟲。形扁不能飛。色黑而亮。背有橫楞。生在米店有糠之處。及碓臼灶脚。麵舖乾燥鬆土之內。以刀切斷。覆以碗。次日能接續自活者爲佳。瓦上焙黃。研細淨末五錢

自然銅　放瓦上木炭火內燒紅。入好醋內淬。半刻取出。再燒再淬。如此九次。研淨末三錢。

眞乳香　形如乳頭黃色者眞。用燈草同炒。同研。吹去燈草。淨末二錢。

眞硃砂　二錢飛淨　陳血竭　二錢飛淨　巴豆淨末二錢去油　當門子三分。

以上各藥揀選明淨。同研細末。收入小口磁瓶。切勿洩氣。大人每用一分五厘。小兒七厘。酒沖服。牙關不開者。打開一齒灌之。必活。灌時多用水酒。使藥一咽爲要。活後宜避風調養。

### ◘白糖飲

此方專治跌打損傷。如已氣絕。牙關緊閉。先用半夏在兩腮邊擦之。牙關自開。

白砂糖　三兩熱酒沖服。不飲酒者水服亦可。

□破口傷

龍眼核　剝去光皮。用核研極細。摻瘡口。即定痛止血。此西秦巴里坤營中救急方也。大有功效。

□止血法

瘦猪肉　切厚片貼傷口。立能止血。此救急止血第一方也。

□接骨法

杉木炭　研極細末。用白沙糖蒸極融化。將炭末和勻。攤紙上。乘熱貼之。無論破骨傷筋。斷指折足。數日即愈。
屢試屢驗。切勿輕視。忌食生冷。

□跌打青腫

整大黃　用生薑汁磨融。敷之。一日一換。其效如神。

□又方

生半夏末　水調敷。一夜即消。

□內跌手足

生薑　葱白　同搗融。和灰麵炒熱敷之。

□夾棍傷

熱童便　一盆。將足浸入。若童便冷。燒紅磚二塊淬之。即熱。直浸至童便面上浮起白沫。其傷盡出。

□杖傷

血竭一錢。　輕粉二錢　黃丹二錢水飛　白礬一錢
共爲細末。摻上。忍痛一時。兩日即平。杖傷久爛不愈。中有深眼。不能收口。用此最效。